AF546244

IMPRESSUM

Autor
Dr. med. Markus Klingenberg
Telefon: 0228/9090750
Website: www.markusklingenberg.de / www.return-to-sport.coach

Hinweis
Die medizinische Entwicklung schreitet permanent fort. Neue Erkenntnisse, was Medikation und Behandlung angeht, sind die Folge. Autor und Verlag haben alle Texte mit großer Sorgfalt erarbeitet, um alle Angaben dem Wissensstand zum Zeitpunkt der Veröffentlichung anzupassen. Dennoch ist der Leser aufgefordert, Dosierungen und Kontraindikationen aller verwendeten Präparate und medizinischen Behandlungungsverfahren anhand etwaiger Beipackzettel und Bedienungsanleitungen eigenverantwortlich zu prüfen, um eventuelle Abweichungen festzustellen.
Aufgrund der besseren Lesbarkeit verzichten wir auf die weibliche Form. Es ist selbstverständlich, dass wir alle Geschlechter in Einzahl wie auch Mehrzahl ansprechen.

Cover
ivanko80 - stock.adobe.com

Druck
Holzmann Druck GmbH & Co. KG, Bad Wörishofen

ISBN
978-3-9482-7737-6

Bibliografische Information
Die Deutsche Nationalbibliothek verzeichnet diese Publikation in der Deutschen Nationalbibliografie; detaillierte bibliografische Daten sind im Internet über https://portal.dnb.de abrufbar.

RETURN-TO-SPORT

Funktionelles Training nach Sportverletzungen

3. überarbeitete Auflage

Dr. med. Markus Klingenberg

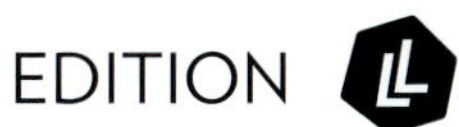

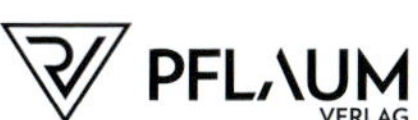

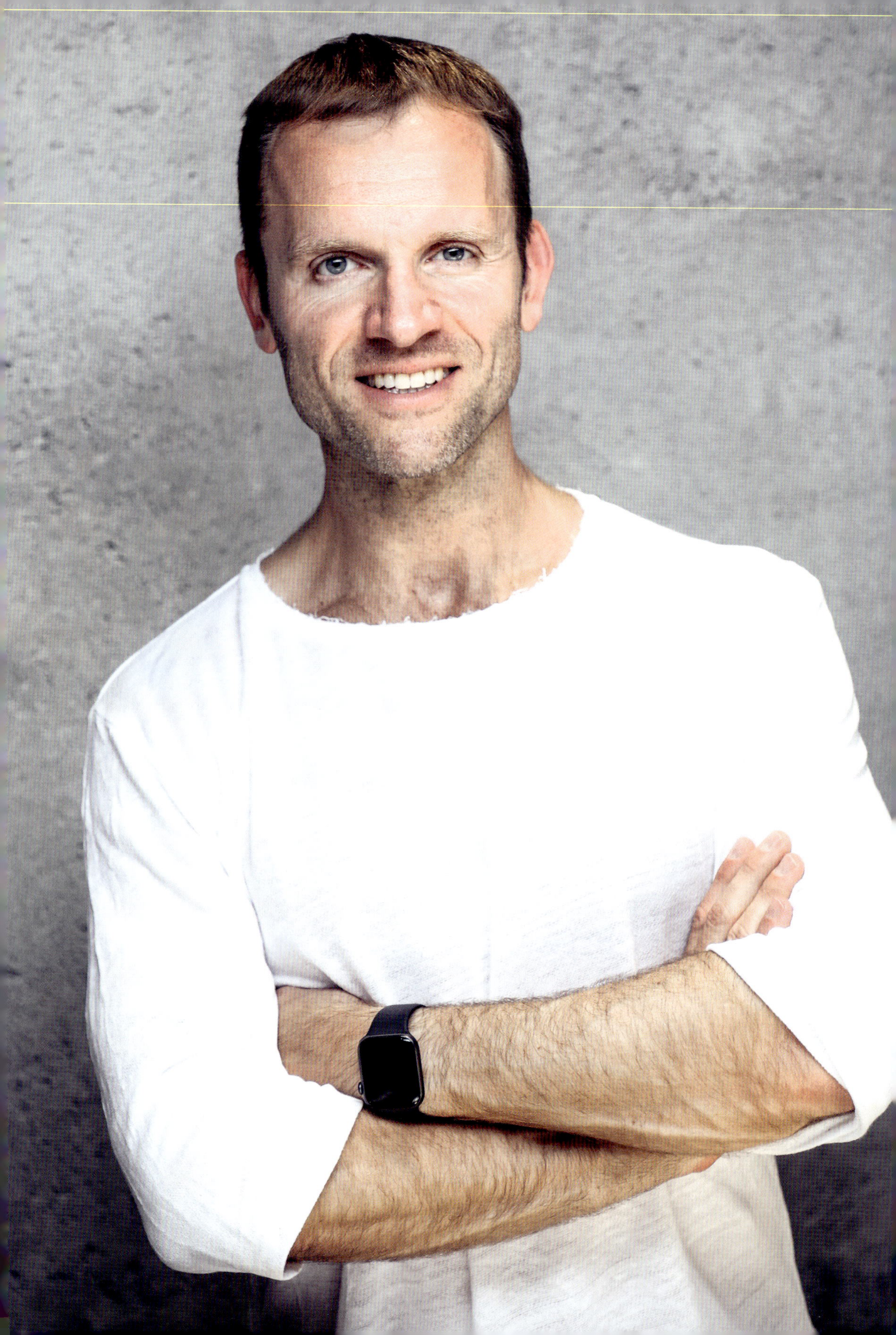

DER AUTOR

Dr. med. Markus Klingenberg

Er ist Facharzt für Orthopädie und Unfallchirurgie, Sportmedizin, Chirotherapie und Notfallmedizin. Zusätzlich ist er qualifiziert als Tauchmediziner, Ernährungsmediziner und Arzt für Prävention und Gesundheitsförderung.

Dr. med. Markus Klingenberg absolvierte sein Medizinstudium in Bonn und Zürich, mit Auslandsaufenthalten in London, Innsbruck und Boston. Nach seiner ärztlichen Prüfung 2005 arbeitete er in der radiologischen und kardiologischen Klinik der Universität Bonn. Von 2007–2013 absolvierte er seine Facharztausbildung als Orthopäde/Unfallchirurg in der Hirslanden Klinik in Zürich, in der Klinik am Ring in Köln, im Gemeinschaftskrankenhaus Bonn und im Sporthopaedicum in Straubing/Regensburg.

Dr. med. Klingenberg ist geschäftsführender Partner der interdisziplinären Gemeinschaftspraxis an der Beta Klinik in Bonn. In der Beta Klinik ist er leitender Arzt für die sportorthopädische Chirurgie und Sportmedizin und Kooperationspartner des Olympiastützpunkt Rheinland. Seine operative Spezialisierung sind minimalinvasive orthopädische Eingriffe an Schulter-, Knie- und Sprunggelenk. Er bietet seinen Patienten ein umfangreiches konservatives Behandlungsspektrum, basierend auf umfassenden Kenntnissen in der funktionellen Untersuchung, manuellen Medizin und modernsten konservativen Therapien. Als ärztlicher Leiter der Sport- und Reha-Abteilung bietet er mit seinem Team aus Physiotherapeuten und Sportwissenschaftlern sportmedizinische Untersuchungen zur gezielten Prävention und Leistungssteigerung an. Zu seinen Patienten gehören unter anderem Profisportler, Olympiateilnehmer sowie Angehörige polizeilicher und militärischer Spezialeinheiten.

Neben seiner medizinischen Qualifikation betreut Dr. med. Markus Klingenberg seit 2001 als Personal Trainer Kunden in den Bereichen Sport, Gesundheit und Ernährung. Er ist Diplom-Fitnesstrainer und Instruktor für Kurskonzepte, unter anderem für Spinning, Hot Iron und Body & Mind. Dr. Klingenberg besitzt den 1. Dan (schwarzer Gürtel) und Trainerlizenzen in fünf verschiedenen Kampfsportarten. Als Master Trainer für Functional Movement System (USA) hat er in Deutschland das Selective Functional Movement Assessment (SFMA) Konzept ausgebildet.

Als Autor schreibt Dr. med. Klingenberg regelmäßig Artikel zu sportmedizinischen Themen. Er ist Mitglied im wissenschaftlichen Beirat des International Fitness & Health Institute of Applied Sciences (IFHIAS) und mehrere Fachzeitschriften. Bei der Firma Vivira hat er als Leiter des Medical Boards das Konzept der ersten orthopädischen DiGa in Deutschland erstellt.

markusklingenberg.de, return-to-sport.coach

INHALT

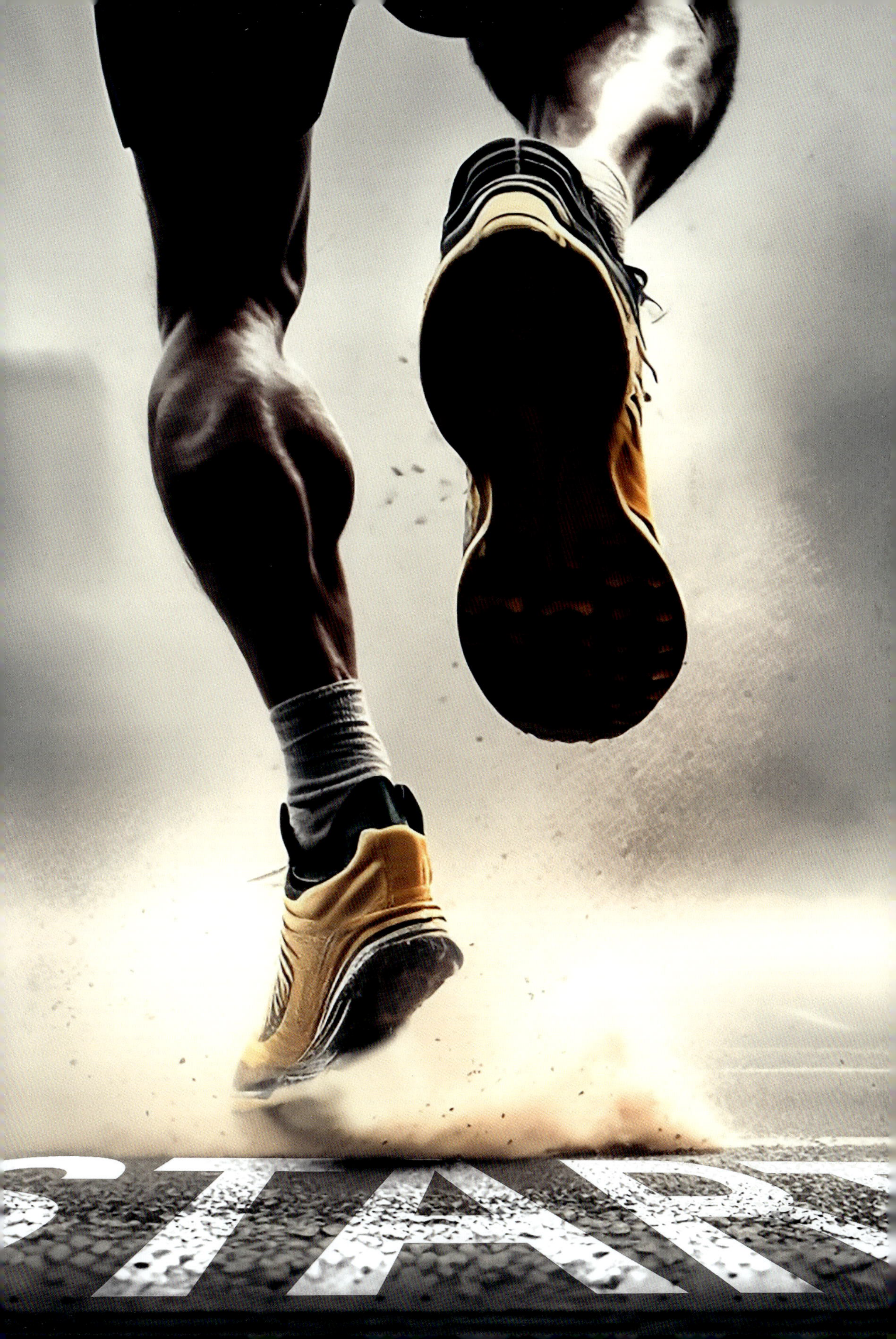

„Für meine Frau Miriam
und unsere Kinder Leo und Romy."

VORWORT

Ich freue mich, Ihnen die inzwischen dritte Auflage meines Buchs präsentieren zu dürfen. In jeder neuen Auflage berücksichtige ich aktuelle Informationen und die erfreulicherweise zahlreichen Vorschläge der bisherigen Leser. Das Thema „Return-to-Sport" ist inzwischen ein etablierter Begriff bei orthopädischen und sportmedizinischen Fortbildungsveranstaltungen und Kongressen. Die zunehmende Bedeutung des Themas in der Wissenschaft zeigt sich an der Anzahl der gelisteten Publikationen. Eine Auswertung der wissenschaftlichen Publikationsdatenbank PubMed (Stand Dezember 2022) zeigt diese Entwicklung sehr schön an.

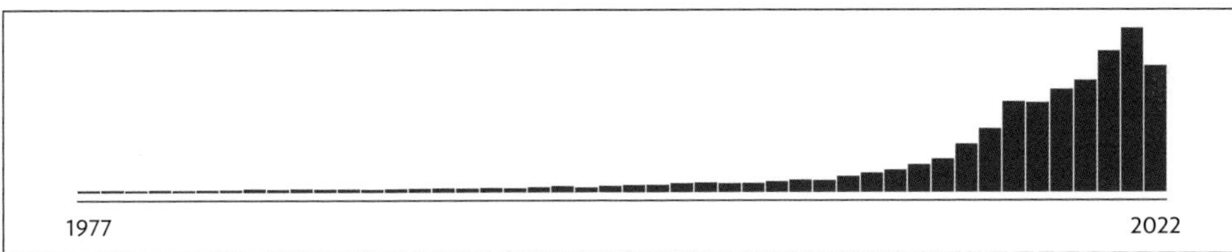

Neben der Ergänzung einiger weiterer Verletzungen und Therapieverfahren habe ich mich entschieden, in der 3. Auflage einen Selbst-Test zu integrieren. Diesen setze ich seit Jahren als Screening Tool in der App Vivira und bei meinen Patienten zur eigenständigen Verlaufskontrolle ihres funktionellen Trainings ein. Inzwischen haben einige Tausend Nutzer diesen Selbst-Test bei sich angewendet. Vivira war 2020 die erste in Deutschland verschreibungsfähige digitale Gesundheitsanwendung (DiGa) zur Behandlung von Rückenschmerzen und Schmerzen des Hüft- und Kniegelenks. Als Leiter des Medical Board habe ich das grundlegende funktionelle Trainingskonzept der App entwickelt. Es basiert auf den gleichen Trainingsprinzipien und Übungen mit ihren Regressionen und Progressionen, die Sie auch in diesem Buch finden. Wissenschaftliche Studien haben zwischenzeitlich belegt, dass dieses Konzept einer regulären Krankengymnastik gleichwertig und bei unspezifischen Rückenschmerzen sogar überlegen ist. Das in diesem Buch präsentierte Screening für die untere Extremität wurde inzwischen von SkillCourt, einer der führenden laserbasierten Teststationen, übernommen. Aktuell beschäftige ich mich mit den Möglichkeiten eines Einsatzes von Virtual-Reality-Brillen (VR) im Rahmen eines Return-to-Sport für die obere Extremität. Es bleibt also spannend.

Der Ausbildungskurs zum Buch wird regelmäßig über das Artzt Institut als Präsenzkurs in Bonn oder als Inhouse-Schulung angeboten. Zusätzlich existiert eine zertifizierte Online-Version des Kurses ebenfalls beim Artzt Institut (www.artzt.eu).

Ich wünsche Ihnen viel Freude beim Lesen!

Dr. med. Markus Klingenberg

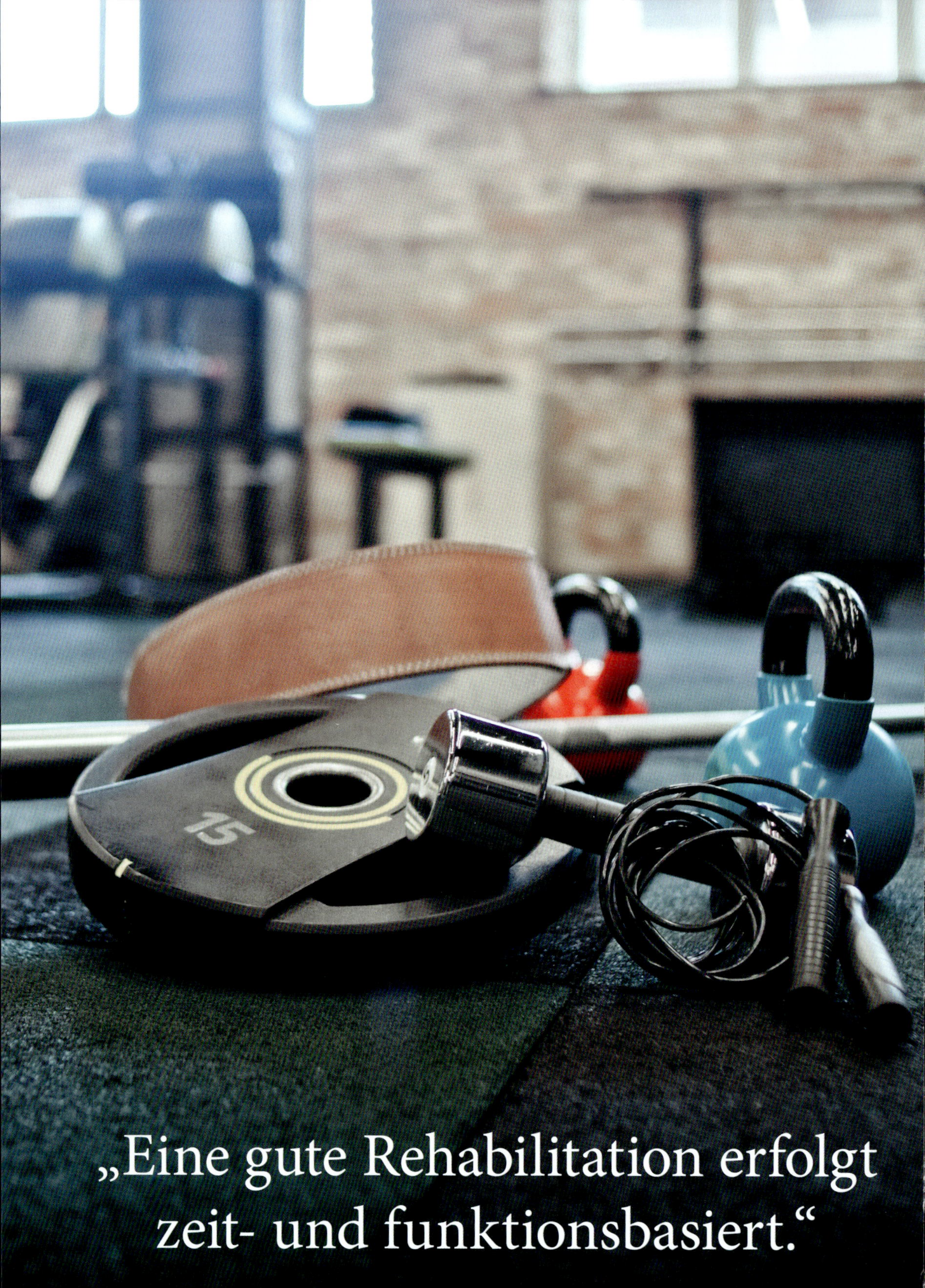
15
„Eine gute Rehabilitation erfolgt zeit- und funktionsbasiert.“

1. Grundlagen der Bewegung und des Coachings

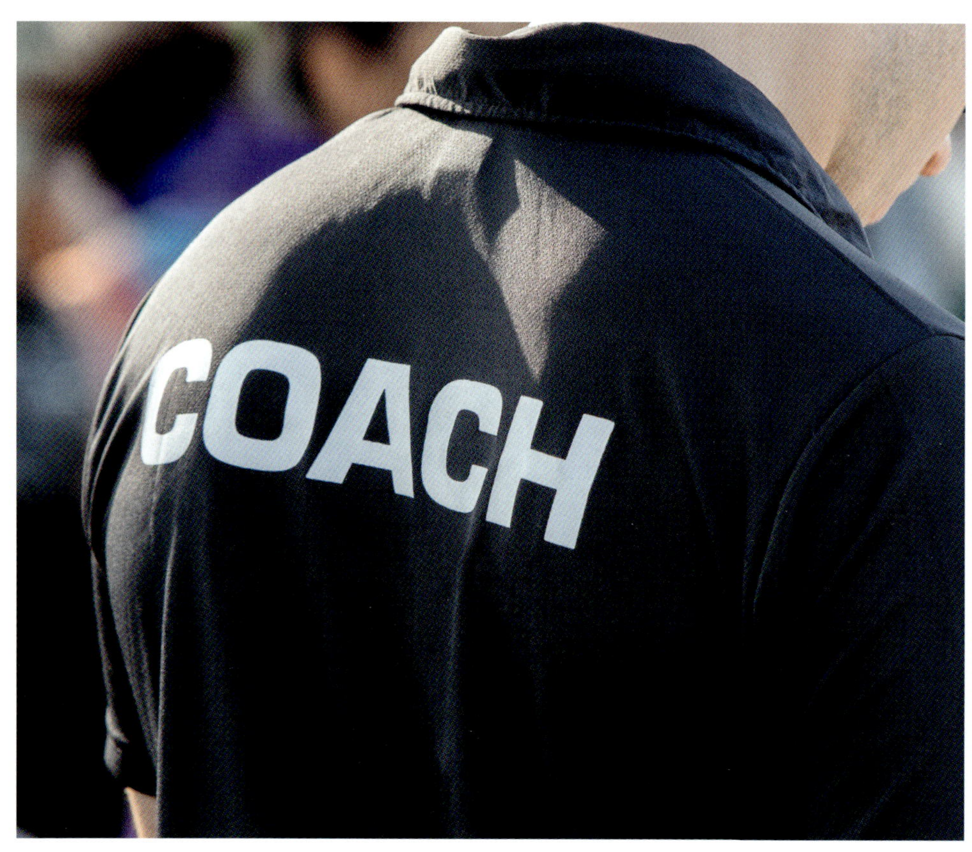

„Nur richtig angewendetes Wissen ist Macht."

Wissenswertes vorab

- Wissen ist wertvoll, aber erst dessen Umsetzung ermöglicht Erfolge. Neben einer klaren Zielsetzung sind Motivation, Zeitmanagement und ein Protokoll der Fortschritte entscheidend.
- Drei elementare Säulen zum Verständnis unserer Bewegungen sind Mobilität, Stabilität und die neuromuskuläre Ansteuerung.
- Bewegung entwickelt sich im Laufe der menschlichen Entwicklung in Mustern. Grundlegende Bewegungsmuster können im Laufe der Zeit verloren gehen und zu Kompensationen führen.
- Schmerz verändert Bewegungsmuster. Deshalb ist es sinnvoll, Bewegungsmuster im Rahmen der Prävention, Diagnostik und Therapie überprüfen.

Im ersten Kapitel fasse ich wichtige funktionelle Grundlagen, Prinzipien und meine eigenen sportmedizinischen Erfahrungen der letzten Jahre zusammen. Die praktische Umsetzbarkeit eines Trainings und die daraus resultierenden Erfolge stehen für mich dabei im Vordergrund. Ein Sportler wird meinen Rat eher befolgen, wenn ich ihm als Therapeut und Trainer ein klares „Warum" nennen kann. Weitere wichtige Aspekte dieses Kapitels sind die praktische Umsetzbarkeit der Empfehlungen und die Motivation dazu. Abschließend möchte ich kurz und verständlich auf den Umgang mit medizinischen Studien und ihrer praktischen Konsequenz für den sportmedizinischen Alltag eingehen.

Wir leben heute in einer Zeit, in der Wissen beinahe überall verfügbar ist. Anders als im Mittelalter, oder noch im letzten Jahrhundert, sind wir nicht mehr auf umfangreiche physische Bibliotheken angewiesen, sondern finden über das Internet beinahe alles, was wir wissen wollen. Das Wesentliche vom Unwesentlichen zu unterscheiden, ist der erste Schritt. „Wissen ist Macht", der bekannte Satz des englischen Philosophen Francis Bacon, stimmt meiner Ansicht nach nur eingeschränkt. „Angewendetes Wissen ist Macht" erscheint mir passender. Deshalb ergänze ich die grundlegenden Trainingsprinzipien um die Bereiche Motivation und Zeitmanagement.

1.1 PHASEN DER HEILUNG

Die Wiederherstellung der biologischen Strukturen nach einer Verletzung benötigt – abhängig vom betroffenen Gewebe – unterschiedlich lange, ist also zeitabhängig. Die Wiederherstellung der uneingeschränkten Funktion ist abhängig von den durchgeführten Reha- und Trainingsmaßnahmen. Unser Gesundheitssystem verknüpft den Zeitraum der Wiederherstellung üblicherweise mit einer bestimmten Dauer. Die Phase bis zum Wiedereinstieg nach einer Kreuzbandverletzung bei einem Nicht-Profi wird meistens mit 9–12 Monaten angegeben. Neben einer Vielzahl unterschiedlicher OP-Methoden, die einen Einfluss auf die Heilungsdauer haben, spielen auch

Art und Umfang der trainingstherapeutischen Maßnahmeneine große Rolle. Entscheidender als die Dauer ist daher für mich weniger die zeitbasierte, sondern vielmehr die funktionsbasierte Rehabilitation.

Es gibt mehrere Begriffe für die Phasen zwischen Verletzung und erster Wettkampfteilnahme, die ich im Folgenden kurz erläutere. Neben Return-to-Sport werden Return-to-Activity, Return-to-Play und Return-to-Competition verwendet.

Return-to-Sport beschreibt den Zeitraum von einer Aufnahme des sportartspezifischen Rehabilitationstrainings bis zum regulären Training oder Mannschaftstraining. Für den größten Teil der Breiten- und Freizeitsportler ist das der Zeitpunkt des Behandlungsabschlusses. Unter Umständen ist – abhängig von den verletzten Strukturen – die vollständige biologische Heilung zu diesem Zeitpunkt noch nicht abgeschlossen. Insbesondere im Bereich der unbewussten Eigenwahrnehmung (Propriozeption) können noch Defizite bestehen.

Return-to-Activity beginnt mit dem Übergang von der klinischen Versorgung in das allgemeine bis zum sportartspezifischen Reha-Training (Return-to-Sport). Im Vordergrund stehen bis zu diesem Zeitpunkt die biologische Heilung und die Wiederherstellung grundlegender Trainierbarkeit. Beispiel: Nach einem Knie-Eingriff muss das Gelenk in dieser Phase schmerzfrei sein und abschwellen. Es muss gestreckt und mindestens 90 Grad gebeugt werden können und im Alltag objektive und subjektive Stabilität aufweisen.

Return-to-Play bezeichnet den Zeitpunkt, zu dem ein Sportler – vom allgemeinen Training ausgehend – wieder die Freigabe für ein Wettkampftraining und dann auch die Wettkampfteilnahme erhält. Dieser Zeitpunkt entspricht im Profisport dem Ende der Arbeitsunfähigkeit und erfordert unter Umständen die Zustimmung des behandelnden Durchgangsarztes der Berufsgenossenschaft.

Return-to-Competition beschreibt den gesamten Zeitraum von der Verletzung bis zum ersten Wettkampf und der Wiedererlangung der uneingeschränkten Wettkampffähigkeit.

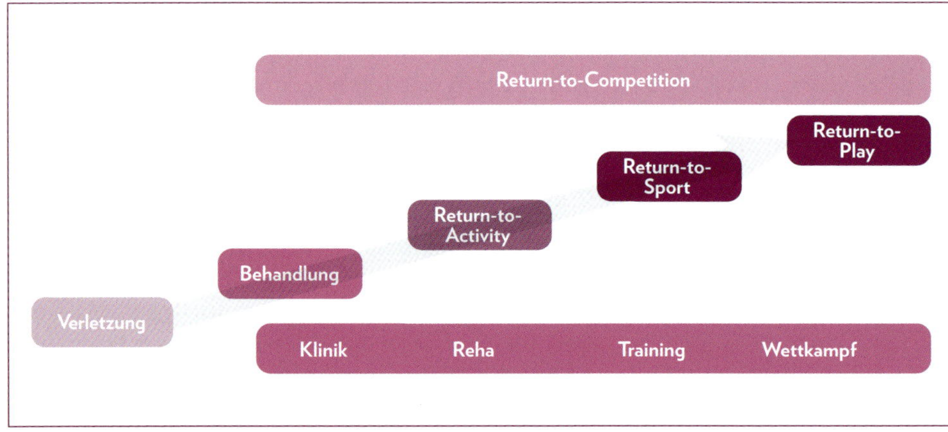

Abbildung 1: Diese Abbildung stellt die verschiedenen Reha-Phasen dar.

1.2 DIE DREI SÄULEN DER BEWEGUNG

Die Voraussetzung für jede Form der Bewegung sind Mobilität, Stabilität und eine funktionierende neuromuskuläre Ansteuerung.

Mobilität, Stabilität und neuromuskuläre Ansteuerung

Mobilität ist die Kombination aus Muskelflexibilität und Bewegungsumfang eines Gelenks, beide zusammen bilden die Beweglichkeit eines Körperteils. Ausreichende Mobilität bedeutet, dass keine relevanten Einschränkungen vorliegen, die vom Körper an anderer Stelle kompensiert werden müssen. Eine gute Mobilität führt auch zu einer gesteigerten Propriozeption, also zu einer besseren Eigenwahrnehmung von Körperbewegungen im Raum und von Stellungen der Glieder und Gelenke zueinander. Ausreichende Mobilität ermöglicht daher auch eine bessere neuromuskuläre Kontrolle des Körpers. Mehr Informationen ermöglichen dem Gehirn eine bessere Entscheidungsgrundlage.

Stabilität beschreibt die Bewahrung der Körperhaltung und die Kontrolle fundamentaler Bewegungen. Sie erfordert also Kraft in verschiedenen Gelenkpositionen, bei verschiedenen Bewegungsgeschwindigkeiten und bei deren Kombinationen. Stabilität erfordert außer Kraft aber auch das richtige Timing: Spannt sich eine Muskelgruppe im Verhältnis zu anderen beteiligten Muskeln bei einer bestimmten Haltungsaufgabe etwas zu spät an, wird die Stabilität beeinträchtigt.

Die **neuromuskuläre Ansteuerung** ist die dritte wesentliche Säule einer Bewegung. Gemeint ist damit die Fähigkeit unseres Gehirns, eine Bewegung zu steuern und im Verlauf zu kontrollieren. Eine gute Eigenwahrnehmung über die verschiedenen Rezeptoren und Sinne, eine Verarbeitung der Information und die Ansteuerung unserer Muskulatur als Antwort darauf ergeben unsere neuromuskuläre Kompetenz. Nach einer Sportverletzung oder einem schmerzhaften Ereignis verändern sich sehr häufig unsere neuromuskuläre Wahrnehmung und Ansteuerung.

Man kann den Körper mit einem Auto vergleichen: Damit es fährt, braucht es Räder, die sich drehen (**Mobilität**), ein Fahrgestell samt Motor, der die notwendige Kraft entwickelt und das Gerüst bereitstellt (**Stabilität**) und einen Fahrer, der den Wagen steuert (**neuromuskuläre Ansteuerung**).

Wenn sich die Räder nicht drehen lassen, bringen der stärkste Motor und der beste Fahrer nichts. Deshalb ist das Erlangen oder Wiedererlangen einer ausreichenden Mobilität die Grundlage dafür, dass das Auto überhaupt seine Funktion erfüllen kann. Und erst dann, wenn die Probleme mit der Mobilität behoben sind, folgt die Problemlösung beim Motor und beim steuernden Element, in diesem Fall dem Fahrer. Viele der Übungen, die ich in den späteren Kapiteln vorstelle, trainieren alle drei

Qualitäten der Bewegung gleichzeitig. Ein Teil des Körpers wird also stabilisiert, während sich ein anderer bewegt, wie dies zum Beispiel beim Stehen auf einem Bein der Fall ist: Ein Bein, sowie der gesamte Körper, müssen stabil und aufrecht bleiben; das andere Bein bleibt beweglich und vollführt kreisende Bewegungen mit dem Unterschenkel.

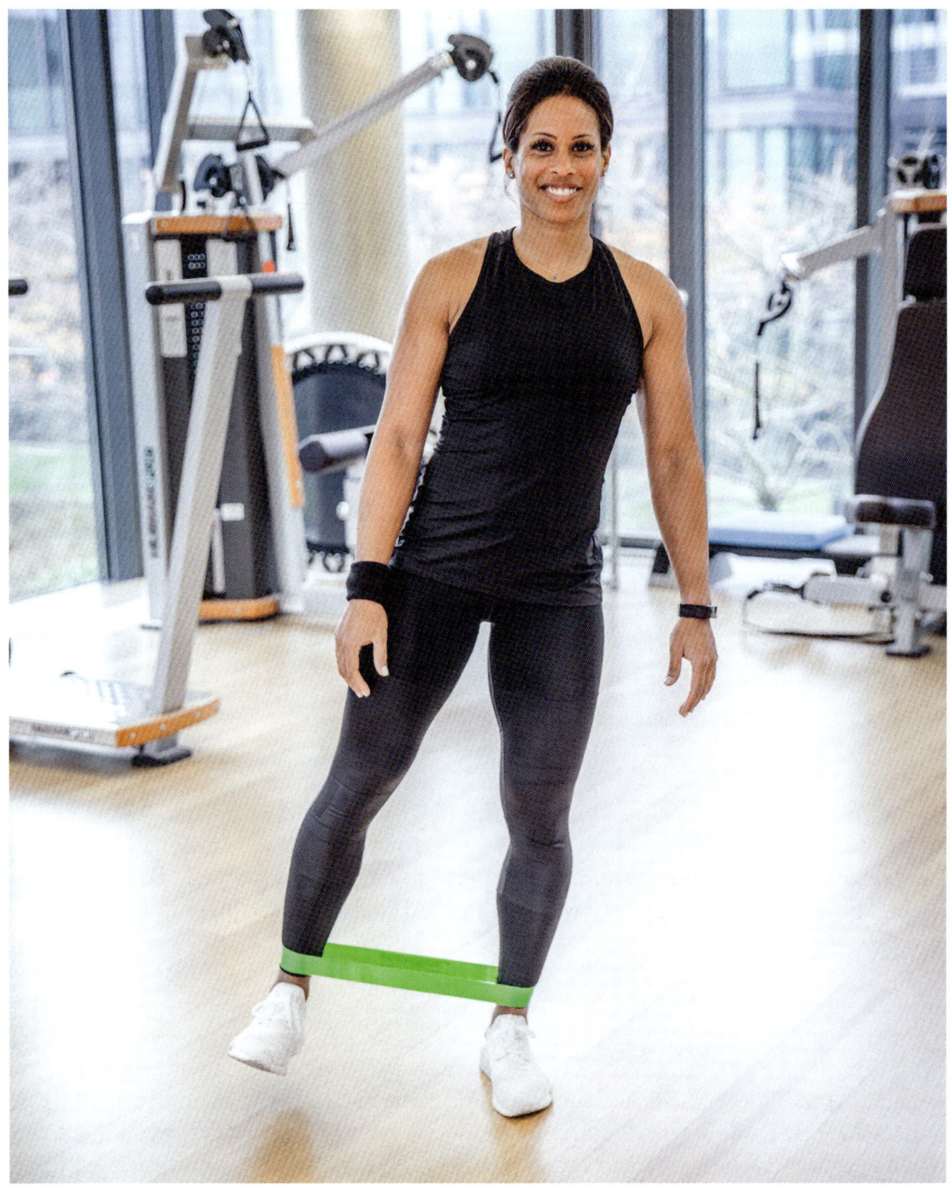

Abbildung 2: Übung mit Miniband. Die Hüftmuskulatur und das Hüftgelenk auf der einen Seite werden mobilisiert und gekräftigt, während auf der anderen Seite das feststehende Hüftgelenk und die dort ansetzende Muskulatur stabilisiert und gekräftigt werden.

1.3 WAS ZU EINER GUTEN DIAGNOSTIK GEHÖRT

Stellt sich ein Sportler mit Gelenkschmerzen beim Arzt vor, so ist es im Alltag gängige Praxis, das schmerzhaft betroffene Gelenk zu untersuchen.

Lokale und regionale Untersuchung

Die betroffene Region wird entkleidet und inspiziert, um eine seriöse Beurteilung vornehmen zu können. Beim Betrachten achtet der Arzt darauf, ob Fehlstellungen, Schwellungen oder Rötungen vorliegen. Anschließend wird das Gelenk passiv und aktiv bewegt, um das Bewegungsausmaß zu bestimmen. Der Arzt oder Therapeut testet im Folgenden die passive Stabilität des Gelenks, am Knie also beispielsweise die Seiten- und Kreuzbänder und die Verschiebbarkeit der Kniescheibe. Es folgt eine gezielte Provokation wichtiger Elemente, z.B. der Menisken am Kniegelenk, um deren Schädigung erkennen zu können.

Im nächsten Schritt wird idealerweise die Funktion des betroffenen Gelenkes getestet: Dazu bekommt der Sportler die Anweisung, bestimmte Bewegungen auszuführen, z.B. auf einem Bein zu stehen, in die Hocke zugehen, auf den Zehen oder den Fersen zu laufen et cetera. Die Herausforderung für den Arzt liegt in einer effizienten Untersuchung, die einerseits nichts Wesentliches auslässt, andererseits möglichst zeitsparend erfolgt.

Zum Abschluss erfolgt eine orientierende neurologische Untersuchung, die Sensibilität, Kraft, Koordination und Reflexe testet. So weit, so gut.

Diese traditionelle Basis-Diagnostik orientiert sich an passiven anatomischen Strukturen und weniger an aktiven funktionellen Zusammenhängen und Bewegungsmustern.

Ein Gelenk oder ein Muskel sind immer Teil einer Bewegungskette. Deshalb kann die eigentliche Ursache der Beschwerden – gerade bei Überlastungssyndromen – im auf- oder absteigenden Teil dieser Kette liegen. Um diese zu erkennen, reicht es nicht aus, der Reihe nach alle Gelenke und Muskeln nach dem oben beschriebenen Standard zu untersuchen. Es muss auch das aktive Zusammenspiel in Bewegung getestet werden. Der Bewegungsapparat funktioniert wie ein Orchester mit vielen fähigen Musikern. Ohne einen Dirigenten oder Trainer, der die gemeinsame Arbeit steuert, werden sie nicht ihre maximale Leistungsfähigkeit erzielen. Einzeln untersucht, können zum Beispiel die Sprung-, Knie- und Hüftgelenke eines Sportlers bei der passiven Untersuchung frei beweglich, und dennoch bei komplexen Bewegungen, wie einer Kniebeuge, unzureichend stabilisiert sein.

Bewegungsmuster vervollständigen die Perspektive

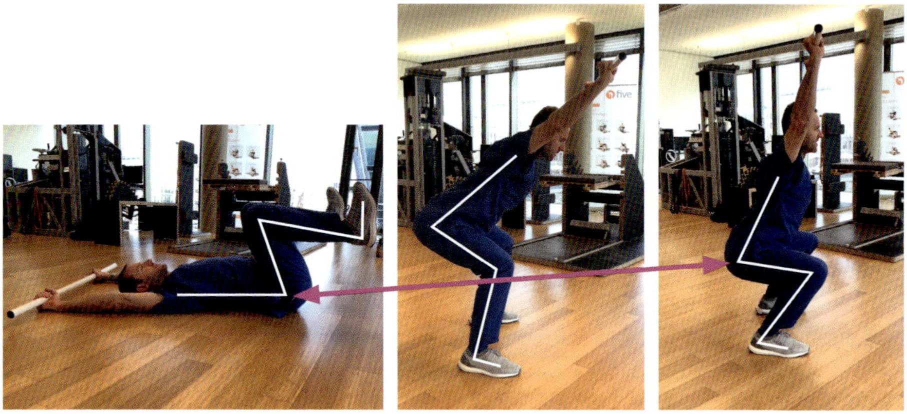

Abbildung 3: Die beiden Abbildungen zeigen das gleiche Bewegungsmuster – eine tiefe Überkopfkniebeuge. Einmal erfolgt die Bewegung unbelastet in Rückenlage und einmal belastet gegen die Schwerkraft. Beherrscht ein Sportler die passive Variante bedeutet das nicht automatisch, dass er auch die belastete Variante beherrscht. Das mittlere Bild zeigt eine häufige Dysfunktion unter Belastung, das rechte Bild zeigt die ideale Ausführung.

1.4 MOBILITÄT VOR STABILITÄT

Die Priorität liegt im funktionellen Training auf der Mobilität der Gelenke. Erst muss ein Gelenk beweglich sein, damit man es stabilisieren und neuromuskulär optimal ansteuern kann. Ein Grund dafür ist die Tatsache, dass eine qualitative hochwertige Ansteuerung von der Qualität der Propriozeption, der Körperwahrnehmung, abhängt. Sie ist besser, wenn das Gelenk beweglich und nicht etwa steif ist, denn jede Bewegung eines Gelenks schickt Informationen an das zentrale Nervensystem. Daraus folgt umgekehrt, dass bei nur wenigen Informationen, die aus einem Gelenk ins zentrale Nervensystem gelangen, auch die Kontrolle dieser Struktur durch das Gehirn und das Nervensystem unzulänglich wird. Eine optimale Kontrolle eines Gelenks ist also bei eingeschränkter Mobilität nicht gegeben – daher ist Mobilität die Voraussetzung sowohl für die Stabilität als auch für die Ansteuerung. Maximale Stabilität ohne Mobilität hat als Gegenbeispiel ein eingesteiftes Gelenk, das man in der Regel aber nicht haben möchte.

Eine eingeschränkte Beweglichkeit erhöht das Risiko einer Überbelastung und Verletzung im Bereich der Gelenke, des Bindegewebes oder der Muskulatur an dieser Körperstelle und über Kompensationsbewegungen an anderen Stellen des Körpers. Das gilt umso mehr, wenn ein Mobilitätsdefizit einseitig und damit asymmetrisch auftritt. Deutlich machen lässt sich eine „Abnutzung" durch Asymmetrie beim

Betrachten der Schuhsohlen: Läuft man in den Schuhen vorwiegend über die Außenkante der Füße, nutzt sich diese Seite der Sohle schneller ab, als wenn die Sohle gleichmäßig belastet wird. Beim Bewegungsapparat verhält es sich genauso.

Ein typisches Alltagsbeispiel aus meiner Praxis ist ein versteifter Knöchel: Auf einer Seite ist das obere Sprunggelenk des Sportlers in der Beweglichkeit eingeschränkt, weil er schon mehrfach umgeknickt ist. Solche Umknick-Traumata können dazu führen, dass sich Narbenstränge im Gelenk bilden, die wiederum die Beweglichkeit des Gelenks einschränken können. Die fehlende Mobilität im oberen Sprunggelenk muss jetzt bei Bewegungen durch das nächste Gelenk kompensiert werden – in diesem Fall ist es das Kniegelenk: Bei seinen Bewegungen beugt der Sportler also das Knie auf dieser Seite stärker. Diese Mehrbelastung kann dazu führen, dass das Kniegelenk nach einiger Zeit mit Zeichen einer Überbelastung reagiert. Beim Arzt wird der Sportler dann mit Schmerzen im Bereich der Kniescheibe und den angrenzenden Sehnen vorstellig, z. B. mit einem Patellaspitzensyndrom. Solche Beschwerden werden als funktionelle Überlastungen bezeichnet. Häufig auftretende funktionelle Schmerzsyndrome der unteren Extremität sind zum Beispiel das Läuferknie, das Springerknie und das Schienbeinkantensyndrom. Diese Krankheitsbilder werden noch ausführlich im Kapitel „Sportverletzungen" behandelt. Gemeinsam ist diesen Krankheitsbildern die Überbelastung aufgrund unzureichender Mobilität und Stabilität der beteiligten Gelenke. Im Behandlungs- und Übungskapitel werde ich näher darauf eingehen, wie die Mobilität verbessert werden kann. Erfolgreiche Methoden erhöhenden Bewegungsradius, genannt ROM = Range of Motion, senken einen pathologisch erhöhten Muskeltonus, beseitigen fasziale Störungen und schaffen Symmetrie im Bewegungsapparat. Nachgewiesenermaßen erfolgreich dafür sind folgende Ansätze:

- Atemtraining
- Statisches und dynamisches Dehnen
- Faszientraining mit einer Rolle oder einem Stick
- Manuelle Techniken
- Flossing

Merke

Eine gute Mobilität stellt dem Gehirn mehr Informationen zur Verfügung und ermöglicht eine bessere Reaktion. Zusätzlich liefert eine hohe Mobilität einen Bewegungspuffer. Das schont die anatomischen Strukturen, erhöht die Effizienz und spart Kraft.

1.5 REGIONALE ABHÄNGIGKEIT

Viele Beschwerden oder Schmerzen in der Bewegung haben ihre Ursache nicht unbedingt an der Stelle, an der sie sich bemerkbar machen. Sinnbildhaft erklärt ist es, wie wenn du eine Klingel drückst, es dann meist auch an einer anderen Stelle im Haus klingelt.

Auf- und absteigende Ursache-Folge-Ketten

Ursache-Folgeketten sind Auslöser, die in benachbarten, weiter oben oder weiter unten liegenden Gelenken entstehen und sich auf entfernter liegende Strukturen auswirken.

Typische Beispiele für auf- und absteigende Ursache-Folge-Ketten:

- Eine eingeschränkte Beweglichkeit im oberen Sprunggelenk führt zu einer Überbelastung im Vorfuß (absteigend) und im Knie (aufsteigend).
- Hüftbeschwerden können zu Beschwerden des Kniegelenks (absteigend) und zu Schmerzen im Lendenwirbelsäulenbereich (aufsteigend) führen.
- Eine verstärkte Beugung der Brustwirbelsäule (Kyphose) führt zu einer vermehrten Belastung der Lendenwirbelsäule (absteigend) und zu einer vermehrten Belastung der Schulter und der Halswirbelsäule (aufsteigend).
- Eine verstärkte Beugung der Brustwirbelsäule (Kyphose) führt zu einer vermehrten Belastung der Lendenwirbelsäule (absteigend) und zu einer vermehrten Belastung der Schulter und der Halswirbeläsule (aufsteigend).

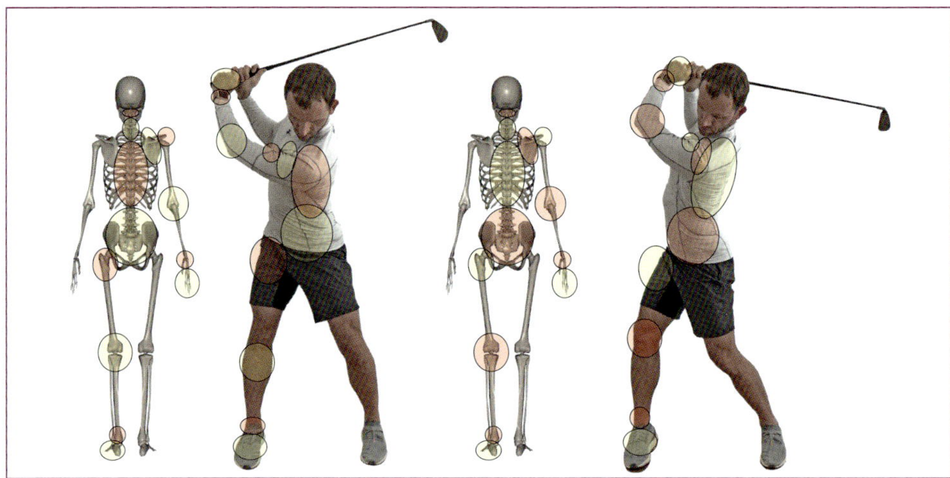

Abbildung 4: Beide Golfer führen einen Abschlag aus, beanspruchen ihren Bewegungsapparat in unterschiedlichen Mustern hinsichtlich Mobilität und Stabilität.

Das Konzept der regionalen Interdependenz (Abhängigkeit) beschreibt diese Ursache-Folge-Ketten und erklärt Zusammenhänge zwischen Einschränkungen eines nicht schmerzhaften Gelenks in einer Region und daraus resultierender Schmerzen in einer anderen Region. Unser Körper funktioniert in einer abwechselnden Kette stabiler Segmente, die von mobilen Gelenken verknüpft sind. Gray Cook und Michael Boyle beschreiben anschaulich, dass sich die primäre Aufgabe eines Gelenks hinsichtlich einer notwendigen Mobilität und Stabilität in unserem Körper abwechselt.

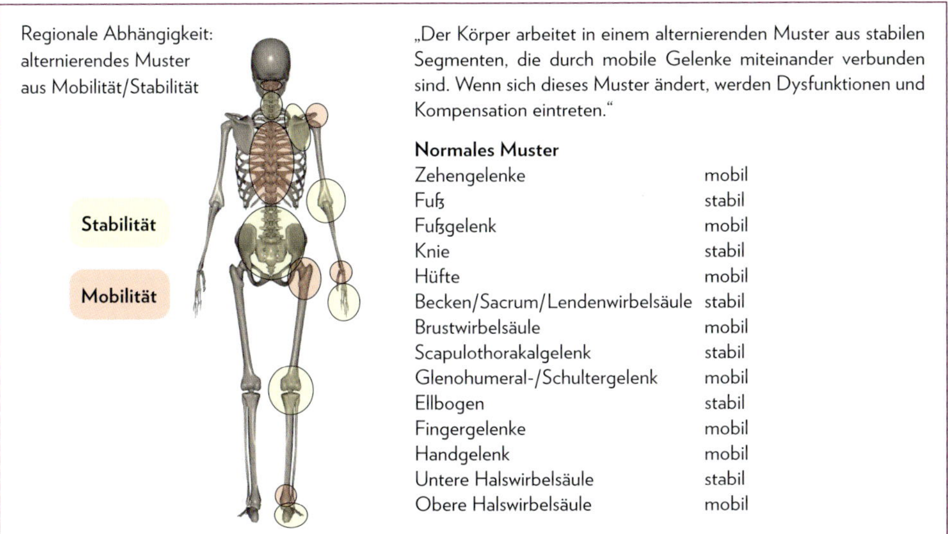

Normales Muster	
Zehengelenke	mobil
Fuß	stabil
Fußgelenk	mobil
Knie	stabil
Hüfte	mobil
Becken/Sacrum/Lendenwirbelsäule	stabil
Brustwirbelsäule	mobil
Scapulothorakalgelenk	stabil
Glenohumeral-/Schultergelenk	mobil
Ellbogen	stabil
Fingergelenke	mobil
Handgelenk	mobil
Untere Halswirbelsäule	stabil
Obere Halswirbelsäule	mobil

Abbildung 5: Betrachtet man die Gelenke des Körpers, so wechselt die Beanspruchung immer zwischen Mobilität und Stabilität. Fehlfunktionen in einer Region werden auf- oder absteigend kompensiert.

Deshalb ist eine isolierte Untersuchung nur eines Gelenks oder einer Region unzureichend und es ist für eine nachhaltig erfolgreiche Diagnose und Therapie notwendig, die grundlegenden Bewegungsmuster zu evaluieren. Das Konzept des Selective Functional Movement Assessment (SFMA) widmet sich den interregionalen Zusammenhängen ausführlich und wird im Abschnitt „Screening" noch näher erläutert. Die genaue funktionelle Diagnostik ist die Voraussetzung für einen gezielten Ausgleich bestehender Einschränkungen und Dysbalancen.

„Die sollen sich nicht so anstellen, bei mir zählen nur glatte Brüche als Verletzungen." (Otto Rehhagel)

Dieses Zitat mag ich, da sich darin ein oft noch vorhandenes Unverständnis für funktionelle Zusammenhänge und Beschwerden ausdrückt. Viel zu oft fokussieren sich Trainer und Ärzte auf strukturelle Probleme und ignorieren funktionelle Zusammenhänge.

1.6 BEURTEILUNG DER BEWEGUNGSMUSTER

Eine Evaluierung der grundlegenden Bewegungsmuster steht am Anfang eines erfolgreichen Trainings und sollte Teil der Trainingsroutine sein, insbesondere beim Wiedereinstieg nach einer Verletzungspause. Dabei ist es für die Regeneration der betroffenen Strukturen und die Prophylaxe weiterer Verletzungen entscheidend, die eigentlichen Ursachen der Beschwerden zu identifizieren. Gibt es eine funktionelle Ursache, so sollte diese behoben werden.

Die Analyse von grundlegenden Bewegungsmustern ist daher die Basis für jede Trainingssteuerung – ob das Training präventiv, zur Leistungssteigerung oder zur Rehabilitation nach Sportverletzungen eingesetzt wird. In einer zunehmend sitzenden Gesellschaft wie unserer ist mittlerweile das Defizit die Norm.

Ich habe es schon erwähnt – Bewegungsmuster sind in unserem Gehirn gespeichert wie Softwareprogramme. Und wie eine Software auf dem Computer können sie auch verändert werden. Das ist zum Beispiel der Fall, wenn wir bestimmte Bewegungen verlernen, weil wir sie nicht mehr nutzen oder wenn wir uns nach einer Verletzung ein verändertes Bewegungsmuster angewöhnen und beibehalten. Unsere Bewegungsmuster entwickeln sich nach der Geburt mit bestimmten Meilensteinen. So lernt ein Baby zuerst, den Kopf zu kontrollieren, und anschließend lernt es, sich auf den Bauch zu drehen. Danach beginnt es zu krabbeln, um sich etwas später hochzuziehen und zu stehen, bis es schließlich die ersten Schritte macht und das Laufen lernt. Diese Abfolge durchläuft jeder Mensch – doch teilweise verliert man einiges davon später wieder. Man spricht von primitiven Bewegungsmustern. „Primitiv", weil sie am Anfang des Bewegungslernens stehen. Sie bilden die Grundlage für komplexere Bewegungen. Daher sollte auch ein Erwachsener grundsätzlich noch in der

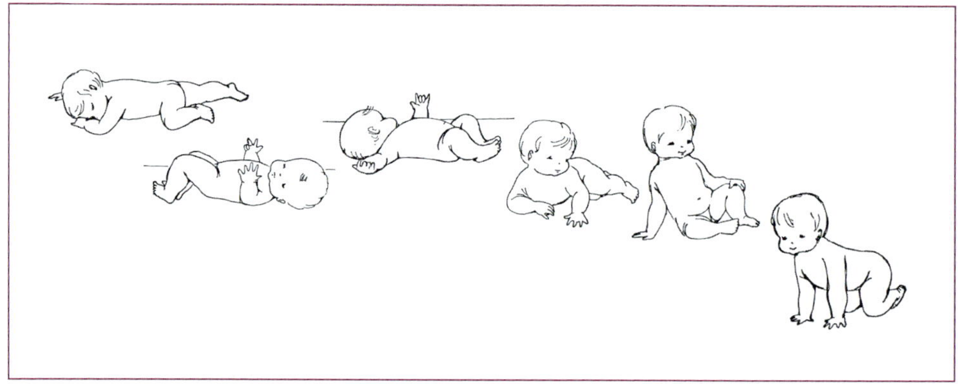

Abbildung 6: Die Meilensteine unserer Entwicklung sind entscheidend für die Entwicklung unserer Bewegungskompetenz.

Lage dazu sein, zu krabbeln oder sich vom Bauch auf den Rücken und umgekehrt zu drehen. Es ist für mich immer wieder erstaunlich zu sehen, wie ein Ausgleich defizitärer Grundmuster körperliche Beschwerden der unterschiedlichsten Art positiv beeinflusst. Eine wichtige Aufgabe als Trainer oder Therapeut besteht darin, bei Sportlern den richtigen Schwierigkeitsgrad und die richtige Ebene für einen Trainingseinstieg zu finden. Ein Kleinkind entwickelt die notwendige Stabilität im Rumpf durch Krabbeln, bevor es aufsteht.

„Wer den Menschen kennenlernen will, muss ihn als Ganzes betrachten.“
(Paracelsus)

Fehlt einem Erwachsenen die notwendige Rumpfstabilität im Stand, muss ich wieder in der Ebene trainieren, in der das Defizit verankert ist. Praktisch kann das bedeuten, Übungen im Kniestand oder im Vierfüßlerstand ausführen zu lassen, um dann wieder in den Stand zu wechseln, sobald die notwendige Stabilität geschaffen wurde. Nur an der peripheren Beweglichkeit und Kraft zu arbeiten, wird also nicht nachhaltig erfolgreich sein, wenn nicht zeitgleich auch die zentrale Bewegungssteuerung trainiert wird.

Merke

Eine verminderte Beweglichkeit, eine Schwäche oder muskuläre Dysbalance können überall im Körper auftreten, ein unzureichendes Bewegungsmuster existiert nur im Gehirn. Ein professionell funktionelles Training berücksichtigt deshalb die Qualität der Bewegungsmuster bei der Trainingsplanung.

1.7 SCHMERZ VERÄNDERT BEWEGUNGSMUSTER

Im Abschnitt zu den Bewegungsmustern habe ich als wesentliche Ursache für eine Veränderung unserer grundlegenden Bewegungsmuster das Verlernen durch mangelnde Übung sowie Verletzungen erwähnt. Diesen Punkt möchte ich etwas genauer ausführen, um zu erklären, wie eine Verletzung eine weitere bahnen kann.

Um Schmerzen zu vermeiden oder Schwächen auszugleichen, löst das Gehirn unwillkürlich eine funktionelle Kompensationsbewegung aus, um die betroffene Stelle zu entlasten und dabei die gewünschte Funktion zu erhalten. Mit der Zeit führt eine

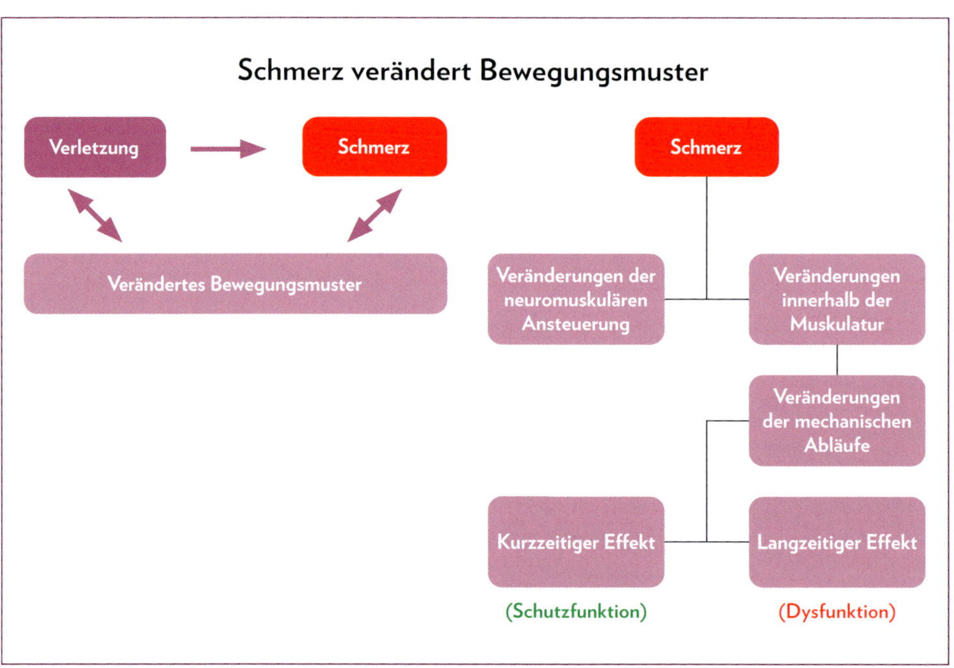

Abbildung 7: Eine Verletzung verursacht Schmerz und dieser verändert unser Bewegungsmuster. Das ist kurzfristig ein sinnvoller Schutzmechanismus bis zur Ausheilung der Verletzung. Wird eine Kompensation jedoch über die Ausheilung hinaus beibehalten, können Dysbalancen entstehen.

funktionelle Kompensation häufig auch zu einer strukturellen Adaptation (Anpassung oder Abnutzung) von Strukturen. Entlastet ein Sportler ein Bein aufgrund von Knieschmerzen, so kompensiert die Gegenseite und wird mit der Zeit muskulär kräftiger (Adaptation).

Eine muskuläre Anpassung durch Mehrbelastung auf der einen Seite geht mit einer Schwächung der Gegenseite durch Minderbelastung einher. Außerdem verändert die Kompensation auch aufsteigend die Bewegung im Bereich der Hüfte und der Lendenwirbelsäule – meist nicht zum Positiven. Dieses neue, schützende Bewegungsmuster wird im Bewegungsgedächtnis gespeichert und dort auch wieder abgerufen. In vielen Fällen bleibt es auch bestehen, nachdem eine Verletzung verheilt ist. Dies ist umso wahrscheinlicher, je länger eine Kompensation vorliegt. Aus diesem Grund wende ich, wenn möglich und sinnvoll, immer eine frühfunktionelle Nachbehandlung an. Ein verändertes Bewegungsmuster ist die Hauptursache für wiederkehrende Verletzungen.

Ein wesentliches Ziel des Trainings nach Verletzungen ist es daher, Schonhaltungen, Ausweich- und Entlastungsbewegungen so früh wie möglich auszugleichen und die natürlichen Bewegungsmuster wiederherzustellen. Mit geeigneten funktionellen Tests wird also nach einer Behandlung die Bewegungsqualität geprüft und es werden bei Bedarf korrigierende Maßnahmen verordnet.

Merke

Eines der Hauptrisiken, eine Sportverletzung zu erleiden, ist eine vorausgegangene Sportverletzung.

Die UEFA-Verletzungsstudie für Eliteklubs der Spielzeit 2014/15 mit einer umfangreichen Auswertung der letzten 14 Jahre hat ergeben, dass ein wesentliches Hauptrisiko für einen Profi-Fußballspieler, eine Verletzung zu erleiden, eine frühere Verletzung darstellt.

„Looking at 70 teams in 18 countries over 8 seasons (9.000 injuries), we have found that previous injury is by far the greatest predictor of future injury in football." (Prof. Dr. Jan Eckstrand, Erster Vizevorsitzender der Medizinischen Kommission der UEFA auf dem SoccerIndustry Medical Symposium 2009)

Fit trotz Dysfunktion

„Do not put fitness to dysfunction." Dieser amerikanische Ausspruch warnt vor einem Phänomen, das häufig bei Sportlern in Fitnessstudios, bei Läufern im Wald und bei Fußballern auf dem Spielfeld zu beobachten ist. Sie steigern ihre Leistung, obwohl sie funktionelle Defizite oder sogar Schmerzen haben: Der Kraftsportler trainiert an seinen Maschinen und steigert objektiv messbar seine Kraftwerte, ohne eine bestehende und relevante muskuläre Dysfunktion im Bereich der Brust- und Rückenmuskulatur auszugleichen. Ein Läufer verbessert seine Kilometerzeit trotz deutlich verkürzter Muskulatur der Oberschenkel und einer defizitären Rumpfmuskulatur.

Häufig beschränken bestehende Dysbalancen und Asymmetrien den Alltag und das Standardtraining des Athleten nicht bemerkenswert. Meist sind sie ihm gar nicht bewusst. Typischerweise kompensiert der Körper solche Defizite automatisch. Sehr oft werden bei relativer Schwäche oder Inaktivierung einer Muskelgruppe andere Muskeln oder der Bandapparat stärkerbelastet als notwendig. Selbst im Profisportbereich kommt es vor, dass bestimmte Muskeln gar nicht mehr angemessen aktiviert werden. Besonders häufig ist die Gesäßmuskulatur davon betroffen. Die fehlende Fähigkeit, das Gesäß im richtigen Moment anzuspannen, beschreibt man auch als Vergesslichkeit des Glutealmuskels oder als „gluteale Amnesie". Die Sportler sind dann oft leistungsstark in ihrer Disziplin und sogar dazu in der Lage, ihre Performance auszubauen. Doch zahlen sie an anderer Stelle den Preis dafür: mit Überbelastung an den kompensierenden Strukturen. Ein passendes Beispiel ist ein Radfahrer, bei dessen Vorderrad die Bremsbacken etwas zu eng am Reifen sitzen. Dort entsteht unnötige Reibungsenergie, die einerseits mit einem vermehrten lokalen Abrieb einhergeht (lokale Schädigung) und andererseits von der Muskulatur der Beine durch eine Mehrarbeit kompensiert werden muss (überregionale Kompensation).

Dieses Vorgehen ist in zweifacher Weise von Nachteil. Zum einen strapazieren wir unsere Gewebetoleranz und können eine akute oder chronische Gewebeschädigung dadurch verursachen, zum anderen üben wir ein falsches Bewegungsmuster und speichern dieses ab.

Ohne Schmerzen oder deutlich spürbare Beschwerden fehlt den Sportlern allerdings meistens die Motivation dazu, aktiv an ihren Defiziten zu arbeiten. Doch erkennen kann und sollte man sie. Erkennen beinhaltet „kennen". Deshalb ist eine standardisierte Analyse von grundlegenden Bewegungsmustern zu Beginn eines Trainings und in regelmäßigen Abständen eine wichtige Voraussetzung, um Dysfunktionen zu erkennen und anschließend durch geeignete Übungenausgleichen zu können.

Merke

Reduziere zuerst das Negative bei einem Bewegungsmuster, bevor du die positiven Anteile verstärkst! Beseitige also beispielsweise eine Bewegungseinschränkung, bevor du die Kraft steigerst.

Der Körper wird Qualität immer für Quantitätopfern. Das bedeutet, eine Last wird bei Überbelastung eher mit einer Ausgleichsbewegung durchgeführt und kompensiert, als dass sie abgebrochen wird. Es gilt also Qualitätvor Quantität!

1.8 AUF DIE RICHTIGE DOSIS KOMMT ES AN

Es gibt nicht DIE perfekte Übung. Es gibt sehr viele sinnvolle Grundübungen und deren Variationen, und natürlich eine Vielzahl von Spezialübungen für bestimmte Zielsetzungen. Zuerst muss das Ziel klar sein, das ich erreichen möchte, denn auch ein und die gleiche Übung bewirkt in unserem Körper eine unterschiedliche Anpassung in Abhängigkeit davon, wie wir sie dosieren und kombinieren. Eine Übung muss unser „System" in der gewünschten Art stören, um eine Adaptation auszulösen, ohne es jedoch durch eine Fehlbelastung zu überfordern. Bei Profisportlern und nach einer Sportverletzung ist der Sicherheitsbereich eines Trainingsreizes zwischen optimalem Reiz und Überforderung geringer.

Schritt für Schritt zum Erfolg

Erhöht man den Schwierigkeitsgrad einer Übung, so ist von einer Progression die Rede. Reduziert man die Schwierigkeit, nennt man das eine Regression. Typische Progressionen zum „Hochdosieren" einer Übung sind:

- Wiederholungen steigern
- Anzahl der Sätze erhöhen
- Bewegungstempo verändern
- Pausenzeichen verkürzen
- Eine Bewegungsrichtung betonen (konzentrisch oder exzentrisch)
- Trainingsgewicht oder -widerstand erhöhen
- Asymmetrisch mit nur einem Arm oder Bein im Wechsel trainieren
- Instabilität des Untergrundes bei gleicher Bewegung
- Verkürzung der Pause zwischen zwei Sätzen
- Übungskombination für die gleiche Muskelgruppe/-kette

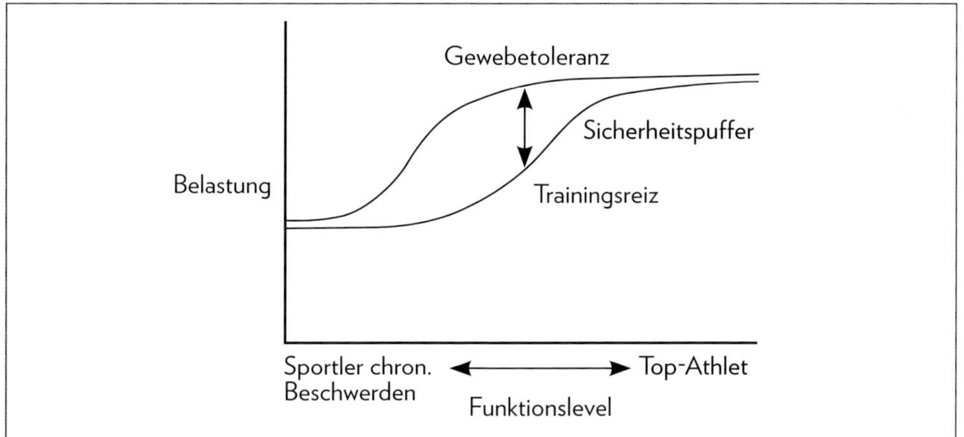

Abbildung 8 Eine Übung wird als „Therapie" bezeichnet, wenn sie nach einer Verletzung eingesetzt wird und als „Training", wenn sie zur Leistungssteigerung zur Anwendung kommt. Die „Dosierung" einer Übung muss ausreichend sein, um eine Anpassung zu erzielen, ohne zu einer Überlastung zu führen. Die Differenz zwischen der gewählten Intensität einer Übung und der der Gewebetoleranz ist der Sicherheitspuffer. Bei Top-Athleten und bei Sportlern mit chronischen Beschwerden ist dieser Puffer am geringsten. Erfolg in der Therapie und im Training mit diesen Athleten erfordert die höchste Erfahrung.

Ein erfolgreiches Training lebt von der Variation der Reize, von der ständigen Herausforderung, sich an eine neue Belastung anpassen zu müssen. Eine der wesentlichen Qualitäten eines guten Trainers und Therapeuten besteht in der richtigen Dosierung einer Übung. Bei Medikamenten heißt es in der Werbung: „Zu Risiken und Nebenwirkungen fragen Sie Ihren Arzt oder Apotheker." Folgerichtig müsste bei Übungen im Internet oder in Printmedien der Hinweis folgen: „Zu Risiken und Nebenwirkungen dieser Übung fragen Sie Ihren Therapeuten oder Trainer." Im Übungskapitel dieses Buches zeige ich mögliche Erleichterungen und Steigerungen der aus meiner Sicht grundlegenden Übungen auf. Ändere ich als Trainer oder Therapeut die Belastung im Training oder im Rahmen der Rehabilitation, so muss ich auch ein Augenmerk auf eine ausreichende Regeneration nach dem Training legen.

Neben den eigenen Angaben des Sportlers kann ich Regeneration auch über objektive Kriterien messen. Üblicherweise werden neben einer Selbstauskunft ebenso die Ruheherzfrequenz, die Herzfrequenzvariabilität und die Ausführungsqualität bestimmter Übungen und Laborwerte erfasst. Auf die Bedeutung des „Protokollierens" im Allgemeinen gehe ich im folgenden Abschnitt ein.

1.9 MISS, WAS DU MANAGEN MÖCHTEST

Diesen Leitspruch aus dem Bereich der Unternehmensberatung habe ich vor einigen Jahren von einem meiner PT-Klienten gelernt. Er hat den Spruch zitiert, als ich ihn wieder einmal dazu angehalten habe, sein Training genau zu protokollieren. Ein solches Trainingsprotokoll erscheint vielen Sportlern zu Beginn langweilig, manchmal zeitraubend und nervtötend – es ist jedoch der Schlüssel zum Erfolg beim Training und in der Therapie. Worum es dabei geht, sind messbare Einheiten: eine Zeit, eine Distanz, die man bewältigen, ein Gewicht, das man stemmen will. Entscheidend ist dabei, eine geeignete Maßeinheit für die eigene Zielsetzung zu verwenden:

- Möchte ich schneller werden, bestimme ich meine Zeit, die ich für eine definierte Distanz benötige oder die Strecke, die ich in einer definierten Zeit zurücklege.
- Möchte ich kräftiger werden, schaue ich mir mein Trainingsgewicht und meine Wiederholungen an und versuche, mindestens eines der beiden zu erhöhen.
- Möchte ich beweglicher werden, messe ich etwa den Finger-Boden-Abstand und vergleiche die Werte im Verlauf meiner Trainingsmaßnahmen.
- Möchte ich meine Alltagsbewegung optimieren, sollte ich einen Schrittzähler oder eine entsprechende App nutzen.
- Möchte ich meine Bewegungsqualität verbessern, also Mobilität und Stabilität, setze ich geeignete Screening-Methoden ein, wie den Functional Movement Screen (FMS) oder eine Videoaufnahme von meinen Bewegungen.
- Fühle ich mich häufig erschöpft und fehlt mir die Energie zum Training, muss ich meine Regeneration und Ernährung überprüfen und optimieren.

Das Protokoll ist ein universelles Hilfsmittel, das ich bei der Ernährungsberatung, beim Zeitmanagement und beim Training einsetze. Im medizinischen Anwendungsbereich sind typische Beispiele ein Protokoll der empfundenen Schmerzen, des Blutzuckers oder der Blutdruckwerte, die dem Arzt und dem Patienten eine individuellere Einstellung der Medikamente erlauben. Immer mehr dieser Werte können mittlerweile bequem in verschiedenen Apps auf einem Smartphone erfasst und gespeichert werden. Das Protokoll darf allerdings kein Selbstzweck sein, es muss immer die Zielgröße kontrollieren, die ich verbessern möchte.

1.10 DIE MACHT DER POSITIVEN RITUALE

Es ist nicht schwierig, jemanden von den Vorzügen eines Trainings im Allgemeinen und eines funktionellen Trainings im Speziellen zu überzeugen. Die drei wesentlichen Vorteile sind:

- Prävention: Funktionelles Training reduziert Risikofaktoren für Sportverletzungen und chronische Überlastungen durch einen Ausgleich bestehender Dysbalancen und Asymmetrien.
- Leistungssteigerung: Funktionelles Training verbessert das Zusammenspiel der verschiedenen Systeme im Körper. Es hilft „Leistungsbremsen" zu lösen.
- Return-to-Sport: Funktionelles Training sorgt nach einer Verletzung dafür, eine geheilte Struktur wieder effizient in die Bewegungsabläufe zu integrieren und natürliche Bewegungsmuster wiederherzustellen.

Trotzdem: Viele Sportler, zunächst von den Argumenten überzeugt, beginnen das Training, spüren Erfolge und hören auf, regelmäßig zu trainieren. Das gilt vor allem für den Breitensport. Im Leistungssport und in der Rehabilitation sind hohe Motivation und vor allem Disziplin häufiger vorhanden, anders als bei Breitensportlern und in der Prävention. Doch auch im Leistungssport ist es entscheidend für Therapeuten, Trainer und vor allem für den Sportler selbst, sich dazu Gedanken zu machen und eine Strategie zu überlegen, wie das Training regelmäßig umgesetzt werden kann.

Es gibt viele Wege, jemanden zu motivieren. Wichtig ist es aber, in einem ersten Schritt den Abbruch als Risiko zu akzeptieren – es kann immer passieren, dass die Motivation abnimmt oder dass ungeahnte Hürden auftauchen. Schon im Vorfeld sollte man sich daher überlegen, welche Situationen einen Abbruch wahrscheinlich werden lassen: Zeitmangel, privater oder beruflicher Stress, Wettkämpfe oder, oder, oder…

Viele dieser Hindernisse lassen sich durch konsequentes Zeitmanagement und positive Rituale reduzieren. Ich gehe später noch detailliert auf das Thema Zeitmanagement ein.

Wenn die eigene Motivation geklärt und man sich der wesentlichen Risiken bewusst ist, folgt der nächste Schritt, nämlich die Einführung positiver Rituale und Angewohnheiten. Denken Sie an Alltagsverrichtungen: Sie stellen sich nicht jeden Morgen die Frage, ob es sinnvoll ist, sich heute die Zähne zu putzen – Sie machen es einfach. Sie machen es auch, wenn Sie wissen, dass Sie nicht direkt Karies bekommen, falls Sie sich einen Tag die Zähne nicht putzen. Noch einfacher wird es, wenn Sie dabei ein angenehmes Gefühl haben oder eine Belohnung bekommen. Beim Zähneputzen ist dies für viele Menschen das angenehm frische Gefühl im Mund. Die Stoffe, die dafür verantwortlich sind, sorgen keineswegs für mehr Sauberkeit an den Zähnen, sondern sind extra zugesetzt, und zwar nur, um das angenehme, belohnende Frischegefühl zu erzeugen. Dasselbe gilt für die verschiedenen Geschmacksrichtungen, die ebenfalls keinen direkten Einfluss auf den Reinigungseffekt haben. Suchen Sie sich Ihre kleinen Belohnungen im Alltag, die Ihnen ein gutes Gefühl verschaffen, wenn Sie zuvor das gewünschte Verhalten an den Tag gelegt haben.

Beispiele

- Schaffen Sie sich individuelle, positive Rituale in Bezug auf Ihr Training und Ihre Übungen! Die Zeit kann anfangs auch nur eine Minute betragen.
- Absolvieren Sie morgens 5-10 Minuten Ihrer Übungen und genießen dann Ihren Kaffee!
- Gehen Sie regelmäßig mit einer Freundin oder einem Freund trainieren und anschließend gemeinsam essen!
- Nutzen Sie die Mittagspause für einen Spaziergang mit einem Kollegen!
- Spüren Sie bewusst, was Ihnen im Alltag guttut und was nicht. Meiden Sie Auslöser für Ihre Beschwerden und verstärken Sie positive Rituale!

Ein weiterer hilfreicher Vergleich für die Umsetzung einer herausfordernden Aufgabe ist der Start einer Rakete: Die meiste Energie muss zu Beginn aufgebracht werden, beim Wechsel vom Ruhezustand in die Bewegung. Für den Start ist eine gewaltige Schubkraft vonnöten, bis die Rakete in höhere Luftschichten gelangt, wo Luftwiderstand und Erdanziehung abnehmen – dann erst macht die Rakete Tempo, bis sie die 20-fache Schallgeschwindigkeit erreicht und aus dem Anziehungsfeld der Erde gelangt. Sobald sie die Erdanziehung überwunden hat, braucht sie deutlich weniger Schubkraft – sie spart Energie. Ähnlich verhält es sich mit den Schwierigkeiten und Widerständen des Sportlers, der versucht, sich zum Training allgemein oder zum Erreichen eines bestimmten Ziels zu motivieren: Je öfter er oder sie trainiert, je größer die Fortschritte werden, desto einfacher wird es, eine neue Routine zu übernehmen, die schließlich zum Selbstläufer wird. Etwas gut und regelmäßig zu tun, ist die Voraussetzung dafür, dass sich mühelose Praxis und schließlich Erfolg einstellen.

„Wir sind, was wir wiederholt tun. Exzellenz ist kein einmaliger Akt, sondern eine Gewohnheit.“ (Aristoteles)

1.11 ZEITMANAGEMENT

Ein weiterer wesentlicher Aspekt des regelmäßigen Trainings ist das Zeitmanagement. Die beste Absicht und ein klares „Warum" scheitern immer wieder an fehlender Trainingszeit. Es gibt Phasen im Leben, in denen das Privatleben und der Beruf mit umfangreichen oder unerwarteten Aufgabendas eigene Zeitbudget drastisch reduzieren. Dann ist es wichtig, sich vor Augen zu führen, dass die Woche 168 Stunden hat und dass Sportler für ein effektives Training schon mit zwei bis drei Terminen zu je 45 Minuten pro Woche ihre Leistungsfähigkeit erhaltenund steigern können. Etwas Zeit muss dazu noch für das Drumherum eingerechnet werden, also für Anfahrt, Umziehen oder Duschen.

Das eigene Training sollte einer Verabredung mit sich selbst oder mit einem Trainingspartner gleichen und fester Bestandteil des wöchentlichen Kalenders mit einer hohen Priorität sein. Ein Trainingsprotokoll in Papierform oder als Anwendung auf dem Smartphone vereinfacht diese Planung und stellt eine weitere Motivation dar.

Ich bitte meine Patienten und Kunden daher manchmal, ihre „Zeitausgaben" einfach aufzulisten. Eine solche Zeitliste kann zum Beispiel so aussehen:

Wo sind die übrigen sieben Stunden geblieben? Meistens im Internet, beim Fernsehen oder am Telefon. Aber genau diese restlichen Stunden reichen für das notwendige Training schon aus. Natürlich ist nicht jede Woche gleich, aber bei einer durchschnittlichen Belastung bleibt den meisten Menschen genug Zeit für eine bis zwei effektive Trainingseinheiten pro Woche – wenn sie wirklich wollen.

Schlaf	7 x 7 h	49 h
Essen	7 x 2 h	14 h
Hygiene	7 x 1 h	7 h
Arbeit und Anfahrt	7 x 10 h	70 h
Hausarbeit/Einkaufen	7 x 1 h	7 h
Familie	7 x 1 h	7 h
Sonstiges	7 x 1 h	7 h
Summe		**161 h**
Woche		168 h
Differenz		**-7 h**

Tabelle 1: Beispiel Zeitausgaben.

1.12 ZIELE SETZEN UND ERREICHEN

Nach der Verletzung wieder ins Training einzusteigen, erfordert hohe Motivation, Durchhaltewillen und ein klares Ziel. Für Sportler ist es dabei wichtig, ihr Ziel klar vor Augen zu haben und es schon im Vorfeld gut zu definieren, damit das neue Training darauf abgestimmt werden kann und die Stufen, die zu erklimmen sind, gemeistert werden können. Aber das ist noch nicht alles – schließlich ist es leicht, sich Ziele zu setzen: Viele Menschen tun dies zu Silvester, an Geburts- oder Gedenktagen. Es macht ja Spaß, Visionen zu entwickeln und sich auszumalen, wie schön es ist, wenn man sie verwirklicht hat. Ziele jedoch tatsächlich umzusetzen, ist nicht ganz so einfach. Oft fehlt es an der nötigen Disziplin und die Erfolgsquote bleibt daher meistens überschaubar. Doch je präziser man seine Ziele formuliert und je besser man sie durchdenkt, desto leichter ist es, sie zu verfolgen und endlich auch erreichen.

Ein Architekt hat vor Baubeginn ein genaues Bild des Objektes, oft sogar ein plastisches Model. „Start with the end in mind" – dieses Visualisieren ist der erste entscheidende Schritt auf dem Weg zu einem Ziel. Erst wenn das Ziel im Detail klar beschrieben ist, beginnen die Bauarbeiten. Die einzelnen Bauabschnitte werden Schritt für Schritt durchgeführt; die Zwischenschritte werden kontrolliert und abgenommen, bevores weitergeht. Werden Sie also zum Architekten Ihrer Trainingsziele!

Eine einfache Technik kann dabei helfen, die Erfolgsquote bei den eigenen Zielen deutlich zu verbessern. Im Mittelpunkt stehen die Zielformulierung und die klare Definition der eigenen Motive. Ist dies dem Sportler klar, wird es wesentlich leichter, die Motive als Werte des eigenen Lebens geistig präsent zu halten und dadurch das Ziel nicht aus den Augen zu verlieren. In meinem Leitfaden wird daher mit drei Fragen gearbeitet, die sich Sportler zum eigenen Ziel stellen und möglichst präzise beantworten sollten:

Warum möchte ich etwas erreichen? Die grundlegende Motivation meines Handelns.

Was möchte ich erreichen? Das konkrete Ziel.

Wann möchte ich mein Ziel erreicht haben? Das Erfolgsdatum.

Beim Ausformulieren gibt es gute und weniger gute Varianten. „Ich möchte einfach fit werden" ist zum Beispiel ein zu unspezifisches Ziel ohne ein klares Erfolgsdatum. Es ist daher eher unwahrscheinlich, dass man ein so vages Ziel erreicht. Vor allem als Sportler muss man sich weitere Fragen beantworten: Was bedeutet „fit werden" und bis wann soll das Ziel erreicht werden? Je genauer ich meine Motivation, ein bestimmtes Ziel erreichen zu wollen, also mein „Warum", formulieren kann, desto wahrscheinlicher wird es, dass ich mich motivieren kann, weiter zu trainieren, obwohlich müde bin, wenig Zeit habe, sich die Erfolge nur langsam einstellen oder andere Gründe gegen ein Training sprechen. Das Warum und das Was motivieren dazu, frühmorgens vor der Arbeit zu joggen, bei einer bestimmten Kraftübung eine Wiederholung mehr zu machen als beim letzten Training oder abends nur ein Glas Wein statt der ganzen Flasche zu trinken.

Nach (Sport-)Verletzungen lautet das „Warum“ für ein Training häufig:

Ich möchte wieder schmerzfrei sein!

Ich möchte mich wieder frei und ohne Einschränkungen bewegen können, weil ein aktiver Lebensstil wichtiger Bestandteil meiner Zufriedenheit ist!

Ich möchte meinen Job/meine Sportart wieder ausüben können, weil ich meinen Lebensunterhalt damit verdiene/es meiner Lebensqualität dient!

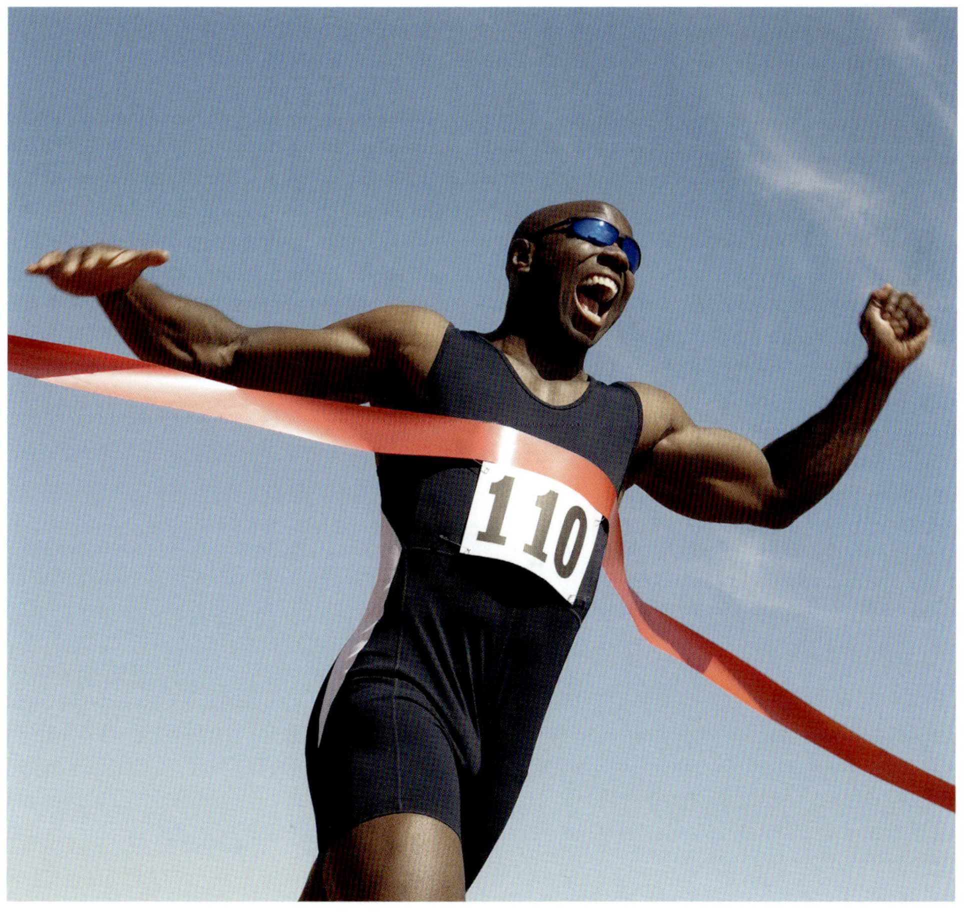

Das „Was" kann lauten:

Ich möchte einen Tag auf der Arbeit ohne Schmerzen verbringen können!

Ich möchte wieder zehn Kilometer laufen können!

Ich möchte fünf Kilo Körperfett abnehmen!

Das „Wann" sollte möglichst spezifisch sein:

Ich möchte beim nächsten Marathon in sechs Monaten einen Halbmarathon unter zwei Stunden laufen!

Ich möchte fünf Kilo Körperfett in zwei Monaten abgenommen haben!

Mit dieser Zielformulierung beginnt jedes effektive Training. Das sich daraus entwickelnde Konzept wird zum persönlichen Mantra. Bleiben Sie bei Formulierungen so präzise wie möglich und halten Sie die Stufen schriftlich in Ihrem Protokoll fest. Messbare Ziele sind besser geeignet als vage Formulierungen.

Ein klar definiertes Ziel bei chronischen Nackenschmerzen könnte zum Beispiel folgendermaßen lauten:

„Ich möchte in zwei Monaten einen Arbeitstag ohne Nackenschmerzen verbringen, ohne dazu Schmerztabletten einnehmen zu müssen. Dafür muss ich meine Haltung verbessern, indem ich mehr Beweglichkeit in meiner Hals- und Brustwirbelsäule gewinne und gleichzeitig meine Nacken-/Schultermuskulatur kräftige. Außerdem gestalte ich meinen Arbeits-/Alltag aktiver, indem ich insgesamt meine Schrittzahl stetig auf 10.000 pro Tag erhöhe. Am Schreibtisch optimiere ich meine Sitzposition und die Stellung des PCs. Ich vereinbare einmal wöchentlich einen Termin in der Physiotherapie und führe ergänzend meine korrigierenden Übungen morgens an fünf Tagen in der Woche für fünf Minuten durch, bevor ich meinen ersten Kaffee trinke."

Häufiger lautet eine Formulierung allerdings:

„Ich müsste mal etwas mehr für meinen Nacken tun. Ich sollte mal wieder zur Physiotherapie gehen und ich brauche bald wieder neue Tabletten."

Die Einschätzung darüber, welcher der beiden Vorsätze eine höhere Erfolgswahrscheinlichkeit besitzt, überlasse ich dem Leser.

Verfolgen Sie mehrere Ziele gleichzeitig, so gewichten Sie diese nach Priorität und zeitlicher Dringlichkeit. So vermeiden Sie es, sich zu stark unter Druck zu setzen.

1.13 BEWEGUNG RICHTIG VERSCHREIBEN

Bei der Verordnung von Medikamenten muss der Arzt darauf achten, den richtigen Wirkstoff, die Dosierung, den Zeitpunkt der Einnahme und die Packungsgröße auf dem Rezept zu vermerken. Es können auch mehrere Medikamente auf einem Rezept verordnet werden. Dann ist besonders darauf zu achten, dass sie aufeinander abgestimmt sind, um negative Wechselwirkungen zu vermeiden.

Wirkstoff = Belastungsform, z.B. Kraft-, Ausdauer-, Mobilitätstraining et cetera. Werden mehrere Wirkstoffe empfohlen, so müssen sie aufeinander abgestimmt sein.

Dosierung = Intensität der Belastung, z.B. Grundlagenausdauertraining im aeroben Bereich oder Faszientraining mit einer Rolle einmal täglich mit drei Übungen für fünf Minuten.

Zeitpunkt der Einnahme = Trainingstage und -zeiten.

Packungsgröße = Kontrolltermin für eine erneute Untersuchung und Festlegung des weiteren Vorgehens. Bestimmte Medikamente werden dauerhaft eingenommen. Sie entsprechen grundlegenden Übungen, die selten variiert werden und fester Teil der Trainingsroutine sind. Andere Übungen werden im Rahmen einer Periodisierung des Trainings häufiger variiert.

Wenn Training also eines der wirksamsten Medikamente ist, sollte es auch genauso sorgfältig dosiert werden! Die fünf wichtigsten „Zutaten" für jeden präventiven und rehabilitativen Trainingsplan sind im Folgenden aufgeführt. Letztlich können Sportler, Trainer und Therapeuten aus hunderten von Übungen mit und ohne Geräten wählen und die einzelnen Bereiche je nach Bedarf unterschiedlich gewichten. Entscheidend ist, dass alle Bereiche berücksichtigt werden. Ein Fokus auf der Atmung ist dabei logischerweise Bestandteil jeder Übung.

1. Atmung
2. Mobilität
3. Koordination
4. Kräftigung
5. Ausdauer

Die Mobilität und die Kräftigung sollten, wenn möglich, in funktionellen Ketten und Mustern trainiert werden. Zusätzliche isolierte Übungen einzelner Muskeln sind selbstverständlich jederzeit möglich. Die Kräftigung wird idealerweise periodisiert, sodass in Folge die verschiedenen Varianten trainiert werden. Der Fokus sollte sich natürlich zuerst am Bedarf des Sportlers orientieren. Koordinationstraining und gezielte Übungen des zentralen Nervensystems (ZNS) orientieren sich an möglichen Defiziten und am sportlichen oder beruflichen Bedarf. Bei der Auswahl der geeigneten Disziplinen für ein Ausdauertraining ist darauf zu achten, dass die Sportart weitestgehend kompensationsfrei durchgeführt werden kann und einen Ausgleich zum Alltag bietet. Bei Übergewicht und Kniebeschwerden ist Joggen also nicht die erste Wahl für ein Ausdauertraining. Sitzt jemand den ganzen Tag über, so ist Fahrradfahren unter Umständen nicht die ideale Variante, aber natürlich besser als kein Ausdauertraining.

Passend zu den drei Körperregionen – obere sowie untere Extremität und Wirbelsäule – habe ich drei Listen meiner Top-10-Übungen als Beispiel-Rezept aufgeführt. Die empfohlenen Übungen, jeweils mit Regressionen und Progressionen, stelle ich im Übungsteil dieses Buchs vor. Es gibt zusätzlich einige komplexe Übungen, von denen die meisten Sportler profitieren. Zum Erlernen empfiehlt sich eine schrittweise Anleitung des Sportlers durch einen erfahrenen Trainer oder Therapeuten.

Meine Top 5 der komplexen Übungen

- Rollmuster
- Tragen
- KB Swing
- Get Up
- Chop/Lift

Allgemeine Hinweise zu Übungen

- Atem- und Mobilisierungsübungen können unabhängig von den anderen Übungen bei Bedarf mehrfach täglich durchgeführt werden.
- Vom Einfachen zum Schweren – die Übungsausführung sollte schrittweise gesteigert werden. Das gilt für die Ausführungsvarianten ohne und mit Gewicht.
- Die Atmung ist wesentlicher Bestandteil jeder Übung. Diese ist auch eine gute Orientierung für das Ausführungstempo der meisten Übungen.
- Regeneration einplanen – zu Beginn ist ein Training zwei- bis dreimal pro Woche ein guter Anfang.
- Das Ausdauertraining orientiert sich an den Möglichkeiten und vorliegenden Einschränkungen. Zu Beginn gilt der Leitsatz „Umfang vor Intensität“. Ein moderates Ausdauertraining von 150 Minuten pro Woche sollte gemäß den Nationalen Leitlinien für Bewegung und Bewegungsförderung das Minimum sein.

Trainingszubehör

- Minibänder
- Kettlebell
- Superband
- Faszienrolle/-ball
- Medizinball

Steigerung der Intensität

Die Trainingsgewichte und die Stärkender Bänder variieren mit dem Fitnesslevel des Trainierenden. In Klammern sind hinter den Übungen mögliche Progressionen und Trainingsgeräte vermerkt.

Die Qualität der Übungsausführung ist entscheidend – nicht die Anzahl der Wiederholungen oder die Höhe des Widerstandes!

Rezept obere Extremität		
Übung	**Sätze/Wiederholungen**	**Widerstand**
Crocodile Breath		
Teetassen-Übung		
BWS-Rotation und Neigung im Stand		
Handwechsel hinter dem Rücken		
Beidseitiger Kniestand mit Rückneigung		
Einarmiges horizontales Rudern		
Vertikales Ziehen (z.B. Klimmzug/Lastzug)		
Rumpfstütz/Liegestütz		
Halo mit Kettlebell/ Gewicht		
„Schulteruhr" mit dem Miniband		
Zusätzlich komplexe Übungen: Ausführung ________ × pro Woche		
Empfohlenes Ausdauertraining 150 Min. pro Woche: Gehen / Nordic Walking, Stepper, Crosstrainer, Joggen, Rudern, Seilspringen		
Nächster Termin zum Check		

Tabelle 2: Rezept obere Extremität.

Rezept untere Extremität		
Übung	**Sätze/Wiederholungen**	**Widerstand**
Fuß / Tractus iliotibialis / Gesäß ausrollen		
OSG-Mobilität verbessern (Superband/ Blackboard)		
Mobilisierung hintere Kette (Push-Up Walk)		
Mobilisierung vordere Kette (Bretzel)		
Einbeinstand/Standwaage (+Gewicht)		
Uhrübung mit Miniband im Stand		
Goblet Squat/Kniebeuge		
Ausfallschritt nach hinten +Einbeinstand		
Beidseitiger Kniestand mit Rückneigung		
Sprünge (Hampelmann, Leiter, Box)		
Zusätzlich komplexe Übungen: Ausführung ________ × pro Woche		
Empfohlenes Ausdauertraining 150 Min. pro Woche: Gehen/Nordic Walking, Stepper, Crosstrainer, Joggen, Rudern, Seilspringen		
Nächster Termin zum Check		

Tabelle 3: Rezept untere Extremität.

Rezept Wirbelsäule		
Übung	**Sätze/Wiederholungen**	**Widerstand**
1. Crocodile Breath oder 90/90-Atmung		
2. Cat/Cow		
3. BWS-Rotation und Neigung im Stand		
4. Vierfüßlerstand (Faszienrolle, Superband)		
5. Seitstütz (Miniband, Gymnastikball)		
6. Rumpfstütz (ggf. auf einem Gymnastikball)		
7. Beckenlift (+ Miniband/Gymnastikball/ Schlingentrainer)		
8. Goblet Squat (frei, Hantel, Kettlebell)		
9. Ausfallschritt nach hinten + Einbeinstand (+ Kettlebell)		
10. Krabbeln (+ Faszienrolle)		
Zusätzlich komplexe Übungen: Ausführung ________ × pro Woche		
Empfohlenes Ausdauertraining 150 Min. pro Woche: Gehen/Nordic Walking, Stepper, Crosstrainer, Joggen, Rudern, Seilspringen		
Nächster Termin zum Check		

Tabelle 4: Rezept Wirbelsäule.

1.14 SIND SPORTVERLETZUNGEN VORHERSAGBAR?

Sportler, Trainer, Therapeuten und Funktionäre fragen immer wieder, ob man Sportverletzungen voraussagen kann. Zum jetzigen Zeitpunkt lautet die Antwort: Nein!

Zuerst einmal stellt sich die Frage, was denn überhaupt eine Sportverletzung ist. Für den Profisport gibt es die Definition der zuständigen Berufsgenossenschaft (VBG). Grund dafür ist, dass diese die Behandlungskosten übernimmt und zum Teil auch Ausfallzahlungen bei Sportverletzungen eingefordert werden können.

Der VBG-Report definiert wie folgt:

„Als Verletzung wird jedes Ereignis im Training oder Wettkampf definiert, das entweder zu Heilbehandlungskosten oder zu einer Arbeitsunfähigkeit des Spielers für künftige Trainings- und/oder Spieleinheiten führt. Schmerzen oder chronische Schäden, die nicht posttraumatischer Natur sind, sowie Krankheiten oder psychische Beeinträchtigungen werden in diesem Zusammenhang ausgeschlossen."

Eine kürzere pragmatische Definition spricht von einer Sportverletzung, wenn ein Ereignis dazu führt, dass der Sportler an der nächsten Trainingseinheit oder am nächsten Spiel nicht teilnehmen kann. Für den Breitensport existiert keine allgemeingültige Definition. Wo würde man die Grenze ziehen? Bei Schmerzen, zum Beispiel schon bei einem Muskelkater? Bei einem Trainingsausfall? Bei Arbeitsunfähigkeit für Beruf/Studium/Schule? Der nächste wichtige Punkt ist die Unterscheidung zwischen Kontaktverletzungen, indirekten Kontaktverletzungen und Non-Kontaktverletzungen. Direkte Kontaktverletzungen, die durch äußere Krafteinwirkung einer Person oder eines Gegenstandes (z. B. Ball, Tor, Bande et cetera) verursacht werden, werden sich nie vollständig verhindern lassen. Bei Verletzungsraten von bis zu 100 % im Profibereich des American Footballs ist eine Vorhersage natürlich mit hoher Sicherheit möglich.

Indirekte Kontaktverletzungen, also solche, die nach einer äußeren Einwirkung (nicht durch!) entstehen, lassen sich nur bedingt beeinflussen. Ein Beispiel ist der Sportler, der nach einem Zusammenstoß umknickt. Fair Play und ein gutes Reaktionsvermögen stellen hier zwei der wichtigsten präventiven Maßnahmen dar.

Non-Kontaktverletzungen umfassen alle Verletzungen, die ohne Krafteinwirkung von außen verursacht werden. Hier setzt das vorliegende Konzept präventiv und rehabilitativ an. Indem ich individuelle korrigierbare Defizite zuerst erkenne und im nächsten Schritt behebe, senke ich das relative Risiko für Non-Kontaktverletzungen.

Ein wichtiger Aspekt ist in diesem Zusammenhang auch die statistische „Gefährlichkeit" einer Sportart. Sie kann mit verschiedenen Werten angegeben werden. Da ist zum einen die absolute Anzahl an Verletzungen. Diese ist natürlich stark abhängig davon, wie viele Menschen diese Sportart ausüben.

Hier liegt, wie man sich denken kann, Fußball in Deutschland ganz weit vorne. Bei nicht vereinsgebundenen Sportarten und bei Individualsportlern ist umgekehrt die Dunkelziffer sehr hoch, da Verletzungen oft gar nicht statistisch erfasst werden.

Weiterhin gibt es die Angaben „Verletzungen pro 1.000 Stunden Trainingszeit/Wettkampfzeit". Die „Saisoninzidenz" beschreibt die Anzahl der Verletzungen pro Spieler pro Saison. Für die ersten beiden Ligen in den Sportarten Fußball, Basketball, Eishockey und Handball liegen seitens der VBG differenzierte Auswertungen vor. Dort wird das Verhältnis zwischen Trainings- und Wettkampfverletzungen beschrieben. Der „verletzungsreichste Monat" – unterschieden zwischen Training und Wettkampf – kann ebenso ermittelt werden, wie ein gegnerisches Foulspiel als Verletzungsursache, die häufigsten Verletzungssituationen, besonders gefährdete Spielpositionen im Mannschaftssport und gefährliche Zonen auf dem Spielfeld.

Hinter diesen Zahlen verbergen sich teilweise einfach zu erkennende Kausalitäten, die teilweise beeinflussbar sind und teilweise in der Natur des Spielsliegen. Auch verteilen sich die Risiken unterschiedlich – abhängig davon, ob das gesamte Team oder der einzelne Sportler betrachtet werden. Bei den meisten Sportarten nimmt das Verletzungsrisiko mit zunehmender Dauer und damit zunehmender Ermüdung der Sportler zu. Das gilt für das einzelne Spiel ebenso wie für die Saison.

Das „System Mensch" ist extrem komplex, da die einzelnen Teilbereiche strukturell und funktionell miteinander verknüpft sind. Ohne ein funktionierendes Nerven- und Gefäßsystem kann auch der kräftigste Muskel nicht arbeiten. Das bekannte Sprichwort „Eine Kette ist nur so stark wie ihr schwächstes Glied." trifft es sehr gut. Es gibt also zusammengefasst eine Vielzahl exogener (äußerer) und endogener (innerer) Risikofaktoren – teils modifizierbar, teils aber auch nicht. Die Hauptverdächtigen – Mobilität, Stabilität, neuromuskuläre Kontrolle und die Psyche – wurden in den vorausgehenden Abschnitten schon angesprochen. Darüber hinaus haben die Reizwahrnehmung und -verarbeitung („Neuroathletik"), die Ausdauer, das Verdauungssystem, die Ermüdung und damit verbunden die Regeneration des Athleten, das Geschlecht, die Sportart, deren Regelwerk, gegebenenfalls die Spielposition, die Spielzeit, das Trainingsprogramm, die Erfahrung und der Leistungslevel des Athleten, die Tages-/Jahreszeit, die Wetterbedingungen, die Ausrüstung, der Trainer, das Team und der Gegnereinen Einfluss – um nur einige Faktoren zu nennen.

Manche Korrelationen kann man logisch begründen, andere sind bislang nur statistische Zusammenhänge, ohne dass eine eindeutige Erklärung des „Warum" vorliegt. Im Folgenden kommentiere ich in loser Reihenfolge ein paar endogene und exogene Risikofaktoren.

Zeitpunkt während des Sports und Wettkampfbedingungen

Bei Spielsportarten häufen sich Verletzungen oftmals in der zweiten Hälfte oder im letzten Drittel. Hier ist von einer Vorermüdung des Sportlers auszugehen oder auch von einer erhöhten Risikobereitschaft unter Zeitdruck. Der Trainer kann im vorbereitenden Training auf eine möglichst gute Ausdauer und Belastbarkeit achten, um auch in der letzten Spielzeit ausreichend Reserven zu haben.

Bei Spielsportarten kann rechtzeitig ein Spielerwechsel erfolgen, wenn der Trainer deutliche Zeichen eines Leistungsknicks während des Spiels wahrnimmt. Der Zusammenhang vermehrter Verletzungen bei längerer Spielzeit ist ein genereller. Er gilt keineswegs für jeden Sportler eines Teams gleichermaßen. Die Anforderung variiert mit der Spielposition und die gleiche Beanspruchung stellt eine unterschiedliche Belastung für verschiedene Sportler dar.

Alter und Jahreszeit

Bei der Inzidenz von Achillessehnenrupturen bei Läufern fällt wiederum auf, dass sie rein statistisch in der Altersgruppe 30–39 am häufigsten auftreten und generell saisonal gehäuft mit den Höchstwerten im Frühjahr. Was leitet nun ein 35-jähriger Hobbyläufer, der ganzjährig läuft, daraus ab? Was kann der Athlet, Trainer oder Therapeut aufgrund dieser Information modifizieren?

Erfahrung

Handelt es sich bei einem Verletzten um einen Anfänger, einen Wiedereinsteiger oder einen erfahrenen Sportler? Welche Sportarten übt er mit welcher Intensität zusätzlich aus? Welche Risikofaktoren liegen vor?

Trainer

Ein Sportler wird maßgeblich von seinen Trainern geprägt. Bestimmte Trainingsansätze haben spezifische Risikofaktoren. Lasse ich als Trainer Fußballspieler sehr viel sprinten, so steigt statistisch auch das Risiko für Hamstringverletzungen.

Interessant ist auch, dass einige Trainer mit ihren Trainingsmethoden auch ihre Verletzungsraten bei einem Vereinswechsel mitnehmen. Das beobachtet man auch in der Wirtschaft, wo es vorkommt, dass Abteilungsleiter in Konzernen beim Abteilungswechsel auch den Krankenstand unter ihren Mitarbeiter mitnehmen.

Geschlecht und Sportart

Frauen haben beim Fußball ein im Vergleich zu Männern erhöhtes Risiko für eine Kreuzbandruptur ohne Gegnereinwirkung. Gründe dafür sind neben der Beckenform und einem anderen relativen Schwerpunkt des Beckens auch die Beinachsen, die eher zu einer X-Form neigen (Lat.: Genu valgus). Weiterhin gibt es begründete Hinweise auf eine Zyklusabhängigkeit der Kreuzbandverletzungen bei Frauen. Was nun? Der Spielkalender wird sich auch auf absehbare Zeit nicht am Zyklus der einzelnen Spielerin orientieren. Es können jedoch protektive Übungen durchgeführt werden.

Die klassischen Studien sind so angelegt, dass sie sehr gut spezielle Fragestellungen bei einem bestimmten Kollektiv beantworten können. Sie bilden jedoch nicht die reale Komplexität ab, mit der Trainer und Therapeuten im Alltag mit ihren Sportlern konfrontiert werden.

Insgesamt wird in den letzten Jahren eine Individualisierung der Medizin beobachtet. Mithilfe der Pharmakogenomic lässt sich feststellen, ob ein bestimmtes Medikament bei einem Patienten wirken kann und wenn ja, wie es dosiert werden muss. Die

Gendiagnostik liefert relevante Informationen bei diagnostischen und therapeutischen Fragen in beinahe allen Bereichen der Medizin. Ich vertrete die Auffassung, auch bei präventiven und rehabilitativen Trainingskonzepten möglichst individuell auf den einzelnen Sportler einzugehen. Dazu dienen speziell die in diesem Buch beschriebenen Screenings und Übungskonzepte.

1.15 MEDIZINISCHE STUDIEN DEUTEN UND NUTZEN

Evidenzbasiert – das ist das Zauberwort für fortschrittliche medizinische Maßnahmen. So wie es bis zu fünf Sterne im Hotelbereich als höchste Bewertung gibt, so spricht man bei der evidenzbasierten Medizin (EbM) von vier Leveln der Evidenz. Qualitativ ganz oben stehen randomisierte, kontrollierte Studien und Meta-Analysen. Meta-Analysen fassen mehrere methodisch hochwertige randomisierte und kontrollierte Studien zusammen und bilden, bezeichnet mit Ia, den höchstmöglichen Level. „Randomisiert, kontrolliert" gilt in der medizinischen Forschung als optimales Studienkonzept, als der „Goldstandard".

„Randomisiert" bedeutet, dass die Zuordnung zu einer Gruppe nach dem Zufallsprinzip erfolgt. Es sollen beispielsweise Medikament A und B miteinander verglichen werden. Alternativ kann man auch Trainingsplan A und B vergleichen.

Bei der Zuordnung der Studienteilnehmer bleibt es also dem Zufall überlassen, wer Gruppe A und wer Gruppe B zugeordnet wird. Somit kann der Leiter der Studie keine Vorauswahl treffen und das Ergebnis damit richtungsweisend beeinflussen. Wichtig sind daher eine ausreichende Größe der Gruppen und klare Ein- bzw. Ausschlusskriterien. Möchte ich beispielsweise überprüfen, ob ein 16-wöchiger Trainingsplan Kraft- und Muskelzuwachs zur Folge hat, so macht es natürlich einen enormen Unterschied, welches Trainingsniveau die Teilnehmer zu Beginn der Studie haben. Bei völlig untrainierten Personen ist – verglichen mit trainierten Sportlern – zu Beginn eines Fitnesstrainings mit hohen relativen Erfolgen zu rechnen. Bei der detaillierten Analyse von Studien sind für mich insbesondere die Auswahlkriterien der Teilnehmer interessant, da ich dann abschätzen kann, ob das Ergebnis für meine Patienten und Sportler relevant ist.

Schwierig ist eine Randomisierung auch, wenn die Zuordnung zur Placebo-Gruppe ethisch nicht vertretbar ist, weil der Patient droht, schweren Schaden zu nehmen, wenn ihm die vermutlich wirksamere Behandlung verwehrt wird.

„Kontrolliert" bedeutet, dass es mindestens zwei Gruppen gibt. Die Ergebnisse der Studiengruppe A werden mit denen der Kontrollgruppe B verglichen. Die Kontrollgruppe kann zum Beispiel bei Medikamenten das bisherige Standardmedikament als Referenz erhalten. Glaube ich also, dass Medikament A den Blutdruck besonders gut

Klasse Ia: Evidenz durch Meta-Analysen von mehreren randomisierten, kontrollierten Studien.
Klasse Ib: Evidenz aufgrund von mindestens einer randomisierten, kontrollierten Studie.
Klasse IIa: Evidenz aufgrund von mindestens einer gut angelegten, jedoch nicht randomisierten und kontrollierten Studie.
Klasse IIb: Evidenz aufgrund von mindestens einer gut angelegten quasi-experimentellen Studie.
Klasse III: Evidenz aufgrund gut angelegter, nicht-experimenteller deskriptiver Studien wie etwa Vergleichsstudien, Korrelationsstudien oder Fall-Kontroll-Studien.
Klasse IV: Evidenz aufgrund von Berichten der Expertenausschüsse oder Expertenmeinungen bzw. klinischer Erfahrung anerkannter Autoritäten.

Tabelle 5: Die Agency for Health Care Policy and Research (AHCPR) unterscheidet sechs Evidenzklassen von Ia bis IV.

senkt, vergleiche ich die Studiengruppe A (neues Medikament) mit der Kontrollgruppe B (Standardmedikament). Möglich ist auch der Vergleich mit einem Placebo in der Kontrollgruppe oder der Vergleich mit mehreren Kontrollgruppen.

Das Studiendesign „randomisiert, kontrolliert“ ermöglicht es also, eindeutige Aussagen auf eine eindeutige Fragestellung zu erhalten:

- Senkt Medikament A den Blutdruckbesser als B oder ein Placebo?
- Welche möglichen Schwächen hat dieser „Goldstandard“ der Studienplanung?

Die Gruppen müssen je nach Fragestellung hinsichtlich der Teilnehmerzahlen groß genug sein. Die Ein- und Ausschlusskriterien müssen sorgfältig gewählt werden. Der Beobachtungszeitraum muss ausreichend lange sein. Zu klären ist für den Leser auchimmer individuell, inwieweit die Ergebnisse auf andere Patientenoder Sportler übertragbar sind.

Beispiel: Ist eine Saison ausreichend, um den Effekt eines Präventionsprogramms zu belegen oder wäre ein längerer Zeitraum aussagekräftiger? Reicht es, zwei Fußballmannschaften miteinander zu vergleichen oder sollten mehrere Vereine der gleichen Liga eingeschlossen werden?

Weiterhin müssen bei der Teilnehmerauswahl wie oben beschrieben immer Kriterien angelegt werden, die zahlreiche Ausschlüsse beinhalten.

Beispiel: Ein Präventionsprogramm zur Vermeidung von Bandverletzungen des oberen Sprunggelenks wird getestet. Ausgeschlossen werden Sportler, die sich schon einmal die Bänder verletzt haben. Was mache ich als Fußballtrainer mit dem Ergebnis, wenn ein Drittelder Sportler meiner Mannschaft aber schon einmal eine Bandverletzung in der Vergangenheit hatte? Wie trainiereich diese Sportler?

Stelle ich die richtigen Fragen oder reicht es aus, nur eine Frage zu stellen? Hilft mir die Antwort im Alltag wirklich weiter? Beeinflusst sie mein Handeln als Trainer oder Therapeut?

Das bedeutet nicht, dass man medizinische Studien nicht als Leitlinie für das eigene Handeln nutzt – ganz im Gegenteil! Wichtig ist es jedoch, herauszufinden, ob eine Information für mich und meinen Patienten oder Sportler einen Mehrwert bietet. Überspitzt ausgedrückt, vergleiche ich sportmedizinische Studien einmal mit Schuhen. Erstens gibt es zahllose unterschiedliche Studien – ebenso wie Schuhe. Beispiel: Ich möchte mir neue Schuhe kaufen. Der Level-Ia-Nachweis, dass ein bestimmter Frauenschuh in Größe 37 bei übergewichtigen Trägerinnen im Alter zwischen 30 und 50 Jahren Rückenschmerzen der Lendenwirbelsäule signifikant reduziert, bringt mir als Mann mit Schuhgröße 44 und 80 kg Körpergewicht vergleichsweise wenig. Was steckt hinter der positiven Wirkung? Die Form, die Sohle, die Schnürung? Ist dieses spezielle Ergebnis ohne Weiteres auf mich übertragbar? Mache ich einen Fehler, wenn ich ohne Studie einen Schuh kaufe, der mir passt und gefällt?

Ich möchte behaupten, es ist noch kein Sportler ausschließlich evidenzbasiert trainiert Olympiasieger geworden. Vielmehr denke ich, ist es so, dass die Wissenschaft meist erst Jahre später erklärt, warum jemand gewonnen hat. Das kann wie am Beispiel der Tour de France auch ein verspäteter Dopingnachweis sein. Zu komplex ist das Zusammenspiel von Körper und Psyche, und nicht zuletzt die Einwirkung der multiplen äußeren Faktoren. Es gilt also, Studien mit dem gesunden Menschenverstand und anhand der persönlichen Erfahrung zu überprüfen und bewusst individuell passende Studien auszuwählen.

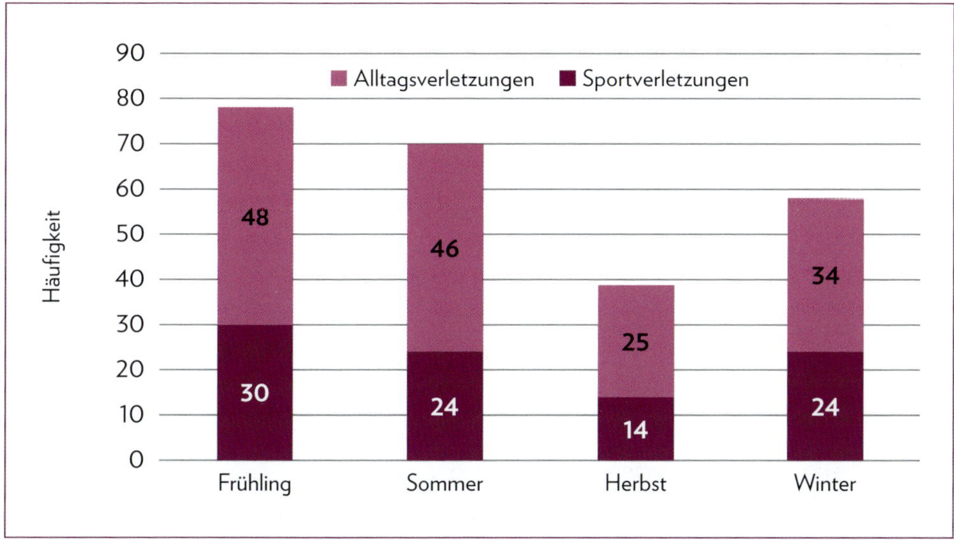

Abbildung 9: Die Grafik zeigt behandelte Achillessehnenverletzung verteilt nach Jahreszeiten. Signifikant mehr Rupturen traten im Frühjahr auf, weniger im Herbst. Die Inzidenz zwischen Sportverletzungen und Alltagsverletzungen folgt einem ähnlichen Trend. Welche praktische Konsequenz können wir aus dieser Studie ziehen?

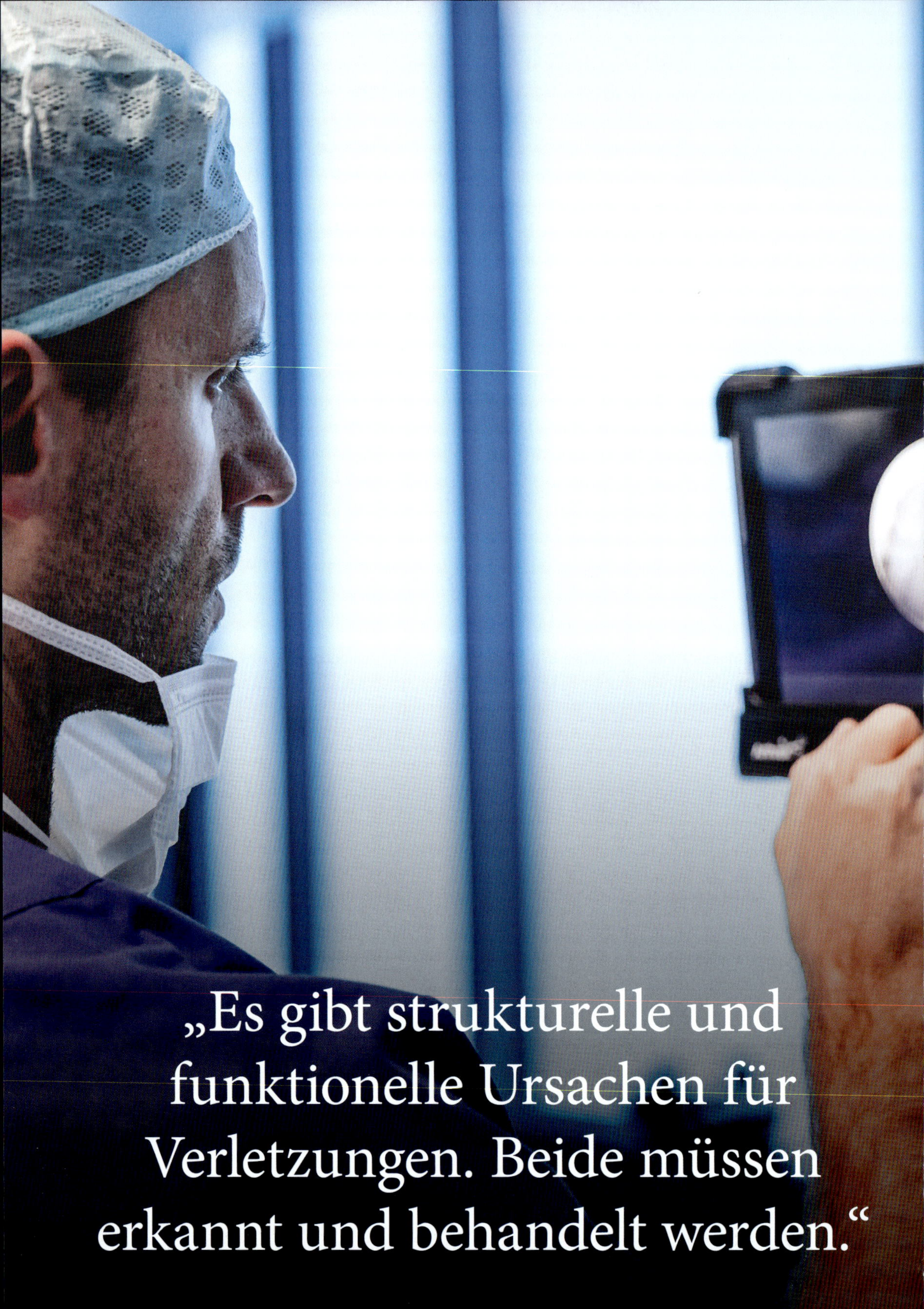
„Es gibt strukturelle und
funktionelle Ursachen für
Verletzungen. Beide müssen
erkannt und behandelt werden.“

2. Die häufigsten Sportverletzungen und Krankheitsbilder in der Sportorthopädie

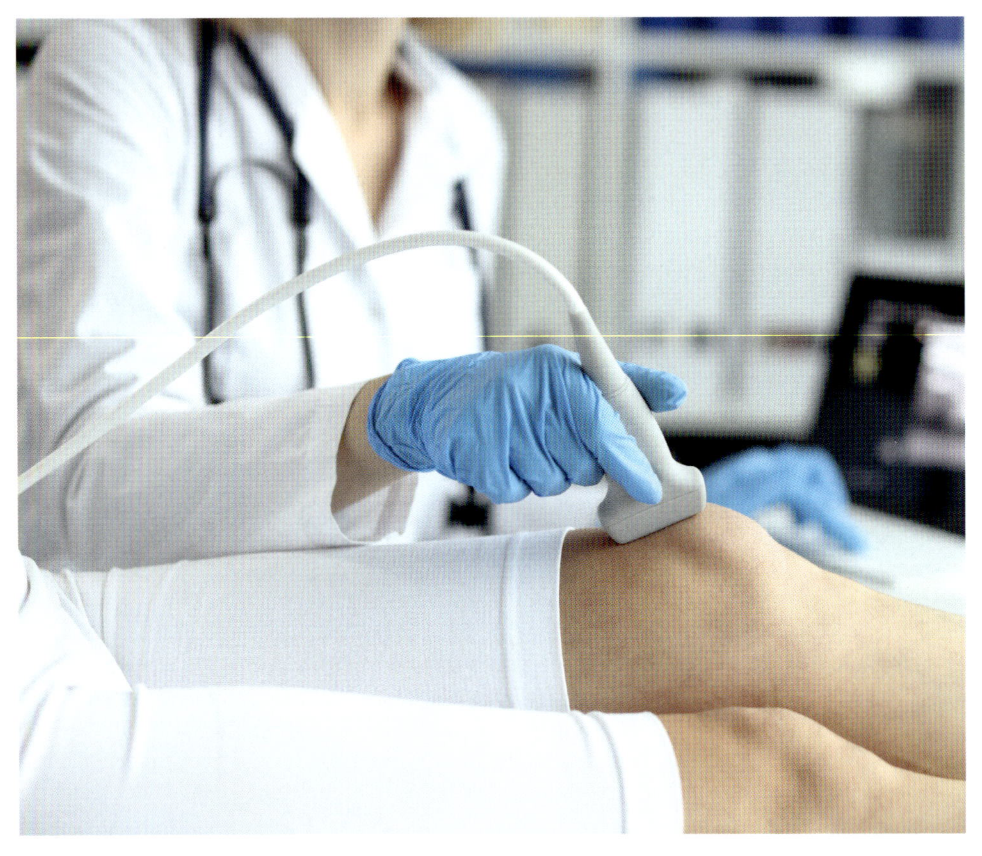

„Prävention ist besser als Therapie. Deshalb ist das Verständnis für die Ursachen einer Sportverletzung wichtig.“

Wissenswertes vorab

- Das Wissen um Symptom, Ursache, Diagnostik und Therapie von Verletzungen hilft dabei, diese rechtzeitig zu erkennen und richtig zu behandeln.
- Das Wissen um die Auslöser und Risikofaktoren ist hilfreich, um das individuelle Risiko des Sportlers für eine Verletzung zu senken.
- Verletzungen können durch äußeren Einfluss (exogen) verursacht werden oder inneren Einflüssen unterliegen (endogen).
- Es gibt alters- und geschlechtsspezifische Unterschiede bei den Verletzungsmustern.
- Verletzungen der unteren Extremität sind statistisch am häufigsten.

In diesem Kapitel beschreibe ich Ursache, Diagnostik und Therapie der häufigsten Sportverletzungen. Jede Sportart weist dabei ihre typischen Verletzungsmuster auf. Für Athleten, Trainer und Therapeuten ist es daher entscheidend, die Risiken ihrer Disziplin zu kennen. Nur dann können sie schon im Training präventive Maßnahmen ergreifen, um Verletzungen zu vermeiden oder zumindest Gefahren zu minimieren. Gute Trainer und Therapeuten haben auch im Vorfeld Konzepte für die Rückkehr der Sportler zu ihrer vorherigen Leistungsfähigkeit, falls es zu einer Verletzung kommt. Ein Extrembeispiel für sehr hohe Verletzungswahrscheinlichkeit ist die amerikanische Football-Liga NFL. Hier liegt das Verletzungsrisiko eines Profis bei 100 %. Pro Partie verletzen sich durchschnittlich sechs Spieler. Football ist ein extrem körperliches Spiel mit einer ausgeprägten Tradition der Härte gegenüber dem Gegenspieler und gegenüber sich selbst. Insbesondere Gehirnerschütterungen und neurologische Erkrankungen im Verlauf der Karriere stellen ein oft noch unterschätztes Risiko dar. Nicht ohne Grund warnte sogar Barack Obama als Präsident vor der Verletzungsgefahr im American Football – hätte er einen Sohn, so würde er ihn nicht zum Football schicken.

Bei den bis zu zwei Millionen Sportverletzungen jährlich in Deutschland unterscheidet man Verletzungen durch äußere Einwirkungen (exogen) und Verletzungen ohne äußere Einwirkungen (endogen). Beispiele für eine äußere Einwirkung sind die Blutgrätsche beim Fußball durch einen gegnerischen Spieler oder Verletzungen durch Bälle und Schläger. Solche Verletzungen können reduziert werden durch geeignete Spielregeln („körperloses Spiel" beim Basketball), konsequentes Ahnden von Verstößen durch Schiedsrichter und technische Schutzmaßnahmen. Im Eishockey führte die Einführung der Helmpflicht 1979 zu einer dramatischen Reduktion der Kopfverletzungen. Interessant ist in diesem Zusammenhang, dass der erste Genitalschutz im Eishockey schon 1874 erwähnt wurde. Schutzausrüstung ist immer eine Frage der Prioritäten. Eine genaue Differenzierung, welche Anteile der Verletzungen eine bessere Schutzausrüstung haben und welchen Anteil ein Fair Play an den exogenen Verletzungen hat, ist allenfalls sportartspezifisch möglich.

Kontaktsportarten und Sportarten mit hoher Geschwindigkeit sind insgesamt besonders anfällig für exogene Verletzungen. Eine repräsentative Untersuchung der Trendsportart Inlineskaten zeigte 1996, dass nur 4 von 119 beobachteten Skatern eine vollständige Schutzausrüstung trugen. Anzumerken ist in diesem Zusammenhang natürlich, dass auch die richtige Größe der Ausrüstung und die Qualität sehr stark variieren können. Insbesondere bei Wachstumsschüben in der Pubertät spielt dieser Umstand eine große Rolle, wenn die Schutzkleidung wiederholt zu klein für den Sportler wird.

Das Umknick-Trauma des oberen Sprunggelenks ohne gegnerischen Einfluss ist beispielsweise eine der häufigsten „endogenen" Verletzungen. Auf diese Verletzungen haben Sportler, Trainer und Ärzte den größten Einfluss.

Der Anteil der endogenen Sportverletzungen verringert sich durch geeignetes Screening und Training. Verletzungsursache bei endogenen Verletzungen sind in erster Linie Dysbalancen und Asymmetrien. Der Sportler knickt häufig um, weil die Gesäßmuskulatur die Beinachse nicht ausreichend stabilisiert – entweder, weil sie zu schwach ist oder nicht rechtzeitig aktiviert wird. Im ersten Fall hilft eine Kräftigung, im zweiten ein neuromuskuläres Training mit korrigierenden Übungen. Voraussetzung für beides ist eine kompetente Untersuchung. Die Screening-Methoden für funktionelle Diagnostik, die ich später vorstelle, zeigen, an welchen Körperstellen oder in welchen Bewegungen eines Sportlers ein Risiko besteht. Schutzkleidung, risikobewusstes Verhalten und Fair Play können wiederum das Auftreten von exogenen Verletzungen verhindern. Der Rückgang schwerer Kopfverletzungen nach Einführung der Helmpflicht bei Eishockeyspielern ist ein gutes Beispiel für erfolgreiche Schutzkleidung. Bei Radfahrern, Inlineskatern und Reitern besitzt der Helm eine ähnlich protektive Wirkung, um hier nur einige Sportarten zu erwähnen. Die Entwicklung und Verarbeitung neuer Materialien in der Schutzkleidung spielt ebenfalls eine wichtige Rolle.

Es gibt einige Verletzungen, die heutzutage häufiger auftreten als früher. So gibt es zum Beispiel mehr Knieverletzungen, wie Kreuzband- und Meniskusrisse. Gründe dafür sind häufig statistischer Natur, zum Beispiel, wenn eine bestimmte Sportart vermehrt von Frauen oder älteren Menschen ausgeübt wird. Der Anteil an Frauen, die in risikoträchtigen Sportarten wie Fußball und Skifahren aktiv sind, hat in den letzten Jahren deutlich zugenommen. Die Fallzahl der Bandverletzungen am Kniegelenk lag in den letzten Jahren bei Frauen zur Skisaison um 30 % höher als im Jahresmittelwert. Auch beim Fußball haben Frauen ein höheres Risiko für Knieverletzungen als Männer. Das Risiko, einen Kreuzbandriss beim Fußball zu erleiden, ist für Frauen je nach Studie um 2,4–9,5-mal höher. Für den Zuschauer erscheint es häufig umgekehrt: Statistisch verletzen sich Frauen zwar häufiger, Männer inszenieren ihre Verletzung jedoch stärker. Dieses erhöhte Risiko gilt gleichermaßen für viele anderen Sportarten. Im Schwimmsport treten Verletzungen durch Überlastung und Sehnenverletzungen bei Frauen häufiger auf als bei Männern. Beim Sportklettern verletzen sich Frauen häufiger an den Sprunggelenken und Männer häufiger an den Fingern. Die meisten dieser Verletzungen ereignen sich ohne direkte Beteiligung eines Mitspielers, also in einer Nicht-Kontakt-Situation. Im Handball sind dies bis zu 70 % der Kreuzbandverletzungen von Frauen. Eine Ursache für diesen Geschlechterunterschied liegt in der unterschiedlichen Anatomie. Durch das biologisch im Vergleich zur Körpergröße bedingte breitere Becken von Frauen ändern sich die

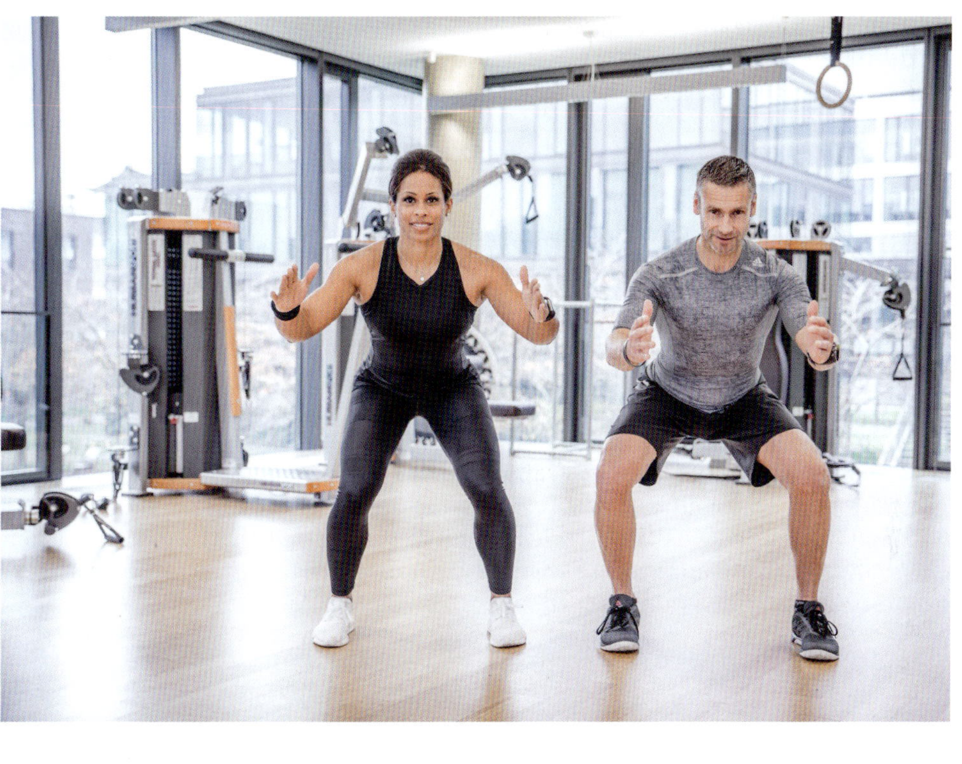

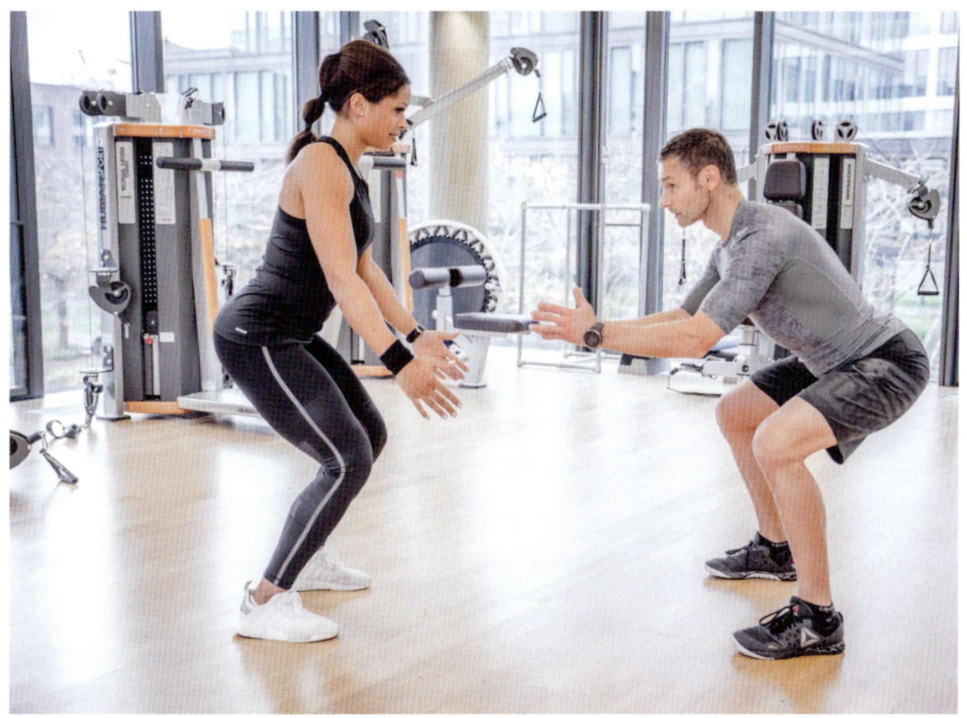

Winkelverhältnisse im Kniegelenk. Frauen weisen häufiger X-Beine auf als Männer. Auch ist bei Sportlerinnen der Quadrizeps auf der Oberschenkelvorderseite in Relation zur Oberschenkelrückseite stärker ausgeprägt. Man spricht von einer Quadrizeps-Dominanz. Beim abrupten Stoppen und bei Landungen zieht der Quadrizeps den Unterschenkel nach vorne und stresst somit das vordere Kreuzband. Die weiblichen Geschlechtshormone Östrogen und Progesteron haben nachweislich Einfluss auf das Bindegewebe. Nachvollziehbar ist das, wenn man berücksichtigt, dass sich im Kreuzband auch Östrogen- und Progesteron-Rezeptoren befinden. Eine klare Kausalität zwischen schwankenden Hormonspiegeln oder der Einnahme der „Pille" und Kreuzbandverletzungen beim Fußball liegt allerdings noch nicht vor. Untersuchungen im alpinen Skisport wiederum zeigen ein statistisch zwei- bis dreifach erhöhtes Risiko für Kreuzbandrupturen im Zeitintervall zwischen der Regelblutung und dem Eisprung. Im Vergleich dazu steigt das Risiko einer Kreuzbandverletzung generell um das Sechsfache, wenn frühere Knieverletzungen vorliegen. Beides sind somit endogene Risikofaktoren. Die schwankenden Spiegel der Sexualhormone verbessern in der ersten Zyklushälfte das Bewegungsausmaß der Gelenke und verlangsamen während des Eisprungs die Muskelentspannung. Auch weist das weibliche Skelett einen anderen Aufbau innerhalb der langen Röhrenknochen auf, wodurch diese bereits bei geringerer Krafteinwirkung brechen können.

Statistisch landen Frauen nach Sprüngen häufiger aufrecht und beugen vermehrt ihre Knie. Alternativ kann man Krafteinwirkung durch die Landung auch durch eine vermehrte Beugung in den Hüftgelenken absorbieren. In Verbindung mit der häufigeren X-Bein-Stellung ergibt sich bei Drehungen und Landungen ein relativ größerer Stress auf dem vorderen Kreuzband.

Mithilfe eines guten Screenings, einem korrigierenden Techniktraining (Landung, Abstoppen) und einem Ausgleich vorhandener Dysbalancen (Quadrizeps-Dominanz) lässt sich das Risiko für Kreuzbandverletzungen nachweislich verringern. Das gilt gleichermaßen für erstmalige und wiederholte Verletzungen des Kreuzbandes.

Knochenbrüche am Kniegelenk kommen bei Männern und Frauen etwa gleich häufig vor. Bei Männern ist das Risiko nahezu unabhängig vom Alter. Bei Frauen steigt das Risiko, einen Bruch zu erleiden, ab dem 50. Lebensjahr deutlich um den Faktor 7 an. Gründe sind eine abnehmende Knochendichte nach den Wechseljahren und vermehrte Stürze. Die „European Association of Orthopedics and Traumatology" erwartet eine Verdopplung der Brüche im Bereich der unteren Extremität bis zum Jahr 2050.

Sportverletzungen ohne Knochenbrüche, nach Häufigkeit sortiert:

- Sprunggelenkdistorsion
- Leistenschmerzen
- Zerrung der Oberschenkelrückseite (Hamstrings)
- Schienbeinkantensyndrom (Shin Splints)
- Knieverletzungen (vorderer Kreuzbandriss)
- Patellofemorales Syndrom
- Tennis-Ellenbogen (Epikondylitis humeri radiales)

Bei dieser Liste der häufigen Sportverletzungen fällt auf, dass sie fast alle die untere Extremität betreffen, das Verhältnis beträgt 6:1. Das ist unter anderem durch die am häufigsten ausgeübten Sportarten zu erklären: In Deutschland sind das mit deutlichem Abstand Fußball und Handball.

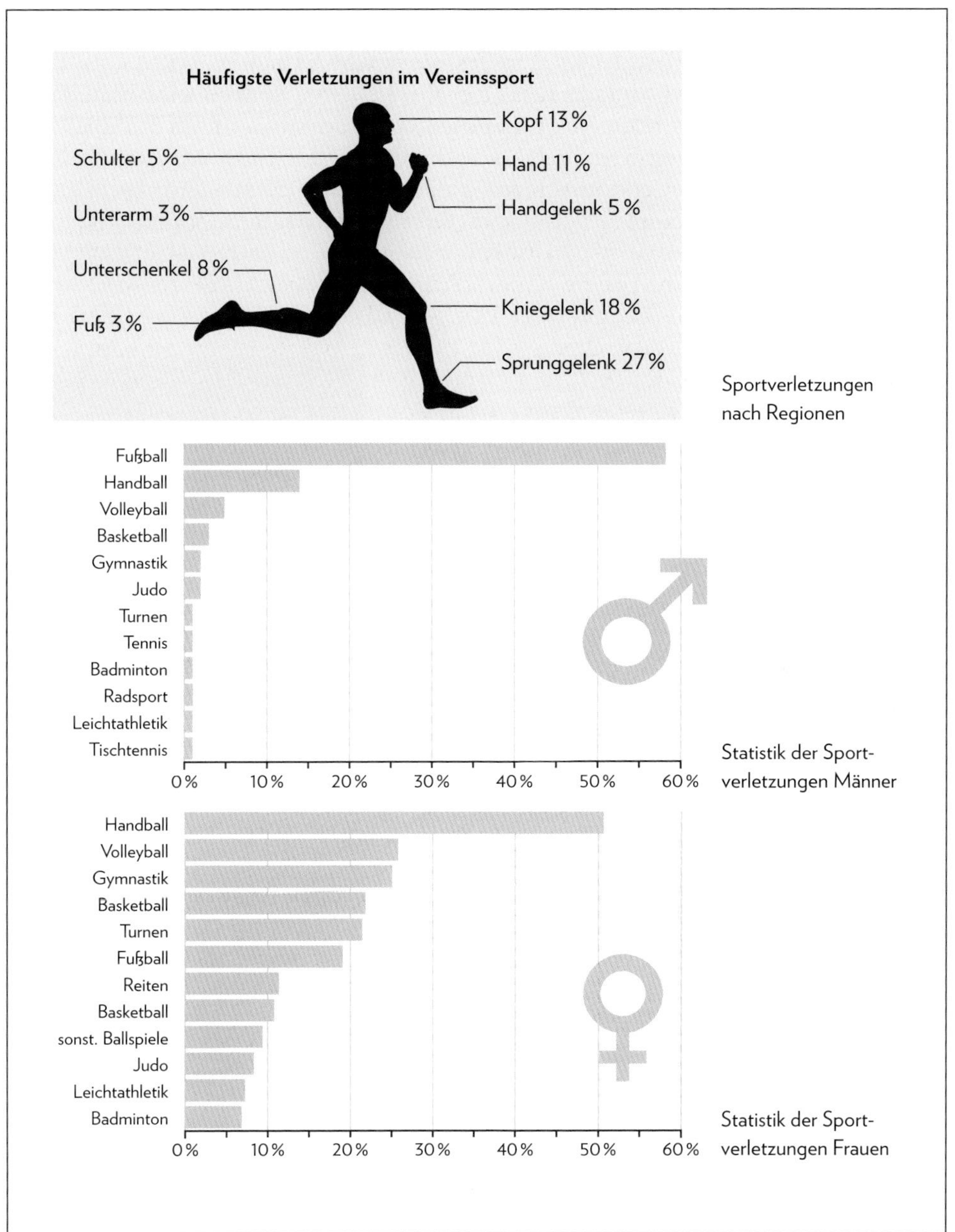

Abbildung 10: Sportunfälle im Vereinssport in Deutschland, Quelle: „Bundesgesundheitsblatt – Gesundheitsforschung – Gesundheitsschutz", Juni 2014.

Mediziner wissen, dass mindestens 50 % der Beschwerden allgemein auf Überlastung zurückzuführen sind, und dass auch die übrigen Verletzungen – also der oberen Extremität – mit zunehmender Erschöpfung häufiger auftreten: Eine (neuro-)muskuläre Erschöpfung bei andauernder Belastung ist ein ganz wesentlicher Risikofaktor, unabhängig von der ausgeübten Sportart. Allgemeine und regionale Überbelastung sind aber grundsätzlich vermeidbar, wenn der Sportler sich ausreichend aufwärmt und seinen Körper angemessen, also seinem Trainingszustand gemäß, belastet. In Wettkampfsituationen werden die eigenen Grenzbereiche bei Spitzenbelastungen zum Teil erreicht und überschritten. Je größer die Reserve, desto geringer das Risiko für eine endogene Verletzung. Der Auf- und Ausbau der Leistungsfähigkeit ist nicht Schwerpunkt dieses Buches. Ein Screening der Grundlagen ist allerdings hilfreich, um unnötige Überlastungen zu vermeiden, die auf Defizite der Mobilität und Stabilität zurückzuführen sind.

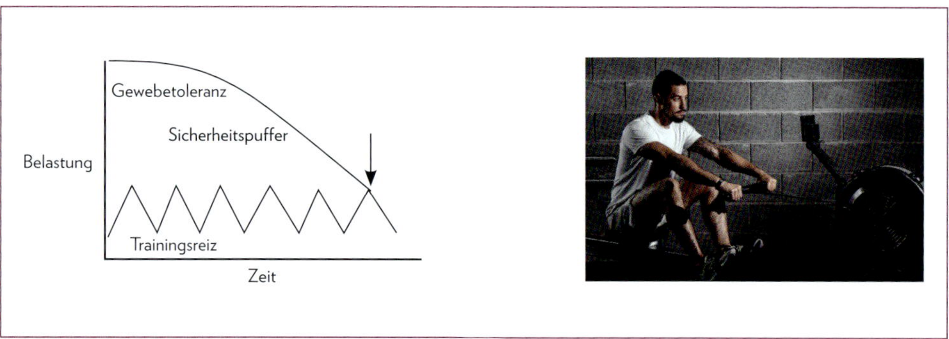

Abbildung 11: Wiederholte submaximale Belastungen führen zu einer fortschreitenden Ermüdung des Gewebes. Der Sicherheitspuffer des Gewebes nimmt über die Dauer der Belastung ab. Berühren sich die beiden Kurven (Pfeil), treten Beschwerden auf. Sinnvoll gesetzte Pausen können diese Situation vermeiden. Bewegung wirkt wie ein Medikament und sollte genauso sorgfältig dosiert werden.

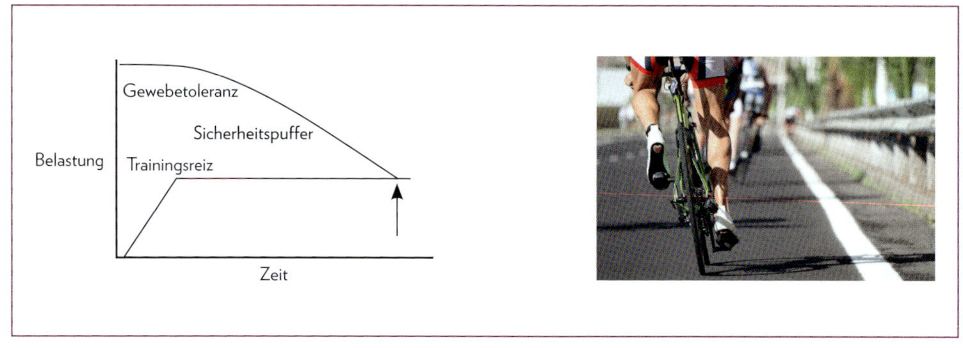

Abbildung 12: Der typische Rennradfahrer belastet in seiner Sitzposition sein muskuläres und fasziales Gewebe über eine lange Dauer. Bei gleichbleibender Belastung reduziert sich über die Dauer der Sicherheitspuffer zwischen der Toleranz des Gewebes. Berühren sich die beiden Kurven (Pfeil), treten Beschwerden auf. Sinnvoll gesetzte Pausen können diese Situation vermeiden. Bewegung wirkt wie ein Medikament und sollte genauso sorgfältig dosiert werden.

Neben den häufigsten Sportverletzungen werde ich im Folgenden auch Rückenprobleme und verschiedene Schmerzen im Bereich der Wirbelsäule besprechen. Rückenschmerzen sind unverändert die Volkskrankheit Nummer 1 und stellen die häufigsten Beschwerden im Bewegungsapparat dar. Sport schützt dabei nicht pauschal – auch gut trainierte Sportler können Rückenschmerzen haben.

Beschwerden im Rücken sind aber nicht nur unangenehm, sie verändern auch Bewegungsmuster und erhöhen so das Risiko für Sportverletzungen im Allgemeinen. Ich gehe darauf im Abschnitt zu Rückenschmerzen näher ein.

Einfache Prellungen und leichte Zerrungen sind in diesem Kapitel nicht aufgeführt. Sie sind statistisch nur schwer erfassbar und erfordern meistens keine ärztliche Behandlung.

2.1 SCHMERZ

Zu Beginn möchte ich das Thema Schmerz ansprechen. Er ist ein wichtiges Signal des Körpers. Er warnt vor drohenden Gewebeschäden oder zeigt diese an. Schmerz wird unterschiedlich erlebt. Während einer sportlichen Belastung oder eines Wettkampfes kann das Schmerzempfinden reduziert sein. Ich selbst habe eine Studie an sehr gut trainierten Ausdauerathleten begleitet, bei der wir mittels eines funktionellen MRT (fMRT) die Schmerzwahrnehmung im Gehirn vor und nach einer definierten Belastung untersuchten. Diese Athleten zeigten eine geringere Schmerzwahrnehmung und eine höhere Schmerztoleranz.

„Schmerz ist nur Schwäche, die den Körper verlässt.“
(Abraham Lincoln)

Im Leistungssport wird oftmals bis an die Schmerzgrenze und darüber hinaus trainiert. Ein Grund liegt darin, dass Leistungssteigerungen immer schwieriger werden, je höher das Leistungsniveau ist. Die Überwindung von Schmerz wurde und wird deshalb als besonders hilfreich und erstrebenswert bezeichnet:

„Die letzten drei oder vier Wiederholungen sind es, die den Muskel wachsen lassen. Das ist das Tal der Schmerzen, das den Champion von jemandem unterscheidet, der kein Champion ist. Daran fehlt es den meisten Menschen, dem Mumm, weiterzumachen und durch den Schmerz zu gehen, egal was passiert.“
(Arnold Schwarzenegger)

Im Rahmen eines Return-to-Sport sollten regelmäßige Schmerzen bei einer Übungsausführung möglichst vermieden werden, um die Bewegungsmuster nicht negativ zu beeinflussen.

Merke

Schmerz verändert Bewegungsmuster.

Die Einnahme von Schmerzmitteln ist übrigens keine einfache Lösung. Der Einsatz von Schmerzmitteln im Leistungs- und Breitensport ist erschreckend hoch. Bis zu 50 % der Teilnehmer von Marathonveranstaltungen nehmen vorab schmerzlindernde Medikamente ein. Etwa 20–25 % der College-Sportler in den USA nehmen Untersuchungen zufolge regelmäßig Schmerzmittel ein. Die Nebenwirkungsprofile der meisten Medikamente sind nicht zu vernachlässigen. Deshalb ist es wichtig, dass Therapeuten und Sportler das Thema „Schmerz" in Zusammenhang mit einer Verletzungsprävention und einem Return-to-Sport ansprechen.

2.2 MUSKELVERLETZUNGEN

Muskelverletzungen können in direkte und indirekte unterteilt werden. Direkte Verletzungen – Kontusionen (Prellung) und Lazerationen (Zerreißung) – entstehen durch einen direkten Anprall, indirekte Muskelverletzungen erfolgen ohne unmittelbare Einwirkung von außen. Muskelverletzungen gehören zu den häufigsten Sportverletzungen überhaupt. Beim Fußball liegt der relative Anteil bei 35 %. Zudem gehören Muskelverletzungen, die ohne äußere Krafteinwirkung eintreten, zu den grundsätzlich vermeidbaren Verletzungen. Rezidive Verletzungen, also erneute Verletzungen der gleichen Region, kommen häufig vor und führen im Verlauf zu immer längeren Ausfallzeiten. Die statistisch häufigste Einzelverletzung betrifft die Oberschenkelrückseite mit der ischiocruralen Muskulatur. Eine gut trainierte und flexible Muskulatur, die neuromuskulär adäquat angesteuert wird, bietet einen guten Schutz vor Verletzungen der Gelenke und Bänder, schützt aber auch die Muskulatur selbst. Bevor man über die Entstehung einer Verletzung und deren Prävention oder Therapie nachdenkt, sollte man sich darüber im Klaren sein, wie man sie definiert. Das medizinische Team der FIFA definiert eine relevante Verletzung über den Umstand, dass der Sportler nach einer Verletzung nicht vollständig am Training oder an Wettkämpfen teilnehmen kann. Kleinere Blessuren werden also nicht erfasst. Die Schwere einer Verletzung lässt sich nach medizinischen Klassifikationen erfassen oder nach der Anzahl der Ausfalltage. Bewährt hat sich folgende Einteilung:

- Minimal: 1–3 Tage
- Leicht: 4–7 Tage
- Mittel: 8–28 Tage
- Schwer: > 28 Tage

Bei der Muskulatur ist, wie bei den Gelenken, die untere Extremität bevorzugt betroffen. Die Wahrscheinlichkeit, eine muskuläre Verletzung zu erleiden, steigt mit der Dauer der Belastung, was vor allem auf eine zunehmende Ermüdung zurückzuführen ist.

Vor der richtigen Therapie steht die richtige Diagnose! Eine sehr differenzierte und praktisch gut anwendbare Einteilung stammt von Dr. Müller-Wohlfarth, der Muskelverletzungen in vier Haupttypen einteilt. Zwei Typen werden noch einmal unterteilt (Ia/b und IIIa/b), sodass insgesamt sechs Verletzungstypen unterschieden werden. Klassifikation von Muskelverletzungen nach Dr. Müller-Wohlfarth:

Typ	Bezeichnung	Therapiedauer
Ia	Schmerzhafte Muskelverhärtung (ermüdungsbedingt)	1–3 Tage
Ib	Schmerzhafte Muskelverhärtung (neurogen)	2–5 Tage
II	Muskelzerrung (neuromuskuläre Zerrung)	3–5 Tage
IIIa	Muskelfaserriss (≤ 5 mm Querausdehnung)	10–14 Tage
IIIb	Muskelbündelriss (≥ 5 mm Querausdehnung)	ca. 6 Wochen
IV	Muskelriss/sehniger Muskelausriss	ca. 12–16 Wochen

Tabelle 6: Die sechs Verletzungstypen.

Selbst im Profisport werden Muskelverletzungen viel zu häufig nur unzureichend diagnostiziert und behandelt, weil sie eher als Bagatelle abgetan werden. Abhängig vom Schweregrad der Verletzung variieren die Therapiezeiten extrem, mit 1–3 Tagen bei ermüdungsbedingten Muskelverhärtungen (Typ Ia) und bis zu 12–16 Wochen bei einem sehnigen Muskelausriss (Typ IV). Die Therapie erfolgt immer konservativ mit Ausnahme von Typ IV.

Die funktionellen Muskelverletzungen mit kurzer Regeneration sind insgesamt häufiger als die strukturellen. Wichtig ist zu wissen, dass ein Muskel nicht nur aufgrund einer lokalen Schädigung schmerzhaft sein kann, sondern auch neurogen bedingt (Typ Ib/IIa). Dann liegt die Ursache in strukturellen oder funktionellen Störungen der Lendenwirbelsäule oder des Iliosakralgelenks. Bei diesen Störungen erfolgt eine ursächliche Therapie in erster Linie an der Wirbelsäule und nicht an der Muskulatur selbst.

Diagnostik

Die Palpation – das Abtasten der Muskulatur – ist der erste Schritt der Diagnostik. Diese muss unbedingt im Seitenvergleich erfolgen, da der physiologische Muskeltonus – die „Spannung" des Muskels – sehr individuell ist. Sie erfolgt am entspannten und leicht angespannten Muskel in seiner Verlaufsrichtung und quer dazu. Technische Untersuchungsverfahren wie Ultraschall und MRT ergänzen und vervollständigen diese körperliche Untersuchung. Vor allem bei stärkeren Muskelverletzungen sollte ein MRT durchgeführt werden, um auch Mehretagenverletzungen zu erkennen, die zeitgleich auftreten können. Dann ist ein- und derselbe Muskel mehrfach an unterschiedlichen Stellen verletzt. Eine hohe Leistungsstärke des MRT (optimalerweise 3 Tesla), geeignete Untersuchungsspulen, differenzierte Untersuchungsprotokolle und ein erfahrener Radiologe sind für die Diagnostik der Muskulatur notwendig.

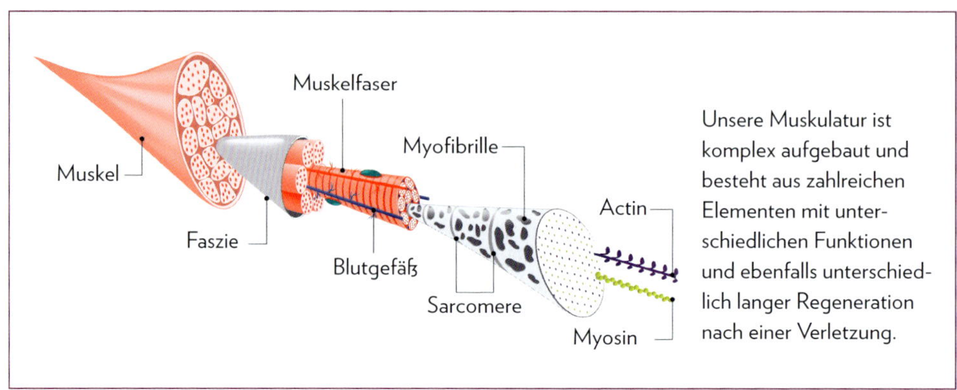

Abbildung 13: Unsere Muskulatur ist komplex aufgebaut und besteht aus zahlreichen Elementen mit unterschiedlichen Funktionen und ebenfalls unterschiedlich langer Regeneration nach einer Verletzung.

Therapie

Umfang und Dauer der Therapie richten sich nach der Schwere einer Verletzung und dem Zeitpunkt. Initial wird die Belastung unterbrochen und es werden Kälte und Kompression eingesetzt, um eine Blutergussbildung (Hämatom) und weitere Schäden zu minimieren. Die Kälteanwendung sollte bis zu 30 Minuten erfolgen. Eine moderate Kompression sollte länger erfolgen, bis zu 72 Stunden nach dem Trauma. Das Tempo der Kompression und Kühlung sind entscheidend, da eine Verzögerung der Maßnahmen die Rehabilitation verlängert. Eine griffige Faustregel besagt, dass jede Minute Verzögerung der Therapie die Rehabilitation um einen Tag verlängert. Sollte es doch zu einem relevanten Hämatom kommen, so sollte dieses in den ersten 36 Stunden ultraschallgesteuert punktiert werden.

In der folgenden Zeit sind Tapeverbände, Bandagen, Mobilisation unter Vermeidung einer Überlastung, Injektionen z. B. mit Traumeel/ACP, radiale Stoßwellentherapie, Ultraschall-, Magnetfeld- und Mikrostromtherapie und eine gezielte Mikronährstoffzufuhr hilfreich.

Physiotherapeutisch sind eine Detonisierung der betroffenen Muskulatur in hypertonen Anteilen und eine Lymphdrainage sinnvolle Maßnahmen.

Untersuchungen haben gezeigt, dass ein strukturierter (!) früher Belastungsaufbau den Wiedereinstieg in den Sport signifikant verkürzt. Übungen, die eine Belastung in Exzentrik betonten, sind sowohl in der Prävention als auch in der Therapie von Muskelverletzungen vorteilhafter. Genauer gehe ich darauf im Unterkapitel zu den Hamstringverletzungen ein. Die Therapie sollte mehrfach pro Woche und schmerzadaptiert erfolgen.

Ärztliche Verlaufskontrollen sollten regelmäßig per Ultraschall oder bei Bedarf im MRT erfolgen. Die Heilung der Muskulatur verläuft in verschiedenen Phasen. Das Schmerzempfinden des Sportlers, die Bildgebung und funktionelle Tests leiten den Trainer und den Arzt bei der Return-to-Sport-Entscheidung.

Prävention

Zur Prävention von Muskelverletzungen gehört selbstverständlich ein ausreichendes Aufwärmen vor sportlichen Belastungen. Das Erkennen von Asymmetrien und Dysbalancen mit den bekannten Screening-Methoden (Kapitel 4) und der Ausgleich mit korrigierenden Übungen (Kapitel 5). Gerade Defizite in der neuromuskulären Kontrolle der Lenden-Becken-Hüftregion sind ein maßgeblicher Risikofaktor für Muskelverletzungen der unteren Extremität. Eine kräftige und gut kontrollierte Rumpfmuskulatur ist ebenso entscheidend für eine maximale Leistungsfähigkeit, wie für die Vermeidung von Verletzungen der oberen und unteren Extremität.

Bei sportlichen Belastungen sind vor allem exzentrische, also abstoppende Belastungen, Auslöser für Muskelverletzungen und sollten dementsprechend technisch sauber trainiert werden.

Merke

Trainiere erst zu stoppen und zu bremsen, bevor du Geschwindigkeit trainierst!

2.3 VERLETZUNGEN DER KNOCHEN

Wir haben mit geringen Schwankungen durchschnittlich 206 Knochen im menschlichen Körper. Der Knochen ist eine konstruktive Meisterleistung – sehr stabil durch seine feste äußere Hülle, die Kortikalis – und gleichzeitig sehr leicht durch die innen liegenden Knochenbälkchen, die Spongiosa. Zudem besitzt der Knochen die Fähigkeit, sich seiner Belastung entsprechend umzubauen. Möglich ist das durch ständige Auf- und Abbauprozesse und eine Erneuerung des Knochens, die hormonell und mechanisch gesteuert ablaufen. Bei Mangelversorgung, Inaktivität, Krankheit, oder durch hormonelle Veränderungen mit zunehmendem Lebensalter kann der Abbau den Aufbau überwiegen. Dann spricht man von einer Osteoporose. Das Risiko, einen Bruch, also eine Fraktur, zu erleiden, ist dann generell erhöht. Die bei bestimmten Sportarten häufig zu beobachtende Magersucht durch Essstörungen kann eine solche Situation im Extremfall schon trotz eines jungen Lebensalters verursachen. Bei Verdacht auf eine Osteoporose werden bestimmte Blutwerte, wie Vitamin D, (K2), Parathormon und Kalzium bestimmt, und es wird eine Knochendichtemessung durchgeführt. Doch auch der gesunde Knochen kann geschädigt werden und im Extremfall brechen. Entsprechende Verletzungen können durch direkte und indirekte Traumata entstehen. Frakturen werden nach verschiedenen Klassifikationen eingeteilt. Die Einteilungen erfassen wichtige Merkmale, zum Beispiel, ob eine offene oder geschlossen Fraktur vorliegt, die Bruchform, die Anzahl der Bruchstücke und die Frage, ob eine Gelenkbeteiligung vorliegt.

Gut versorgt verheilen die meisten Frakturen bis auf wenige Ausnahmen binnen sechs Wochen. Ist das nicht der Fall, so spricht man von einer verzögerten Knochenheilung, und wenn ein Bruch dauerhaft nicht stabil wird, von einer „Pseudarthrose".

Für den Bereich der Sportmedizin ist es außerdem sehr wichtig, ein Knochenmarködem zu erkennen und behandeln zu können. Es ist ein Zeichen für ein Trauma des Knochens durch eine akute Krafteinwirkung oder durch eine chronische Überlastung. Ein Ödem bezeichnet eine Flüssigkeitsansammlung. Ein Knochenmarködem beschreibt also zu viel Flüssigkeit in der Spongiosa des Knochens. Es ist vergleichbar mit einem „blauen Fleck", also einer Einblutung in die Haut, zum Beispiel nach einem Schlag oder Stoß. Neben akuten Ereignissen treten beim Sportler Knochenmarködeme auch häufig bei Über- oder Fehlbelastungen auf. Sportler mit hohen und zum Teil sehr intensiven Trainingsumfängen, wie etwa Triathleten, sind öfters betroffen. Tritt das Ödem nach langen Märschen auf, so spricht man auch von einer „Marschfraktur". Hier ist meistens der Fuß betroffen.

Sehr häufig findet man Knochenmarködeme auch in Verbindung mit Knorpelschäden. Ist der Knorpel als Schutzschicht des Knochens beschädigt, so treffen auftretende Druckbelastungen vermehrt oder unmittelbar den darunter liegenden Knochen.

Diagnostik

Röntgen/CT

Ein Knochenmarködem zeigt sich nur in einem MRT, im Röntgen, CT oder im Ultraschall ist es nicht erkennbar. Zwar ist ein Ultraschall gut dazu geeignet, Flüssigkeit darzustellen, jedoch dringen die Schallwellen nicht in den Knochen ein, sondern werden an der Kortikalis reflektiert. Darin liegt eine Hürde in der Diagnostik, da zumindest im Bereich der gesetzlich versicherten Patienten der Zugang zu einer schnellen MRT-Diagnostik nicht immer gegeben ist.

Therapie

Frakturen

Konservativ versorgen kann man einfache Frakturen, deren Enden gut zueinander stehen und kein Gelenk betreffen. Sie können mit einem Gips oder einer Schiene erfolgreich ruhiggestellt werden. Es gibt Knochen, die erfahrungsgemäß ausgezeichnet konservativ ausheilen können. Dazu gehören distale Radiusfrakturen am Unterarm, distale Fibulafrakturen am Unterschenkel oder die unkomplizierte Schlüsselbeinfraktur. Andere Knochen, wie beispielsweise das Kahnbein der Hand oder die Basis des fünften Mittelfußknochens, heilen erfahrungsgemäß seltener konservativ aus und werden daher primär meistens operativ versorgt. Zwei Prinzipien gilt es bei der Osteosynthese, also der operativen Versorgung von Knochenbrüchen, zu befolgen:

1. Anatomische Reposition des Bruchs
2. Stabilisierung der Fraktur

Zur Stabilisierung werden Schrauben, Platten, Nägeln verwendet, meistens aus Metall. Teilweise verwende ich auch Platten aus Karbon und bioresorbierbare Schrauben. Metall und Karbonimplantate werden in vielen Fällen in einem zweiten Eingriff entfernt. Das ist oft ambulant möglich. Je nach Art und Ort der Verletzung erfolgt die Implantat-Entfernung sechs bis zwölf Monate nach der Osteosynthese.

Ein wichtiges Ziel bei der Versorgung von Frakturen ist eine möglichst frühfunktionelle Behandlung, um katabole Effekte der Ruhigstellung gering zu halten. Bei Mangel substituiere ich Vitamin D, K2 und Kalzium im Rahmen der Frakturbehandlung. Zusätzlich anregen lässt sich die Knochenbildung auch mit einer fokussierten Stoßwelle.

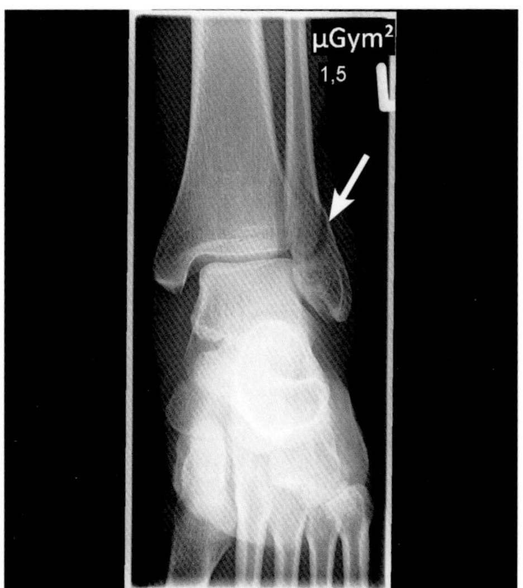

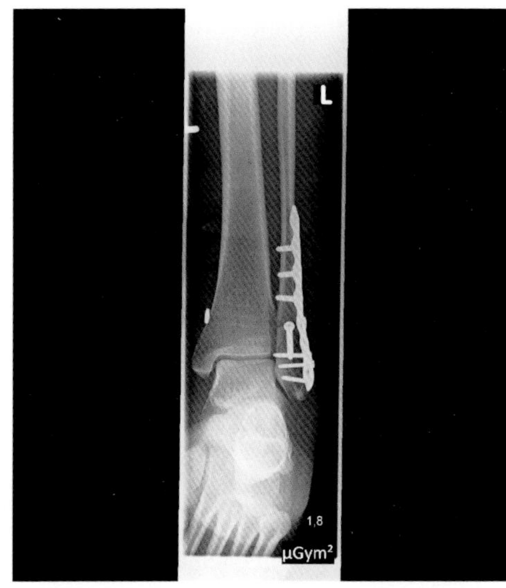

Abbildung 14: Röntgenbild einer Sprunggelenkfraktur vor und nach operativer Versorgung.

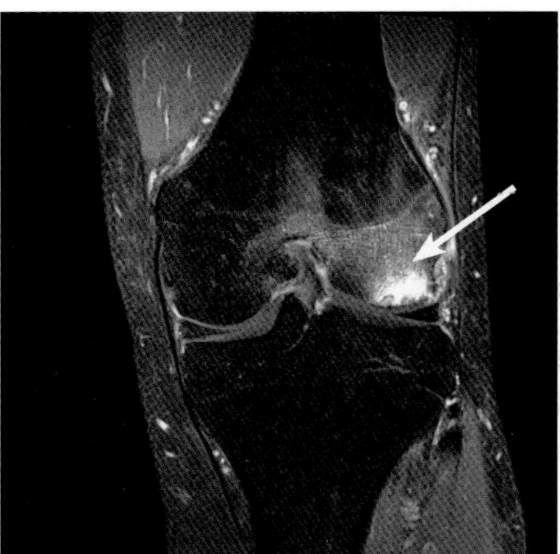

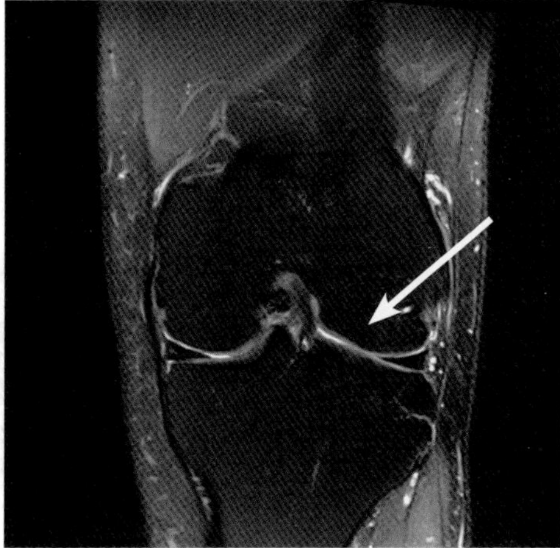

Abbildung 15: MRT-Bild eines Knochenmarködems des Kniegelenks vor und nach Behandlung mit einer Anbohrung.

Knochenmarködem

Der erste Schritt zur Behandlung eines Knochenmarködems ist die Entlastung oder Teilbelastung über sechs Wochen. Unterstützend können Medikamente eingesetzt werden, die den Knochenstoffwechsel unterstützen, z. B. hochdosiert Vitamin D, K2. Bei chronischen Ödemen gibt es unterschiedliche operative Verfahren, deren Auswahl auch abhängig von weiteren Pathologien ist. Ist ein Knorpelschaden die Ursache eines Knochenmarködems, so sollte dieser natürlich mit behandelt werden. Eine einfache und sehr effektive Therapie stellt die Anbohrung eines Knochenmarködems dar. Damit wird es entlastet und heilt in vielen Fällen folgenlos aus (siehe Fallbeispiel im MRT). Ergänzend können von ärztlicher Seite auch eine Magnetfeldtherapie und eine Mikrostrombehandlung eingesetzt werden.

Merke

Sportler und Trainer sollten unbedingt die empfohlene Dauer der Ruhigstellung und Entlastung des behandelnden Arztes einhalten. Das Gleiche gilt für die prozentualen Belastungsangaben. In dieser Zeit kann und sollte jedoch der übrige Körper weiter trainiert werden.

2.4 OBERE EXTREMITÄT

Beschwerden der oberen Extremität treten sportartspezifisch unterschiedlich häufig auf und können sehr lange andauern. Beispielsweise klagt jeder zweite Volleyballspieler mindestens einmal über Schulterschmerzen. Der Leidensdruck für Sportler wird dadurch erschwert, dass Schulterbeschwerden in 50% der Fälle länger als 12 Monate anhalten. Funktionelle Defizite eine der häufigsten Ursachen für Beschwerden von Schulter, Ellenbogen und Hand und sollten deshalb früh erkannt und therapiert werden.

Schulter

Die Schulter bereitet vielen Athleten im Laufe ihrer sportlichen Karriere Beschwerden und führt zu Trainingsausfällen und einer reduzierten Leistungsfähigkeit. Ursache sind sowohl Fehlbelastungen beim Sport und im Alltag, als auch hohe Belastungsspitzen, etwa bei Wettkämpfen oder im intensiven Training vor der Wettkampfsaison. Sie führen in der Summe zu einer schmerzhaften Überbelastung. Ein gutes Beispiel sind Schwimmsportler. Bei den Disziplinen „Freistil" und „Delfin" treten aufgrund des Bewegungsablaufes und der hohen Trainingsumfänge im Leistungssport immer wieder Schulterbeschwerden auf. Beim Brustschwimmen wiederum treten sie deutlich seltener auf.

Verspannungen im Schulterbereich kennt fast jeder, ob Sportler und Nicht-Sportler. Sie entstehen durch unseren sitzenden Lebensstil am Arbeitsplatz, im Auto und zu Hause, und durch einseitige Belastungen: Ein ambitionierter Freizeitsportler mag vier- bis sechsmal pro Woche trainieren, aber wie lange sitzt er im Vergleich dazu? Geschätzt können es weit über 50 Stunden und mehr sein. Dieses Ungleichgewicht zwischen Bewegung und Sitzen in Verbindung mit der typischen Sitzhaltung führt besonders häufig zu Problemen an den Schultern und im Nacken. Beim Sitzen sind Kopf und Schultern im Verhältnis zum Oberkörper nach vorne verlagert. Das versetzt die kleinen Kopfmuskeln und den Trapezmuskel in eine Dauerspannung. Schließlich ist der Kopf in Größe und Gewicht vergleichbar mit einer drei bis sechs Kilo schweren Bowlingkugel. Dieses Gewicht zieht den Kopf also bei vielen sitzenden Tätigkeiten förmlich nach vorne, was unwillkürlich die Schulter-/Nackenmuskulatur dazu bringt, gegenzusteuern. Im Sinne einer absteigenden Ursache-Folge-Kette ist eine solche Fehlhaltung im Schulter-Nacken-Bereich oft mitverantwortlich für ausstrahlende Beschwerden im Arm, etwa bei Tennis- oder Golfer-Ellenbogen.

Ganz entscheidend für die reibungslose Funktion der Schulter ist auch die Haltung der Brustwirbelsäule. Befindet man sich in einer verstärkt nach vorne gebeugten Haltung (kyphotische Haltung), behindert das Schulterdach die freie Beweglichkeit des Oberarms nach oben. Diese Körperhaltung bzw. dieses „Muster“ nimmt jedoch meistens beim Sitzen ein, sei es im Auto, am Schreibtisch oder auf dem Rennrad. Und dies oft über Stunden hinweg. Wie diese gekrümmte Position der Brustwirbelsäule die Beweglichkeit in der Schulter einschränkt, kann man ganz einfach selbst spüren, wenn man mit geradem Rücken seinen Arm nach oben streckt und im Vergleich dazu aus einer leicht nach vorne gebeugten Haltung versucht, den Arm gerade nach oben zu strecken. Bei einer gesunden Schulter sollte der Arm 170-180 Grad nach oben zeigen. Aus einer kyphotischen Haltung heraus ist das nicht möglich. Die Schulter erreicht dann, abhängig vom Ausmaß der Beugung in der Brustwirbelsäule, nur einen geringeren Winkel. Ein weiterer Faktor für die Gesundheit der Schulter ist die Atmung. Die Bauchatmung unter Einsatz des Zwerchfells entspannt den Schultergürtel. Die Brustatmung, vor allem wenn sie von der Atemhilfsmuskulatur im Nacken unterstützt wird, führt zu Verspannungen im Schulter-/Nackenbereich. Im 4. Kapitel erkläre ich, wie man die Atmung screenen kann, und im 5. Kapitel vermittle ich einfache Atemübungen, die in jedes Trainingsprogramm für die Schulter gehören.

Anatomie der Schulter

Das Schultergelenk bietet im Vergleich zu den anderen Gelenken des menschlichen Körpers den größten aktiven Bewegungsradius und ist entsprechend komplex aufgebaut:

Ein sehr großer Oberarmkopf trifft auf eine deutlich kleinere Gelenkpfanne mit einer nur geringen Tiefe. Das Verhältnis der Durchmesser von Oberarmkopf und Gelenkpfanne[1] entspricht in etwa 6:1, wie bei einem Golfball, der am Abschlag auf einem Tee aufgesetzt ist.

1 lat. Labrum

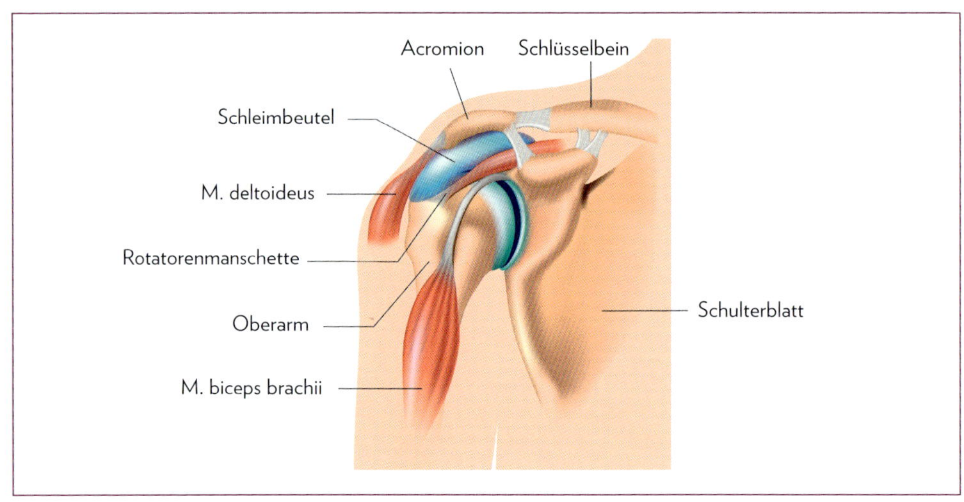

Abbildung 16: Physiologie der Schulter.

Die Stabilität im Schultergelenk wird durch eine Gelenklippe erreicht, die rund um die Gelenkpfanne läuft und so die Kontaktfläche zum Oberarmkopf vergrößert. Die aktive Stabilisierung des Oberarms erfolgt über die Rotatorenmanschette – eine Gruppe von vier Muskeln, die am Oberarmkopf ansetzt. Hier verwende ich Patienten gegenüber immer das Bild eines Seehundes, der einen Ball auf seiner Nase balanciert, um zu verdeutlichen, wie diese Muskelgruppe arbeitet. Entscheidend ist weniger die maximale Kraft, sondern vielmehr das gut koordinierte Zusammenspiel der einzelnen Muskeln. Um ein „reibungsfreies" Bewegen zu ermöglichen, sind zwischen der Rotatorenmanschette und den umliegenden Strukturen drei Schleimbeutel[2] positioniert. Deren Aufgabe es ist, Reibungswiderstände und -kräfte zu reduzieren. Ist das Schultergelenk durch Dysbalancen, eine berufliche oder sportliche Belastung überfordert, entzünden sich diese Schleimbeutel zuerst. Man spricht von einer Bursitis[3].

Passive Stabilisatoren der Schulter sind mehrere Bänder und die Gelenkkapsel. Die einzige knöcherne Verbindung zum Brustkorb besteht über das Schlüsselbein im Schultereckgelenk[4]. Reich ausgestattet ist die Schulter dagegen mit Muskeln: Das Schulterblatt mit dem Schulterdach, der Gelenkpfanne und dem nach vorne zeigenden Rabenschnabelfortsatz wird aktiv von insgesamt zwölf Muskeln stabilisiert. Sie steuern gemeinsam die Bewegung. Die Anzahl der Muskeln kann sogar noch höher angesetzt werden, wenn man unterschiedliche funktionelle Anteile eines Muskels getrennt zählt, etwa, indem man die drei Anteile des M. trapezius einzeln aufführt.

An den zahlreichen beweglichen und stabilisierenden Elementen in der Schulter sieht man, wie wichtig die Kontrolle dieser Strukturen, verglichen mit anderen Teilen des Bewegungsapparates, ist. Der Körper funktioniert generell ausgesprochen

2 lat. Bursa

3 Die Endung -itis bezeichnet in der Medizin immer eine Entzündung der vorstehenden Struktur.

4 lat. Acromiaclaviculargelenk

ökonomisch und verzichtet in der Regel auf Überflüssiges. Dass der Schulter so auffallend viele muskuläre Ressourcen zur Verfügung stehen, zeigt, wie komplex ihre Bewegungsfunktionalität ist. Je komplexer ein Gelenk angelegt ist, desto mehr mögliche Ursachen bieten sich für Fehlbelastungen.

Die Ursachen für nicht unfallbedingte – nicht traumatische – Schulterbeschwerden finden sich meistens in einer Schwäche oder einem Ungleichgewicht der stabilisierenden und steuernden Muskeln. Überlastungen entwickeln sich oftmals langsam. Zuerst spürt man die Schulter nur bei leichten sportlichen Aktivitäten, beim Anheben schwerer Gegenstände über Kopf oder bei längerer Belastung des Arms über Schulterhöhe. Im Verlauf schmerzen dann zunehmend auch einfache Alltagsbewegungen, wie das Anziehen einer Jacke oder das Anschnallen beim Autofahren.

Impingement-Syndrom

Ursache

Schulterschmerzen können viele Ursachen haben. Einer der häufigsten Gründe ist ein Engpass, bei dem der Raum zwischen Schulterdach und Oberarmkopf funktionell verringert ist. Hier spricht man vom sogenannten Impingement-Syndrom oder zu Deutsch „Engpass-Syndrom". Unterhalb des Schulterdachs und des Schultereckgelenks, im sogenannten subakromialen Raum, befinden sich Schleimbeutel und die Sehnen der Rotatorenmanschette. Diese Muskel-Sehnen-Kappe umfasst eine Gruppe von vier Muskeln, deren Sehnen eine Manschette bilden. Sie umschließt den Oberarmkopf und ermöglicht Bewegungen der Schulter in alle Richtungen. Bei einer Dysbalance mit einer relativen Schwäche der Rotatorenmanschette verkleinert sich der subakromiale Raum funktionell; der Schleimbeutel wird schmerzhaft gereizt, kann sich entzünden und die Sehnen können sich am Schulterdach regelrecht aufreiben.

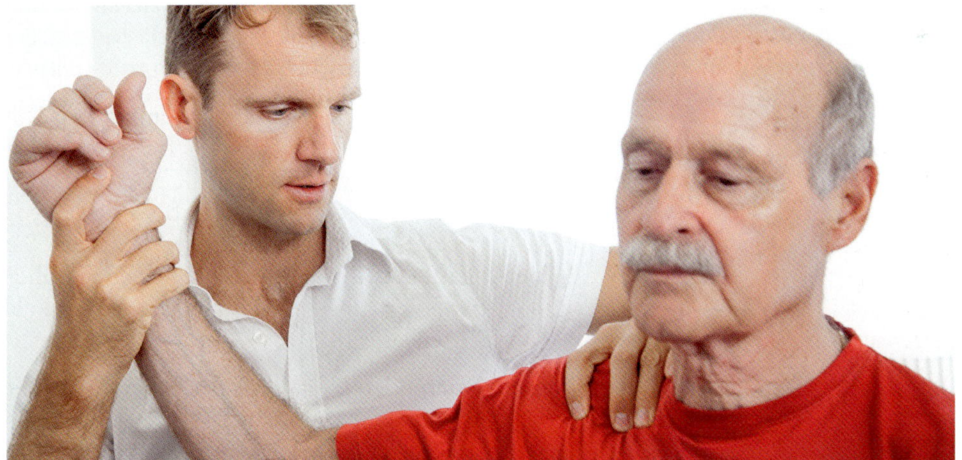

Abbildung 17: Ein Impingement-Syndrom der Schulter kann mit einer differenzierten körperlichen Untersuchung diagnostiziert werden. Eine begleitende Bildgebung im Ultraschall, Röntgen oder MRT hilft, das Ausmaß der Einengung und mögliche Begleitverletzungen zu erkennen.

Diagnostik

Bei der Untersuchung fällt oft ein typisches Schmerzzeichen auf, wenn der Patient den Arm seitlich anhebt. Eine Schleimbeutelreizung und Verletzungen der Rotatorenmanschette können im Ultraschall und im MRT nachgewiesen werden. Andere Ursachen, wie Kalkeinlagerungen oder die Beurteilung der knöchernen Form des Schulterdachs und des Schultereckgelenks, lassen sich besser im klassischen Röntgenbild erfassen. Spritzt man ein kurz wirkendes, lokales Betäubungsmittel unter das Schulterdach und die Beschwerden bessern sich sofort, ist das ein wichtiger Hinweis auf ein Impingement-Syndrom der Schulter.

Das Schulterdach (Akromion) kann von Mensch zu Mensch von Natur aus unterschiedliche Formen haben. Dazu kann es im Laufe des Lebens zu einer Verknöcherung im Bereich der Bänder im Schulterbereich kommen. Auch dadurch kann eine relative Enge entstehen. Bestimmte Varianten erhöhen in Verbindung mit Überkopfbewegungen das Risiko, Impingement-Beschwerden zu erleiden. Der Sportler verspürt dann Schmerzen, wenn er seinen Arm nach vorne oder seitlich gestreckt anhebt. Meistens tritt dieser Schmerz bei 60 bis 120 Grad auf. Deshalb spricht man im Englischen auch von einem „painful arc“[5]. Eine typische Alltagsbewegung ist das Ausziehen eines Pullovers über Kopf. Bei den Sportarten führen insbesondere Tennis und Wurfsportarten, wie Handball oder Volleyball, häufig zu Impingement-Syndromen. Auch Menschen, die beruflich ständig Überkopfbewegungen durchführen, etwa Lagerarbeiter und Maler, sind betroffen.

Therapie

Die Therapie umfasst bei einem Impingement-Syndrom zunächst eine Entzündungshemmung des gereizten Schleimbeutels. Vorrangiges Ziel ist es, Schmerz und Entzündung zu beseitigen. Dazu verordnet der Arzt normalerweise ein orales Schmerzmittel wie Ibuprofen oder Diclophenac, sofern keine Unverträglichkeit vorliegt. Es sind sogenannte nicht-steroidale Antirheumatika (NSAR) – Mittel, die eine entzündungshemmende und schmerzlindernde Wirkung aufweisen. Ergänzend oder alternativ setzen manche Ärzte auch erfolgreich homöopathische Präparate, wie Arnica oder Traumeel, ein. Letzteres ist eine Mischung aus verschiedenen entzündungshemmenden Heilpflanzen. Alternativ kann eine Injektion direkt unter das Schulterdach gegeben werden, idealerweise ultraschallgesteuert. Der Vorteil von Injektionen gegenüber Tabletten besteht in der meist nur lokalen Wirkung der Medikamente und geringeren systemischer Nebenwirkungen. Für Injektionen unter das Schulterdach werden meistens Kortisonpräparate oder Traumeel mit einem lokalen Betäubungsmittel kombiniert, das den Schmerz stillt. Beim Einsatz von Kortison ist zu beachten, dass dieses bei wiederholter Anwendung die Sehnen der Rotatorenmanschette schwächen kann.

Immer häufiger kommt auch körpereigenes Plasma zum Einsatz, das sehr wirksam ist. Dieses wird binnen weniger Minuten aus dem Blut des Patienten mittels

5 schmerzhafter Bogen

Zentrifugation gewonnen. Das konzentrierte Plasma enthält besonders viele Blutplättchen und Wachstumsfaktoren, die die Heilung fördern. Eine Plasma-Behandlung hat den Vorteil, dass weniger Nebenwirkungen auftreten als etwa beim Einsatz von Kortisonpräparaten. Zur Wirkweise dieser Therapieform liegen aktuell über 400 wissenschaftliche Studien vor.

Funktionell lässt sich die subakromiale Enge am besten durch ein gezieltes Training der Rotatorenmanschette und der das Schulterblatt stabilisierenden Muskeln verbessern. Jedoch ist es wenig sinnvoll, eine Kräftigung unter dauernden Schmerzen durchzuführen, da dann fehlerhafte Bewegungsmuster trainiert werden (Stichwort: Schmerz verändert Bewegungsmuster!). Deshalb stehen Entzündungshemmung und Schmerzfreiheit bei der Therapie an erster Stelle, danach folgt das fokussierte Training. Ebenso wichtig ist das Meiden auslösender Situationen, insbesondere ein zu langes Sitzen.

In bestimmten Konstellationen kommt auch eine Operation in Frage. Das ist vor allem bei langanhaltenden Beschwerden der Fall, die sich trotz Behandlung nicht bessern, und wenn weitere Gründe für eine OP sprechen. Dazu gehören zum Beispiel Begleitverletzungen, wie ein Riss oder ein Anriss der Rotatorenmanschette, Kalk in der Schulter, eine ausgeprägte knöcherne Enge durch die Form des Schulterdachs oder eine Arthrose im Schultereckgelenk. Auch eine intensive sportliche oder berufliche Belastung der Schulter kann ein Grund für eine großzügige OP-Indikation sein. Schulteroperationen werden heute vorwiegend arthroskopisch durchgeführt, also mit kleinen Schnitten und unter Einsatz kleiner Kameras. Das bedeutet, dass je nach Befund und Therapie mehrere kleine Portale mit einer Schnittlänge von 0,5-1,0 Zentimetern angelegt werden, durch die der komplette Eingriff durchgeführt wird. Die meisten dieser Operationen sind sogar ambulant durchführbar, sodass der Patient noch am selben Tag wieder nach Hause gehen kann. Danach sollte sich eine gezielte Krankengymnastik anschließen, damit die korrekten Bewegungsmuster wieder schmerzfrei eingeübt werden können. Idealerweise vereinbart der Sportler seine postoperative Physiotherapie schon vorab, damit im Anschluss an einen operativen Eingriff direkt therapiert werden kann.

Übungstipps

Mobilisation der BWS (S. 375), Teetassen-Übung (S. 382), Tragen (S. 284), Schulterstabilisierung in Rückenlage mit GC-Band oder Kettlebell (S. 414), einarmiges Rudern mit der Kettlebell (S. 418), Kettlebell Swing (S. 408)

Verletzung der Rotatorenmanschette

Eine neu aufgetretene Schwäche in der Schulter, Schmerzen bei Bewegung oder ständiges Aufwachen in der Nacht, wenn man auf der betroffenen Schulter liegt, sind einige der möglichen Symptome bei Verletzungen der Rotatorenmanschette.

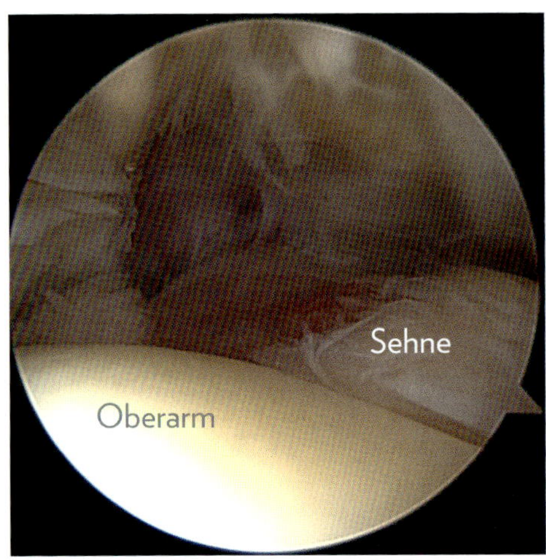

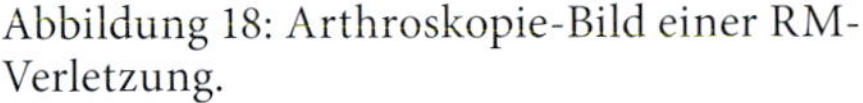
Abbildung 18: Arthroskopie-Bild einer RM-Verletzung.

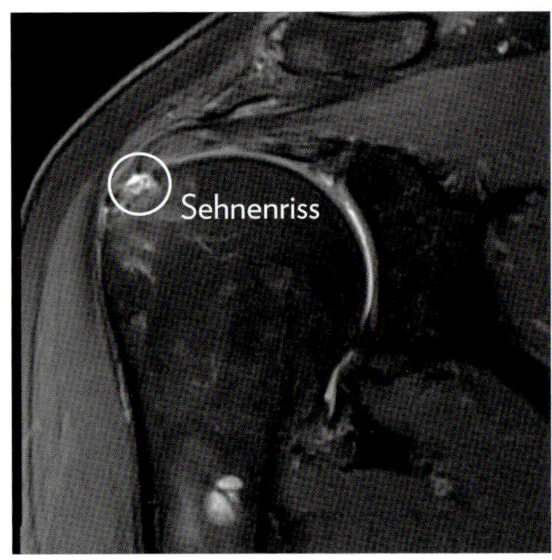

Abbildung 19: MRT-Bild einer RM-Verletzung.

Im Profisportbereich sind Tennisspieler, Schwimmer oder Pitcher beim Baseball häufig in den Medien, wenn sie aufgrund von Problemen mit der Rotatorenmanschette ausfallen. Im Breitensportbereich sind Sportler gefährdet, die häufiger stürzen, wie Skifahrer oder Inlineskater, aber auch Überkopf-Sportler und Sportler, die hohe Gewichte stemmen. Im Alter zwischen 60 und 80 Jahren findet sich bei etwa 30 Prozent der Bevölkerung eine Schädigung der Rotatorenmanschette, bei über 80-Jährigen sind es bis zu 50 Prozent. Diese Schädigungen resultieren aus einer lebenslangen Nutzung und vielen kleinen Über- oder Fehlbeanspruchungen der Schulter.

Am häufigsten ist die Sehne des Musculus supraspinatus betroffen. Die Kombination aus einer Vorschädigung und einem neuen, auslösenden Trauma ist entscheidend für Art und Ausmaß der Sehnenverletzungen. Dabei kommen oft Kombinationen verschiedener Schulterverletzungen vor. Ist die lange Bizeps-Sehne instabil, findet sich auch oft eine Verletzung der Subscapularis-Sehne.

Ursache

Verletzungen der Rotatorenmanschette können traumatisch, also durch plötzliche Einwirkung, oder degenerativ – durch Verschleiß und Abbau – bedingt sein. Typisch sind sie bei Überkopfsportarten wie Volleyball, Speerwurf, Tennis oder Freistilschwimmen und außerdem bei Reitunfällen, beim Skifahren und Inlineskaten, bei Stürzen mit dem Fahrrad oder Unfällen im Motorsport. Im Bodybuilding treten ebenfalls häufig Sehnenverletzungen an der Schulter auf, wenn die Sportler Dopingmittel oder Hormone einnehmen. Da Sehnen im Vergleich zur Muskulatur einen vergleichsweise langsamen Stoffwechsel haben und Anpassungsprozesse an das Training deshalb länger dauern, tritt bei plötzlicher Kraftzunahme ein Ungleichgewicht zwischen Muskulatur und Sehne auf. Dann erhöht sich das Rissrisiko der Sehne.

Diagnostik

Bei Verletzungen der Rotatorenmanschette ergibt die körperliche Untersuchung meistens einen Kraftverlust an der betroffenen Seite. Wenn nur noch wenig Kraft aufgebracht werden kann, ist die Verletzung schwerwiegender. Es kann sich dabei um einen relativen, aber auch um einen absoluten Kraftverlust handeln. Im zweiten Fall kann der Sportler den seitlich ausgestreckten Arm kaum noch gegen die Schwerkraft anheben oder halten; der Arm sinkt einfach nach unten. Zu diesem Zeitpunkt fallen auch einfache Tätigkeiten im Alltag schwer, wie z. B. den Mantel aufzuhängen oder Gegenstände aus dem oberen Bereich des Schranks herauszuholen.

Ein erfahrener Arzt kann die verschiedenen Sehnenverletzungen schon im Ultraschall erkennen. Noch genauer, und Standard bei Verdacht auf Rotatorenmanschetten-Verletzungen, ist die Aufnahme in einem MRT: Sie stellt nicht nur einen Riss gut dar, sondern bildet auch die Qualität der Sehnen und der Muskeln objektiv ab. Wie groß der Riss ist, in welchem Zustand die Sehnen sind und wie der Fett- und Muskelanteil innerhalb des Muskelgewebes ist, sind entscheidende Kriterien für die Behandlung.

Therapie

Die ursächliche Therapie eines kompletten Risses der Rotatorenmanschette besteht in einer operativen Rekonstruktion. Bei einem Sportler mit Kraftdefiziten und Schmerzen ist eine Operation in der Regel unumgänglich, wenn er seine vorherige Leistungsfähigkeit wiedererlangen möchte. Es gibt auch Schäden und Risse in der Manschette, die schmerz- und symptomfrei verlaufen. Ab einem bestimmten Lebensalter haben viele Menschen durch Verschleiß oder jahrelange Fehlbelastung kleinere Verletzungen an der Rotatorenmanschette, ohne dass sie darunter leiden. Ist der Patient schmerzfrei, frei beweglich, weist keinen Kraftverlust auf und unterliegt mit seiner Schulter keinen extremen sportlichen oder beruflichen Belastungen, wählt der Arzt unterstützende, konservative Methoden. Dazu gehören in erster Linie Krankengymnastik sowie Injektionen mit Schmerzmitteln oder Plasmapräparaten.

Eine Operation wird, wie beim Impingement-Syndrom, arthroskopisch oder minimalinvasiv mit einem kleinen Schnitt durchgeführt. Der in den meisten Fällen entzündete Schleimbeutel unter dem Schulterdach wird entfernt und die knöcherne Enge mit kleinen Fräsen beseitigt. Abhängig vom Befund wird der Raum unter dem Schulterdach verbreitert, indem etwa 5 mm Knochen abgetragen werden. Auf diese Weise hat die Rotatorenmanschette wieder ausreichend Platz. Auftretende Blutungen werden elektrothermisch – also mit Strom – gestillt. Die Befestigung der Sehne erfolgt mit verschiedenen Ankersystemen, die meistens entweder aus Metall oder einem im Körper abbaubaren Material bestehen. Bei großen Rissen der Rotatorenmanschette und einer Naht wird dem Patienten häufig ein Kissen verordnet, das den betroffenen Arm abspreizt und ruhigstellt. Die Abspreizung entlastet die Sehnen, insbesondere die Supraspinatus-Sehne, da sich diese in Ruhestellung mit herabhängendem Arm in einer beinahe maximalen Dehnung befindet. Die Phase der Ruhigstellung dauert normalerweise sechs Wochen. In dieser Zeit kann der Arm jedoch passiv durch einen Therapeuten oder eine motorisierte Bewegungsschiene mobilisiert werden. Auf diese Weise werden Verklebungen der Kapsel und der Muskulatur vermieden. Die Sehnen erholen sich wieder; nach sechs Wochen sind sie zu 60 % so fest wie im gesunden Zustand, nach drei Monaten zu 80 %.

Nach der langen Phase der Ruhigstellung ist im Anschluss auf eine intensive Mobilisierung zu achten. Passiv und aktiv werden das Bewegungsausmaß des Gelenks vergrößert, das Zusammenspiel der Muskulatur trainiert und die Schulter insgesamt wieder gekräftigt. Insbesondere der Infraspinatus und der Supraspinatus müssen behandelt und trainiert werden. Mit entsprechender Anleitung durch einen Therapeuten können viele Übungen auch selbstständig durchgeführt werden. Ein Spiegel ist eine absolut sinnvolle Trainingshilfe, da beinahe jeder Patient zu Beginn der Übungsausführung kompensierende Bewegungen ausführt. Häufig wird die Schulter erst angehoben, bevor der Arm angehoben wird. Diese Kompensation spürt der Patient meist nicht, aber er kann den Bewegungsablauf im Spiegel erkennen und korrigieren. Die Wiederherstellung nach größeren Schultereingriffen erfordert viel Training und viel Geduld des Patienten.

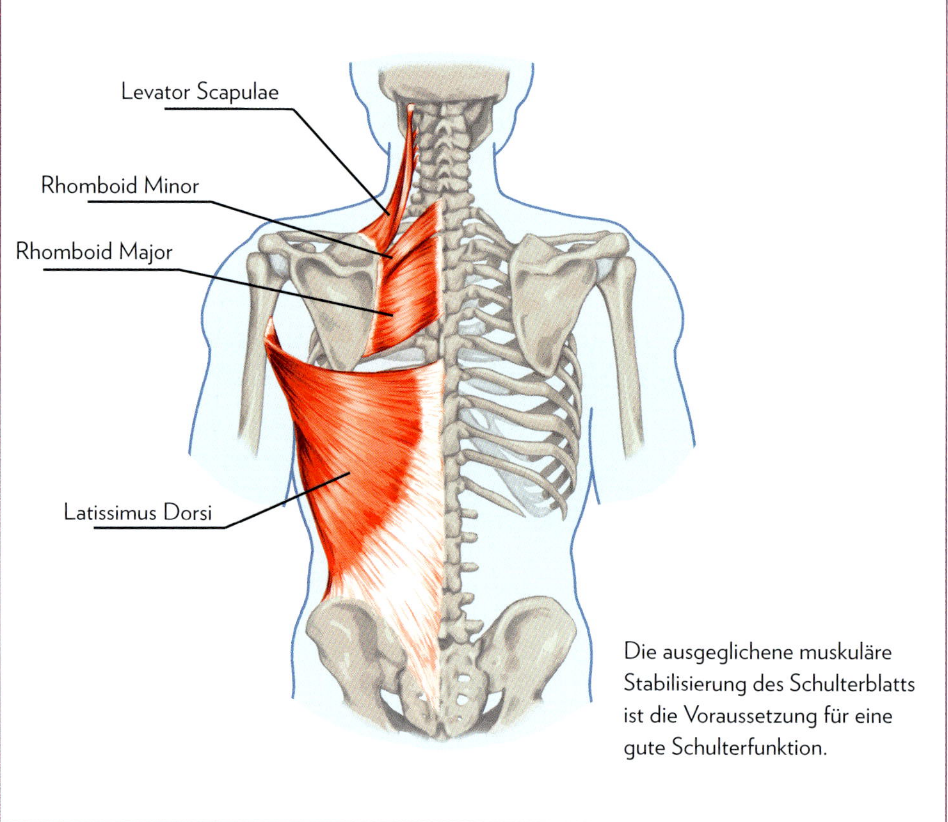

Abbildung 20: Die ausgeglichene muskuläre Stabilisierung des Schulterblatts ist die Voraussetzung für eine gute Schulterfunktion.

Eine Triggerpunkt-Therapie, Tape-Anlagen, Flossing und eine Mobilisation der angrenzenden Gelenke, also von Halswirbelsäule, Brustwirbelsäule und Ellenbogen, kann dem Patienten schon während der Ruhigstellungsphase helfen, Verspannungen im gesamten Schulter-Nacken-Bereich zu vermeiden. Der Muskel, der am meisten verspannt, ist der Musculus levator scapulae, der dafür verantwortlich ist, das Schulterblatt anzuheben. Mit einem Triggerball lässt sich dieser Muskel allerdings sehr effektiv lockern.

Übungstipps

Mobilisation der BWS (S. 375), Tragen (S. 284), Teetassen-Übung (S. 382), einarmiges Rudern mit der Kettlebell (S. 418), Schulterstabilisierung mit GC/Kettlebell (S. 414), Kettlebell Swing (S. 408), Atemübungen

Werferschulter

Ursache

Stellen Sie sich vor, Sie beschleunigen Ihren Wagen mit Vollgas, bremsen dann abrupt ab und wiederholen das immer wieder – so ungefähr verhält es sich beim Handball, Speerwerfen und anderen Wurfsportarten mit der Schulter. Sie stellen also extreme Anforderungen an das Schultergelenk und seinen empfindlichen, komplexen Bänder- und Muskelapparat.

Das Werfen kann in drei wesentliche Phasen eingeteilt werden: die Ausholphase, bei der der Arm nach außen rotiert und abgespreizt wird, gefolgt von der Beschleunigungsphase, bei der der Arm sehr schnell nach vorne und nach innen rotiert wird. Zuletzt kommt die Abbremsphase. Dabei befindet sich der Arm meist schon vor dem Körper und wird von der Rotatorenmanschette und der hinteren Kapsel der Schulter gestoppt. Schädigungen betreffen dann meistens die vordere Gelenklippe, die lange Bizepssehne und die Rotatorenmanschette.

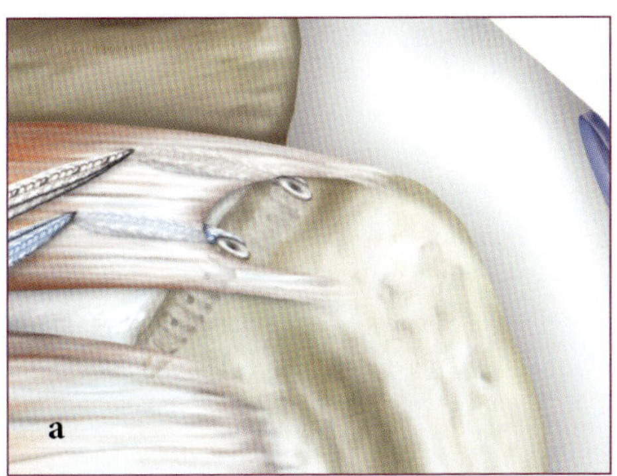

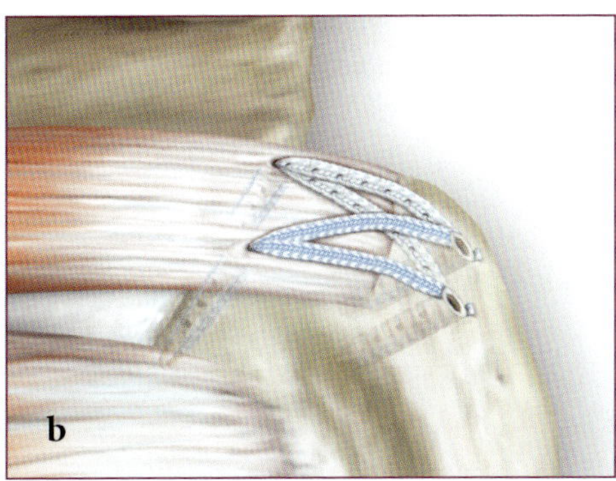

Abbildung 21 a und b: Die beiden Abbildungen zeigen eine typische Nahttechnik bei Vorliegen einer Ruptur der Rotatorenmanschette.

Diagnostik

Die genaue Sportanamnese des Patienten und das Beschwerdebild geben dem untersuchenden Arzt schon die entscheidenden Hinweise: Wann ist der Schmerz aufgetreten? Wo tut es genau weh? Welche Bewegungen sind noch möglich, welche nicht mehr? Bei der körperlichen Untersuchung fällt auf, dass sich der Arm nicht mehr so gut nach innen drehen lässt, also eine verminderte Innenrotation im Vergleich zur anderen Seite vorliegt. Notwendig sind dann Röntgenbilder der Schulter in zwei Ebenen und ein MRT. Eine Ultraschalluntersuchung kann meistens sofort durchgeführt werden und bietet den Vorteil einer dynamischen Darstellung der Rotatorenmanschette und der langen Bizepssehne. Bei Wurfsportlern kann eine eingeschränkte Innenrotation der Schulter normal sein, wenn der Gesamtumfang der Rotation etwa 150° beträgt. Die Normwerte betragen 90° Außenrotation und 60° Innenrotation.

Therapie

Sofern keine gravierenden strukturellen Schädigungen im Bereich der Schulter diagnostiziert werden, erfolgt die Therapie konservativ: Ruhe und das Vermeiden von Wurf- und Schlagbewegungen, um die Schulter zu schonen, Kälteanwendungen mit Eis und in der akuten Phase auch entzündungshemmende Mittel als Salbe und zum Einnehmen. Es erfolgt sodann eine Physiotherapie, die die Innenrotation wiederherstellen soll. Sinnvolle ergänzende Maßnahmen sind eine Triggerpunkt-Therapie, Flossing und eine Faszien-Therapie. Zusätzlich sind eine kombinierte Laser- und Stoßwellentherapie sinnvolle Maßnahmen. Im Anschluss an die allgemeine konservative Therapie folgt das gezielte sportartspezifische Training, um fehlerhafte Bewegungsabläufe zu korrigieren und Rezidive der Beschwerden zu vermeiden. Bei ausgeprägten Beschwerden, oder wenn die entzündungshemmenden Tabletten nicht vertragen werden, können Injektionen mit Kortison, Traumeel oder dem schon vorher erwähnten körpereigenen Plasma erfolgen. Bei nachgewiesenen strukturellen Schädigungen im Bereich der Gelenklippe, der Rotatorenmanschette oder der langen Bizepssehne in Verbindung mit Beschwerden des Sportlers, muss operiert werden. Dabei werden die betroffenen Sehnen und das Labrum genäht. Bei Verletzungen der Rotatorenmanschette erfolgt dies in der Regel über Nähte durch die Sehne, die arthroskopisch[6] oder offen im Oberarmkopf befestigt werden. Die Befestigung einer Gelenklippe erfolgt nach dem gleichen Prinzip. Die verwendeten Anker sind entweder aus Metall oder aus einem bioresorbierbaren Material, das sich nach einigen Jahren von alleine auflöst. Die verwendeten Materialien müssen nicht wieder entfernt werden.

Übungstipps

Mobilisation BWS (S. 375), Primal Push-Up (S. 416), Krabbeln (S. 388), Push-Up Walk (S. 366), Kettlebell Swing (S. 408)

6 Schlüsselloch-Operation

Verletzungen der Bizepssehne

Verletzungen der Bizepssehne betreffen Wurfsportler, Tennisspieler, Bodybuilder und ältere Patienten, bei denen sich über die Jahre ein Verschleiß der Bizepssehne entwickelt hat.

Die Bizepssehne besteht aus zwei Köpfen, daher auch der Name. Ein langer Kopf setzt am oberen Rand der Gelenklippe an, zieht sich durch das Schultergelenk und taucht dann in eine knöcherne Rille ein und läuft längs zum Oberarmknochen Richtung Ellenbogen. Dabei wird sie im Schultergelenk durch eine Bindegewebe-Umlenkrolle ca. 90 Grad um eine Kurve geführt. Kommt es zu Verletzungen dieser Umlenkrolle, die auch Pulley genannt wird, nimmt die lange Bizepssehne bei Anspannung den kürzesten Weg und reibt dabei am Knorpel des Oberarmkopfes und an der Subscapularissehne. Eine Reizung der Bizepssehne nennt man analog zu Entzündungen an anderen Stellen des Körpers eine Tendinitis, oder eine Tendovaginitis, wenn eine Sehnenscheidenentzündung vorliegt.

Die kurze Bizepssehne setzt am Rabenschnalbefortsatz (lat.: Processus coracoideus) an und verläuft gerade Richtung Oberarm. Sie ist nur äußerst selten von Entzündungen oder Verletzungen betroffen und vor allem für die Kraftentwicklung verantwortlich.

Risikofaktoren für einen Riss der Bizepssehne sind:

- Diabetes
- Rauchen
- Einnahme bestimmter Antibiotika (z. B. Fuorchinolone)
- Steroidabusus
- Impingement-Syndrom der Schulter
- Verletzung der Gelenklippe
- Entzündungen (Bursitis, Tendovaginitis)
- Mechanische Überlastung der Sehne
- Stürze und plötzliche hohe Belastungen der Sehne

Diagnostik

Manchmal ist die Diagnose einer Bizepsverletzung schon eine Blickdiagnose. Reißt die lange Bizepssehne an der Schulter, fällt im Seitenvergleich ein tiefer sitzender Bizepsbauch auf. Man nennt dieses Phänomen auch „Popeye"-Deformität, da es an den prominenten Bizeps des spinatfutternden Seemanns erinnert. Bei einem Riss der distalen Sehne am Ellenbogen steht der Bizepsbauch im Seitenvergleich höher. Symptome sind Schmerzen bei Belastung, Kraftverlust und Schmerzen beim Liegen auf der Schulter.

Neben der körperlichen Untersuchung sollten eine Ultraschall- und eine MRT-Untersuchung erfolgen, um eine Verdachtsdiagnose zu sichern.

Therapie

Verletzungen betreffen meistens die lange Bizepssehne in ihrem Verlauf im Gelenk. Verletzungen der distalen Bizepssehne sind deutlich seltener. Diese setzt an der Speiche (lat.: Radius) am Unterarm an. Der Bizeps beugt den Unterarm und rotiert die Handfläche zum Köper (lat.: Supination).

Rupturen der distalen Bizepssehne werden in der Regel operiert, da sie eine deutliche Funktionseinschränkung des betroffenen Arms zur Folge haben. Die Operation sollte recht zeitnah, also binnen zwei bis drei Wochen nach der Ruptur, erfolgen. Komplette Rupturen der langen Bizepssehne werden meist nicht mehr operiert, da der Kraftverlust gering ist. Angerissene und chronisch gereizte Sehnen werden entweder durchtrennt oder gekürzt und in ihrem Verlauf im Gelenk oder am Oberarm mit einem Anker befestigt. Bei zeitgleich ausgeprägten Schäden der Rotatorenmanschette kann der im Gelenk liegende Anteil der langen Bizepssehne auch als Verstärkung der Rotatorenmanschette eingenäht werden. Der distale Anteil wird durchtrennt (lat.: Tenotomie) oder fixiert (lat.: Tenodese).

Die Fixierung der gekürzten Bizepssehne liefert optisch ein besseres Ergebnis. Die Dauer der Nachbehandlung beträgt bis zu 12 Wochen. Nach einer Rehabilitationsphase können die meisten Sportler wieder ihre vorherige Sportart ausüben.

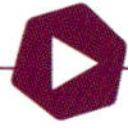

Zur Fixierung einer gerissenen distalen Bizepssehne

Die Verletzung der distalen Bizepssehne ist eine seltene Verletzung, jedoch so schwerwiegend, dass sie in der Regel operiert werden muss. Die Diagnose erfolgt in der Regel klinisch.

Verletzungen der Trizepssehne

Der Trizeps besteht aus drei Muskelköpfen, die proximal an der Schulter beginnen und gemeinsam in einer Sehne am Ellenbogen zusammenlaufen und diesen strecken. Die Trizepssehne ist verglichen mit der Bizepssehne seltener gereizt. Noch seltener kommt es zu einer Ruptur der Sehne. Diese machen weniger als 1 % aller Sehnenverletzungen aus. Männer sind doppelt so häufig betroffen wie Frauen. Das Durchschnittsalter beträgt 30–50 Jahre. In bestimmten Sportarten wie American Football treten Trizepsverletzungen gehäuft auf. So wurde in zwei Studien über die NFL aufgezeigt, dass 21 bzw. 37 Verletzungen in 6 bzw. 9 Saisons auftraten und mit 86 % die Spielpositionen des Lineman betrafen. 78 % der Verletzungen traten beim Blocken eines Gegners oder beim Geblocktwerden auf (Mair et al., Finstein et al.).

Zu den sportbezogenen Risikofaktoren zählen lokale Steroidinjektionen, Anabolikamissbrauch, Stoffwechselstörungen wie Diabetes mellitus und mechanische Überlastungen. Exzentrische Belastungen sind dabei führend.

Ebenso können Kortisoninjektionen und eine chronische Schleimbeutelentzündung am Ellenbogen das Verletzungsrisiko für die Sehne erhöhen. Der häufigste Traumamechanismus ist ein direkter Sturz auf den ausgestreckten Arm oder ein Schlag auf den Ellenbogen.

Häufiger können Reizungen des Schleimbeutels am Ellenbogen, der Bursa olecrani, auftreten. Grund dafür ist meist ein lokaler Druck, zum Beispiel durch Abstützen auf einem harten Untergrund.

Diagnostik

Ultraschall und MRT sind die entscheidenden bildgebenden Verfahren zur Beurteilung des Muskels und der Sehne. Eine Röntgenuntersuchung sollte bei einem Trauma zum Frakturausschluss erfolgen. Zusätzlich lassen sich Verkalkungen der Sehne im Röntgen gut darstellen.

Therapie

Patienten mit Sehnenreizungen profitieren von den üblichen Maßnahmen einer relativen Ruhigstellung, Kälte, Friktionsbehandlung, Dehnung, Salben, Laser, Stoßwelle, Magnetfeld. Eine Kombination der Maßnahmen ist in der Regel wirksamer als eine einzelne Therapie. Komplette Rupturen der Sehne am Ellenbogen müssen in der Regel operativ fixiert werden. Teilrupturen ohne wesentlichen Kraftverlust können teils konservativ versorgt werden.

Tennis- und Golfer-Ellenbogen

Der Tennis-Ellenbogen[7] und der Golfer-Ellenbogen[8] sind die häufigsten Diagnosen, mit denen Patienten zum Arzt kommen, wenn sie Beschwerden am Ellenbogen haben. Die Ursache liegt in einer Reizung und Schädigung der Sehnenansätze an den Unterarmstreckern (außen) und den Unterarmbeugern (innen). Beide setzen am unteren Ende des Oberarmknochens an. Dort, direkt über dem Ellenbogengelenk, ist dieser Epikondylus genannte Ansatz gut als kleiner knöcherner Vorsprung innen und außen zu tasten.

Schmerzen seitlich außen am Ellenbogen mit einer Ausstrahlung in den Unterarm kennzeichnen den Tennis-Ellenbogen. Schmerzt es auf der Innenseite, liegt ein Golfer-Ellenbogen vor. Die typischen Beschwerden können aber auch bei anderen Sportarten oder bei Alltagsbelastungen auftreten: Büroarbeiter, die viel am Computer sitzen, kennen den sogenannten „Maus-Arm". Anfangs treten die Schmerzen nur bei Belastung auf, später kommen sie auch bei Ruhe und nachts.

7 lat. Epicondylitis humeri radialis
8 lat. Epicondylitis humeri ulnaris

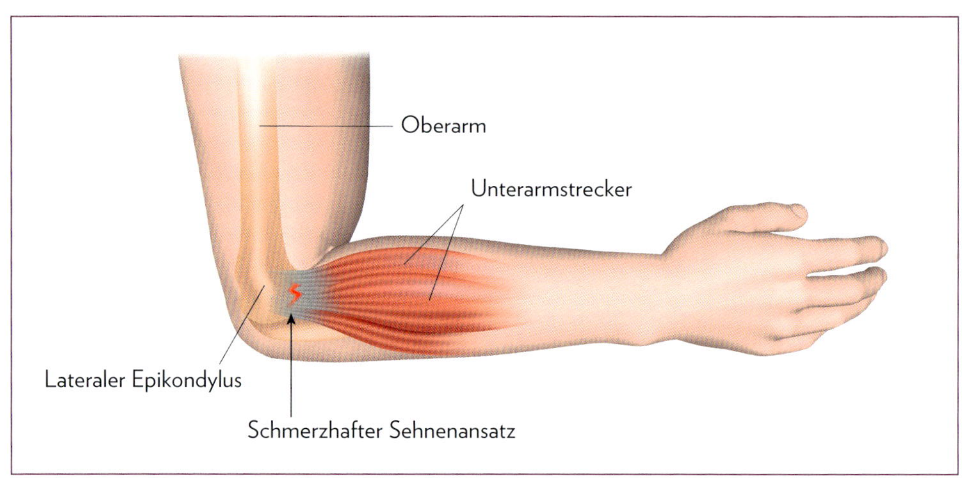

Abbildung 22: Bei einem Tennis-Ellenbogen schmerzt die Außenseite, bei einem Golfer-Ellenbogen die Innenseite.

Ursache

Grund für die Beschwerden können eine chronische Fehlbelastung oder eine akute Mehrbelastung sein. Eine neue Übung im Studio mit ungewohntem Bewegungsablauf oder höherem Gewicht, etwa ein Kettlebell Snatch, kann ebenso der Auslöser sein wie die Montage eines Wandschranks von IKEA ohne elektrischen Schraubendreher. Chronische Beschwerden sind gerade bei Sportarten wie Tennis, Badminton, Squash oder Golf auf technische Fehler in der Bewegungsausführung und eine unpassende Ausrüstung zurückzuführen. Ist zum Beispiel der Schlägergriff beim Tennis oder Golf zu dünn oder zu dick für die Hand des Athleten, muss er stärker greifen als eigentlich notwendig und überlastet dabei Unterarmmuskulatur und -sehnen. Ein passender Schlägergriff kann das Problem dabei schon lösen.

Diagnostik

Die Verdachtsdiagnose kann meistens schon durch die genaue Krankengeschichte gestellt werden. Erhärtet wird diese dann durch eine einfache Tastuntersuchung, bei der der Arzt Druck auf bestimmte Punkte am knöchernen Anteil des Ellenbogens ausübt, genauer gesagt auf den Epikondylus. Auch das Anheben des Zeige- oder Mittelfingers gegen Widerstand auf der betroffenen Seite ist für den Patienten schmerzhaft. Ergänzend können eine Ultraschalluntersuchung, ein Röntgenbild und in unklaren Fällen ein MRT durchgeführt werden. Sie können auch andere Ursachen zutage fördern: Knorpelschäden im eigentlichen Ellenbogengelenk, eine einklemmende Schleimhautfalte[9] im Gelenk, freie Gelenkkörper, bisweilen auch ein eingeklemmter Nerv im Bereich der Halswirbelsäule oder des Unterarms. Im Sinne einer absteigenden Ursache-Folge-Kette treten Über- und Fehlbelastungen des Ellenbogens auch sehr häufig

9 lat. Plica

bei Bewegungseinschränkungen der gleichseitigen Schulter auf. Funktionell versucht dann der Ellenbogen als Dreh-Scharniergelenk, die Defizite eines Kugelgelenks zu kompensieren. Die gleiche funktionelle Verkettung haben wir übrigens am Kniegelenk – ein Dreh-Scharniergelenk femorotibial und ein Schlittengelenk femoropatellar – wenn die Hüfte als Kugelgelenk in ihrer Bewegung eingeschränkt ist.

Therapie

Meistens führen Geduld und eine konservative Therapie innerhalb von zwölf bis 18 Monaten zu einer Besserung der Beschwerden. Weit weniger als 10 % der Patienten müssen wegen eines Tennis-Ellenbogens operiert werden. Bei der konservativen Behandlung kommen viele Methoden zum Einsatz: Kortison-Injektionen, Injektionen mit pflanzlichen Substanzen, Botox, körpereigenes Plasma, lokale Betäubungsmittel, Manuelle Therapie, Flossing, Kältetherapie, Magnetfeldtherapie, Salben, Akupunktur und Stoßwellentherapie.

Sie scheinen alle ähnlich wirksam oder unwirksam zu sein. Trotz umfangreicher Studien zu den einzelnen Verfahren konnte sich bislang keine Methode isoliert als vorteilhafter gegenüber den anderen erweisen. Eine Kombination mehrerer Therapieansätze verspricht deshalb mehr Erfolg als einzelne Anwendungen. Der Patient spielt für die Heilung eine entscheidende Rolle. Wer die auslösende Belastung vermeidet, täglich Dehnübungen und Kälteanwendungen macht, kann den Heilungsprozess deutlich beschleunigen. Die Mitarbeit des Patienten ist absolut entscheidend, um ein nachhaltig gutes Ergebnis zu erzielen. Es gibt eine ganze Liste an Maßnahmen zur Selbstbehandlung parallel zur medizinischen Therapie für Patienten mit Tennis- oder Golfer-Ellenbogen: Dehnübungen, Kälte, eine lokale Triggerpunkt-Therapie mit dem eigenen Daumen oder einem Löffel oder der Einsatz einer kleinen Faszienrolle.

Sollte trotz umfangreicher und intensiver konservativer Therapie nach sechs Monaten keine Besserung eintreten, kann der Arzt eine Operation in Betracht ziehen. Es gibt mehrere offene Operationsverfahren, die auch miteinander kombiniert werden können. Dabei werden die Sehnenansätze am Ellenbogen längs oder quer eingeschnitten und schmerzhafte Nerven mit Strom verödet. Degeneriertes Sehnengewebe wird entfernt und die Sehnenspannung gesenkt. Um die Kraft der Unterarmstrecker zu erhalten, ist es sinnvoll, die abgelösten Sehnenansätze mit einer Naht oder einem Ankersystem wieder zu befestigen. Die zur Fixierung verwendeten Anker entsprechen den am Schultergelenk oder Sprunggelenk eingesetzten Systemen, nur eben in deutlich kleinerer Ausführung. Eine gute Alternative zu den offenen Eingriffen stellt gerade bei begleitenden Knorpelschäden des Gelenks die Arthroskopie des Ellenbogengelenks dar. Der Vorteil der Arthroskopie liegt in der Möglichkeit, das gesamte Gelenk schonend beurteilen und Schädigungen innerhalb des Gelenks therapieren zu können.

Übungstipps

Dehnung der Unterarme (S. 382f.), Mobilität der Schulter verbessern (S. 354f.)

Verletzungen der Finger

Frakturen oder Bandverletzungen an den Fingern treten häufig auf, vor allem in Zusammenhang mit Traumata und bei Sportverletzungen. Die proximalen Interphalangealgelenke (PIP-Gelenk) sind hierbei besonders häufig betroffen.

Verletzungen der Hände sind ein relevantes Thema für die Bereiche „Return-to-Sport“ und „Return-to-Work“. Eine unzureichende Behandlung oder eine zu frühe Wiederaufnahme der Belastung können zu anhaltenden Schwellungen, Bewegungseinschränkungen oder Instabilität der Fingergelenke führen.

Ursachen

Verletzungen der Hände ereignen sich im Alltag, beim Sport und im Beruf. Nach Angaben der gewerblichen Berufsgenossenschaften betreffen 30–40 % der Arbeitsunfälle die Hand. Wiederum knapp 40 % davon betreffen den Daumen und den Zeigefinger.

Auf den Sport bezogen, ereignen sich die meisten Handverletzungen in den Ballsportarten Basketball, Handball und Volleyball (Reckling et al. 2003). Hohe Belastungen der Hände und Finger mit der Folge von Überlastungen treten regelmäßig beim Klettern auf (Carmeli 2001). In den Wintersportarten Ski- und Snowboardfahren und bei Kampfsportarten wie Judo, Karate, Taekwondo und Boxen sind die Hände ebenfalls häufiger betroffen (Pechlaner et al. 1987). Stürze beim Biken oder Skateboarden sind ebenfalls als Ursache zu nennen. Während Stürze häufiger zu Frakturen und Bandverletzungen des Handgelenks führen, ziehen sich die Sportler bei Ballsportarten eher Kapselverletzungen und Brüche der Finger zu.

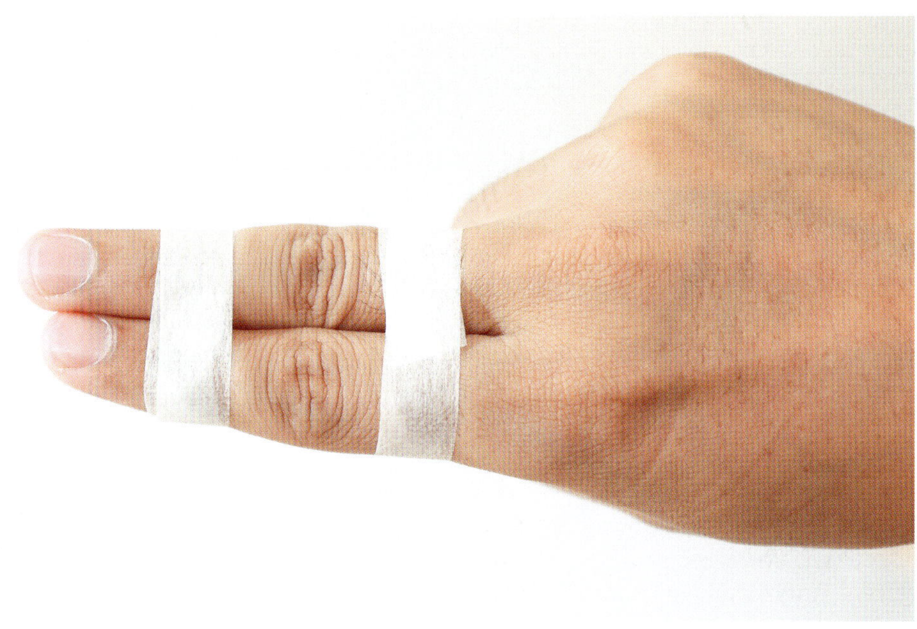

Die Inzidenz von Handverletzungen variiert von Sportart zu Sportart. Über alle Sportarten betrachtet, treten Verletzungen der oberen Extremität seltener auf als Traumata und Überlastungen der unteren Extremität (Bundesgesundheitsblatt 2014). Neben dem Risikoprofil der Sportart ist für die absolute Anzahl der Verletzungen natürlich auch entscheidend, wie viele Personen diesen Sport ausüben. Das gilt auch für die Variablen Geschlecht und Lebensalter. Da Jugendliche häufiger in den genannten Sportarten aktiv betreiben, sind auch die Verletzungszahlen bei ihnen absolut betrachtet höher. Gute statistische Auswertungen zu Sportverletzungen sind für den Vereinssport und die Profisportarten Basketball, Fußball, Eishockey und Handball verfügbar (VBG-Report 2020, Bartels 2019). Trendsportarten und Individualsport sind vergleichsweise weniger gut untersucht.

Diagnostik

Die gründliche Diagnostik hat bei Handverletzungen einen ganz entscheidenden Stellenwert. Eingesetzt werden je nach Verdachtsdiagnose Röntgen, Ultraschall und MRT. Ein CT wird vor allem zur genaueren Beurteilung knöcherner Strukturen eingesetzt.

Therapie

Die Therapie variiert in Abhängigkeit der betroffenen Strukturen. Knöcherne Verletzungen und Verletzungen der Beugesehnen werden eher operiert. Strecksehnenverletzungen werden oft konservativ versorgt. Das Gleiche gilt für Kapselverletzungen und geringfügige Bandverletzungen.

Ein klares physiotherapeutisches Behandlungskonzept ist wichtig. Die behandelnden Therapeuten bewegen sich bei der Versorgung von Fingerverletzungen in einem Spannungsfeld zwischen „zu früher" und „zu später" Mobilisation. Eine frühe Belastung oder Return-to-Sport kann zu erneuten Verletzungen, Arthrose der betroffenen Gelenke, einer reduzierten Kraft und verminderten Beweglichkeit führen (Elzinger 2017, Khouri 2013). Eine zu lange Ruhigstellung der Fingergelenke kann ebenfalls in einer Bewegungseinschränkung resultieren. Deshalb sollte möglichst frühzeitig eine Bewegungstherapie begonnen werden und vor einer Wiederaufnahme der sportlichen Belastung ein kurzes Return-to-Sport-Screening.

Bei Patienten mit dominierender Schreibtischtätigkeit stelle ich immer wieder eine endgradig reduzierte Beweglichkeit in den Handgelenken fest. Das kann schnell relevant werden, wenn bestimmte Sportarten wie Tennis oder Fitnessübungen wie ein Handstand zu einer Überlastung der Sehnen führen und Patienten sich mit einem Golfer- oder Tennisellenbogen vorstellen. Die Beweglichkeit der Finger ist im Vergleich häufig seitengleich gegeben.

Die Fingergrundgelenke (Metacarpophalangealgelenke) sind die beweglichsten Fingergelenke. Die Beugung beträgt 90–100°, die Streckung 0–40°, die Abduktion 20–30° und die Adduktion 10–20°. Das folgende PIP-Gelenk verfügt im Allgemeinen über einen Bewegungsradius von etwa 110–120 ° in Beugung und meist 0° in Streckung. Aufgrund seiner knöchernen Architektur ist das Gelenk zusammen mit seiner Kapsel und den Bändern in den anderen Ebenen gut stabilisiert (Lutz et al. 2004). Das distale Interphalangealgelenk (DIP) weist eine Beweglichkeit von 70–80° Beugung und 0–5° Streckung auf. Im Seitenvergleich sollten also für einen Return-to-Sport eine annähernd gleiche Beweglichkeit in Beugung und Streckung bei seitlicher und axialer Stabilität bestehen.

Der zweite Aspekt ist die Kraft. Diese ist bei Daumen, Zeige- und Mittelfinger für den durchschnittlichen Alltag sicherlich bedeutender als bei Ring- und Kleinfinger, unterscheidet sich aber gerade im Bereich der Hände deutlich in Abhängigkeit von der Händigkeit. Allgemein gilt, dass der Kraftunterschied zwischen den Extremitäten nicht mehr als 10 % betragen sollte. Die Handkraft in der Summe lässt sich gut mit einem Dynamometer testen. Zusätzlich gibt es die Möglichkeit, einzelne Finger zu testen. Diese Messungen führe ich regelmäßig bei Beschwerden der Halswirbelsäule und der oberen Extremität durch, so auch bei einem Return-to-Sport der Hand und der Finger. Bei der Handkraft gilt die Regel, dass die Seitendifferenz nicht mehr als 10 % betragen soll. Je nach beruflichem oder sportlichem Anspruch sollte die Messung in verschiedenen Positionen erfolgen, zum Beispiel am hängenden Arm, auf Schulterhöhe ausgestreckt und gerade nach oben gestreckt.

Fünf Kriterien für einen Return-to-Sport nach Fingerverletzungen:

1. Die strukturelle Heilung nach Vorgaben des behandelnden Arztes ist abgeschlossen.
2. Das betroffene Gelenk zeigt keine Schwellung oder Überwärmung.
3. Es besteht eine seitengleiche Beweglichkeit der Finger und der Handgelenke.
4. Die Griffkraft ist seitengleich. Tolerable Differenz 10 %.
5. Die zuvor verletzte Region ist jetzt schmerzfrei.

2.5 UNTERE EXTREMITÄT

Die untere Extremität wird biomechanisch bei vielen Sportarten intensiv belastet. Verletzungen sind daher statistisch sehr häufig. Ein Verständnis der funktionellen Verkettung von Fuß, Knie und Hüfte und die daraus resultierenden regionalen Abhängigkeiten ermöglicht es dem Trainer und Therapeuten die Ursache und Folge von Verletzungen zu verstehen und ursächlich zu therapieren.

Sportlerleiste

Beschwerden im Bereich der Leiste treten bei vielen Sportlern auf, vor allem im Fußball und beim Eishockey. Im Profibereich sind je nach Studie zwischen 10 und 20 Prozent der Sportler betroffen. Die Inzidenz von Leistenverletzungen bei Sportlern beträgt ca. 0,8–1,3 Verletzungen pro 1.000 Stunden sportlicher Aktivität. Die Begrifflichkeit der Leistenschmerzen beim Sport ist relativ unübersichtlich. Im Jahr 2014 erfolgte in Doha die erste weltweite Konferenz zum Thema Leistenschmerz bei

Athleten (Doha agreement meeting on terminology and definitions in groin pain in athletes, Weir et al 2015). Das Ziel war es, einen begrifflichen Konsens zu erzielen und Fragen zu Präventionsprogrammen und Therapiekonzepten zu klären. Die Anzahl der hochwertigen Studien ist insgesamt nach wie vor überschaubar.

„Weiche Leiste“, „Sportsman’s Groin“ und „Pubic Inguinal Pain Syndrome (PIPS)“ sind Bezeichnungen für Schmerzzustände der Leiste bei Sportlern. Häufig wird der Begriff „Sportlerleiste“ synonym für unspezifische Beschwerden in der Leistenregion verwendet, ohne genauer zu differenzieren, woher die Beschwerden wirklich stammen. Viele Zerrungen der Adduktoren werden dann auch fälschlicherweise als Sportlerleiste bezeichnet. Wichtig ist die klare Abgrenzung anderer Krankheitsbilder, wie Schmerzen des Hüftgelenks bei Arthrose, einem Impingement-Syndrom der Hüfte oder einer Leistenhernie. Die eigentliche Sportlerleiste ist auf eine Bindegewebsschwäche und Überlastung zurückzuführen. Selten ist ein einzelnes Ereignis auslösend. Oft berichten die Sportler zuerst über leichte Schmerzen in der Leistengegend, die sich im Verlauf der Zeit ausweiten und in den Bauchraum ausstrahlen.

Unter sportlicher Belastung wölbt sich dann die Fascia transversalis vor und erzeugt einen Druck auf drei Nerven, die in dieser Region verlaufen: Nervus ilioinguinalis, Nervus iliohypogastricus und Nervus genitofemoralis. Dazu gesellen sich eine Fehl- oder Überbelastung der am vorderen Beckenring ansetzenden Muskulatur. Funktionell umfasst die Leiste Muskeln, die im Hüftgelenk beugen, strecken und adduzieren. Die Adduktorengruppe umfasst die Mm. adductor magnus, longus und brevis,

M. gracilis und M. pectineus. Die Adduktoren werden insbesondere beim Fußballspielen intensiv belastet, da die typische Schussbewegung immer eine Kombination aus Hüftbeugung und -abduktion erfordern. Grundsätzlich sind Sportarten mit wiederholten kraftvollen Rotationen in Oberkörper, Becken und Bein Risikofaktoren für Leistenschmerzen. Die unterschiedlichen Diagnosen grenzt der Arzt mit einer gründlichen Untersuchung voneinander ab, wenn ein Sportler mit Leistenbeschwerden in die Praxis kommt. Betroffen sind in erster Linie sportlich aktive Männer.

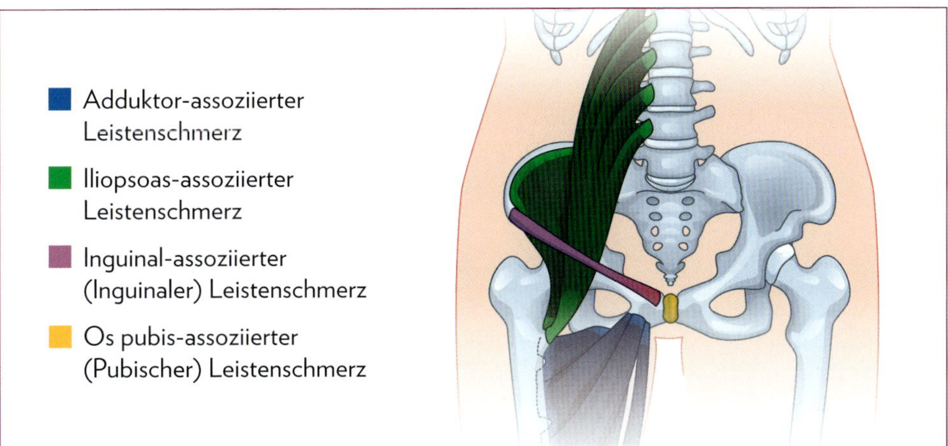

Abbildug 23: Leistenquerschnitt.

Symptome

Anfänglich machen sich reißende Schmerzen im Bereich der Leiste nur unter sportlicher Belastung bemerkbar. Bei chronischen Verläufen treten sie zusätzlich auch im Alltag und in Ruhe auf. Der Schmerz kann isoliert in der Leiste vorliegen oder in die unteren Bauchmuskeln ausstrahlen, auch in die Innenseite des Oberschenkels und bei Männern in die Hoden.

Ursachen

Das Becken ist das Kraftzentrum des Körpers. Im Bereich der Schambeine laufen Bauch-, Hüft- und Oberschenkelmuskulatur zusammen und übertragen dort ihre Kraft beim Laufen, Springen oder Abstoppen. Bestimmte Bewegungsabläufe beim Sport, wie etwa ein Schuss beim Fußball, erfordern eine Stabilisierung des Beckens und eine Anspannung der dem Schussbein gegenüberliegenden Bauchmuskulatur. Um das Becken bei hoher Belastung stabil zu halten, ist das Zusammenspiel der Bauchmuskulatur und der Adduktoren bei gleichzeitig guter Beweglichkeit des Hüftgelenks entscheidend. Wenn die Bauchmuskeln aber im Vergleich zu den Hüft- und Oberschenkelmuskeln schwächer sind, können die auftretenden Scherkräfte zu Rissen in den Faszien und Muskeln am Bauch führen. Gemäß der aktuellen Studienlage ist eine relative Schwäche der Bauchmuskulatur einer der häufigsten Gründe für Leistenschmerzen.

Relevant ist auch eine asymmetrische Beweglichkeit in den verschiedenen Ebenen. In der Frontalebene sind die Adduktoren meistens relativ beweglich. In der Sagittalebene ist jedoch die Hüftbeugung verglichen mit der Hüftstreckung meistens besser. In der Transversalebene ist die Außenrotation meistens besser als die Innenrotation.

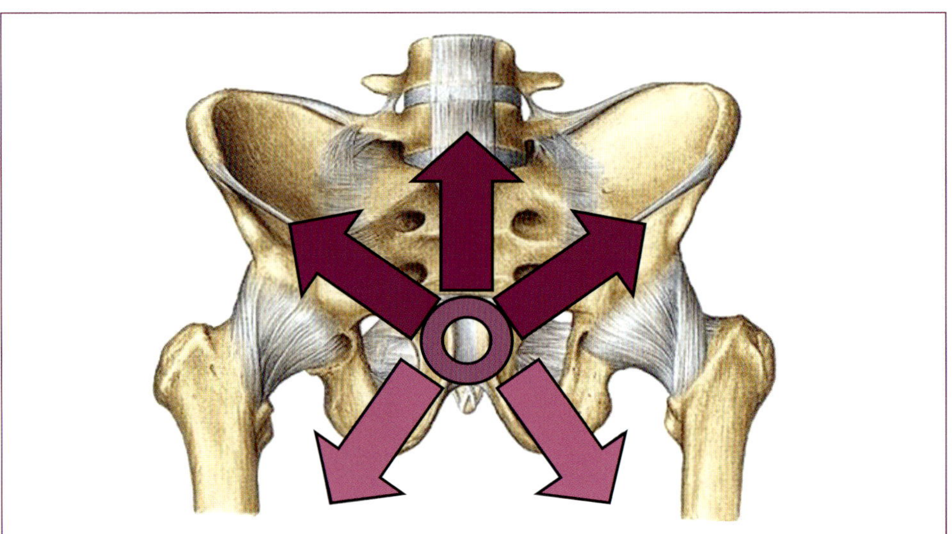

Abbildung 24: Schmerzen der Leistenregion können ganz unterschiedliche Ursachen haben und erfordern deshalb eine besonders gründliche Untersuchung.

Ein mangelnder Bewegungsumfang der Hüfte führt wie überall im Körper zu übermäßigem Gewebestress.

Verletzungen und Schmerzen in der Leiste können, wie in allen anderen Bereichen des Bewegungsapparates, Anspannungs- und Bewegungsmuster auf- und absteigend negativ verändern und so zu chronischen Beschwerden und häufigen Verletzungen führen.

Diagnostik

Eine genaue Anamnese dazu, wann und wie der Schmerz auftritt, stellt neben der gründlichen körperlichen Untersuchung die Grundlage der Diagnose. Es folgt ein Röntgenbild, in dem lokale Probleme der Symphyse, arthrotische Veränderungen der Hüftgelenke oder anlagebedingte Ursachen, etwa ein Impingement der Hüfte, erkannt werden können. Beim Impingement der Hüfte kommt es, bedingt durch die knöcherne Form des Oberschenkelhalses und/oder der Gelenkpfanne, zu einem Anschlagen des Oberschenkelhalses an der Gelenkpfanne bei tiefer Beugung der Hüfte. Deshalb verwendet man den Begriff „Impingement", vergleichbar der knöchernen Enge im Schulterbereich beim subacromialen Impingement.

Im Ultraschall lassen sich mit hoher Sicherheit ein Leistenbruch, aber auch urologische und gynäkologische Ursachen sowie eine Schleimbeutelentzündung des Hüftgelenks oder Muskelverletzungen, voneinander unterscheiden. Vereinzelt können sich auch Beschwerdebilder der Lendenwirbelsäule und des ISG durch ausstrahlende Schmerzen in der Leiste bemerkbar machen. Ein zusätzliches MRT-Bild verschafft eine gute Übersicht über die gesamten Knochen, den Knorpel und die Weichteile und hilft enorm bei der Differenzierung der Beschwerden.

Behandlung

Die Behandlung der Sportlerleiste sollte in erster Linie konservativ erfolgen. Eine Trainingspause, die mehrere Wochen umfassen kann, muss eingehalten werden. Ein Screening liefert wertvolle Informationen für die Therapieplanung. Für ein bis zwei Wochen kann ein entzündungshemmendes Medikament eingenommen und zusätzlich eine Salbe aufgetragen werden. Es empfiehlt sich, parallel eine manuelle Therapie bei einem erfahrenen Physiotherapeuten vorzunehmen. Im Bereich der Adduktoren können auch Flossing und Taping erfolgreich eingesetzt werden, wenn die Hauptursache der Beschwerden hier vermutet wird. Sind die Sehnenansätze betroffen, können auch gute Ergebnisse mit Injektionen erzielt werden. Häufig verwendet wird zum Beispiel die schon erwähnte Heilpflanzenmischung Traumeel oder das autologe konditionierte Plasma, die beide die Heilung des Gewebes beschleunigen sollen. Sehr erfolgreich ist auch eine Kombination aus Laser- und Stoßwellenbehandlung.

Aktiv kann der Sportler die Bauchmuskelschwäche durch funktionelle Übungen ausgleichen, nachdem ein Screening auf Asymmetrien und Dysbalancen durchgeführt wurde.

Ein elementares Behandlungsziel ist eine gute und symmetrische Mobilität der Hüfte hinsichtlich Extension, Flexion, und Adduktion. Zuerst sollte die Dehnung statisch erfolgen, dann zunehmend dynamisch in mehreren Ebenen. Die Adduktoren sind hinsichtlich einer Dehnung relativ einfach zu erreichen. Anspruchsvoller ist für viele Sportler die gezielte Dehnung des Hüftbeugers. Hinsichtlich der Mobilität ist eine eingeschränkte Innenrotation der Hüfte ein relevanter Risikofaktor. Zusätzlich sollten einseitige Kraftübungen durchgeführt werden. Besonders empfehlenswert sind Kniebeugen: einbeinige Kniebeugen, mit gestrecktem Bein, seitliche Kniebeugen und Rotationskniebeugen. Zusätzlich können Sprünge und Hopser mit Richtungswechsel absolviert werden. Ein sinnvolles Trainingsgerät ist auch das Slideboard, da hier gleichzeitig exzentrisch die Adduktion und konzentrisch die Abduktion trainiert werden.

Es sind auch über 100 verschiedene Operationsverfahren für konservativ nicht beherrschbare Leistenbeschwerden bekannt. Darüber denkt man nach, wenn eine

Krankheitsbild	Symptom
Ansatztendinose der Adduktoren	Leistenschmerz am Ansatz der Adduktoren bei lokalem Druck der Sehnenansätze und bei passiver Abduktion/aktiver Adduktion
Stressfraktur	Schmerzen bei axialer Belastung, Druck und Rotation
Knöcherne Abrissfraktur	Schmerzen über dem betroffenen Knochen bei Anspannung der betroffenen Muskulatur
Hüftgelenkspathologie	Schmerzen bei tiefer Beugung und Rotationsbewegungen des Hüftgelenks. Bewegungseinschränkung. Anlaufschmerz am Morgen und nach längerem Sitzen. Schmerzen nach längerer/intensiver Belastung
Osteitis pubis	Lokaler, umschreibender Druckschmerz über den Symphyses und dumpfe Schmerzen bei Überstreckung. In der Regel keine Ausstrahlung
Leistenhernie	Unspezifische, drückende, dumpfe und teils ausstrahlende Schmerzen, eher im Unterbauch gelegen
Sportlerleiste	Ziehende, brennende, elektrisierend einschließende Schmerzen mit Ausstrahlung zur Oberschenkelinnenseite und skrotal/labial
Gynäkologische/urologische Ursachen	
Nervenkompressionen und Arthrose im Bereich der Lendenwirbelsäule	

Tabelle 7: Häufige Beschwerdebilder im Bereich der Leiste bei Sportlern.

konservative Therapie mit der Kombination physiotherapeutischer Maßnahmen, ggf. Infiltrationen und korrigierende Übungen, die Schmerzen des Patienten nicht nachhaltig verbessern. In diesem Bereich differenziert man zwischen offenen OP- und Schlüsselloch-Verfahren. Weiterhin lassen sich Verfahren unterscheiden, bei denen ausschließlich mit einer Naht Stabilität geschaffen wird und solche, bei denen Fremdmaterialien zur Verstärkung eingesetzt werden. Bei minimalinvasiven Verfahren werden teilweise die Sehnenansätze der Adduktoren eingekerbt, um die Spannung zu senken.

Übungstipps

Mobilisation Sprunggelenk und Hüfte (S. 362, 372), Kräftigung der Hüfte mit dem Miniband (S. 408f.), Kreuzheben (S. 320), Core-Aktivierung ASLR mit GC-Band (S. 374), Gray-Cook-Brücke (S. 400), multidirektionelle Kniebeugen (S. 412f.)

Verletzung der ischiokruralen Muskulatur

Eigentlich läuft alles gut, doch dann zieht es plötzlich auf der Oberschenkelrückseite und ein paar Schritte später kommt der Schmerz. Viele Laufsportler, Fußballspieler und andere Athleten kennen diese Erfahrung.

Symptome und Ursachen

Die Diagnose lautet je nach Ausmaß der Verletzung Muskelzerrung, Muskelfaser- oder Muskelbündelriss der Oberschenkelrückseite, genauer des Bein-Bizeps[10]. Im Fußball gehören solche Muskelverletzungen der Oberschenkelrückseite zu den häufigsten Unfällen überhaupt. Vor allem handelt es sich um Schäden, die dazu tendieren, wieder und wieder aufzutreten. In etwa einem Drittel aller Fälle lag in der Vergangenheit schon einmal eine Verletzung des Bein-Bizeps vor.1

Diagnostik

Diagnostik und Therapie richten sich in ihrem Umfang sehr stark nach dem Leistungsniveau des Athleten. Während bei Spitzensportlern sofort eine Untersuchung mit Ultraschall und MRT erfolgt, um das Ausmaß und die genaue Lokalisation der Verletzung zu bestimmen, gibt es im Breitensport dagegen meistens handfeste Empfehlungen: vorübergehende Sportpause und Salbenverbände. Da es sich um eine Weichteilverletzung handelt, kann am ehesten ein MRT etwas über das wirkliche Ausmaß bei schweren Schäden zeigen. Eine Ultraschalluntersuchung alleine ist nicht ausreichend, da laut Studien dabei bis zu 40 % der Schäden übersehen werden. Optimal ist es, wenn ein MRT innerhalb der ersten drei Tage erfolgt. Ist eine Verletzung dann nicht nachweisbar, ist das ein guter Indikator.

10 engl. Hamstring Injury

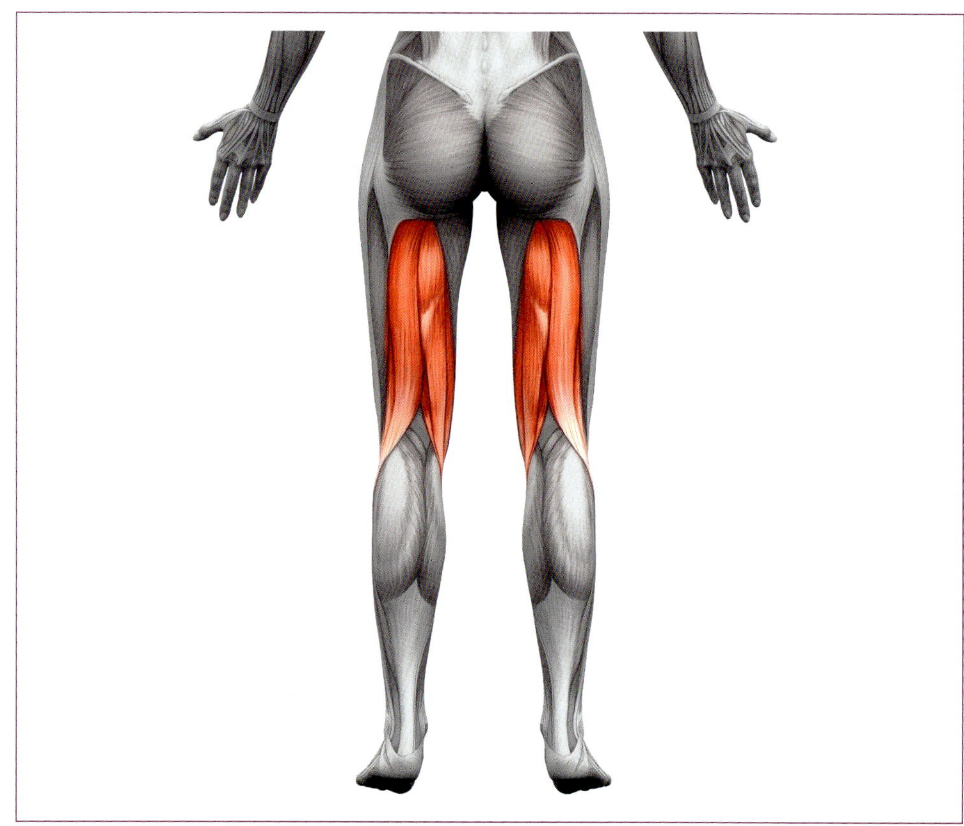

Abbildung 25: Ischiocrurale Muskulatur „Bein-Bizeps".

Sprinter und Tänzer

In den letzten Jahren konnten dank immer besser werdender Bildgebung und umfangreicher Studien zwei wesentliche Verletzungstypen unterschieden werden. Beiden gemeinsam ist eine Überdehnung und Verletzung des Bein-Bizeps. Sie werden als „Sprinter-" oder „Tänzer-Verletzung" bezeichnet und unterscheiden sich in der Art und Weise, wie sie auftreten, wo sich die Schädigung im Muskel anatomisch befindet und wie ihre Aussichten auf Heilung stehen. Die Sprinter-Variante tritt bei starker Belastung auf, wie zum Beispiel einem Sprint oder bei einem Richtungswechsel während des Laufens, und betrifft häufig den muskulären Anteil des Bein-Bizeps. Die Schmerzen sind im Moment der Verletzung meistens sehr stark, die Regeneration ist jedoch vergleichsweise schnell.

Die Tänzer-Verletzung, auch „Stretching-Variante" genannt, tritt im Gegensatz dazu eher bei langsamen Bewegungen oder Dehnungsübungen der Oberschenkelrückseite auf. Anatomisch sind häufiger die Bizeps-Sehne und der Übergang von der Sehne zum Muskel betroffen. Die Tänzer-Verletzung tritt auch ohne akute Belastung auf und es ist mit einer deutlich längeren Rehabilitation zu rechnen.

Funktioneller oder struktureller Schaden

Die Einteilung der Muskelverletzungen in verschiedene Typen von Dr. Wilhelm Müller-Wohlfahrt gilt selbstverständlich auch für die Hamstrings. Die Wiederherstellung der ursprünglichen Leistungsfähigkeit reicht von einer bis zwei Wochen bei leichten Verletzungen, bis hin zu Zeiträumen von über zwei Monaten bei schweren Verletzungen. Die meisten Verletzungen sind durchschnittlich nach sechs Wochen ausgeheilt.

Trotz der Häufigkeit dieser Verletzung existiert kein internationaler Konsens in der Literatur darüber, welche klinischen Tests geeignet sind, um den optimalen Zeitpunkt für einen Return-to-Sport zu bestimmen. Ein Programm sollte möglichst individuell an den Sportler angepasst werden.

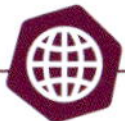

Zum Aspetar-Protokoll

Es existiert ein sehr detailliertes und anerkanntes Protokoll zur Rehabilitation von Hamstring-Verletzungen, das kostenfrei heruntergeladen werden kann."

Therapie

- Reduktion der Belastung bzw. Sportpause für den verletzten Muskel
- Symptomatische Schmerztherapie
- Optimale Versorgung mit Mikronährstoffen
- Injektionen mit körpereigenem Plasma im Abstand
- Kombination aus Laser- und Stoßwellenbehandlung
- Mikrostrombehandlung

Zu diesen sehr häufigen Verletzungen habe ich einige Aspekte zusammengetragen, die Sportler und Betreuer beachten sollten:

- Hamstring-Verletzungen ernst nehmen – sie werden häufig unterschätzt.
- Den Verletzungstyp genau bestimmen – Sprinter- oder Tänzer-Typ?
- Auch bei geringen Schmerzen in der akuten Phase kann die Rehabilitation lange dauern (Tänzer-Variante).
- Trotz intensiver Schmerzen zu Beginn kann der Verlauf der Wiederherstellung kurz sein (Sprinter-Variante).
- Vorsicht nach den ersten vier bis zehn Tagen, wenn die Schmerzen beim Sprinter-Typ deutlich nachlassen.
- Kraft- und Flexibilitätstests sollten vor dem Wiedereinstieg ins Training mit funktionellen Untersuchungen kombiniert werden.
- Der Fokus sollte auf Bewegungsqualität und optimaler Trainings-/Erholungsgestaltung liegen.
- Prävention ist besser als Therapie – es gibt gute Übungen zur Vorbeugung.

Prävention

Prävention ist besser als Therapie – seit Jahren existiert ein einfaches Präventionsprogramm, das sich „Nordic Hamstring Exercise“ nennt. Regelmäßig angewendet, verringert es das Risiko für eine Verletzung am Bein-Bizeps um 70 %. Leider zeigen Untersuchungen bei europäischen Premium-League-Mannschaften, dass nur ein Bruchteil dieser Mannschaften, genau genommen 11 %, die empfohlenen Übungen regelmäßig durchführt. Es gilt also, wie so häufig, der Leitspruch: Wissen, das nicht umgesetzt wird, ist nutzlos.

Außerdem ist es sinnvoll, drei weitere Übungen in dieses Programm einzubauen. Sie stammen von Carl Askling vom Karolinska Institut, Stockholm, und heißen „Extender“, „Diver“ und „Glider“. Diese Übungen umfassen exzentrische Stretch- und Kräftigungsübungen und sind der üblichen Reha-Gymnastik deutlich überlegen, wenn es darum geht, schnell wieder ins Training einzusteigen. Das „Nordic Hamstring Exercise“-Programm und die Askling-Übungen wird in Kapitel 5 beschrieben.

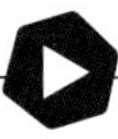

Zu präventiven Übungen für die Hamstrings

Drei Übungen zur Prophylaxe und Therapie von Verletzungen der Oberschenkelrückseite, die regelmäßig durchgeführt werden müssen.

Übungstipps

Kreuzheben (S. 404f.), Hüftkräftigung mit dem Miniband (S. 408f.)

Patellaspitzensyndrom

Läufer, Leichtathleten, Tennisspieler sowie generell Sportler in Spielsportarten mit hohen Belastungsspitzen und schnellen Richtungswechseln haben es oft mit einer Überreizung der Patellasehne zu tun: dem Patellaspitzensyndrom. Häufig verwenden Ärzte dafür auch die Bezeichnung „Springerknie“, auf Englisch „Jumper’s Knee“.

Es handelt sich um die schmerzhafte Reibung einer großen Sehne an der Kniescheibe. Anatomisch betrachtet verbindet die Patellasehne den Oberschenkelstrecker[11] mit dem Schienbein und überträgt somit dessen komplette Kraft bei der Beinstreckung. Alle Beschwerden an Sehnen treten für gewöhnlich am Übergang zum Knochen auf. Das Besondere an der Patellasehne ist jedoch, dass hier zwei Knochen-Sehnen-Kontakte im Bereich von wenigen Zentimetern liegen. Das sind der Übergang von der Kniescheibe, der Patella, zur Sehne, und der Übergang von der Sehne zum

11 lat. Musculus rectus femoris

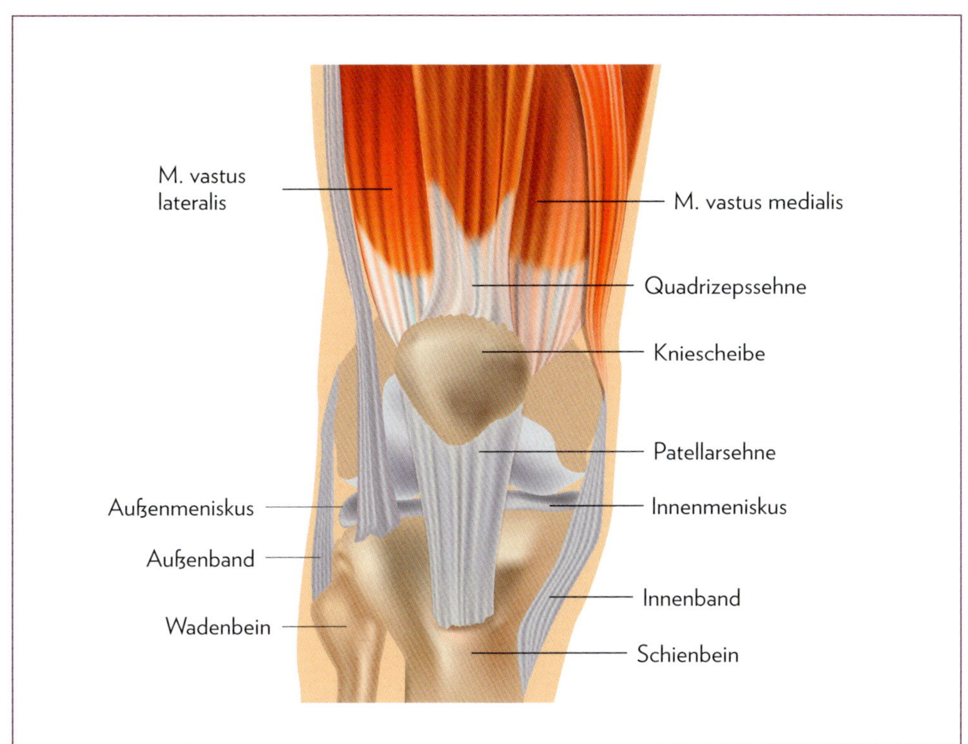

Abbildung 26: Anatomie des Knies.

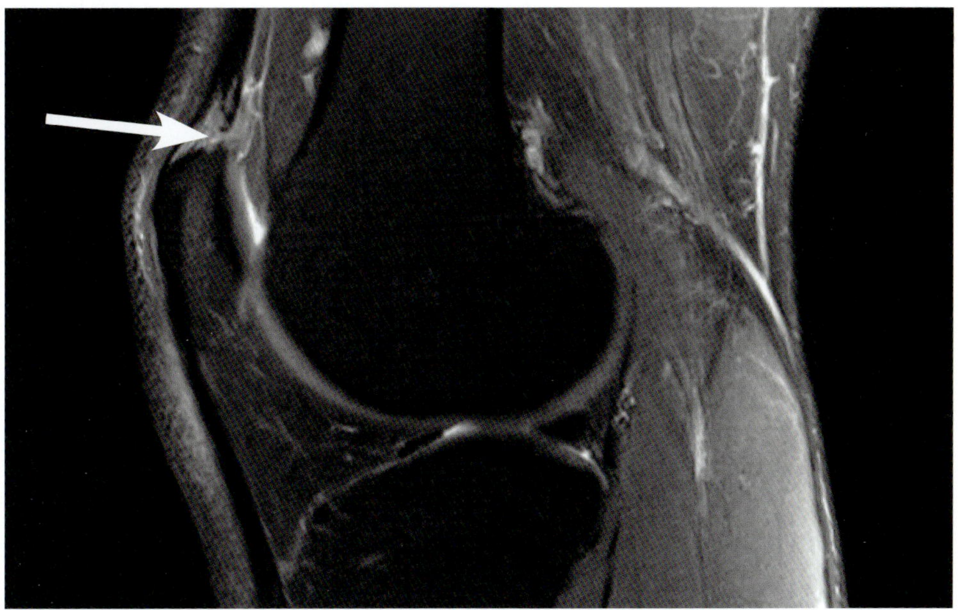

Abbildung 27: Im MRT ist hier eine Teilruptur der Quadrizepssehne zu erkennen.

Schienbein[12]. Dadurch ergibt sich auf engem Raum ein doppelt so hohes Risiko für Sehnenbeschwerden. Ein Riss der Sehne kommt aber vergleichsweise selten vor. Falls das doch einmal der Fall sein sollte, muss die Sehne in einer Operation je nach Riss wieder an der Kniescheibe oder am Schienbein angebracht werden.

Ebenso kann oberhalb der Kniescheibe die Quadrizepssehne am Übergang zur Patella betroffen sein (siehe MRT-Bild der Teilruptur).

Ursache

Bei Kindern und Jugendlichen gibt es während des Wachstums öfter Beschwerden am Ansatz der Sehne am Schienbein[13], wenn dort die Verknöcherung gestört ist. Diese Erkrankung, medizinisch „Morbus Osgood-Schlatter" genannt, stellt auch ein Risiko für eine Patellasehnenreizung des erwachsenen Sportlers dar. Statistisch tritt eine trainingsbedingte Überlastung bei 20 % der sportlich aktiven Jugendlichen und bei 5 % der sportlich nicht aktiven Jugendlichen auf. In etwa 25–50 % der Fälle sind beide Knie betroffen. Es gibt weitere innere Risikofaktoren: wenn die Kniescheibe etwas höher steht, wenn die Beinmuskeln nicht dehnbar genug sind, außerdem Übersäuerung und ältere Verletzungen. Ist beispielsweise das Sprunggelenk in seiner Beweglichkeit eingeschränkt, muss im Sinne einer aufsteigenden Ursache-Folge-Kette das Kniegelenk dieses Defizit ausgleichen. Damit wird auch die Patellasehne vermehrt belastet.

Diagnostik

Für die Diagnose ist die Vorgeschichte des Patienten oft schon aussagekräftig. Sinnvolle bildgebende Verfahren sind in erster Linie die Ultraschalluntersuchung und wenn nötig, ein MRT. Der Vorteil des MRT liegt darin, dass damit auch andere Schädigungen am Knie und am Knorpel entdeckt werden können. Oft machen die Ärzte auch eine Röntgenaufnahme, um die Form und Position der Patella zu bestimmen und um andere Erkrankungen des Knochens auszuschließen.

Therapie

Therapeutisch gibt es viele erfolgreiche Möglichkeiten. Nach meiner Erfahrung ist eine Kombination mehrerer Ansätze am erfolgreichsten. Den Stoffwechsel der Sehne verbessern Basismaßnahmen wie Kälteanwendungen, etwa mit einem Eislolly, Dehnen und einem exzentrischen Krafttraining. Zudem die Kombination von Laser- und Stoßwellenbehandlung. Entzündungshemmer und pflanzliche Mittel wie Arnika, Wobenzym und andere, können dazu als Salbe aufgetragen oder eingenommen werden.

Auch Akupunktur, Dry Needling, also die Nadelbehandlung an Triggerpunkten, und wieder Injektionen mit Entzündungshemmern, wie Traumeel oder Plasma, kommen

12 lat. Tibia
13 lat. Tuberositas tibiae

in Frage. Kortison ist allerdings tabu – es darf im Bereich der Sehne nicht gespritzt werden, weil das Sehnengewebe dann ein deutlich höheres Rissrisiko aufweist.

Eine Sportpause ist für die Heilung entscheidend und oftmals der schwierigste Punkt. Sportler sind ungeduldig und übergehen eine gereizte Patellasehne gerne. Daraus können aber chronische Beschwerden erwachsen. Wer diese vermeiden will, sollte unbedingt die verordnete Pause einhalten und der Sehne Zeit zur Regeneration geben.

Beim Wiedereinstieg in den Sport sollte dann Wert auf ein sauberes Techniktraining gelegt werden. Wenn diese Empfehlungen konsequent umgesetzt werden, ist die Heilungsrate sehr hoch und ein Wiedereinstieg auf dem bisherigen Sportniveau meistens möglich.

Übungstipps

Mobilisation Sprunggelenk und Hüfte (S. 362, 372), Kräftigung der Hüfte mit dem Miniband (S. 408f.), Kreuzheben (S. 404f.)

Läuferknie – das iliotibiale Bandsyndrom

Das Läuferknie gehört zu den häufigeren Beschwerden und macht sich durch unangenehme, teils stechende Schmerzen auf der äußeren Seite des Kniegelenks bemerkbar. Sie treten anfangs beim Sport, etwa beim Joggen, Radfahren oder beim Bergsteigen auf, zeigen sich aber nach einiger Zeit auch beim normalen Gehen. In der Regel gab es kurz zuvor veränderte oder ungewohnte Belastungen.

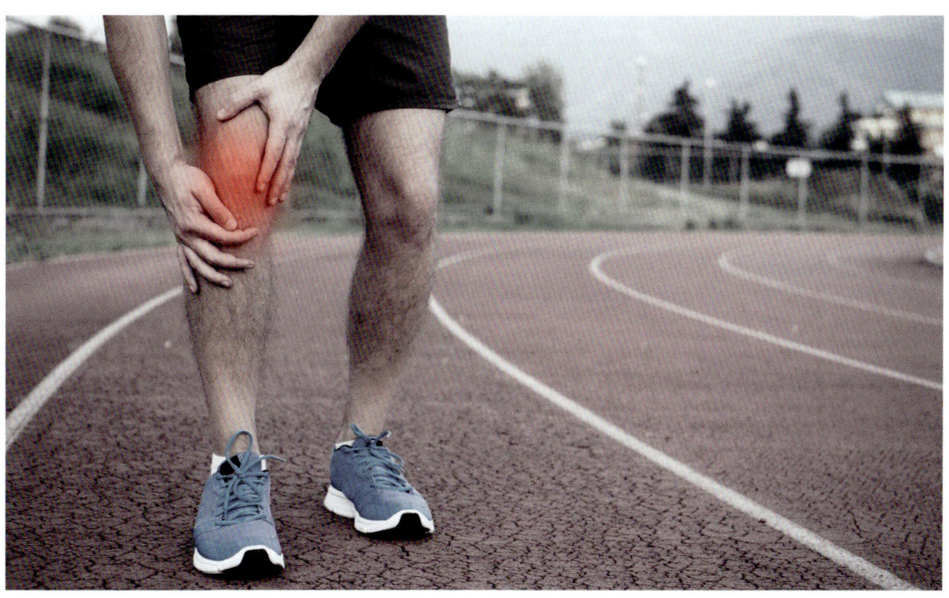

Patellofemorales Schmerzsyndrom	16,5 %
Iliotibiales Bandsyndrom	8,4 %
Plantarfasziitis	7,9 %
Meniskusverletzung	5,0 %
Stressreaktion des Schienbeins	5,0 %
Jumper's Knee	4,8 %
Achillessehnenverletzungen	4,8 %

Tabelle 8: Das Läuferknie gehört zu den „Big Five" der Überlastungen beim Laufsport [79]. Quelle: Br. Journal of Sports Medicine, 2002.

Ursache

Das Problem entsteht durch Überlastung und Reizung des sogenannten Tractus iliotibialis. Das ist ein starkes Band, ein Faserzug, der vom Oberschenkel am Knie vorbei zum Unterschenkel verläuft und seitlich außen am Schienbein ansetzt. Dieser Verlauf entspricht unserer typischen Hosennaht. Der Vorsprung am Schienbeinkopf wird als „Tuberculum Gerdy" bezeichnet. Der Tractus iliotibialis bildet sich aus Fasern des großen Gesäßmuskels (lat. Gluteus maximus) und einer Abspaltung des mittleren Gesäßmuskels (lat.: Musculus tensor fasciae latae[14]). Unmittelbar im Ansatzbereich des Tractus am Schienbein befinden sich ein Schleimbeutel, Fettgewebe und Nervenfasern, die durch einen vermehrten Druck unter Belastung und durch Scherkräfte gereizt werden. Der Tractus iliotibialis wirkt funktionell wie ein elastischer Energiespeicher, vergleichbar mit unserer Achillessehne oder der Plantarfaszie.

Ungewohntes Training in Verbindung mit einer unzureichend vorbereiteten Muskulatur ist sicherlich die häufigste Ursache für derlei Probleme. Eine Dysbalance im Bereich der Bauch- und Hüftmuskulatur führt ebenfalls zu einer relativen Mehrbelastung des Tractus. Weitere Risikofaktoren sind die Beinachsen, eine Instabilität im oberen Sprunggelenk und eine Fußfehlstellung. Einzeln oder gemeinsam können sie zu einer aufsteigenden Ursache-Folge-Kette und schlussendlich zu einem ITBS führen.

Diagnostik

Die Diagnose wird meistens klinisch gestellt, also durch eine genaue Befragung des Patienten. Typischerweise berichtet der Patient, dass die Schmerzen recht plötzlich beginnen und sie bei gleichen Trainingsbedingungen (Strecke, Tempo, Untergrund et cetera) beinahe die Uhr danach stellen können, wann die Beschwerden auftreten. Mit Abbruch der Belastung verringern sich die Schmerzen häufig direkt. Andere Sportarten und der Alltag sind zumindest zu Beginn meistens schmerzfrei.

14 Oberschenkelbindenspanner

Die Anamnese wird mit einer körperlichen Untersuchung verbunden, die neben dem Kniegelenk auch die Wirbelsäule, das angrenzende Hüft- und Sprunggelenk und den Fuß beinhaltet. Differenzialdiagnostisch müssen andere Erkrankungen, wie Meniskusverletzungen, Arthrose, Außenbandverletzungen und Sehnenbeschwerden, ausgeschlossen werden. Dann erfolgt meistens ein MRT, mit dem auch Schäden des Kniegelenks, etwa eine Verletzung des Außenmeniskus oder ein Knorpelschaden, ausgeschlossen werden können. Eine Ultraschall-Untersuchung kann Flüssigkeit im Bereich des Tractus iliotibialis nachweisen, ein Zeichen für die Entzündung.

Therapie

Wie bei allen funktionellen Beschwerden umfasst die Therapie mehrere Maßnahmen. Zunächst muss das Training beschränkt oder eingestellt werden, damit keine weitere Belastung erfolgt und die Sehne sich beruhigt. Weiter unter Schmerzen zu trainieren, ist auf keinen Fall angezeigt. Doch kann ein extensives Intervalltraining helfen, weiter in Form zu bleiben, dasselbe gilt für Ausgleichssportarten, die dem Sportler keine Beschwerden machen.

Weitere Maßnahmen zähle ich hier als Liste auf, sie können kombiniert werden:

- Faszientherapie der Muskeln und Bänder mit einer Faszienrolle oder einem Ball, z. B. am Tractus iliotibialis, an der Glutealmuskulatur und am Unterschenkel
- entzündungshemmende Medikamente zum Einnehmen und als Salbe
- Bewegungsanalyse mit einem funktionellen Screening (siehe Kapitel 4)
- Physiotherapie und funktionelles Training zum Ausgleich bestehender Dysbalancen
- Kältetherapie für 20–30 Min., 2 × täglich
- Elektro-Stimulation
- Kombination von Laser- und Stoßwellentherapie
- Magnetfeldtherapie
- Akupunktur/Dry Needling
- Taping
- Trainingsschuhe anpassen, wenn nötig auch Verordnung von Einlagen

Wichtig ist ein Techniktraining, wenn der Sportler wieder ins gewohnte Programm einsteigen will, denn Überlastungen lassen sich durch gute Technik verringern. Nicht nur Schuhe, sondern auch Geräte sollten angepasst werden, zum Beispiel bei Radfahrern (sogenanntes Bike Fitting).

Übungstipps

Mobilisation Sprunggelenk und Hüfte (S. 362, 372), Ausrollen (S. 360), Hüfttraining mit Miniband (S. 408f.), Kreuzheben (S. 404f.), multidirektionelle Kniebeugen (S. 412f.), ASLR mit GC-Band (S. 374)

Bandverletzungen am Kniegelenk

Das Kniegelenk gehört zu den am häufigsten verletzten Gelenken des menschlichen Körpers. Kein Wunder, denn es ist das Gelenk, das am meisten belastet wird, zugleich ist es das größte Gelenk bei Menschen und allen Säugetieren. Zusammen mit dem Hüftgelenk ist es auch am häufigsten von degenerativen Erkrankungen des Knorpels betroffen. Das Knie besteht eigentlich aus drei Gelenken: Femorotibialgelenk (Oberschenkel-Unterschenkel), Femoropatellargelenk (Oberschenkel-Kniescheibe), Tibiofibulargelenk (Schienbein-Wadenbein). Biomechanisch handelt es sich bei der Verbindung aus Ober- und Unterschenkel (Femorotibialgelenk) um ein Drehwinkelgelenk, also um eine Verbindung aus einem Scharnier- und Drehgelenk. Das Knie wird besonders dann belastet, wenn Mobilität und Stabilität in Hüft- und Sprunggelenk eingeschränkt sind. Bei Zweikampfsportarten, wie Judo und Karate, ist das Kniegelenk häufig direkt und absichtlich exponiert und kommt in Kontakt mit einem Gegner. Eher unfreiwillige Kontakte mit Gegnern und Mitspielern gibt es bei Mannschaftssportarten, besonders im Fußball und Handball.

Bestimmte Ursache-Folge-Ketten, die aufsteigend vom Sprunggelenk oder absteigend vom Hüftgelenk ausgehen, können das Knie gefährden:

- Eine Instabilität des oberen Sprunggelenks erhöht das Risiko des Sportlers, umzuknicken und zu stürzen.
- Vorderes Impingement, eine Bewegungseinschränkung am oberen Sprunggelenk. Es kann weniger gebeugt werden. Dieses Defizit muss das Knie durch eine vermehrte Beugung kompensieren. Die Kniescheibe und die dort ansetzenden Patella- und Quadrizeps-Sehnen werden überlastet. Typische Symptome sind nach einiger Zeit Schmerzen im Bereich der Sehnen. Mit der Zeit strahlen die Beschwerden auch oft weiter bis in den unteren Rücken aus.
- Muskelschwäche am Hüftgelenk. Vor allem die äußeren Muskeln an der Hüfte, die Außenrotatoren, neigen bedingt durch eine verminderte Beanspruchung im Alltag und zu wenig gezieltes Training zu einer relativen Schwäche und sind damit wesentlich für auf- und absteigende Beschwerden verantwortlich. Ein Beispiel für eine absteigende Problematik ist das Tractus-Syndrom (engl. ITBS).
- Die Oberschenkelaußenseite wird stärker belastet, vor allem der oben beschriebene Tractus iliotibialis, das „Band“ entlang der Hosennaht. Weiter absteigend können auch andere Kniebeschwerden an der betroffenen Seite auftreten. Ein Kraft- und Kontrolldefizit der Hüftmuskulatur erhöht außerdem das Risiko für Umknick-Verletzungen im oberen Sprunggelenk. Das Drehmoment – der mechanische Hebel – beim Wegknicken in der Hüfte wirkt auf das Sprunggelenk noch deutlich stärker als auf das Kniegelenk.
- Rotationsdefizit oder Bewegungseinschränkung des Hüftgelenks. Eingeschränkt ist meistens die Innenrotation des Hüftgelenks. In ausgeprägten Fällen ist dann schon die Rotationsachse des Kniegelenks nach außen gerichtet. Das Kniegelenk als Scharniergelenk bekommt dann einen absteigenden Rotationsstress, der sich in einer Mehrbelastung der Bänder und der Menisken auf der Innenseite des Kniegelenks äußert. Eine Rotationsfehlstellung in der Beinachse wirkt sich bis ins obere Sprunggelenk aus.

Bei Behandlungen von Knieverletzungen sollte daher besonders auf solche Defizite geachtet werden, um die wahren Ursachen zu behandeln und nicht nur, um die aktuellen Symptome zu kurieren. Mit Blick auf die Ursache-Folge-Ketten können viele chronische Beschwerden und erneute Verletzungen des Kniegelenks vermieden werden.

Anatomie: der Bandapparat des Kniegelenks

Das Kniegelenk wird durch komplexe Bandstrukturen stabilisiert, die man sich kurz verdeutlichen sollte, damit man deren Verletzungen besser versteht. Zwei Seitenbänder und jeweils ein vorderes und hinteres Kreuzband bilden den wesentlichen Teil des stabilisierenden Bandapparats. Die Seitenbänder verhindern ein seitliches Abknicken nach innen und außen und bei gestrecktem Knie auch die Rotation. Knickt das Knie nach innen, spricht man von Valgus-Stress (X-Bein), knickt es nach außen, von Varus-Stress (O-Bein). Vorderes und hinteres Kreuzband verlaufen jeweils in einem Schlauch zentral durch das Gelenk und stabilisieren es nach vorne und hinten. Damit wird verhindert, dass der Unterschenkel nicht unter dem Oberschenkel wie eine Schublade nach vorne oder hinten weggleitet. Wie ein Sicherheitsgurt im Auto spannen sich die Kreuzbänder bei plötzlichen Stoppbewegungen oder Richtungswechseln an. Über ihre propriozeptive Verschaltung mit dem Rückenmark lösen sie die Anspannung der Oberschenkelmuskulatur aus. Das Band ist also auch ein ganz wesentlicher Sensor und Aktivator für die Muskulatur. Bei einem Kreuzbandtransplantat dauert es über ein Jahr, bis diese Verschaltung wieder funktioniert. In dieser

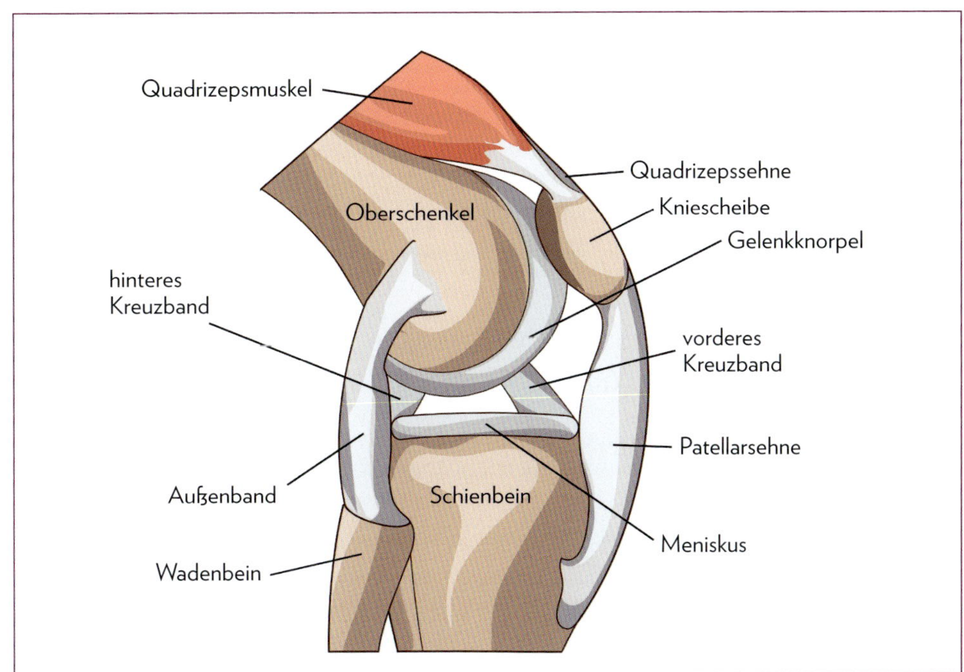

Abbildung 28: Seitenansicht des Kniegelenks.

Zeit besteht ein höheres Verletzungsrisiko. Jedes Jahr verletzen sich in Deutschland über 100.000 Menschen das vordere Kreuzband. In etwa 80 % der Fälle geschieht dies beim Sport. Aus diesem Grund zielen auch wieder vermehrt Techniken auf den Erhalt oder zumindest teilweisen Erhalt der Kreuzbänder nach einem Riss ab.

Ein bekannter Funktionstest für die Kreuzbänder heißt deshalb auch Schubladentest: Ist das vordere Kreuzband verletzt, kann der Unterschenkel bei dem um 90 Grad gebeugten Kniegelenk weiter nach vorne gezogen werden als auf der gesunden Gegenseite, wie eine Schublade, die nach vorne geöffnet wird. Verletzungen betreffen deutlich häufiger das vordere als das hintere Kreuzband. Das liegt daran, dass die verantwortlichen Kräfte und Hebel, die eine Verletzung des vorderen Kreuzbandes bedingen, vor allem bei Zweikampfsituationen auftreten, wie man sie aus dem Fußball, Handball, Basketball, American Football, Judo und Ringen kennt. Noch häufiger treten diese Verletzungen aber ohne Gegnerkontakt beim Laufen mit plötzlichem Abstoppen oder Richtungswechsel und beim Springen auf.

Diagnostik

Bandverletzungen werden am besten in der Kombination aus körperlicher Untersuchung und MRT diagnostiziert. Ein Röntgenbild dient nach einer Verletzung zunächst dazu, einen Knochenbruch des Ober- oder Unterschenkels auszuschließen. Je schneller die körperliche Untersuchung nach der Verletzung stattfindet, desto besser. Denn die Schmerzen können dazu führen, dass sich der Patient immer mehr verspannt. Dann kann es sein, dass eine körperliche Untersuchung nicht mehr aussagekräftig ist.

Die Aussagekraft eines MRT ist davon natürlich nicht beeinträchtigt. Ein MRT zeigt nicht nur, ob und welches Kreuzband verletzt ist, sondern auch die Rissform. Bestimmte Rissformen lassen sich erfolgreich nähen. Auch lassen Risse, bei denen die Hülle des Kreuzbandes noch besteht, eine erhaltende Therapie zu, einer Kombination aus Anbohrung und Wachstumsfaktoren.

Therapie

Grundsätzlich kann man sagen: Je mehr Bänder gleichzeitig verletzt sind und je ausgeprägter eine Instabilität, desto wahrscheinlicher muss zumindest ein Teil davon operiert werden. Isolierte einfache Risse des Innenbandes und des hinteren Kreuzbandes werden in den meisten Fällen konservativ behandelt: Spezielle Schienen stellen das Bein in bestimmte Bewegungsrichtungen ruhig. Innenbandverletzungen benötigen in der Regel sechs Wochen für die Ausheilung. Komplette Außenbandverletzungen am Kniegelenk müssen meistens operiert werden.

Die häufig auftretenden Risse des vorderen Kreuzbandes heilen selten von alleine aus. Zahlreiche Studien belegen aber, dass nicht immer operiert werden muss. Das gilt vor allem für ältere Patienten, sofern sie einen geringeren beruflichen oder sportlichen Anspruch an ihr Kniegelenk haben. Wenn sie nach der Verletzung nicht das Gefühl haben, dass ihr Knie instabil ist, dann kann ein konservativer

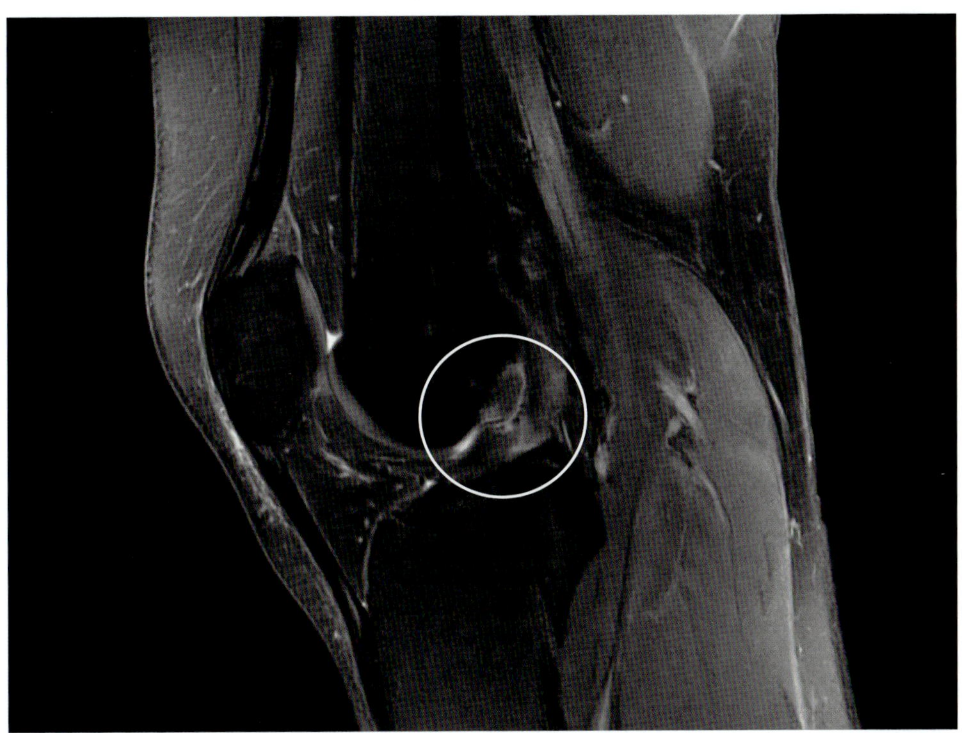

Abbildung 29: MRT vorderer Kreuzbandriss.

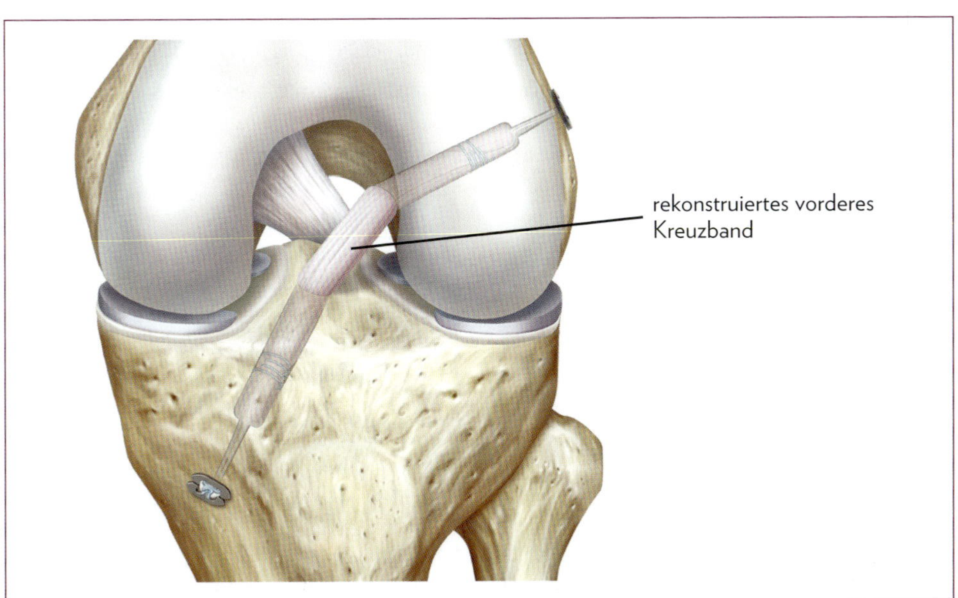

Abbildung 30: Eine fortgeschrittene Rekonstruktionstechnik des vorderen Kreuzbandes erfolgt „all inside“ mit minimalen Schnitten und Bohrkanälen.

Therapieversuch mit Schiene, Krankengymnastik und Plasmapräparaten unternommen werden. Eine Schiene und Physiotherapie stellen dann die Standardbehandlung dar. Im idealen Fall reicht die muskuläre Stabilisierung dann für den Alltag vollkommen aus. Beschreibt ein Patient aber ein unerwartetes und plötzliches Nachgeben des Kniegelenks oder dauerhafte Schmerzen, ist eine Operation empfehlenswert. Operationsmethode und Nachbehandlungsschemata variieren deutlich. Feststellen lässt sich jedoch ein Trend zu einer frühfunktionellen Behandlung, also einem möglichst zügigen Aufbau der Belastung nach einer OP.

Nach dem Eingriff bekommen Patienten häufig eine Schiene für sechs Wochen, die die Beugung des Kniegelenks vorübergehend bei 90 Grad limitiert. Die ersten beiden Wochen kann das Knie durch die Verwendung von Unterarmgehstützen teilweise entlastet werden. Anschließend erfolgt eine intensive physiotherapeutische Behandlung. Bis ein aus körpereigenen Sehnen rekonstruiertes, vorderes Kreuzband knöchern eingebaut und propriozeptiv optimal versorgt ist, kann es bis zu eineinhalb Jahren dauern. Neben der strukturellen Einheilungsphase ist das erforderliche funktionelle Belastungsprofil der verschiedenen Sportarten entscheidend für den optimalen Zeitpunkt eines Wiedereinstiegs. Bei allen Operationen geht es darum, den Bandapparat und damit die Stabilität wiederherzustellen.

Bei der Rekonstruktion des vorderen Kreuzbandes gibt es viele verschiedene Operationsmethoden. Ein Standard ist die vollständige Entfernung des gerissenen Bandes und der Ersatz mit einer vierfach gefalteten Sehne, die dem Patienten am Kniegelenk entnommen wird. Bei Bedarf können auch zwei Sehnen verwendet werden. Ist das Kreuzband gerissen, der umgebende Schlauch jedoch intakt, kann in einer Vielzahl der Fälle das körpereigene Band erhalten werden. Der Operateur sorgt mit kleinen Löchern im Ursprungsbereich des Bandes für eine Blutung und injiziert zusätzlich Wachstumsfaktoren in den Schlauch. In 80–90 % der Fälle kann so das eigene Band erhalten werden. Ein aktueller Trend besteht in einer Naht des gerissenen Bandes

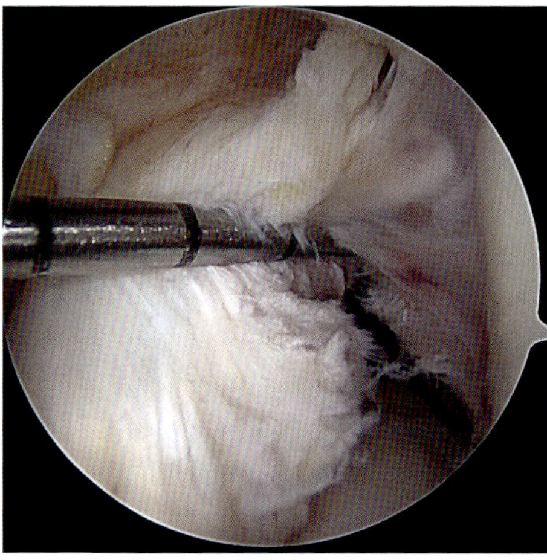

Abbildung 31: Ruptur des vorderen Kreuzbandes.

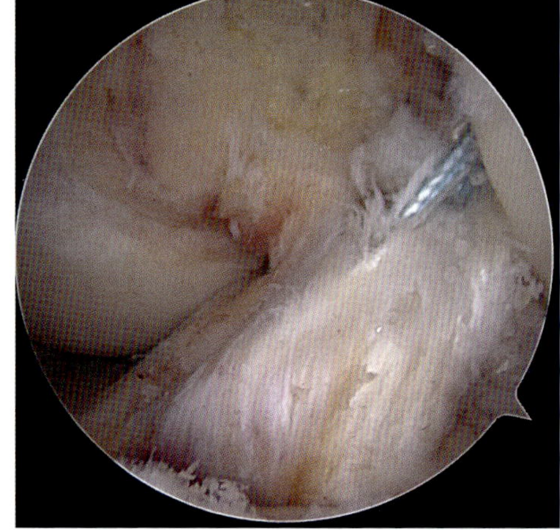

Abbildung 32: Naht des vorderen Kreuzbandes und Stabilisierung mit einem Internal Brace.

und einer Verstärkung durch ein spezielles Band. Man spricht von einer „inneren Schienung“, einem sogenannten Internal Brace. Dieses erhaltende und funktionelle OP-Verfahren bevorzuge ich persönlich, wenn sich die Rissform dafür eignet.

Für eine komplette Rekonstruktion wird heute am häufigsten für das Transplantat eine Sehne von der Oberschenkelinnenseite oberhalb des Kniegelenks verwendet, meist die Sehne des Musculus gracilis und semitendinosus. Eine oder beide Sehnen werden über einen kleinen Schnitt unterhalb des Kniegelenks entnommen. Sollten diese schon für eine vorherige Operation verwendet worden sein, greift man auch auf die Quadrizepssehne zurück. Dann greift man auf Anteile der Patellasehne unmittelbar unter oder der Quadrizepssehne unmittelbar über der Kniescheibe zurück.

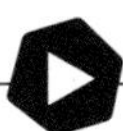

Zur Naht des vorderen Kreuzbandes

Es wird eine Nahttechnik zur Erhaltung des vorderen Kreuzbandes nach Ruptur dargestellt. Die Ruptur des vorderen Kreuzbandes ist eine der häufigsten schweren Sportverletzungen am Kniegelenk.

Nachbehandlung

Knieverletzungen haben häufig gravierende Folgen. Trotz optimaler OP-Methoden ist die Gefahr mit einer Wahrscheinlichkeit von 10–20 % groß, dass das Kreuzband noch einmal reißt. Auf der Gegenseite ist die Wahrscheinlichkeit sogar noch höher. Diese Erscheinung stellt einen der Gründe dar, dass sich die physiotherapeutische Nachbehandlung oftmals auf das verletzte Bein konzentriert. Das gesunde Bein weist aber sehr häufig die gleichen funktionellen Defizite auf, die ursprünglich auf der operierten Seite zu dem eigentlichen Trauma führten. Von den operierten Spitzensportlern erreicht ein beträchtlicher Teil nie wieder das Leistungsniveau, das vor der Verletzung bestand. Nach Rekonstruktion des vorderen Kreuzbandes sollte ein wettkampforientierter Sport wie Fußball oder Judo, bei dem Kontakt mit einem Gegner besteht, frühestens nach neun bis zwölf Monaten wiederaufgenommen werden. Diese Zeit ist nötig, damit nach der akuten Heilungsphase an den funktionellen Defiziten gearbeitet werden kann. Das erscheint lang, doch braucht das Transplantat Zeit, um im Gewebe einzuwachsen und propriozeptiv neu verknüpft zu werden.

Diese lange Heilungsphase ist eine hervorragende Chance für den Athleten, funktionelle Defizite auch in andere Bereiche des Bewegungsapparates zu adressieren. Voraussetzung ist zuerst das Erkennen von Dysbalancen und Asymmetrien mit einem geeigneten Screening, wie ich es im folgenden Kapitel vorstellen werde.

Um im Fußball Verletzungen zu reduzieren, hat die FIFA ein gut durchdachtes Programm eingeführt, „Die 11+“. Das Programm wurde von einer internationalen Expertengruppe entwickelt, seine Wirksamkeit in der Verletzungsprophylaxe ist wissenschaftlich erwiesen. Spieler von Teams, die das Training „11+“ mindestens zweimal pro Woche absolvierten, erlitten nach Angabe der FIFA 30–50 % weniger Verletzungen. Es handelt sich um ein Aufwärm- und Prophylaxe-Programm; weiterführende Informationen dazu gibt es bei der FIFA. Im Anhang finden Sie unter den Literaturhinweisen dazu eine Webadresse.

Übungstipps

Mobilisation Sprunggelenk und Hüfte (S. 362, 372), Ausrollen (S. 360), Hüfttraining mit Miniband (S. 408f.), Kreuzheben (S. 404f.), multidirektionelle Kniebeugen (S. 412f.), ASLR mit GC-Band (S. 374)

Meniskusverletzungen

Ein Meniskusriss gehört zu den häufigsten Kniegelenksverletzungen überhaupt und kann sowohl den Innen- als auch den Außenmeniskus betreffen. Meniskusverletzungen sind mit Abstand die häufigste Indikation für eine Gelenkspiegelung (Arthroskopie), bei der ein Arzt mit einer winzigen Kamera ins Gelenk eindringt, um die Schäden zu untersuchen. Jedes Jahr werden in Deutschland ca. 300.000 Meniskusoperationen durchgeführt.

Die Menisken sind scheibenförmige Knorpel, die im Kniegelenk als mobile Pufferscheiben zwischen dem Gelenkanteil des Oberschenkels und des Unterschenkels liegen. Deren Gelenkflächen passen in der Größe nicht ganz genau zueinander, daher gleichen die Menisken den Unterschied aus. Stellen Sie sich vor, Sie wollten eine Billardkugel auf einen flachen Glastisch legen, ohne dass sie Ihnen wegrollt. Wenn Sie sie auf einen Ring mit einem erhöhten Außenrand legen, bleibt sie an Ort und Stelle. So etwa stabilisiert der Meniskus Ihre Knie. Zusammen mit den von Knorpel überzogenen Gelenkflächen und der Gelenkschmiere ermöglichen die Menisken eine reibungsarme Roll- und Gleitbewegung im Knie. Sie verteilen dabei auch Druck. Ohne diesen Effekt, also wenn die Menisken fehlen oder beschädigt sind, steigen die Reibungskräfte im Kniegelenk und das Arthrose-Risiko erhöht sich deutlich.

Ursache und Symptome

Viele Verletzungen des Meniskus entstehen im Sport bei Kombinationen aus Drehung und Beugung im Kniegelenk. Da der Meniskus aber mit zunehmendem Alter verschleißt, kann er auch bei einer Alltagsbewegung reißen. Der Patient verspürt dabei häufig einen stechenden Schmerz auf der Innen- oder Außenseite des Kniegelenks. Je nachdem, wo und wie der Meniskus gerissen ist, schmerzt das Gelenk beim kompletten Strecken oder tiefen Beugen. Nach dem Riss schwillt das Knie oft an, es bildet sich ein sogenannter Reizerguss: Flüssigkeit sammelt sich im Gelenk, ein Zeichen für mechanischen Stress innerhalb des Gelenks.

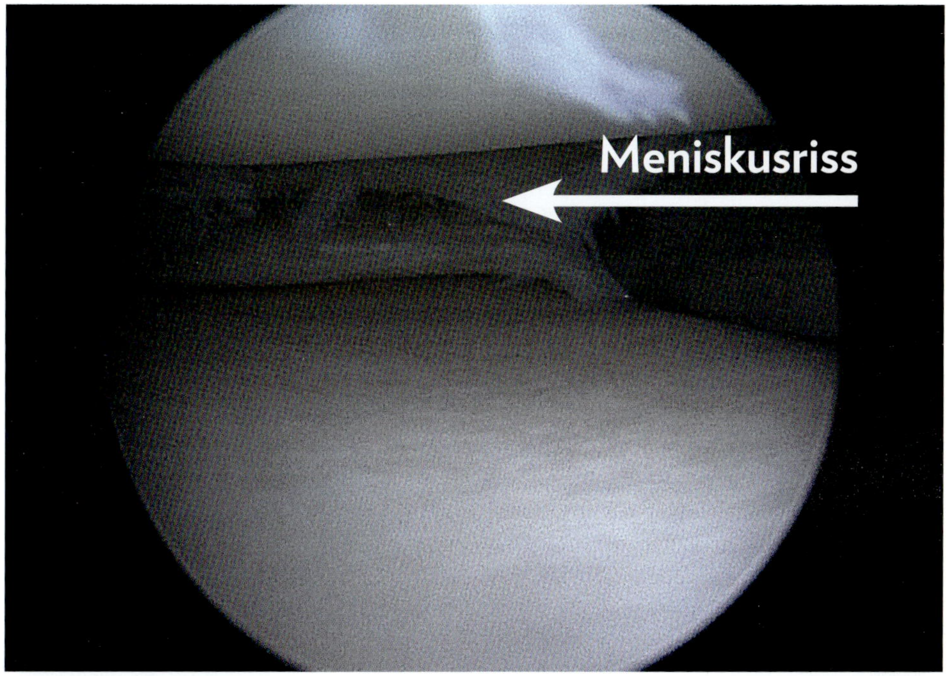

Abbildung 33: Meniskusriss.

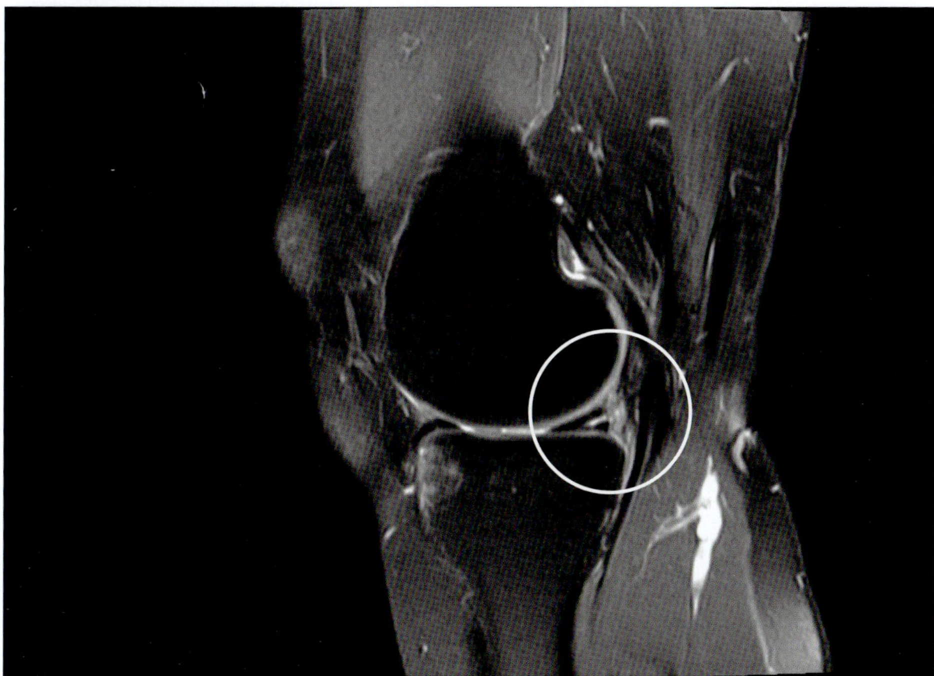

Abbildung 34: MRT eines Innenmeniskusriss (Hinterhorn).

Diagnose

Diagnostiziert werden Risse durch körperliche Untersuchung und MRT des Kniegelenks. Dabei können verschiedene Arten von Rissen unterschieden und Begleitverletzungen an Bandstrukturen oder dem Knorpel erkannt werden: Sehr häufig lassen sich typische Kombinationsverletzungen finden. Beispielsweise spricht man von einer „Unhappy Triad", wenn das vordere Kreuzband, der Innenmeniskus und das Innenband gleichzeitig verletzt sind.

Therapie: Operieren oder nichlt operieren?

Eine Degeneration der Meniskus oder ein Riss, der zufällig entdeckt wird und dem Patienten keine Beschwerden bereitet, muss nicht unbedingt operiert werden. Verursacht ein Riss jedoch Schmerzen, liegen Gelenkergüsse oder Begleitverletzungen vor und wünscht der Patient, bald wieder zu trainieren, sollte zügig operiert werden. Das gilt besonders für Meniskusrisse bei Kindern, Jugendlichen und Leistungssportlern, da eine Operation und Rekonstruktion einer späteren Arthrose vorbeugt. Wird früh genug operiert, kann ein erfahrener Chirurg den Meniskus noch nähen oder zumindest eine Verschlimmerung verhindern, indem er den Meniskus teilweise entfernt und den Gelenkkopf glättet. Es gibt auch Operationsverfahren, die Teile des Meniskus ersetzen. Alle Eingriffe hängen dabei von Ort und Form des Risses ab.

Operative Eingriffe am Meniskus werden mit kleinen Schnitten (minimalinvasiv) durchgeführt, sodass der Patient nach der OP nur zwei etwa 0,5 Zentimeter große Narben am Knie hat. Meistens kann das ambulant geschehen und der Patient kann nach dem Eingriff noch am selben Tag nach Hause gehen. Die konservativen Alternativen zur Operation sind beinahe alle auf eine Linderung der Symptome ausgerichtet, beheben aber nicht die Ursache, nämlich den Riss. Das ist ungefähr so, als ob man Schmerztabletten einnimmt, weil einem ein Stein im Schuh wehtut, aber man

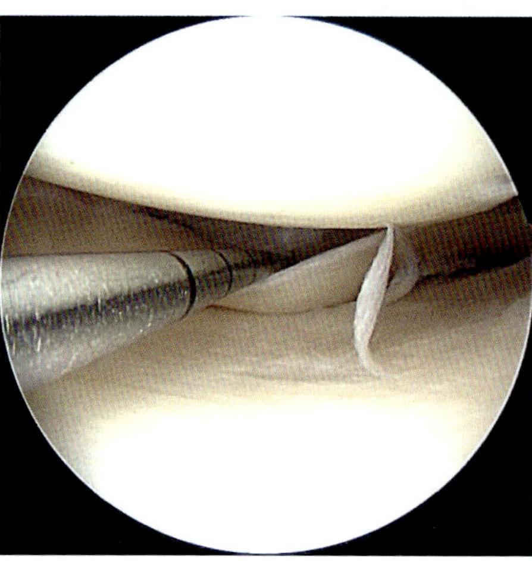

Abbildung 35: Innenmeniskus-Läsion im Hinterhorn.

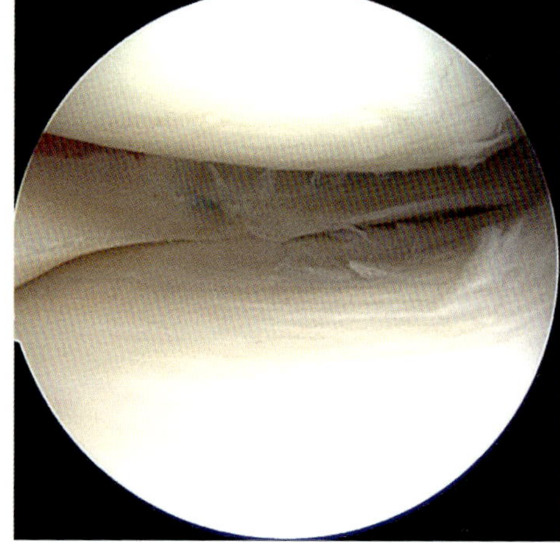

Abbildung 36: Genähter Innenmeniskusriß.

joggen gehen möchte. Es ist klar, dass man dann lieber den Schuh ausziehen und den Stein herausholen sollte, als schmerzstillende Medikamente einzunehmen. Wichtig ist in diesem Zusammenhang auch, dass das Meniskusgewebe deutlich härter ist als der Knorpel. Ein eingerissener Meniskus heilt nicht einfach ab und kann nach einem Riss seine Stoßdämpferfunktion verlieren. Wenn er unbehandelt bleibt, kann das dauerhaft den Knorpel schädigen und damit den Gelenkverschleiß, die gefürchtete Arthrose, beschleunigen.

Nachbehandlung

Die Nachbehandlung ist ein wichtiger Baustein nach jeder Operation. Je nachdem, welche Ursache die Meniskusverletzung hatte, müssen die relevanten Bewegungsmuster überprüft und bei Bedarf korrigiert werden. Funktionell wird das Kniegelenk durch die Mobilität und Stabilität in Hüft- und Sprunggelenk bestimmt. Vor allem Defizite in der Beweglichkeit des oberen Sprunggelenks Richtung Fußrücken (Dorsalextension) und bei der Rotation im Hüftgelenk erhöhen die Belastung im Knie enorm und tragen so zur Entstehung eines Meniskusschadens bei.

Übungstipps

Mobilisation Sprunggelenk und Hüfte (S. 362, 372), Ausrollen (S. 412f.), Hüfttraining mit Miniband (S. 408f.), Kreuzheben (S. 404f.), multidirektionelle Kniebeugen (S. 412f.), ASLR mit GC-Band (S. 374)

Patellaluxation

Bei der Patellaluxation renkt sich der Sportler die Kniescheibe aus, was ein ausgesprochen schmerzhaftes Erlebnis darstellt. Auslöser ist meistens ein Unfall, aber es gibt viele anatomische und funktionelle Faktoren, die die Verletzung begünstigen.

Die Kniescheibe ist Teil des Oberschenkelstreckapparates und liegt in einer knöchernen Rinne, die von den beiden Höckern des Oberschenkelknochens gebildet wird. Diese Rinne nennt man Trochlea. Sie kann von Mensch zu Mensch ganz unterschiedliche Formen haben. Bei bestimmten Formen ist das Risiko höher, sich die Kniescheibe auszurenken. Seitlich wird die Kniescheibe von zwei Sehnen stabilisiert, ähnlich zwei Zügeln einer Kutsche. Auf der Innenseite nennt man diese Struktur „Mediales Patellofemorales Ligament (MPFL)“. Es ist der wichtigste innenseitige Stabilisator der Kniescheibe, der meistens bei einer Verrenkung der Kniescheibe reißt.

Diagnose

Die Patellaluxation selbst ist eine Blickdiagnose. Das Bein wird in gestreckter Position gehalten, kann nicht gebeugt werden und der Patient hat ausgeprägte Schmerzen. Diagnostisch lässt sich ein MPFL-Riss am besten mit einem MRT darstellen. Das MRT ist auch die beste Untersuchungsmethode, um begleitende Knorpelschäden im

Kniegelenk festzustellen, die im Rahmen einer Verrenkung der Kniescheibe auftreten können.

Therapie

Mit einer Operation kann das gerissene MPFL wieder rekonstruiert und Knorpelschäden können zum Teil behandelt werden. Beides ist konservativ nicht möglich. Triftige Gründe für eine Operation sind eine wiederholte Luxation und dauerhafte Schmerzen. Vor Operation und Behandlung bzw. Therapie müssen alle weiteren anatomischen und funktionellen Faktoren berücksichtigt werden, die eine Luxation begünstigen.

Dazu gehören:

- X-Bein
- Fehlrotation im Hüftgelenk
- Fehlbelastungen im Kniescheibengleitlager
- Hochstand der Kniescheibe
- Funktionelle Schwäche der stabilisierenden Hüftmuskulatur
- Anatomisch bedingter, ungünstiger nach außen gerichteter Kraftvektor der Patellasehne
- Fehlstellungen im Sprunggelenk
- Neuromuskuläre Fehlsteuerung der Oberschenkelmuskulatur

Neben der klinischen Untersuchung sind ein Röntgenbild, ein MRT und zum Teil ein CT notwendig, um die Lage ausreichend gut beurteilen zu können.

Nachbehandlung

Die Behandlung nach einer Operation ist umfangreich. In der Phase unmittelbar postoperativ wird das Bewegungsausmaß des Kniegelenks für zwei Wochen mit einer stabilisierenden Schiene bei einer maximalen Beugung von 40-60 Grad eingeschränkt. Das Bein muss an zwei Unterarmgehstützen zu etwa 50 % entlastet werden. In der zweiten Phase, also von der dritten bis zum Ende der sechsten Woche, kann das Bein dann unter Vollbelastung in der Schiene bis 90 Grad gebeugt werden. In der dritten Phase beginnt der allgemeine und sportartspezifische Belastungsaufbau. Vor der Rückkehr zu Wettkampfbelastungen und insbesondere Belastungen mit schnellem Richtungswechsel und abrupten Stopps, sollte eine Freigabe durch den betreuenden Arzt erfolgen, nachdem ein „Return-to-Sport"-Algorithmus erfolgreich durchlaufen wurde.

Übungstipps

Mobilisation Sprunggelenk und Hüfte (S. 362, 372), Ausrollen (S. 412f), Hüfttraining mit Miniband (S. 408f.), Kreuzheben (S. 404f.), multidirektionelle Kniebeugen (S. 412f.), ASLR mit GC-Band (S. 374), Stabilisierung der Beinachse

Knorpelschäden im Kniegelenk

Der Knorpelschaden im Kniegelenk gehört zu den häufigsten orthopädischen Krankheitsbildern im Sport. Gerade bei Sportarten wie Fußball, Badminton oder Skifahren, bei denen sehr viele schnelle Richtungswechsel und Abstoppbewegungen erfolgen, ist das Knie insgesamt stark beansprucht und besonders auch der Knorpel. Der Knorpel bedeckt im Kniegelenk die Oberfläche von Schienbein, Oberschenkel und der Rückseite der Kniescheibe. Er ist dort ca. 2–8 mm dick und fungiert als Stoßdämpfer: Er federt Stöße ab, verhindert den direkten Kontakt zwischen den Knochen und den mindert den Reibungswiderstand. Das funktioniert optimal, solange der Knorpel intakt ist, allerdings bleibt er das jedoch nicht immer.

Ursache

Knorpelschäden entstehen in der Regel durch Fehl- und Überlastungen oder durch Unfälle. Häufig nutzen sich die Knorpel bei Menschen mit Achsfehlstellungen bei X- oder O-Beinen schneller ab, da hierbei eine asymmetrische Belastung vorliegt. Dasselbe geschieht bei Übergewicht aufgrund einer höheren Gesamtlast. Auch mit zunehmendem Alter verringert sich die Dicke der Knorpelschicht. Bei Verletzungen des Kniegelenks kann der Knorpel natürlich auch in Mitleidenschaft gezogen werden. Dies kann entweder unmittelbar auf den Unfall zurückgehen, bei dem der Knorpel zum Beispiel reißt. Es kann aber auch die Folge einer chronischen Instabilität des Kniegelenks nach einem Unfall sein. Diese tritt häufig nach nicht operierten Kreuzbandrissen auf. Auch ein nicht behandelter Meniskusriss kann den Knorpel direkt mechanisch belasten und damit schädigen.

Ein Knorpelschaden kann sehr schmerzhaft sein, muss es jedoch paradoxerweise nicht unbedingt. Allerdings kann er trotzdem verheerende Auswirkungen haben.

Knorpelschäden werden in mehrere Stadien eingeteilt. Eine der gängigen Klassifikationen nach Outerbridge gibt vier Grade an:

- Grad I: Verfärbung des Knorpels, Erweichung
- Grad II: Risse im Knorpel
- Grad III: Defekte, die bis zum Knochen reichen
- Grad IV: freiliegender Knochen

Ab einem Schaden III. bis IV. Grades haben die Betroffenen häufig belastungsabhängige Beschwerden. Entscheidend für das Auftreten von Schmerzen und Schwellungen ist vor allem die Lage des Knorpelschadens im Kniegelenk. Befindet sich dieser im Bereich der Standfläche oder der Hauptbelastungszone, sind Beschwerden wahrscheinlicher als bei einem Schaden in weniger belasteten Regionen, und natürlich spielt es auch eine Rolle, wie groß der Schaden ist.

Das Problem beim Knorpel ist: Er regeneriert sich kaum von alleine. Im Gegenteil, ein Knorpelschaden wird tendenziell immer schlimmer. Da Schmerzen im Knie auch erst dann auftreten, wenn der Knorpel schon geschädigt ist, sind die Diagnose und eine erfolgreiche Behandlung oft herausfordernd.

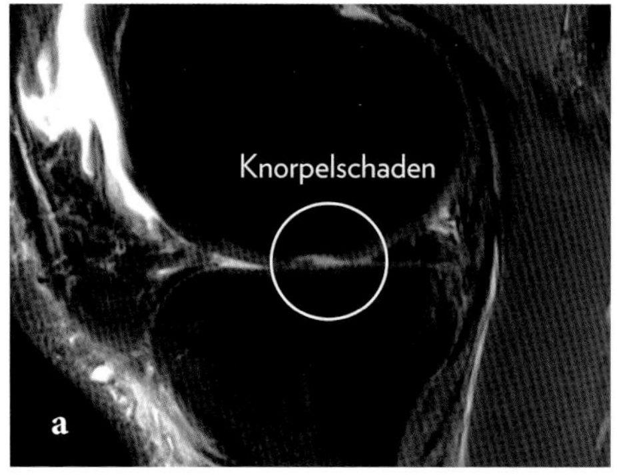

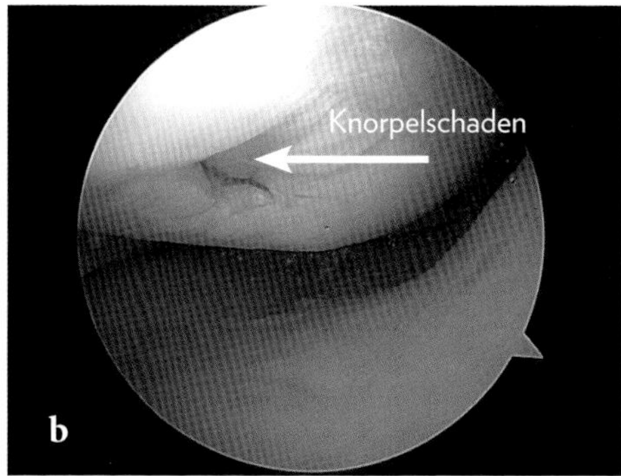

Abbildung 37 a und b: Die beiden Bilder zeigen einen Knorpelschaden des Kniegelenks im MRT und in der Arthroskopie.

Diagnose des Knorpelschadens

Um sich ein erstes Bild vom Zustand des Knieknorpels zu verschaffen, wird zunächst eine konventionelle Röntgenaufnahme im Stand angefertigt. Größere Schäden im Knieknorpel lassen sich schon auf dem Röntgenbild erkennen. Den Knorpel bildet das Röntgenbild zwar nicht ab, aber indirekt kann man sehen, ob unter Belastung der Gelenkspalt des untersuchten Gelenks verschmälert ist. Deshalb werden Röntgenaufnahmen bei Verdacht auf Knorpelschäden auch immer im Stand und damit unter Belastung angefertigt. Bei starken Schäden ist der Gelenkspalt merklich verschmälert. Ein MRT macht die Knorpelschicht dann direkt sichtbar. In Abhängigkeit von den Beschwerden des Patienten und dem vorliegenden Befund erfolgt eine konservative oder operative Therapie.

Therapie

Um Schmerzen sowie eine Entzündung einzudämmen, verordnet der Arzt Medikamente. Bei starkem Schmerz und akut geschwollenem Gelenk kann eine Kortison- oder Plasmainjektion eingesetzt werden, um die Entzündung akut zu behandeln. Diese wirkt häufig sehr schnell und erfolgreich, stellt jedoch keine Dauerlösung dar. Gerade Kortisonpräparate können langfristig und bei wiederholter Injektion den Gelenkknorpel weiter schädigen. „Short gain, long pain" ist ein passender Merksatz zur Kortisontherapie bei Knorpelschäden. Es hilft meist schnell und effektiv, weswegen es bei Ärzten und Patienten beliebt ist. Die Schattenseite ist eine langfristige Zunahme der Knorpelschädigung.

Besser geeignet sind orthobiologische Therapien. Dieser Begriff umfasst die Behandlung mit körpereigenen Substanzen und Hyaluronsäure. Zusammen unterstützen sie den Therapeuten dabei, ein arthrotisch verändertes Gelenk zu erhalten.

Bei einer gering ausgeprägten Arthrose (Grad 1–2) und zur Prävention vor einem Fortschritt des Knorpelschadens werden Substanzen eingesetzt, die den Reibungswiderstand verringern. Zur Schmierung verwendet man Hyaluronsäure-Präparate.

Das Gelenk wird geschmiert, vergleichbar einer rostigen Fahrradkette, die geölt wird. Zusätzlich kann noch vorhandener Knorpel in seiner Stabilität und Pufferwirkung verbessert werden. Hier vergleiche ich die Wirkung mit einem Schwamm, der mit Wasser gefüllt wird und dadurch aufquillt. Während vor einigen Jahren meistens Injektionsserien von drei bis fünf Spritzen pro Gelenk notwendig waren, werden heute gerne Präparate verwendet, bei denen eine einzige Spritze ausreicht. Diese Injektionen sind vor allem bei geringeren Knorpelschäden (Grad 1–2) erfolgreich und sollten alle 6–18 Monate wiederholt werden. Hyaluronsäure heilt das Gelenk nicht nachhaltig, genauso wenig wie Öl eine rostige Kette erneuert.

Bei leichten bis mittleren Knorpelschäden (Grad 2–3) können Plasmapräparate als biologische Therapiealternative eingesetzt werden. Im Vergleich zu Hyaluronsäure liefern sie in Vergleichsstudien etwas bessere Ergebnisse. Je nach Gelenk und Grad der Schädigung werden 3–5 Injektionen im Abstand von jeweils einer Woche verabreicht. Auch diese Injektionen sollten nach etwa 12 Monaten wiederholt werden.

Bei mittleren bis schweren Knorpelschäden (Grad 3–4) können körpereigene Stammzellen und Wachstumsfaktoren aus dem Fettgewebe eingesetzt werden. Sie werden in einer lokalen Betäubung an Bauch oder Oberschenkel entnommen, aufbereitet und dann etwa 30 Minuten später injiziert. Diese Therapie wird durch Injektionen mit körpereigenem Plasma verstärkt. Eine Wiederholung der Therapie ist möglich.

Injektionen ins Gelenk bergen immer ein Infektionsrisiko, es muss daher immer zwischen Nutzen und Risiken einer Behandlung abgewogen werden. Salben, Umschläge, Bandagen und medizinische Tapes können zusätzlich angewendet werden, um Schmerzen und Schwellungen zu lindern oder das Knie zu entlasten. Eine Kombination der Behandlungsverfahren ist jederzeit möglich.

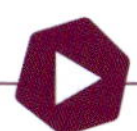

Zur Arhtrosetherapie mit Stammzellen

Arthrose ist in Deutschland eine Volkskrankheit. Am häufigsten ist die untere Extremität mit Knie und Hüfte betroffen. Ziel ist es, die Gelenke zu erhalten, anstatt sie zu ersetzen.

Konservative und operative Therapie eines Knorpelschadens

Gelenkverschleiß gleichbedeutend mit Arthrose ist eine Volkskrankheit. In Deutschland sind im Laufe ihres Lebens etwa ein Viertel der Frauen und ein Sechstel der Männer betroffen. Der Beginn der Symptome kann schleichend sein oder plötzlich, etwa nach einer akuten Belastung oder Verletzung. Die Therapie kann konservativ und operativ erfolgen. Die konservative Therapie setzt sich zusammen aus einer Physio- und Trainingstherapie zur Verbesserung der Mobilität, Kräftigung der Muskulatur und Anpassung der Belastung. Orthopädische Hilfsmittel, wie Bandagen,

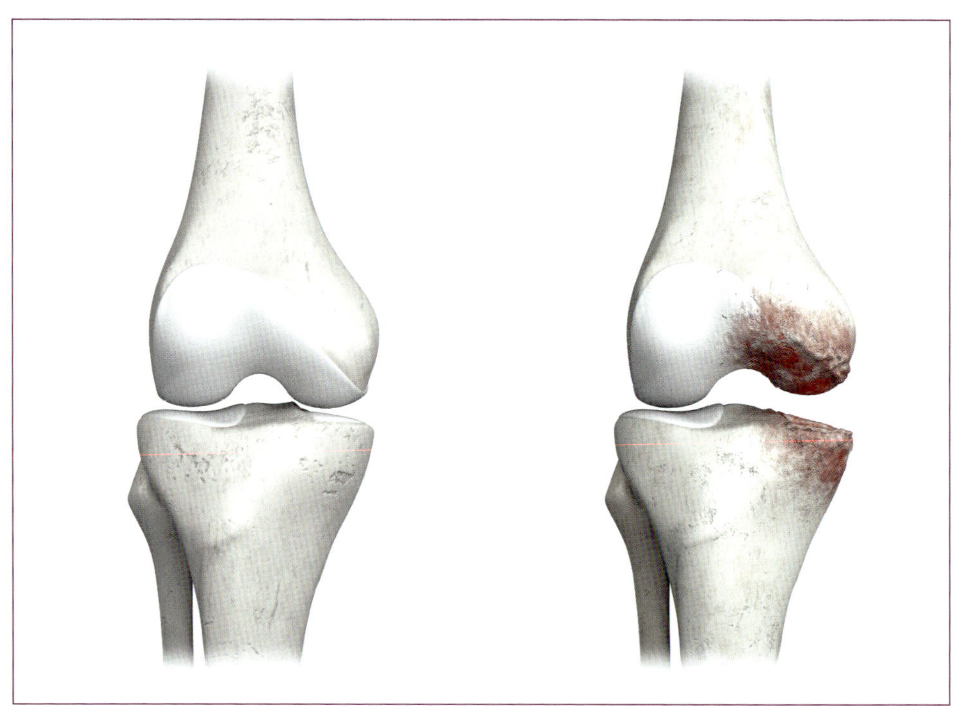

Abbildung 38: Abbildung eines Knorpelschadens.

Einlagen und Gehhilfen, werden häufig verordnet. Inzwischen gibt es auch spezielle entlastende Orthesen – Unloader genannt –, die mechanische Fehlbelastungen an Knie- und Hüftgelenk zumindest teilweise kompensieren können.

Eine weitere wichtige Säule ist die medikamentöse Therapie. Bei akuten Reizungen steht eine orale Therapie mit schmerz- und entzündungshemmenden Präparaten im Vordergrund. Bei Bedarf wird eine orale Therapie mit einer Infiltrationstherapie ergänzt. Auf die verschiedenen Medikamente gehe ich im Abschnitt „Injektionen“ genauer ein. Plasmapräparate, Kortison und pflanzliche Produkte werden am häufigsten eingesetzt. Eine weitere Gruppe an Wirkstoffen wird als „Slow Acting Drugs in Osteoarthritis“ (SADOA) bezeichnet. Ziel dieser Medikamente ist eine Schmerzlinderung und Strukturverbesserung des Knorpels. Bekannte Wirkstoffe sind Hyaluronsäure und Glucosaminsulfate. Omega-3-Fettsäuen wirken sich positiv auf eine entzündliche Reizung der Gelenke aus. Vitamin D und K2 sind für den Knochenstoffwechsel wichtig. Die Ernährung spielt insgesamt eine wichtige Rolle bei der Therapie einer Arthrose.

Ein geringer Knorpelschaden bereitet häufig wenig oder keine Beschwerden und muss meistens nicht operativ behandelt werden. Problematischer ist es bei einem fortgeschrittenen Knorpelschaden der Kategorien III und IV nach der Outerbridge-Skala. Hat sich der Schaden bereits in der Fläche ausgedehnt und liegen klinische Symptome wie Schmerz und Schwellung vor, kommt man um eine Operation selten herum, insbesondere wenn die Patienten starke Schmerzen haben.

Gelenkerhaltende Operationen

Arthroskopie

Bei geringen Knorpelschäden oder einzelnen freien Gelenkkörpern wird mit einer minimalinvasiven Gelenkspiegelung der beschädigte Knorpel geplättet und freie Gelenkkörper werden entfernt. Ein Aufbau findet bei dieser Gelenkspülung und Glättung nicht statt. Für höherrangige Knorpelschäden ist diese Behandlung nicht geeignet. Möglich ist eine Kombination mit den oben erläuterten orthobiologischen Therapieverfahren.

Knochenmarkstimulierende Techniken

Heilen mit Hammer und Meißel

Bei höhergradigen Knorpelschäden kann man sich die Selbstheilungskräfte des Körpers zunutze machen. Die Grenzschicht zwischen Knorpel und Knochen wird mit einem Mikromeißel, auch „Chondro-Pick" genannt, durchbrochen, um eine Blutung anzuregen. Das austretende Blut und die darin enthaltenen Wachstumsfaktoren und Stammzellen bilden dann bei entsprechender Schonung ein faseriges Knorpelersatzgewebe. Dieses Verfahren nennt man Mikrofrakturierung. Die Durchführung ist arthroskopisch möglich. Dieser Faserknorpel ist zwar mechanisch weniger widerstandsfähig als der Originalknorpel, lindert jedoch häufig die Beschwerden und verlangsamt ein Fortschreiten des Knorpelschadens.

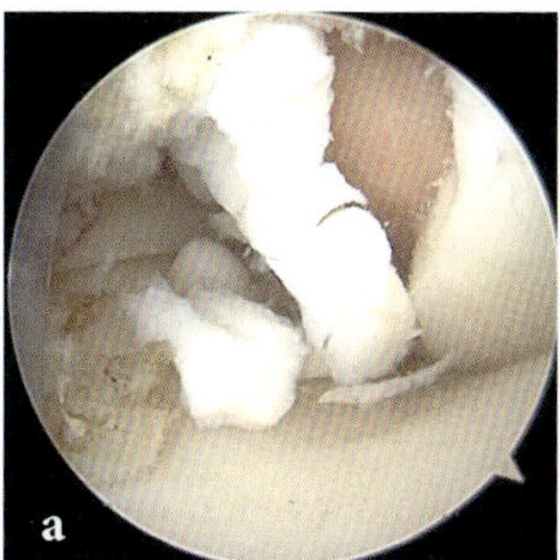

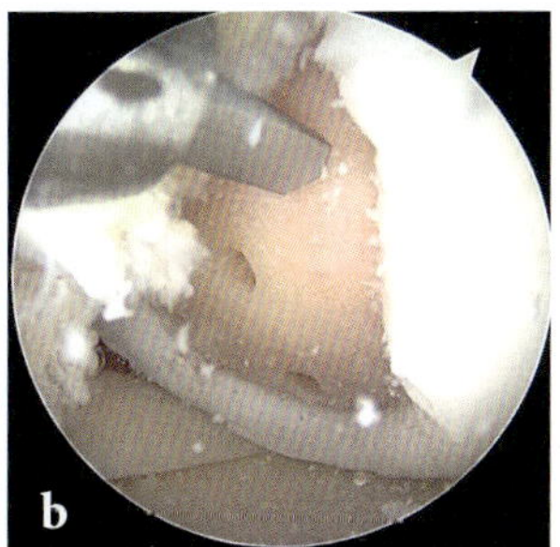

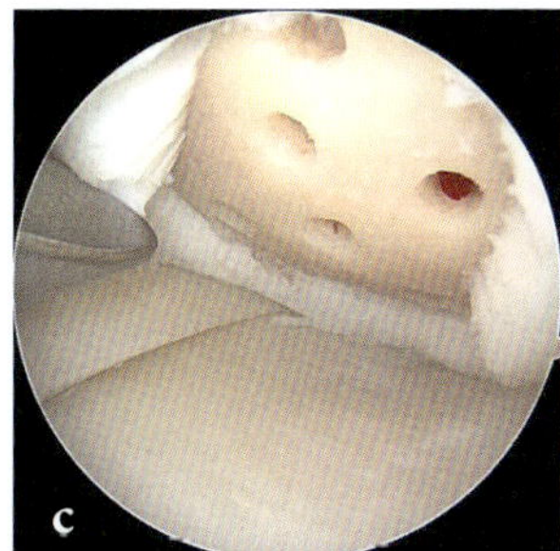

Abbildung 39 a, b und c: Das linke Bild zeigt einen frischen Knorpelschaden der medialen Femurkondyle nach einem Skisturz. Auf dem mittleren Bild erfolgt die Mikrofrakturierung und rechts ist das Abschlussbild.

Pflaster für den Knorpel – Biomatrix

Bei diesem Therapieansatz handelt es sich um eine Modifikation der Mikrofrakturierung. Eine spezielle kollagenartige Membran deckt den Defekt zusätzlich wie ein Pflaster ab. Diese Membran wird je nach Produkt auf den Defekt gelegt oder geklebt. Das Verfahren wird einzeitig durchgeführt, das bedeutet, mit einer Operation ist die Versorgung des Patienten abgeschlossen. Die Mikrofrakturierung erfolgt arthroskopisch und die Auflage der Membran über einen kleinen Hautschnitt über dem Gelenk.

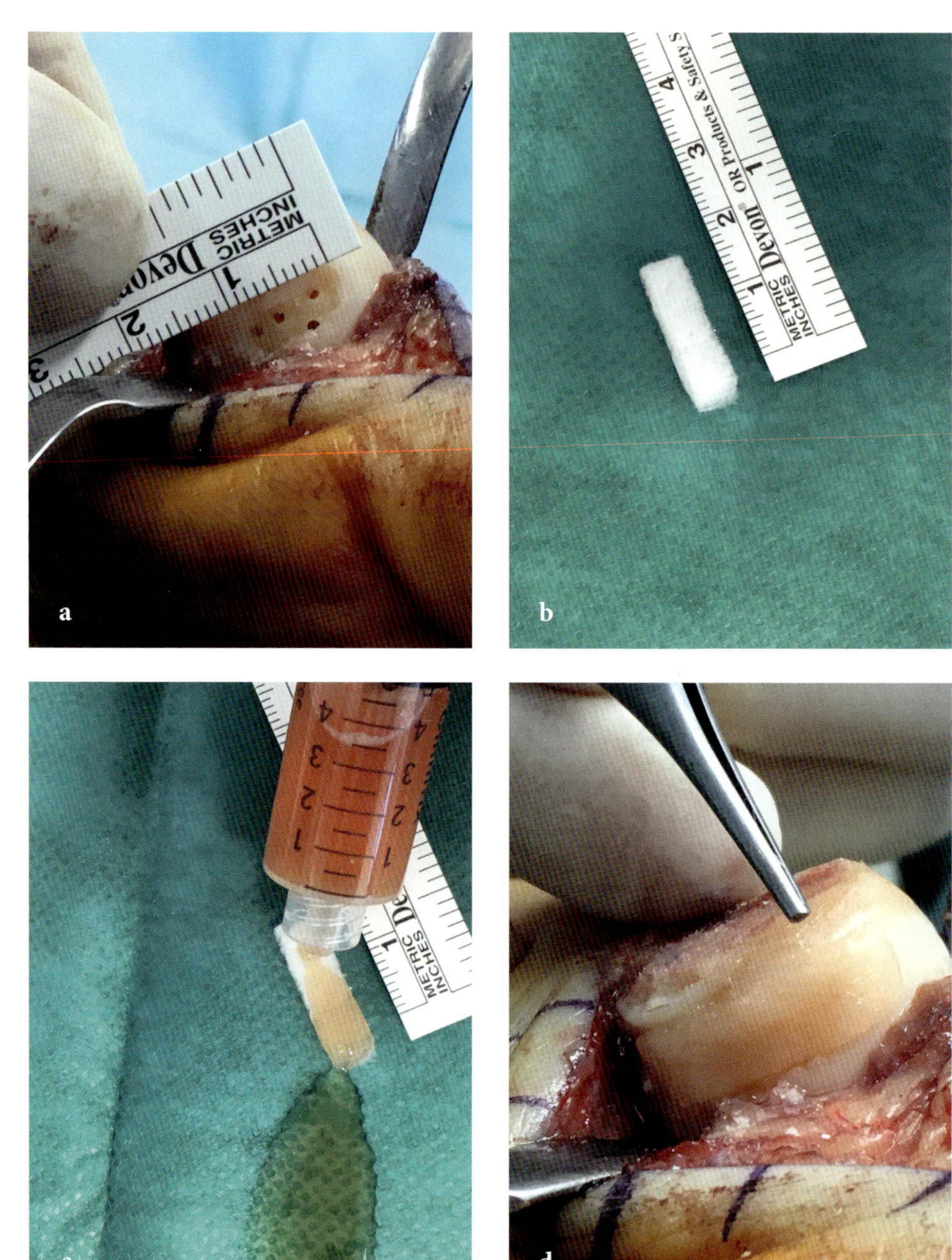

Abbildung 40 a bis d: Die vier Bilder demonstrieren eine Knorpeltherapie unter Einsatz einer Membran. Auf dem ersten Bild sieht man einen Knorpelschaden des Großzehengrundgelenks, bei dem schon eine Mikrofrakturierung erfolgte. Auf dem zweiten Bild sieht man eine auf den Defekt zugeschnittene Membran (HyaloFast, Firma Plasmaconcept). Auf dem dritten Bild wird diese Membran mit PRP getränkt und auf dem vierten Bild ist der gedeckte Knorpelschaden dargestellt.

Wiederherstellung der Gelenkfläche

Ersatzzylinder für den Knorpel

Eine Methode, Knorpelschäden mit körpereigenem Knorpel zu behandeln, ist die Transplantation eines Knochen-Knorpelzylinders von einer wenig belasteten Stelle – beispielsweise im Kniegelenk – in den Bereich der funktionell wirksamen Knorpelschädigung. Limitierend ist zu beachten, dass körpereigenes Material nur bedingt verfügbar ist und Schmerzen an der Entnahmestelle möglich sind. Verlaufsbeobachtungen zeigen auch, dass sich die Methode eher für kleine Schäden eignet. Dieses Verfahren nennt man Autologe Osteochondrale Transplantation (AOT) oder Mosaikplastik, da bei größeren Schäden mehrere Zylinder nebeneinandergesetzt werden und das Bild einem Mosaik ähnelt.

Autologe Knorpeltransplantation

Eine relativ neue und sehr erfolgreiche Therapie nennt sich „AutoCart". „Auto" steht für „autologous", also körpereigen. „Cart" steht für „cartilage". Es wird körpereigener Knorpel verwendet, der in einem Schritt gewonnen, verarbeitet und wieder zur Deckung des Schadens eingesetzt wird. Der Operateur gewinnt Knorpel aus dem Defektbereich und aus unbelasteten Bereichen des Gelenks. Die Methode kann grundsätzlich an jedem Gelenk eingesetzt werden. Limitiert wird die Methode ebenso wie alle zuvor genannten Methoden durch die Defektgröße. Diese sollte nicht größer als zwei Zentimeter in Länge und Breite sein.

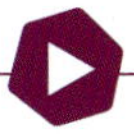

Zur Knorpeltherapie bei Arthrose im Kniegelenk

Knorpeltransplantation mit körpereigenen Knorpelzellen bei Arthrose ist eine neue Form der operativen gelenkerhaltenden Knorpeltherapie.

Knorpel aus dem Reagenzglas

Bei diesem Verfahren werden in einer ersten Operation körpereigene Knorpelzellen aus dem betroffenen Gelenk entnommen. Im Labor werden diese Zellen vermehrt und in einem zweiten Eingriff in den Defekt implantiert. Dieser Knorpel ist funktionell dem ursprünglichen Knorpel beinahe gleichwertig. Neben den hohen Kosten sind die Notwendigkeit eines zweiten Eingriffs und die Beschränkung dieses Verfahrens auf das Knie- und Hüftgelenk als Nachteile zu nennen.Wichtig sind bei der Auswahl des Verfahrens neben den medizinischen Kriterien die Beschwerden des Patienten und dessen Anspruch an sein Knie. Es gilt die Grundregel, dass keine Bilder therapiert werden, sondern nur reale Beschwerden des Patienten. Ein Knorpelschaden im MRT, der dem Patienten keine Beschwerden bereitet, muss häufig nicht operiert werden!

Umstellungsoperationen

Liegt eine angeborene oder erworbene Fehlstellung der Beinachse mit leicht- bis mittelgradigen Knorpelschäden vor, so kann diese operativ korrigiert werden. Dadurch erzielt man eine bessere mechanische Lastverteilung auf den Knorpel und verzögert ein Fortschreiten der Arthrose. Am häufigsten angewendet wird dieses Verfahren bei Fehlstellungen der Kniegelenke, den X- und O-Beinen. Auch am Hüftgelenk kann eine operative Umstellung bei einer Fehlstellung erfolgen. Dieser Eingriff sollte, wenn möglich, im Kindesalter durchgeführt werden.

Gelenkersetzende Operationen

Sind die regenerativen Therapieoptionen ausgereizt oder ist der initiale Knorpelschaden zu ausgeprägt, stellt der Gelenkersatz oder Teilersatz die Therapie der Wahl dar. Die am häufigsten ersetzten Gelenke sind das Hüft- und Kniegelenk. Die Prothetik des Schultergelenks ist ebenfalls weit fortgeschritten. Seltener sind Prothesen der Ellenbogen- und Sprunggelenke sowie der Finger- und Zehengelenke.

Auch nach einem Gelenkersatz ist eine sportliche Belastung möglich, sie muss allerdings eng mit dem behandelnden Arzt und Therapeuten abgestimmt werden. Je nach Region und Art der Prothese ist nach einem Zeitraum von wenigen Jahren bis hin zu mehreren Jahrzehnten mit einem Wechsel der Prothese zu rechnen. Aus diesem Grund versucht man insbesondere bei jüngeren Patienten, einen Gelenkersatz zu verzögern.

Prävention von Knorpelschäden

Im Laufe des Lebens entwickelt sich, abhängig von Lebensstil, sportlicher und beruflicher Belastung des Kniegelenks und abhängig von einer gewissen Veranlagung, ein Verschleiß des Knorpels. Diesen kann man jedoch durchaus verlangsamen.

Den Knorpelschaden verhindern

Eine Möglichkeit ist, angemessen Sport zu treiben, Übergewicht zu vermeiden, Nikotin zu meiden und Wert auf eine ausgeglichene Ernährung zu legen. Kurzum, ein gesundheitsbewusster Lebensstil entlastet auch den Knorpel.

Die Dosierung ist entscheidend

„Knorpel ist wie ein Azubi – er braucht Druck und Bewegung“, sagte mir ein alter Chef einmal. Der Knorpel wird durch den Wechsel von Be- und Entlastung optimal ernährt, so wie ein Schwamm sich auch nur wieder mit Wasser vollsaugen kann, wenn er zuvor ausgedrückt wurde. Übergewicht zu vermeiden, ist ein entscheidender Faktor, denn mit jedem Kilo auf den Rippen müssen auch die Knie mehr Belastung aushalten. Um sich eine bessere Vorstellung machen zu können, ist es interessant zu wissen, dass biomechanisch jedes Kilogramm mehr an Körpergewicht beim normalen Gehen in der Ebene eine Mehrbelastung von ca. sechs Kilogramm auf dem Kniegelenkknorpel verursacht.

Was haben Mikronährstoffe mit dem Knorpel zu tun?

Ein entzündliches Milieu und eine saure Stoffwechselsituation schädigen nachweislich den Knorpel. Daher können bei einem entsprechenden Ungleichgewicht Nahrungsergänzungsmittel, wie beispielsweise Glucosamin, Vitamine, sekundäre Pflanzenstoffe, Omega-3-Fettsäuren und bestimmte Medikamente das Fortschreiten eines Knorpelschadens verlangsamen. Außerdem kann durch die Einnahme dieser antientzündlich wirkenden Mikronährstoffe im akuten Entzündungsstadium die Menge der notwendigen Schmerzmedikamente deutlich gesenkt werden.

> **Merke**
>
> Bei Arthrose ist es wichtig, die Mobilität des betroffenen Gelenks zu erhalten und es eingebunden in seine funktionelle Kette zu kräftigen. Insbesondere das Kaatsu Training und das Training im Wasser können hier eingesetzt werden.

Schienbeinkantensyndrom

Ein schmerzendes Schienbein am Morgen sowie Schmerzen beim Gehen, Laufen oder Sport prägen das Bild des Schienbeinkantensyndroms.

Symptome

Meistens tritt das Schienbeinkantensyndrom einseitig auf, und zwar am dominanten Bein. Das bedeutet, dass Rechtshänder am rechten Schienbein häufiger Beschwerden haben, Linkshänder analog umgekehrt. Besonders schmerzhaft ist es, wenn der Fuß im oberen Sprunggelenk gegen Widerstand angehoben wird. Synonyme häufig in der Presse verwendete Begriffe sind „Tibiakantensyndrom“, „Shin Splints“ oder „Medial Tibial Stress Syndrome“ (MTSS). Betroffen sind Sportler der unterschiedlichsten Sportarten, darunter Läufer, Tennis- und Squashspieler sowie Basketballer. Bei Läufern gilt das Schienbeinkantensyndrom als Anfängerkrankheit.

Ursache

„Zu viel und zu schnell“, das bringt das Problem auf den Punkt. Das Schienbein, die Knochenhaut und die Muskulatur sind überlastet. Die häufigsten Ursachen hierfür sind:

- eine Überlastung der Unterschenkelmuskulatur durch zu intensives Training, zu alte oder nicht geeignete Trainingsschuhe oder das Training auf einem ungewohnten Untergrund
- eine Dysbalance zwischen Schienbein- und Wadenmuskulatur (speziell bei Anfängern)
- Knickfuß oder Plattfuß. Diese Fehlstellungen führen bei Belastung zu einem Einknicken des unteren und oberen Sprunggelenks nach innen, daraus entsteht eine aufsteigende Ursache-Folge-Kette
- eine relative Schwäche im Bereich der Rumpf- und Hüftmuskulatur, die zu funktionellen Fehlbelastungen im Sinne einer absteigenden Ursache-Folge-Kette führt

Ähnliche Schmerzen können auch von einem Bruch des Schienbeins ausgehen, einer sogenannten Stressfraktur. Diese kann bei Überbelastung auftreten. Doch typisch für diese Stressfrakturen sind punktuelle Schmerzen, die meistens am Morgen weniger stark sind als beim Schienbeinkantensyndrom.

Diagnostik

Die wichtigsten Hinweise für die richtige Diagnose liefert eine umfassende Trainingsanamnese. Meistens stellt sich dabei heraus, dass Intensität oder Umfang des Trainings gesteigert wurden, die Schuhe gewechselt oder die Pausen zwischen den Trainingseinheiten verringert wurden. Um eine Stressfraktur oder ein Knochenmarködem auszuschließen, können ein Röntgenbild und ein MRT gemacht werden. Dabei wird ein Knochenmarködem im Knochen sichtbar, was bedeutet, dass sich Flüssigkeit am falschen Ort befindet, nämlich im Knochenmark. Der Begriff „Ödem" kommt aus dem Griechischen und beschreibt eine Flüssigkeitsansammlung oder Wassereinlagerung an Orten, an denen dies nicht vorgesehen ist.

Eine funktionelle Bewegungsanalyse deckt Dysbalancen und Asymmetrien in der auf- und absteigenden Kette auf. Bei bekannten Beschwerden im Bereich der Gefäße oder einer Thrombose in der Vorgeschichte sollten mit einem Ultraschall die Blutgefäße der Unterschenkel untersucht werden.

Behandlung

Bei ausgeprägten Beschwerden ist eine Sportpause angeraten für alles, was den Unterschenkel belastet. Fahrradfahren oder Schwimmen sind meistens möglich, weil dabei die Schienbeine weniger strapaziert werden. Bei leichten bis mäßigen Beschwerden sollten zum Beispiel Laufeinheiten nur mit einem reduzierten Tempo und Umfang auf weichem Untergrund durchgeführt werden.

Kälteanwendungen kann man für zwei bis drei Tage jeweils 20 bis 30 Minuten machen, dann etwa alle drei bis vier Stunden, also mehrmals am Tag, bis der Schmerz deutlich nachlässt. Ideal sind dabei Eis oder eine kühlende Bandage. Entzündungshemmende Medikamente, wie Ibuprofen oder Diclophenac, können eingenommen werden. Ergänzend oder alternativ sind verschiedene entzündungshemmende Enzympräparate zu empfehlen.

Einlagen sind bei nachgewiesener Fußfehlstellung sinnvoll, um das Fußgewölbe zu stützen. Seilspringen kräftigt nach Abklingen der Symptome die Fußmuskulatur und beugt weiteren Schmerzepisoden effektiv vor. Eine einfache Dehnübung für die Schienbeinmuskulatur ist z. B. das Knien auf dem Boden mit gestrecktem Spann und einem Absetzen auf den Waden.

Wenn es Defizite bei der Beweglichkeit in Sprung-, Knie- und Hüftgelenken gibt, ist es entscheidend, diese zu beheben, damit die Schienbeinbeschwerden nicht wiederkehren.

Eine individuelle Physiotherapie mit Triggerpunkt-Behandlung, Taping, Flossing und einer Kräftigung der Schienbeinmuskulatur ist in jedem Fall hilfreich. Hierzu gibt es eine einfache Übung: Man geht abwechselnd auf den Fersen und im normalen Gang, jeweils für 30 Sekunden, und wiederholt das vier- bis sechsmal. Diese Übung kann gut mit der oben beschriebenen Dehnübung kombiniert werden. Viele weitere Übungen zur Verbesserung der Mobilität im Bereich der unteren Extremität sind im Trainingskapitel aufgeführt.

Technische Fehler, die zur Überlastung der Schienbeinmuskulatur führen, lassen sich dann in einem sportartspezifischen Techniktraining aufdecken. Gute Technik kann das erneute Auftreten der Beschwerden verhindern. Eine lokale Akupunkturbehandlung kann den Heilungsverlauf ebenfalls beschleunigen. Von Injektionen mit lokalen Betäubungsmitteln rate ich ab, da diese nur den Schmerz nehmen, nicht jedoch die Ursache behandeln.

Übungstipps

Ausrollen Fußsohle (S. 360), Dehnung hintere Kette (umgekehrtes V) (S. 360), Kreuzheben (S. 404f.)

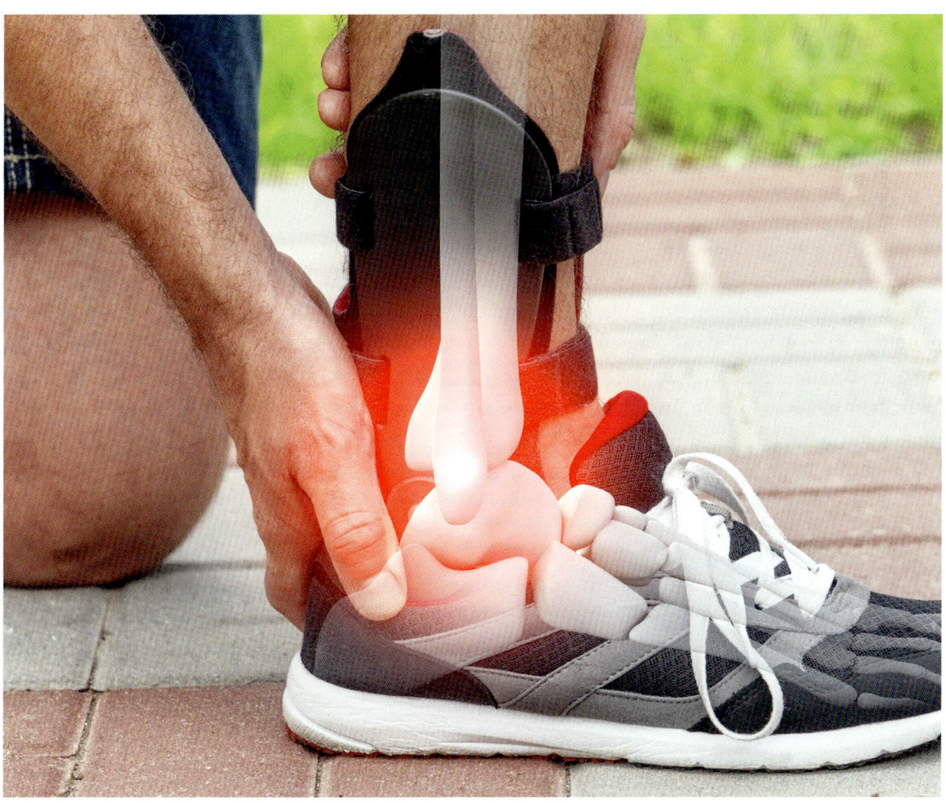

Bandverletzungen am Sprunggelenk

Das obere Sprunggelenk ist das bei Sportverletzungen am häufigsten betroffene Gelenk überhaupt. Ein Viertel aller Unfälle betrifft den Knöchel. Je nach Verletzung reißen die Bänder auf der Außen- oder Innenseite, ganz oder teilweise. Statistisch verletzen sich pro Tag 8.000 Menschen in Deutschland am Sprunggelenk. 10–20 % dieser Patienten weisen dabei zusätzlich eine Verletzung eines weiteren Bandes auf, der Syndesmose.

Genau wie die Fahrradgabel mittig eine feste Verbindung benötigt, damit die Gabeln nicht auseinandergleiten, ist auch beim Sprunggelenk eine feste Verbindung von Schien- und Wadenbein unbedingt notwendig. Im Körper übernimmt diese Aufgabe die Syndesmose. Sie teilt sich noch einmal auf in einen vorderen und einen hinteren Anteil. Aus dem Griechischen kommend bedeutet „syn“ zusammen und „desmos“ Band, zusammengesetzt also „bandartige Verbindung“. Solche bindegewebigen Verbindungen zwischen zwei Knochen werden auch als „unechte Gelenke“ bezeichnet.

Die erste Hilfe besteht dann aus dem bekannten „PECH“-Schema: Pause, Eis, (C) Kompression und Hochlagern. Möglichst sofort, am besten jedoch am ersten Tag, sollte ein Orthopäde den Knöchel untersuchen. Dabei wird selbstverständlich auch die Gegenseite im Seitenvergleich eingeschlossen. Je nach Sportart besteht bei bis zu 80 % der Sportler schon eine Vorverletzung am betroffenen Sprunggelenk. Gerade das Umknick-Trauma und die daraus resultierende Bänderdehnung tritt bei vielen Sportlern chronisch auf. Ein Röntgenbild zeigt, ob der Knöchel gebrochen ist, aber es erfasst nicht den Zustand der Bänder oder der Syndesmose. Bei deutlicher Instabilität des Gelenks, zur Beurteilung der Bänder und bei klinischem Verdacht auf weitere Begleitverletzungen wird ein MRT durchgeführt. Begleitschäden sind vor allem Verletzungen der Unterschenkelsehnen, des Knorpels und, wie oben beschrieben, der Syndesmose.

In leichten bis mittelschweren Fällen kann der Bänderriss mit einer stützenden Schiene, einer sogenannten Orthese, behandelt werden. Das ist vor allem der Fall, wenn lediglich ein Bandanteil betroffen oder der Riss unvollständig ist, also eine Teilruptur vorliegt. Zur Unterstützung der Heilung werden Salbenverbände angelegt und es können pflanzliche Präparate und Enzyme eingenommen werden. Klassische Schmerzmittel sollten jedoch nur kurze Zeit genommen werden. Von längerem Einsatz rät man heute ab, da die für die Heilung notwendigen Entzündungsprozesse im Verlauf neben den Schmerzen ebenfalls unterdrückt werden. Studien haben wiederholt die Gleichwertigkeit pflanzlicher Präparate hinsichtlich auftretender Nebenwirkungen nachgewiesen.

In 20–40 % der Fälle entwickelt sich nach einem Umknick-Trauma trotz optimaler Therapie eine chronische Instabilität im oberen Sprunggelenk. Ein instabiles Sprunggelenk hat mit einer Wahrscheinlichkeit von 60–90 % ein deutlich erhöhtes Risiko auf die Entwicklung einer Arthrose und erhöht außerdem das Risiko für weitere Sportverletzungen. Ein Umknick-Trauma des Sprunggelenks ist daher keine Bagatelle, sondern sollte von allen beteiligten Behandlungspartnern ernst genommen werden.

Eine Instabilität ist wahrscheinlich, wenn mehrere Bandanteile am Sprunggelenk gleichzeitig betroffen oder wenn die Bänder aufgrund wiederholter Unfälle nicht ausreichend vernarbt sind. Man kann es mit einer Boxershort vergleichen, bei der das Gummiband ausgeleiert ist. Faktisch ist ein Gummiband da, die Hose rutscht aber trotzdem runter.

Ist ein Gelenk instabil, sollte der Arzt auf jeden Fall ein MRT durchführen, um neben den Bändern und Sehnen auch den Gelenkknorpel gut beurteilen zu können.

In den letzten Jahren ist es möglich geworden, eine Gelenkspiegelung des Sprunggelenks mit besonders kleinen Instrumenten minimalinvasiv durchzuführen. So können häufig vorliegende Vernarbungen, chronische Entzündungen der Gelenkinnenhaut und kleinere Knorpelschäden schonend behandelt werden. Die verletzten Bänder werden anschließend über einen kleinen Hautschnitt rekonstruiert. In meiner Praxis verwenden wir dazu bioresorbierbare Ankersysteme. Gleichwertig ist aber auch der Einsatz von Titan. Bioresorbierbare Materialien lösen sich nach einiger Zeit im Körper von selbst auf und werden knöchern durchbaut. Die Stabilität im Sprunggelenk wird so wiederhergestellt; das Risiko für eine Arthrose des Gelenks und für ein erneutes Umknicken wird deutlich reduziert. Sollte die Syndesmose verletzt sein, kann man diese mit einem speziellen Seilzug rekonstruieren. Anders als die häufig verwendeten Stellschrauben, die nach sechs Wochen wieder entfernt werden müssen, bleibt der Seilzug im Körper. Ein zweiter Eingriff bleibt dem Patienten also erspart.

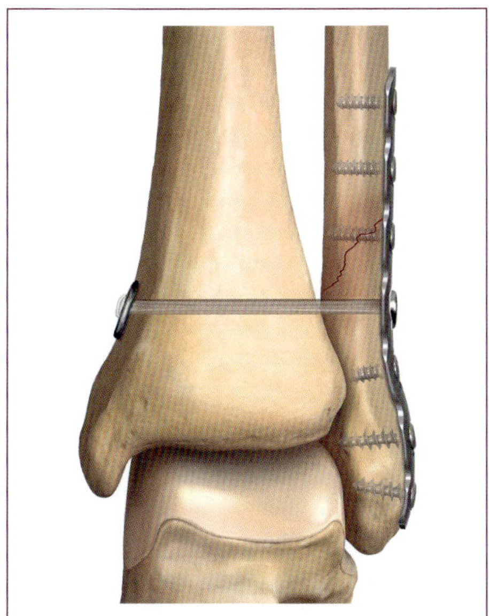

Abbildung 41: Die Abbildung zeigt eine Rekonstruktion der Syndesmose mit einem Fadenankersystem und eine Versorgung der Knöchelfraktur mit einer Platte.

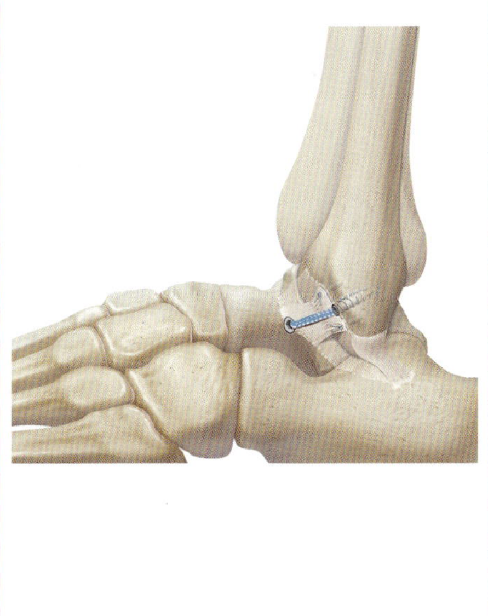

Abbildung 42: Die Abbildung zeigt eine anatomische Rekonstruktion des Außenbandapparates am Sprunggelenk mit bioresorbierbaren Ankern und einer zusätzlichen Verstärkung mit einem „Internal Brace“. Dieses Verfahren bietet eine maximale Stabilität.

Nachbehandlung

Eine klar strukturierte Nachbehandlung sichert anschließend das operative Ergebnis. Dabei arbeiten Arzt, Operateur und Physiotherapeut eng zusammen und helfen dem Patienten, schnell wieder fit zu werden. Vor dem Wiedereinstieg in den Sport steht wie immer eine Return-to-Sport-Untersuchung.

Übungstipps

Ausrollen Fußsohle (S. 360), Dehnung hintere Kette (umgekehrtes V) (S. 360), Kreuzheben (S. 404f.), Einbeinstand

Beschwerden an der Achillessehne

Immer wieder Schmerzen, Schwellung, Überwärmung, Druckempfindlichkeit und eine tastbare Verdickung der Achillessehne, ohne dass ein Unfall geschah – so beschreiben Patienten und Sportler ihrem Arzt die Symptome einer Achillodynie. Übersetzt bedeutet der medizinische Ausdruck zunächst nur, dass die Achillessehne schmerzt. Es ist also eine symptomatische Beschreibung.

Die Überlastungsschäden der Achillessehne haben in den letzten Jahrzehnten deutlich zugenommen. Viele Menschen sind in ihrer Freizeit aktiver, doch zugleich gibt es Risiken: eine verminderte Beweglichkeit, zu viel Training, ungeeignetes Schuhwerk, alte Sportverletzungen, Rückenbeschwerden, die Einnahme bestimmter Antibiotika und Übergewicht. Die Gründe für chronische Achillessehnenbeschwerden sind vielfältig. Da Sehnengewebe eine vergleichsweise lange Regenerationszeit hat, die Ursachen der Beschwerden nicht immer eindeutig feststehen und wir die Füße täglich belasten, erfordert die Achillodynie, ähnlich wie andere Sehnenbeschwerden, oft viel Geduld vom Patienten.

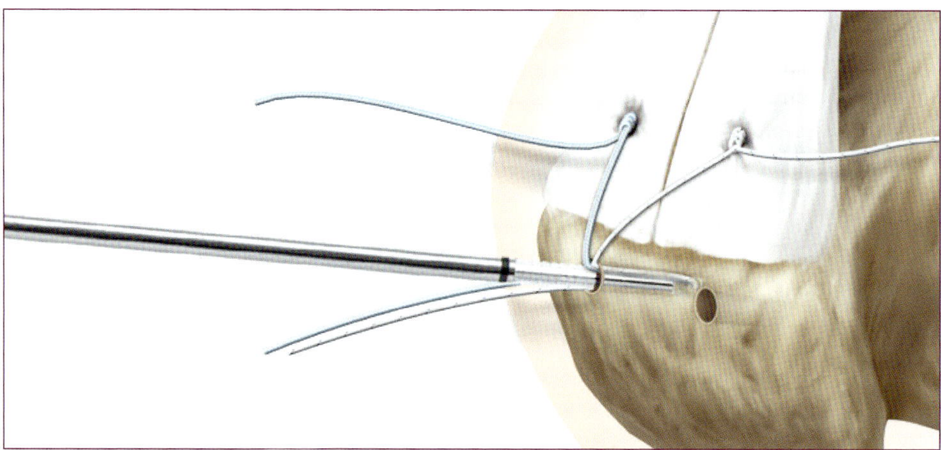

Abbildung 43: Rekonstruktion einer Achillessehnenruptur an ihrem Ansatz am Fersenbein.

Dagegen sind Diagnose und Therapie eines Achillessehenrisses vergleichsweise einfach. Reißt die Achillessehne, gibt es oft einen peitschenartigen Knall und der Patient verspürt einen intensiven lokalen Schmerz in der Achillessehne. Ein typisches Symptom ist, dass der Patient nicht mehr auf Zehenspitzen des betroffenen Fußes gehen oder einseitig stehen kann, da die Kraftübertragung der Wadenmuskulatur auf die Ferse nicht mehr möglich ist. Rupturen der Achillessehne sind eine recht häufige Verletzung, es gibt in Deutschland etwa rund 100.000 Fälle pro Jahr.

Das Risiko für Achillessehnenbeschwerden und -risse steigt deutlich bei der Einnahme bestimmter Antibiotika. Zu nennen ist an dieser Stelle die Gruppe der Fluorchinolone. Zwei Vertreter dieser Gruppe, die besonders häufig diese unerwünschten Nebenwirkungen hervorrufen, sind Levofloxacin und Ciprofloxacin. Meistens gibt es alternative Antibiotika; ein Nachfragen beim Arzt lohnt sich durchaus.

Ein Riss kann operiert oder konservativ behandelt werden. Die Entscheidung hierüber hängt von Form und Größe des Risses ab, von den Therapiemöglichkeiten des behandelnden Arztes und von der Einstellung des Patienten. Können die Riss-Enden im Ultraschall durch eine Spitzfußstellung zueinander geführt werden, ist eine konservative Therapie ohne OP erfolgversprechend. Anzumerken ist allerdings, dass die Elastizität der Achillessehne ohne Operation häufig schlechter ist. Das wirkt sich negativ auf die Kraftübertragung der Sehne aus. Sowohl nach der Operation als auch bei der konservativen Behandlung bekommt der Patient einen speziellen Entlastungsschuh mit einer Fersenerhöhung zur Verminderung der Spannung auf der Sehne.

Bestehen chronische Schmerzen in der Achillessehne, ohne dass ein Riss diagnostiziert werden kann, so ist eine eindeutige Therapieempfehlung schon etwas schwieriger. Verschiedene Injektionen, manuelle Therapie, Taping, exzentrisches Krafttraining, Faszientraining, die Einnahme oraler und lokaler Entzündungshemmer, Stoßwellentherapie, Magnetfeldtherapie, das „Dry Needling“[15] und weitere Verfahren werden mit unterschiedlichem Erfolg einzeln oder kombiniert eingesetzt.

Entscheidend ist neben der klinischen Untersuchung eine gute Bildgebung mit einem Ultraschall oder MRT, die dem Arzt hilft, Strukturveränderungen in der Sehne qualitativ und quantitativ zu erfassen. Gleichzeitig können umgebende Schleimbeutelentzündungen und symptomatische Überbeine, etwa eine Haglundferse, gut erfasst werden.

Ist die Sehne in Hinblick auf Länge und Umfang normal oder sogar verdickt, können trotzdem Gewebequalität und Gleitverhalten der Sehne reduziert sein. Oft sind hauchdünne, aber extrem zähe Narben um die Sehne die Ursache für eine verminderte Beweglichkeit. Diese stellen sich häufig nicht im MRT dar. Bleiben die oben erwähnten konservativen Maßnahmen erfolglos, sollte trotz fehlendem Sehnenriss eine Operation diskutiert werden.

15 Nadelstiche in Triggerpunkte

Über einen kleinen Schnitt kann nicht funktionelles Sehnengewebe entfernt werden; die Vernarbungen werden schonend gelöst. Bei Bedarf kann die Sehne mit körpereigenem Material – etwa aus einer Unterschenkelsehne, der Plantaris-Sehne – oder mit einer biologischen Membran verstärkt werden. Meistens bestehen diese Membranen aus Rinder- oder Schweine-Perikard[16], das speziell aufbereitet wurde und keine genetischen Informationen mehr enthält. Gleichzeitig kann der Verlauf der Achillessehnen über den kleinen Schnitt mit einem Arthroskop beurteilt werden. Man spricht dann von einer „Tenoskopie". So können auch Narben, die weiter entfernt liegen, diagnostiziert und schonend gelöst werden. Die Sehne kann anschließend wieder frei gleiten. Ohne diesen kleinen zusätzlichen Schritt besteht die Gefahr, dass der Patient nach kurzer Zeit wieder Beschwerden an der Achillessehne bekommt. Die Sportpause nach einem solchen Eingriff beträgt, abhängig vom Ausmaß der Sehnenschädigung und der Sportart, drei bis sechs Wochen.

Neben einer Sportberatung und einer Ganganalyse durch einen Arzt, Therapeuten oder Orthopädietechniker kann eine Beratung zu geeigneten Sportschuhen und Einlagen erfolgen, die das Gangbild des Sportlers positiv beeinflussen.

Übungstipps

Ausrollen Fußsohle (S. 360), Dehnung hintere Kette (umgekehrtes V) (S. 360), Kreuzheben (S. 404f.), exzentrisches Krafttraining der Wadenmuskulatur

Fersensporn und Plantarfasziitis

Es ist früh morgens, der Wecker klingelt, man schwingt die Beine aus dem Bett und verspürt schon bei den ersten Schritten einen stechenden Schmerz in der Ferse. Nach ein paar Minuten bessert sich der Schmerz und das Laufen wird etwas angenehmer. Nach langen Phasen des Sitzens kommt der Schmerz aber wieder, sobald man den Fuß belastet. Beim Training aber verschwindet der Schmerz komischerweise. Woher kommt das bloß? Es gab keinen Unfall. Liegt es an dem neuen Paar Schuhe? War die Trainingseinheit am letzten Wochenende doch zu lang?

So oder so ähnlich berichten es die meisten Patienten, wenn sie, ohne dass sie einen Unfall hatten, mit Schmerzen an der Ferse zum Arzt gehen. Die Diagnose lautet dann meistens „Fersensporn". Der Name beschreibt bildlich, was der Arzt im seitlichen Röntgenbild des Fußes auf Anhieb erkennt: Von der Ferse ausgehend, zeigt sich eine knöcherne Ausziehung in Richtung der Zehen. Zusätzlich sieht man oft einen ähnlichen Sporn, der vom oberen Anteil der Ferse in Richtung Achillessehne hochzieht.

Diese Verknöcherungen bilden sich lange, bevor sie Schmerzen bereiten. Als Auslöser für die Schmerzen kommen eine Mehrbelastung im Alltag oder im Training ebenso in Frage wie ein neues Paar Laufschuhe.

16 Herzbeutelgewebe

Wie wird die Diagnose gestellt?

Das Röntgenbild des oberen Sprunggelenks und des Fußes in zwei Ebenen erfolgt in Verbindung mit der körperlichen Untersuchung. Dabei ist der Druck auf die Fußsohle im Bereich der Ferse auf der Innenseite meistens sehr schmerzhaft. Zusätzlich kann ein MRT gemacht werden, um weitere Verletzungen der Weichteile auszuschließen. Vorstellbar sind zum Beispiel eine Reizung oder ein Einriss der Plantarfaszie, eine Überlastung des Knochens (Knochenmarködem) oder eine Verletzung der Achillessehne. Die Weichteile können alternativ auch gut im Ultraschall untersucht werden.

Woher kommt der Fersensporn?

Der Körper bildet solche knöchernen Sporne, wenn die Sehnenanteile an der Stelle überlastet sind. Dann sollen die Verknöcherungen die Struktur stabiler machen. Die Ursachen für diese Sporne sind vielfältig: Einerseits können sie bei Übergewicht und erhöhten Harnsäurewerten im Blut auftreten. Andererseits entstehen sie auch bei hoher Belastung des Fußlängsgewölbes, wie beispielsweise beim Laufen. Weitere Risikofaktoren sind eine eingeschränkte Sprunggelenksbeweglichkeit oder Knick- und Knick-Senk-Füße, die das Fußgelenk nach innen kippen lassen. Der Orthopäde nennt das eine verstärkte Pronation. Der Altersgipfel für das Auftreten des Fersensporns liegt im mittleren Lebensabschnitt zwischen 30–60 Jahren.

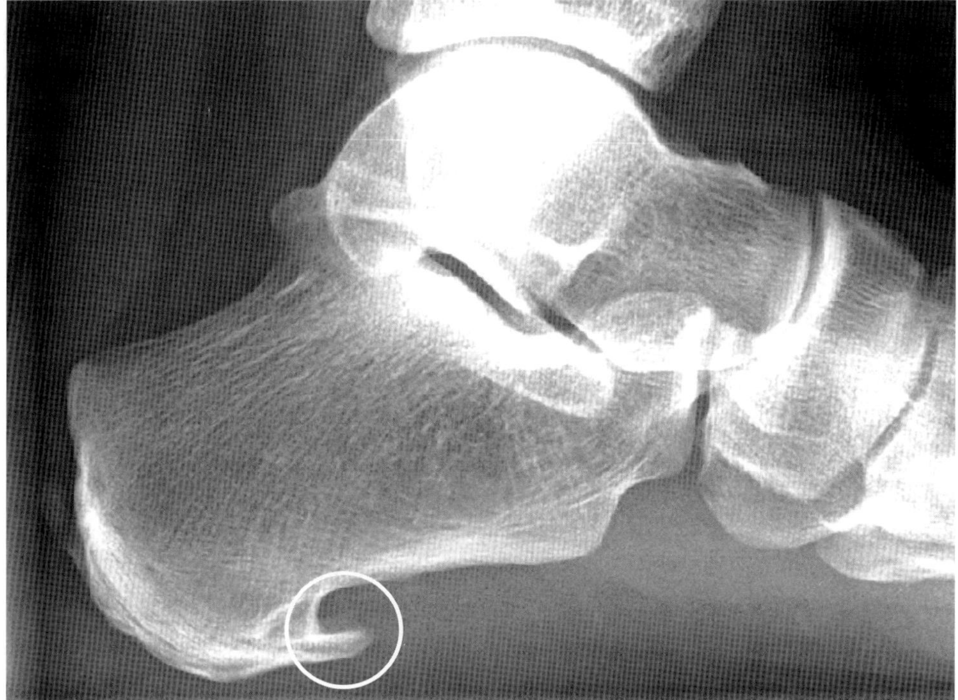

Abbildung 44: Röntgenbild Fersensporn.

Therapie

Die Behandlung ist zuerst immer konservativ, operiert wird nur sehr selten. In der konservativen Behandlung gibt es verschiedene Möglichkeiten, die meistens auch kombiniert werden. Sie sind unterschiedlich erfolgversprechend. Dasselbe gilt für plantare Spornbildungen unter dem Fuß und für Spornbildungen im Bereich der Achillessehne.

Möglichkeiten der Therapie:

- Dehnen
- Kühlen
- Manuelle Therapie
- Weichbettende Einlagen
- Stoßwellentherapie
- Laserbehandlung

Erfreulicherweise können die wesentlichen Maßnahmen vom Sportler selbst durchgeführt werden: regelmäßiges Dehnen der Plantarfaszie und der gesamten hinteren Kette des Oberschenkels sowie der Achillessehne. Auch können lokale Kältepacks oder Eislollys über die Dauer von 3–5 Minuten angewendet werden. Die Dehnungen sollten jeweils 60 Sekunden betragen. erhöhen die lokale Durchblutung etwa um den Faktor 7. Entscheidend für den Erfolg ist dabei natürlich die Regelmäßigkeit. Zweimal am Tag wiederholt für eine Minute die Wadenmuskulatur dehnen und Kälteanwendungen für fünf Minuten. Gut ist auch das Ausrollen der Fußsohle mit einem Tennis- oder Lacrosse-Ball.

Tipp

Tennisball in den Trainingsschuh legen. Dann vergisst man das Ausrollen vor dem Training nicht.

Drei bis fünf Einheiten einer Stoßwellentherapie und ein bis zwei Injektionen mit körpereigenem Plasma führen regelmäßig zu einer Schmerzlinderung. In seltenen Fällen muss operiert werden, wenn die konservative Behandlung keine Besserung bringt. Der Eingriff kann über einen offenen Schnitt oder minimalinvasiv durchgeführt werden. Die Ergebnisse beider Verfahren sind bei erfahrenen Operateuren gleichermaßen gut.

Übungstipps

Ausrollen Fußsohle (S. 360), Dehnung hintere Kette (umgekehrtes V) (S. 360), Kreuzheben (S. 404f.), Fußmuskeltraining

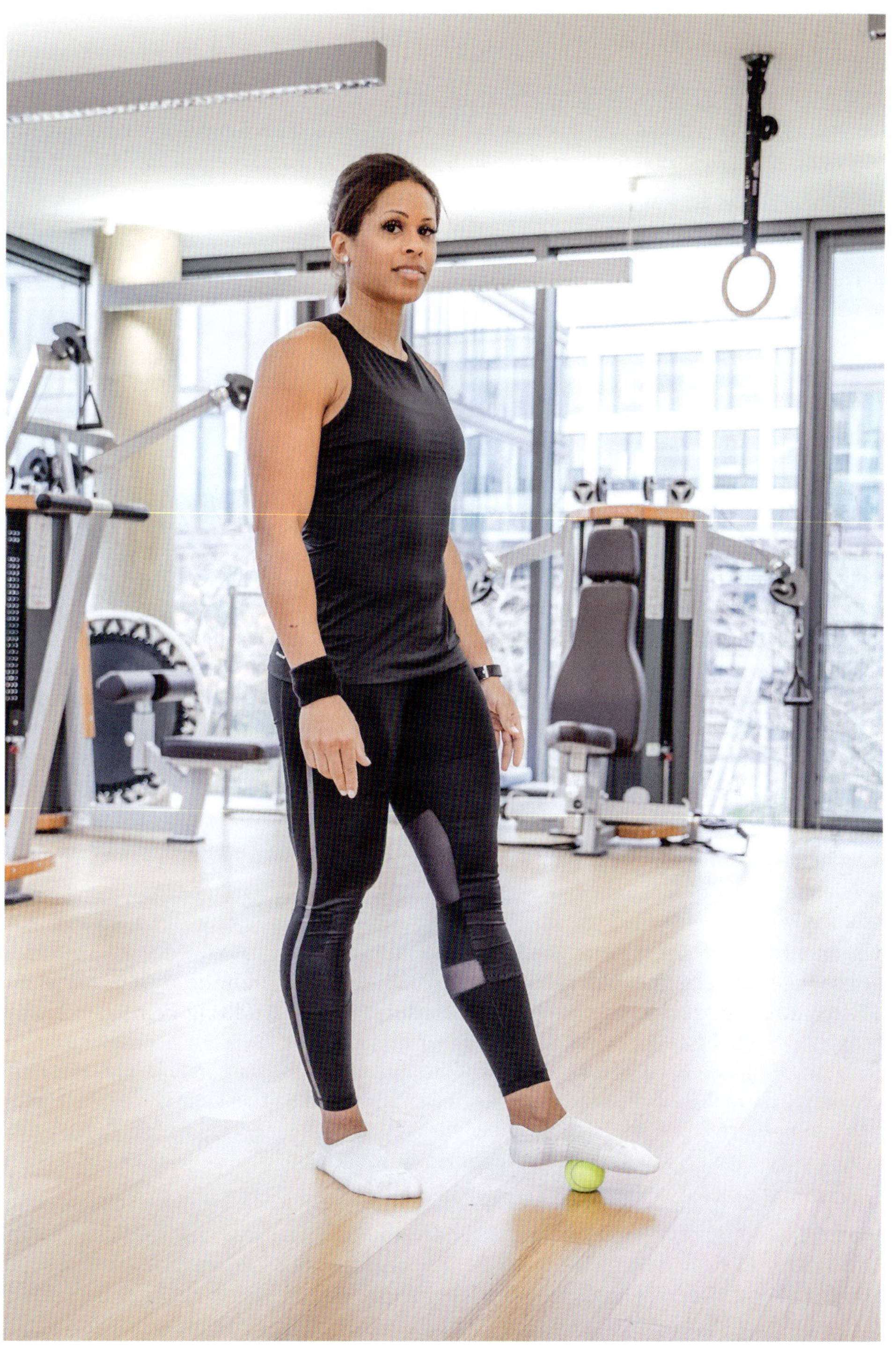

Abbildung 45: Ausrollen der Fußsohle.

2.6 RÜCKENSCHMERZEN UND PROBLEME AN DER WIRBELSÄULE

Statistisch leiden ca. 85 % der Deutschen im Laufe ihres Lebens mindestens einmal unter Rückenschmerzen. Etwa 20 Millionen Bundesbürger, ein Fünftel der Bevölkerung, haben sogar regelmäßig Rückenschmerzen. Probleme mit der Wirbelsäule und Schmerzen im unteren Kreuzbereich sind auch die häufigste Ursache für Arbeitsunfähigkeit: Unter den relevanten Diagnosen bei Krankschreibungen und Frühverrentungen liegen Schmerzen des Bewegungsapparates, und dabei insbesondere des Rückens, seit Jahren auf Platz 1, vor psychischen und internistischen Erkrankungen. Bei Männern geht in etwa jede vierte, bei Frauen jede fünfte Arbeitsunfähigkeit auf Rückenbeschwerden zurück. Sie führen auch zu recht langen Ausfallzeiten: Im Durchschnitt dauert es 43 Tage, bis ein Betroffener an seinen Arbeitsplatz zurückkehrt.

Laut dem DAK-Gesundheitsreport 2018 haben 85 % der Rückenschmerzen keine ausschließlich organische Ursache, sondern sind vielmehr bedingt durch zu wenig Bewegung, Übergewicht und zu viel Stress. Man spricht dann von „unspezifischen Rückenschmerzen". In anderen Fällen liegen lokale strukturelle Schädigungen, wie Bandscheibenvorfälle, Spinalkanalstenosen oder Arthrose der Facettengelenke vor, die wir mit modernen bildgebenden Verfahren nachweisen können. Die Gefahr liegt darin, sich bei der Behandlung ausschließlich auf diese einfach nachweisbaren Strukturen zu konzentrieren.

Verantwortlich für Beschwerden sind jedoch häufig zusätzliche regionale Störungen im Bereich der Faszien, der Muskulatur, eine Mikroinstabilität in einzelnen Segmenten der Wirbelsäule und nicht zuletzt auch ausstrahlende Beschwerden der inneren Organe (Herz, Darm et cetera). Es kommt vor, dass die Schmerzsignale aus diesen Regionen oder Organen in der inneren Wahrnehmung dem Rücken oder der Wirbelsäule zugeordnet werden; das Gehirn sortiert die Signale dann falsch ein. Im Erste-Hilfe-Kurs lernt jeder, dass plötzliche Beschwerden im linken Arm auch auf einen Herzinfarkt hindeuten können, weil Informationen aus diesen beiden Regionen auf der gleichen Höhe zum Rückenmark geleitet werden und das Gehirn den Schmerz des Arms dann überbewertet. In gleicher Weise können Beschwerden des Dünn- oder Dickdarms zu Rückenschmerzen führen.

Viel zu häufig richtet sich die Therapie auf strukturelle Abweichungen, die mit den modernen bildgebenden Verfahren sichtbar werden, etwa fehlgebildete Wirbel oder abgenutzte Bandscheiben. Doch selbst offensichtliche Schäden müssen nicht die Ursache des Schmerzes sein. Es gibt viele Menschen mit vergleichbaren Befunden, die völlig schmerzfrei sind. Zugleich gibt es Patienten ohne relevante strukturelle Schäden, die schlimme Schmerzen haben. Eine organische Abweichung im Bild sagt alleine nichts aus, wenn nicht zeitgleich die Funktion in der Bewegung ausreichend berücksichtigt wird. Deshalb gehört eine funktionelle Untersuchung der Wirbelsäule und der grundlegenden Bewegungsmuster zu jeder gründlichen Diagnostik von Rückenschmerzen. Gerade regionale Störungen im Bereich der Faszien und funktionelle Ursachen des Rückenschmerzes erscheinen nicht im Röntgenbild oder im MRT, sondern erst bei einer professionellen manuellen Untersuchung in Ruhe und in Bewegung. Wir sprechen schließlich nicht umsonst vom „Bewegungsapparat".

Bei Beschwerden der Halswirbelsäule sollten auch Störungen der Kiefergelenke berücksichtigt werden. Schon mit wenigen Untersuchungstechniken und einigen gezielten Fragen ergeben sich erste Hinweise auf eine Cranio-Mandibuläre Dysfunktion (CMD). Dieser Begriff umfasst Fehlregulationen der Muskel- und Gelenkfunktion im Kieferbereich. Dazu gehören strukturelle Fehlstellungen der Zähne oder des Kiefers, funktionelle Störungen der Kiefergelenksmechanik oder der Kaumuskulatur und entzündliche Prozesse in diesem Bereich. Patienten zeigen häufig einen gestörten Biss, Knirschen in der Nacht und sind im Kieferbereich verspannt. In diesem Querschnittsbereich erfolgt bei gesicherter Diagnose eine gemeinsame Behandlung durch Manualtherapeuten und Kieferorthopäden. Zusätzlich spielen Psyche und Emotionen eine ganz entscheidende Rolle bei der Wahrnehmung und Verarbeitung von Rückenschmerzen. Besonders Stress, Ängste, Schwermut und Depressionen können Rückenschmerzen auslösen oder deren Therapie erschweren. Der offene und ehrliche Umgang mit diesen Themen ist eine entscheidende Voraussetzung für eine nachhaltig erfolgreiche Therapie.

Das Gewebe ist überlastet

Typischerweise ist für Rückenschmerzen – von akuten Unfällen einmal abgesehen – die Summe der einwirkenden Belastungen verantwortlich. Überschreiten sie die Kompensationsmöglichkeiten des Gewebes, kommt es zu Beschwerden. Mit „Gewebe" meine ich die Gesamtheit aller beteiligten Strukturen: Muskulatur, Faszien, Gelenkkapseln, Bandscheiben, Knorpel und Knochen. So erschöpft ein eigentlich kompensierbarer Reiz auf Dauer die Widerstandskraft des Körpers. Das kann eine geringe Belastung bei ungünstiger Körperhaltung, etwa Büro- oder Gartenarbeit sein, ebenso eine monotone Belastung bei eigentlich passender Körperhaltung, etwa beim Ein- oder Auspacken oder dem Tragen geringer Gewichte. Bezogen auf den Sportbereich kann das eine wiederholte dynamische Belastung (z. B. Rudern mit falscher Technik) oder eine fixierte statische Haltung (z. B. bei einem Rennradfahrer) sein.

Ein maximaler Reiz, der plötzlich erfolgt, kann die Toleranz des Gewebes natürlich ebenfalls überschreiten und unmittelbar zu Beschwerden führen. Das ist bei Spitzenbelastungen im Alltag und beim Sport der Fall: der Schrank, der beim Umzug durch das Treppenhaus geschleppt wird, ein Verkehrsunfall oder ein Sprung aus großer Höhe. Eine bestimmte Bewegung oder Belastung ist jedoch häufig nur der sprichwörtliche Tropfen, der das Fass zum Überlaufen bringt. Deshalb ist es wichtig, die wiederkehrenden unvorteilhaften Belastungen im Alltag, bei der Arbeit und beim Sport, zu erkennen und zu verringern. Zusammen mit Therapie und Training verringert das jedoch die Wahrscheinlichkeit weiterer Rückenbeschwerden.

Unser Rücken

Ein Wunderwerk der Natur, aber oft auch schmerzhafter Schwachpunkt: Rückenprobleme sind verantwortlich für besonders viele Fehltage. Fakten aus dem DAK-Gesundheitsreport 2015

85 %

Kopfsache

Etwa 85 Prozent aller Rückenschmerzen haben keine organischen Ursache. Stattdessen sind sie oftmals Folge von zuviel Stress und zu wenig Bewegung.

5,9 %

Das Kreuz mit dem Kreuz

Rückenschmerzen sind für 5,9 Prozent aller Krankschreibungstage verantwortlich. Meist ist nicht der gesamte Rücken, sondern nur die Hals-, die Brust- oder die Lendenwirbelsäule betroffen.

24

Kunstvoller Aufbau

Aus 24 beweglichen und neun bis zehn starren Wirbeln besteht die Wirbelsäule. Bandscheiben, Wirbelgelenke und Bänder verbinden die beweglichen Teile.

Rücken-OP?

Eine zweite professionelle Meinung von einem Spezialisten gibt Sicherheit. Infos unter: www.dak.de/zweitmeinung

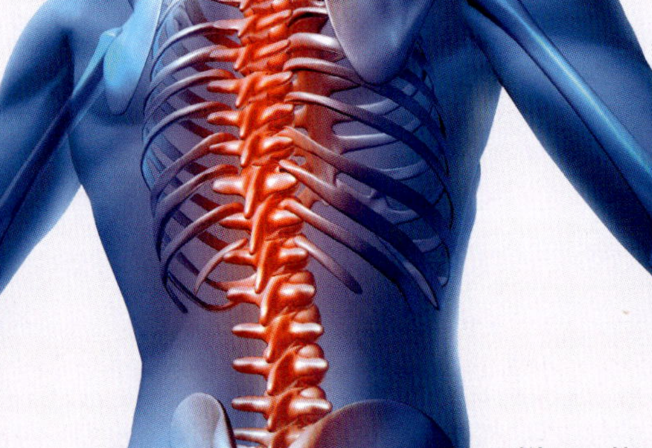

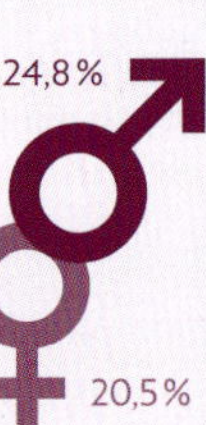

Männer führen

Bei Männern geht fast jeder vierte Krankschreibungstag (24,8 Prozent) auf Probleme mit dem Muskel-Skelett-System zurück. Bei Frauen nur jeder fünfte (20,5 Prozent).

Warnung Hexenschuss

Eine falsche Bewegung – und urplötzlich fährt er einem ins Kreuz: der Hexenschuss. Er gilt als harmlos, ist aber Warnung, mehr für den eigenen Rücken zu tun.

43,4 Tage

Bandscheibe

Der Gallertkern, der wie ein Puffer zwischen den Wirbelkörpern liegt, kan verrutschen und auf benachbarte Nerven drücken. Bandscheibenschäden sind in der Regel langwierig. Betroffene kehren im Schnitt erst nach 43,5 Tagen an den Arbeitsplatz zurück.

Mittel gegen den Schmerz

Schmerzmittel wie Ibuprofen oder Diclofenac sollen akute Schmerzzustände überbrücken. Sie helfen, möglichst in bewegung zu bleiben, sind aber keine Dauerlösung.

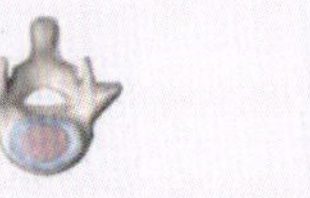

Gesunder Gallertkern **Bandscheibenvorfall**

Abbildung 46: Wirbelsäulenbeschwerden und ihre Ursachen.

Die Widerstandskraft des Patienten wird erhöht. Das Vermeiden schmerzauslösender Situationen bei gleichzeitig verbesserter Kraft und Funktion der Wirbelsäule lassen den Patienten dann auch belastende Situationen besser tolerieren. Trainer und Therapeuten sind unabhängig von akuten Sportverletzungen im Bereich der Wirbelsäule häufig mit Rückenbeschwerden konfrontiert. Wie bereits beschrieben, ist es entscheidend zu erkennen, wo die eigentliche Ursache für den Schmerz liegt – ob im Bereich der Wirbelsäule oder in anderen Regionen.

Unabhängig davon, ob die Behandlung konservativ mit Medikamenten, Injektionen, Manueller Therapie oder operativ erfolgt, ist anschließend eine Wiederherstellung der Funktion im Hinblick auf Mobilität und Stabilität für einen nachhaltigen Behandlungserfolg notwendig.

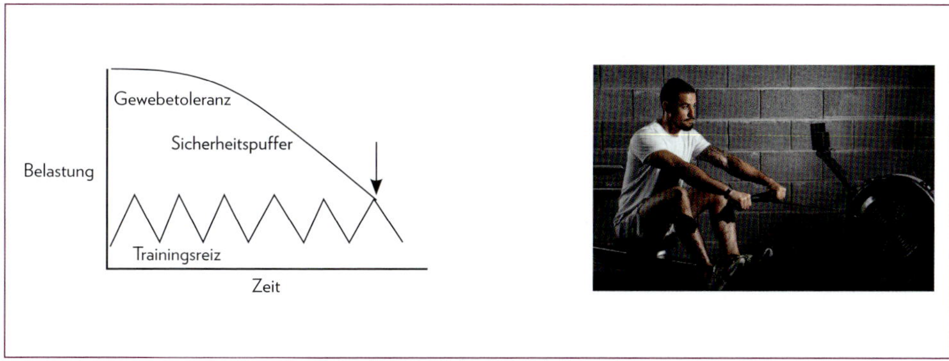

Abbildung 47: Wiederholte submaximale Belastungen führen zu einer fortschreitenden Ermüdung des Gewebes. Der Sicherheitspuffer des Gewebes nimmt über die Dauer der Belastung ab. Berühren sich die beiden Kurven (Pfeil), treten Beschwerden auf. Sinnvoll gesetzte Pausen können diese Situation vermeiden. Bewegung wirkt wie ein Medikament und sollte genauso sorgfältig dosiert werden.

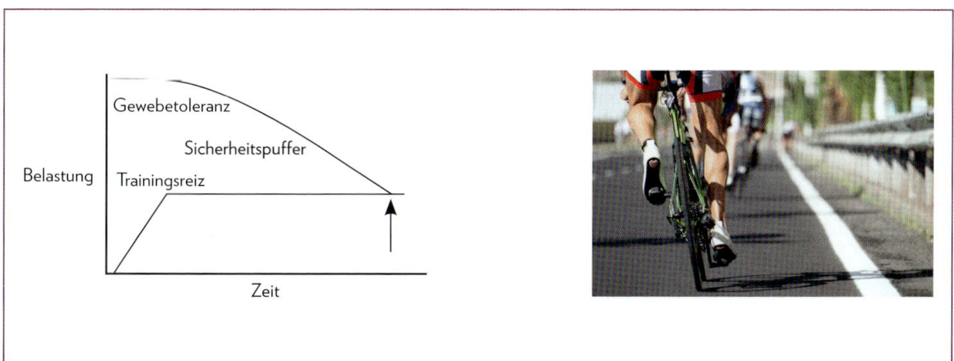

Abbildung 48: Der typische Rennradfahrer belastet in seiner Sitzposition sein muskuläres und fasziales Gewebe über eine lange Dauer. Bei gleichbleibender Belastung reduziert sich über die Dauer der Sicherheitspuffer zwischen der Toleranz des Gewebes. Berühren sich die beiden Kurven (Pfeil), treten Beschwerden auf. Sinnvoll gesetzte Pausen können diese Situation vermeiden. Bewegung wirkt wie ein Medikament und sollte genauso sorgfältig dosiert werden.

Schmerz verändert nachhaltig Bewegungs- und Anspannungsmuster

Interessant, jedoch weniger bekannt, ist der Zusammenhang zwischen vorausgegangenen Beschwerden an der Wirbelsäule und einem erhöhten Risiko für Verletzungen des übrigen Bewegungsapparates durch nachhaltig veränderte Anspannungs- und Bewegungsmuster. Studien vermitteln einen Eindruck davon, wie sich diese Veränderungen auswirken: In einer Untersuchung an 277 College Athleten zeigte sich, dass eine Vorgeschichte mit Schmerzen im unteren Rücken eine signifikante Risikoerhöhung für eine Bandverletzung im Kniegelenk zur Folge hat. Bei einer anderen Studie mit Golfern fand sich ein verändertes Aktivierungsmuster der Rückenmuskulatur, wenn die Sportler Beschwerden im unteren Rücken in der Vorgeschichte aufwiesen. Diese veränderten Muskelreflexe aufgrund vorausgegangener Rückenschmerzen sind ein wesentlicher Risikofaktor für zukünftige Rückenschmerzen. Die langfristigen Folgen von schmerzfreien, jedoch nicht nachhaltig korrigierten, Bewegungs- und Anspannungsmustern nach Rückenbeschwerden führen zusammengefasst zu einer verminderten Leistungsfähigkeit und einem erhöhten Verletzungsrisiko. Dieses Risiko betrifft einerseits den Rücken selbst und andererseits den übrigen Bewegungsapparat.

Atmung und Rückenschmerzen

Im Kapitel „Screening" erläutere ich die Atmung etwas genauer und im Kapitel „Übungen" werden Atemübungen präsentiert. Diese sind jedem Sportler mit Rückenbeschwerden dringend zu empfehlen. Die Aufrichtung der Wirbelsäule ist eng an die Atem- und Beckenbodenmuskulatur gekoppelt, sie beeinflussen sich gegenseitig. Ein Hohlkreuz kann die rückseitige Zwerchfellbewegung einschränken und umgekehrt kann eine kräftige Zwerchfellatmung die tiefe Rückenmuskulatur entlasten. Das Zwerchfell setzt im Bereich der unteren Brust- und oberen Lendenwirbelsäule an, streckt diese bei der Einatmung, senkt sie bei der Ausatmung und nimmt somit unmittelbar Einfluss auf die Stellung der Wirbelsäule. Fehlfunktionen der Zwerchfellatmung resultieren in eine Kompensationsleistung anderer Muskelgruppen, die zu typischen Beschwerden im unteren Rücken und im Schulter- bzw. Nackenbereich führen.

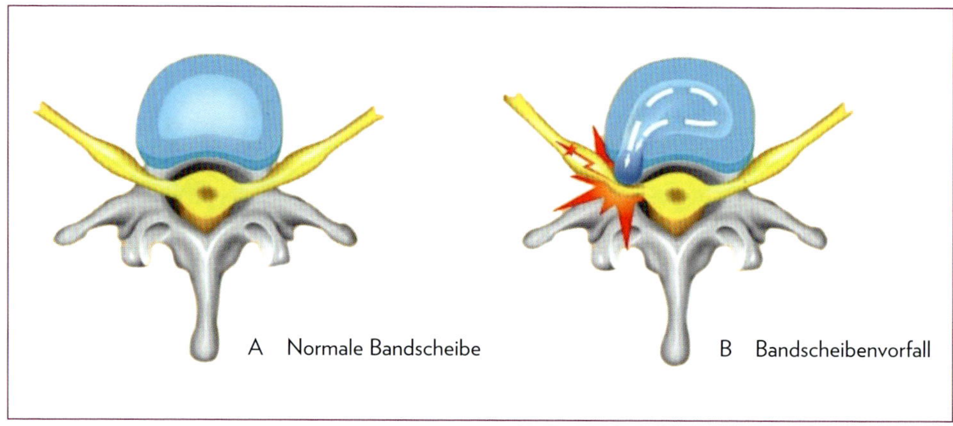

Abbildung 49: Vergleich einer normalen Bandscheibe mit einem Bandscheibenvorfall.

Bandscheibenvorfall

Bei einem Bandscheibenvorfall entstehen durch eine Schwäche des hinteren Teils der Bandscheibe Schäden des Knorpelrings. Der hintere Schutzring der Bandscheibe reißt ein oder wölbt sich vor. Dabei können Nerven eingeklemmt und gereizt werden, was heftige Schmerzen bis hin zu Lähmungen versursacht. Die meisten Bandscheibenvorfälle ereignen sich in der Lendenwirbelsäule (HWS) und in der Halswirbelsäule (HWS).

Symptome Bandscheibenvorfall HWS

Bei einem Bandscheibenvorfall in der Halswirbelsäule verspüren Patienten Schmerzen im Nackenbereich, die in Schulter, Arme und in den Hinterkopf ausstrahlen können. Nicht selten sind diese Schmerzen mit neurologischen Ausfallerscheinungen wie Ameisenlaufen, Kribbeln und Gefühlsstörungen im Arm und in der Hand verbunden. Ein großer Bandscheibenvorfall kann auch Gangstörungen und Beschwerden in den Beinen auslösen. Selbst durch eine bloße Vorwölbung der Bandscheibe kann der Nerv so gereizt werden, dass starke Schmerzen entstehen. Die Symptome des Bandscheibenvorfalls an der HWS im Überblick:

Nackenschmerz

- ausstrahlende Schmerzen in Schultern, Arme, Hände, Finger
- Gefühlsstörungen, Ameisenlaufen, Kribbeln in Armen und Händen
- Gangstörungen und Beschwerden in den Beinen

Symptome Bandscheibenvorfall LWS

Ein Bandscheibenvorfall in der Lendenwirbelsäule kann Schmerzen verursachen, die bis ins Gesäß, Bein oder in den Fuß ausstrahlen können. Im schlimmeren Fall können auch Lähmungen und Gefühlsstörungen auftreten. Auch hier kann die bloße Vorwölbung der Bandscheibe den Nerv so reizen, dass starke Schmerzen entstehen.

Die Symptome des Bandscheibenvorfalls an der LWS im Überblick:

Rückenschmerz

- Beinschmerz, der über das Gesäß in das Bein bis zum Fuß ausstrahlen kann
- Lähmungen und Gefühlsstörungen der Beine

Welche Beschwerden auftreten, hängt davon ab, in welcher Höhe der Bandscheibenvorfall auftritt und welche Richtung er nimmt. Man unterscheidet dabei solche, die mittig sind und mehr Rückenschmerzen verursachen, von solchen, die mehr seitlich vorliegen und Schmerzen im Bein hervorrufen.

Ursachen

Nicht nur schweres Heben oder Unfälle, auch falsches Drehen und bestimmte Bewegungen können bei entsprechender Veranlagung einen Bandscheibenvorfall auslösen. Risikofaktoren sind erbliche Faktoren („Bindegewebsschwäche"), Übergewicht und mangelnde Bewegung, ständiges Sitzen, bestimmte berufliche Belastungen (Berufskraftfahrer) und Rauchen. Eine schwache Rumpfmuskulatur kann das Risiko eines Bandscheibenvorfalls zusätzlich vergrößern. Anatomische und biomechanische Faktoren begünstigen das Auftreten von Bandscheibenvorfällen insbesondere an der Lendenwirbelsäule und an der Halswirbelsäule, jeweils im unteren Drittel. Insgesamt führen die zunehmende Schreibtisch- und Computerarbeit, aber auch Verletzungen, zu vermehrten Verschleißprozessen der Bandscheiben. Sie nutzen sich frühzeitig ab und verlieren ihre Pufferfunktion für die Wirbel.

Bestimmte Sportarten führen zu hoher Belastung der Halswirbelsäule, dazu gehören der Motorsport sowie Kontaktsportarten wie Fußball, Ringen, Boxen, Rugby, Football und andere. Bei Kopfbällen im Fußball wirken hohe Kräfte plötzlich auf die HWS ein. In anderen Fällen führt eine bestimmte Körperhaltung zu einem Dauerstress der HWS, wie der zurückgeneigte Kopf bei Radfahrern.

Insgesamt am häufigsten tritt ein Bandscheibenvorfall in der Lendenwirbelsäule zwischen dem 4. und 5. Lendenwirbel sowie dem 5. Lendenwirbel und dem Steißbein auf, die sogenannten Segmente L4/5 und L5/S1.

Diagnostik Bandscheibenvorfall

Um den Bandscheibenvorfall von anderen Erkrankungen abzugrenzen, die ähnliche Beschwerden verursachen, werden Patienten zunächst neurologisch-orthopädisch untersucht: Der Arzt prüft, ob Lähmungs- oder Empfindungsstörungen vorliegen, und untersucht den gesamten Bewegungsapparat aktiv und passiv. Wie bei jeder ärztlichen Untersuchung ist die genaue Befragung zur Krankengeschichte richtungsweisend für die eigentliche Ursache. Da Rückenbeschwerden, wie eingangs erwähnt, sehr häufig multifaktoriell sind, sollten neben den körperlichen Symptomen und Vorerkrankungen auch die genauen Situationen, in denen Schmerzen auftreten, abgefragt werden. Treten die Schmerzen morgens beim Aufstehen auf oder erst im Laufe des Tages? Verbessert oder verschlechtert Bewegung das Beschwerdebild? Was macht der Patient selbstständig, um die Schmerzen zu lindern? Was tut ihm gut? Im Anschluss daran wird in der Regel ein Röntgenbild oder ein MRT erstellt.

Therapie

Nicht alle Bandscheibenvorfälle müssen operiert werden. Viele können konservativ mit schmerz- und entzündungshemmenden Mitteln und Vermeidung schwerer körperlicher Belastung, besonders Bücken, Heben und Schieben, sowie schneller Drehbewegungen, erfolgreich behandelt werden. Allerdings kann der Heilungsprozess bei einer konservativen Therapie verglichen mit einer Operation deutlich länger andauern. Im Einzelfall kann dieser Zeitraum mehrere Monate betragen. Nach der akuten

Behandlung sollte ein krankengymnastisches Programm mit speziellen Übungen zur Stärkung der Bauch- und Rückenmuskulatur erfolgen.

Wenn nach einem konservativen Therapieversuch keine erhebliche Besserung eintritt, falls deutliche Taubheitsgefühle, eine Schwäche oder Lähmungen auftreten oder die Schmerzen unerträglich sind, muss die Therapie überdacht werden. Vielleicht ist dann doch eine Operation angezeigt. Die klassische Lehrmeinung, nach der ein Bandscheibenvorfall nur bei akuten neurologischen Ausfällen oder drohender Querschnittslähmung zu operieren sei, ist überholt. Das bedeutet, man operiert heute schon nach wenigen Tagen, wenn neben akuten Lähmungen erhebliche Schmerzen oder Gefühlsstörungen bestehen. Auch wenn im MRT ein deutlicher Vorfall zu sehen ist, der starke Beschwerden macht, wird je nach der individuellen beruflichen und privaten Lebenssituation schon sehr bald operiert.

Dabei gibt es folgende Möglichkeiten:

- Mikrotherapie
- Endoskopische Operation
- Mirochirurgische Operation
- Bandscheibenprothese (Artificial Disc Replacement – ADR)

Bei der Mikrotherapie führt der Chirurg eine feine Nadel in den knöchernen Wurzelkanal des Wirbels ein und injiziert abschwellende und schmerzstillende Medikamente um die Nervenwurzel. Diese Injektionen müssen im Wochenabstand zwei- bis dreimal wiederholt werden. In schweren Fällen können die Medikamente in den Spinalkanal vor den Nervenwurzelsack eingebracht werden, man nennt diese Methode „epidural“.

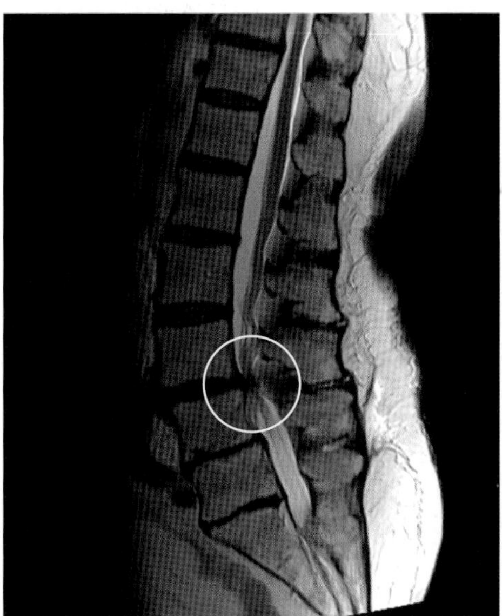

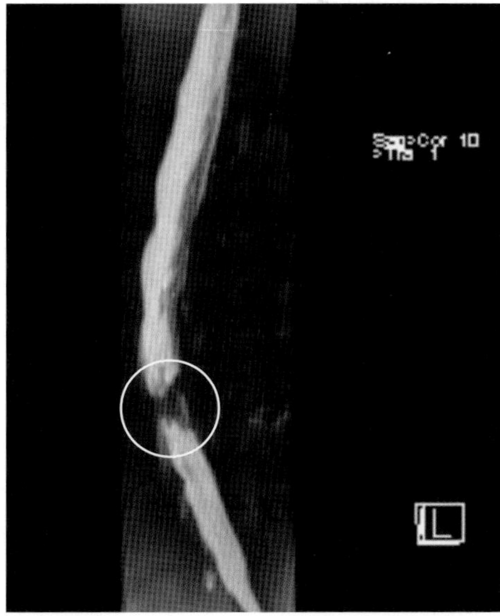

Abbildung 50: Das MRT-Bild zeigt einen großen Bandscheibenvorfall der Lendenwirbelsäule, der auf den Nervenwurzelschlauch drückt.

Die endoskopische Operation des Bandscheibenvorfalls ist sehr schonend und gleichzeitig effizient. Sie hat die Behandlung der Bandscheibenvorfälle revolutioniert, da die Weichteile im Zugangsbereich der Operation deutlich weniger verletzt werden und der Patient postoperativ somit deutlich weniger Schmerzen hat. Bei der endoskopischen Beseitigung des Bandscheibenvorfalls werden Muskulatur und Bänder geschont.

Die mikrochirurgische Operation ist vergleichbar sicher und effizient. Hier ist jedoch ein kleiner Hautschnitt nötig, durch den der Neurochirurg operiert. Schmerzen verspürt der Patient durch einen Druck der vorgewölbten Bandscheibe auf einen Nerv. Diese vorgewölbte oder vorgefallene Bandscheibe – daher der Begriff Bandscheiben„vorfall – wird chirurgisch entfernt und der Nerv damit entlastet. Die übrige Bandscheibe wird belassen. Die Mediziner verwenden dabei ein Operationsmikroskop, das ein millimetergenaues Vorgehen ermöglicht.

In manchen Fällen ersetzt der Arzt die erkrankte Bandscheibe durch eine Bandscheibenprothese. Das ist eine Art Kunststoffkissen, das zwischen die Wirbel gesetzt und dort fixiert wird. Es soll die Beweglichkeit und Flexibilität der Wirbelsäule trotz Bandscheibenentfernung erhalten.

Return-to-Sport – Welche Therapie ist besser geeignet?

Mehr als die Hälfte aller Sportler (ca. 58 %) erleidet mindestens einmal im Leben einen Bandscheibenvorfall. Meta-Analysen der bislang vorliegenden Studien zeigen starke Abweichungen in den Ergebnissen bei der Frage, welche Behandlungsmethoden für einen Return-to-Sport bei Wirbelsäulenverletzungen geeigneter sind. Eine eindeutige allgemeine Empfehlung kann man also derzeit nicht geben.

Die Übungen und Verhaltensregeln im Trainingskapitel basieren auf unserer jahrelangen Erfahrung mit Rückenschmerz-Patienten und auf erfolgreichen allgemeinen Grundprinzipien. Ein Return-to-Sport nach Wirbelsäulenbeschwerden und insbesondere nach Bandscheibenvorfällen unterscheidet sich insofern von Verletzungen der Extremitäten, als die Optimierung der Haltung und alltäglicher Bewegungsabläufe noch entscheidender ist. Wie öffne ich rückenschonend eine Tür? Wie binde ich mir die Schuhe? Wie hebe ich etwas vom Boden auf oder hole etwas von hoch oben aus dem Regal?

Spinalkanalstenose

Die Spinalkanalstenose ist eine Verengung des Wirbelkanals, die Druck auf die darin verlaufenden Nerven ausübt. Eine solche Verengung verteilt sich nicht gleichmäßig auf den ganzen Wirbelkanal, sondern tritt in bestimmten, stark belasteten Bereichen der Wirbelsäule konzentriert auf, besonders auf Höhe der Wirbelgelenke. Wie eine Kneifzange, die von beiden Seiten den Kanal einklemmt, durch den die Nerven verlaufen, verengt die Stenose den Raum zwischen den Wirbeln. Dadurch kommt es zu

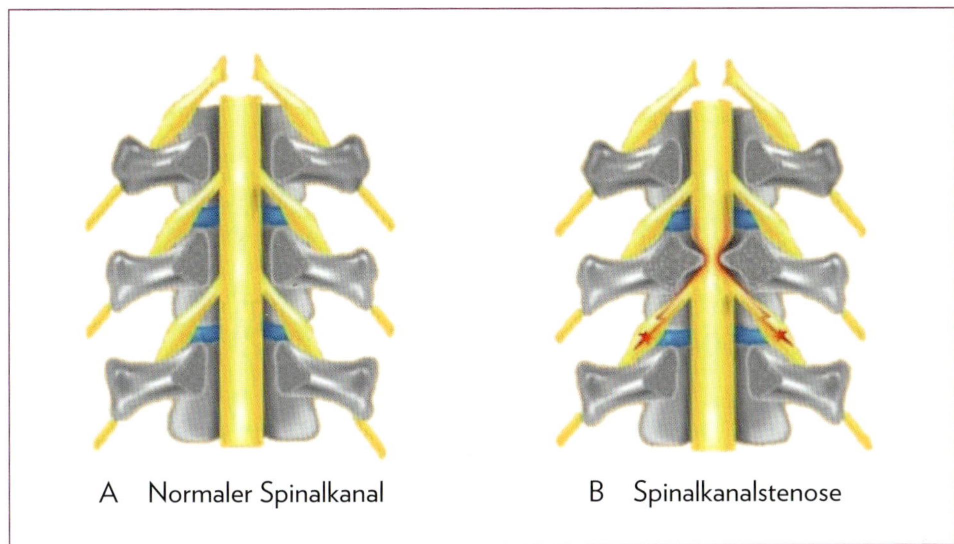

Abbildung 51: Normaler und knöchern eingeengter Spinalkanal.

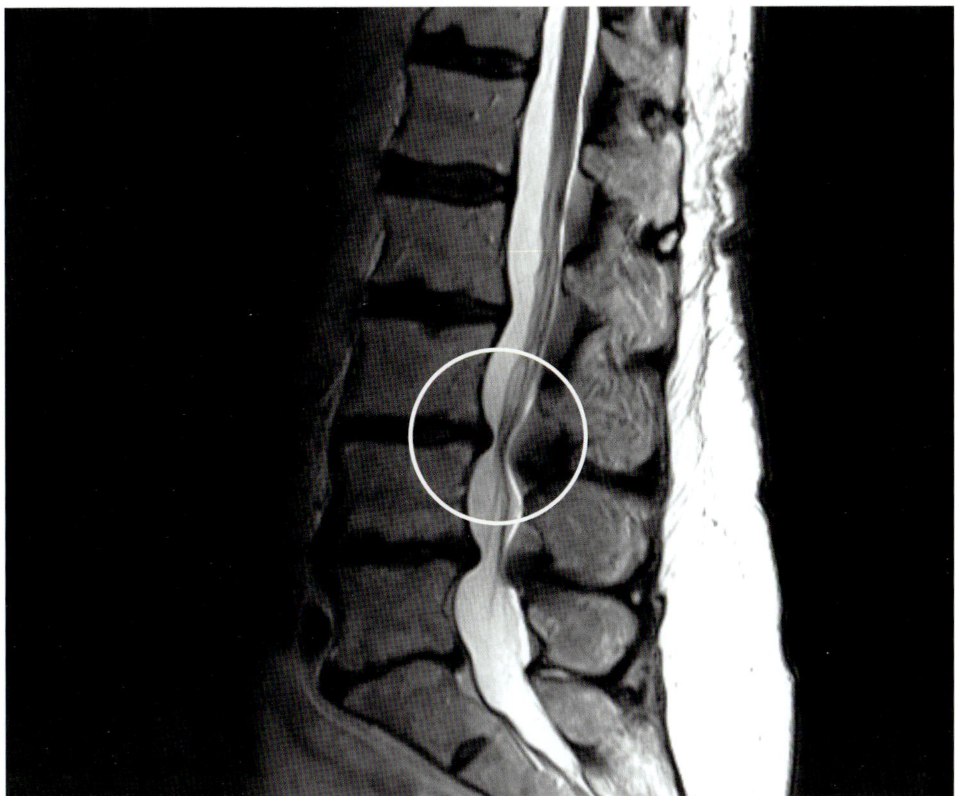

Abbildung 52: Spinalkanalstenose der Lendenwirbelsäule.

Druckschäden an deren Nervenwurzeln. Die Spinalkanalstenose kann mehrere Etagen der Wirbelsäule betreffen, besonders an Lenden- und Halswirbelsäule. Es handelt sich um eine sogenannte degenerative Erkrankung, sie tritt im höheren Alter daher häufiger auf.

Symptome einer Spinalkanalstenose in der Halswirbelsäule

Durch eine Spinalkanalstenose in der Halswirbelsäule (HWS) kann es zu Kopfschmerzen, Schulter-, Arm- oder Handschmerzen bis hin zu Lähmungen und Gefühlsstörungen kommen. Ist das Rückenmark betroffen, treten auch Lähmungen und Gefühlsstörungen in den Beinen auf. Im schlimmsten Fall droht eine Querschnittlähmung.

Symptome einer Spinalkanalstenose in der LWS

Die Spinalkanalstenose in der Lendenwirbelsäule verursacht konstante starke Rückenschmerzen, Beinschmerzen und Krämpfe. Sie kann langfristig zu Gefühlsstörungen, Lähmungen und anderen bleibenden neurologischen Ausfällen führen.

Diagnostik

Um die Spinalkanalstenose von anderen Erkrankungen abzugrenzen, die ähnliche Beschwerden verursachen, werden Patienten zunächst neurologisch-orthopädisch untersucht. Eine umfangreiche medizinische Erfragung der Vorgeschichte und früheren Symptome gehört dazu. Danach erfolgt ein MRT oder eine Röntgenaufnahme.

Therapie

Die Spinalkanalstenose der Lendenwirbelsäule kann durch zwei verschiedene Operationen behandelt werden: die Spreizer-Operation, auch „Spacer-OP“ genannt, oder die mikroskopische Dekompression (Mikrolaminektomie).

Bei der Spreizer-Operation platzieren die Neurochirurgen ein Metallimplantat, den Spreizer, zwischen die Dornfortsätze der Wirbel. Dieser Spreizer stellt Abstand zwischen den Wirbelkörpern her und entlastet den Nervenwurzelkanal. Sind die Stenosen moderat und Patienten durch eine Narkose gesundheitlich gefährdet, kann die Spreizer-Operation unter Umständen der risikoärmste Eingriff sein.

Bei der Dekompression oder Mikrolaminektomie werden die verdickten und hervorstehenden Knochen- und Bänderformationen im Wirbelkanal selbst entfernt. Mit Mikro-Fräsgeräten und mithilfe eines Operationsmikroskops stellen die Chirurgen die normale Weite des Spinalkanals wieder her.Das gleiche Verfahren wird auch bei einer Spinalkanalstenose der Halswirbelsäule angewendet. Mit einer knöchernen Dekompression wird der Spinalkanal erweitert und bei Bedarf erfolgt eine zusätzliche Stabilisierung der beiden beteiligten Wirbelkörper. Wann welche Art der Operation gewählt wird, hängt von verschiedenen Faktoren ab und bedarf einer sorgfältigen Abwägung.

Wirbelgelenkarthrose/Facettensyndrom

Was bedeutet Arthrose der Wirbelgelenke? Was sind Wirbelgelenke?

Arthrose entsteht durch Abnutzung der Gelenke und kann einerseits altersbedingt auftreten, andererseits aber auch durch Über- und Fehlbelastung im Alltag oder beim Sport. In der Regel spielt auch die genetische Veranlagung eine Rolle, da der Körper individuell unterschiedlich altert oder auf Belastung reagiert. Eine besondere Form ist die Wirbelgelenkarthrose. Als kleine Wirbelgelenke – auch Facettengelenke genannt – bezeichnet man die Gelenkverbindungen zwischen zwei Wirbeln, die dazu durch die jeweilige Bandscheibe verbunden sind. Dies bedeutet, dass es in jeder Bandscheibenetage zwei Wirbelgelenke (rechts und links) gibt. An der Brustwirbelsäule kommen noch die Rippen-Wirbelgelenke dazu, sodass man dort pro Etage vier Gelenke hat. Die Wirbelgelenke ermöglichen die Beweglichkeit der Wirbelsäule, also Drehen, Strecken und Beugen.

Ursachen

Die Wirbelgelenkarthrose tritt in der Regel altersbedingt auf. Dabei spielt jedoch die genetische Veranlagung eine große Rolle. Begünstigt oder beschleunigt werden kann die Arthrose durch Fehl- und/oder Überbeanspruchung, Übergewicht sowie eine zu schwache Bauch- und Rückenmuskulatur. Eine große Rolle spielen auch Bandscheibenschäden bzw. degenerative Bandscheibenveränderungen. Bei Bandscheiben stellt sich altersbedingt ein Flüssigkeitsverlust ein, wodurch sie schrumpfen und an Höhe verlieren. Dies kann zu einer Fehlstellung der Wirbelgelenke führen und damit eine Arthrose begünstigen. Im akuten Stadium schwillt die Kapsel des Wirbelgelenkes und es kommt zu einer Reizung der Kapselnerven. Dies löst den zum Teil heftigen Schmerz aus, der mit einem Bandscheibenvorfall verwechselt werden kann. Eine besonders häufig betroffene Region ist dabei die Lendenwirbelsäule. Allerdings betrifft die Wirbelgelenkarthrose auch Brust- und Halswirbelsäule.

Symptome

Die Symptome der Wirbelgelenkarthrose sind vielfältig und stehen nicht in direkter Korrelation zur Schwere der Arthrose. Dies bedeutet, dass auch schon kleine Gelenkveränderungen große Beschwerden verursachen können und umgekehrt. Das Schmerzbild kann maßgeblich durch Verklebungen der Faszien verstärkt werden.

Symptome, die an der Lendenwirbelsäule häufig anzutreffen sind:

- Ein- oder beidseitiger Rückenschmerz
- Schmerzen, die in Extremitäten, Gesäß, Leiste oder Unterbauch ausstrahlen, sogenannte pseudoradikuläre Schmerzen (wie beim Bandscheibenvorfall)
- Vorübergehende Schmerzabnahme bei Bewegung
- Einschränkung der Beweglichkeit oder Steifheitsgefühl
- Schmerzen im Stehen und Sitzen
- Keine Besserung des Zustands im Liegen, z. T. sogar Verschlechterung

Diagnostik

Die Diagnostik des Facettensyndroms erfolgt zunächst mit einer gründlichen Anamneseerhebung und neurologisch-orthopädischer Untersuchung. Im Anschluss daran bieten sich je nach Beschwerdebild neuroradiologische Untersuchungsverfahren wie MRT, Röntgen oder CT an.

Wenn dann aufgrund von erkennbaren Veränderungen der Wirbelgelenke der Verdacht auf eine symptomatische Wirbelgelenkarthrose erfolgt, werden gezielte diagnostisch therapeutische Testinfiltrationen durchgeführt, auch Facettenblockade genannt. Dabei wird mittels CT-Navigation eine dünne Nadel in das jeweilige Facettengelenk eingebracht und mittels Lokalanästhesie und Injektion von Kortison oder biologischen Medikamenten versucht, direkt eine Schmerzfreiheit zu erzielen. Wie an der Schulter, nennt man dieses Vorgehen eine diagnostische Testinfiltration.

Behandlung

Je nach Schwere der Arthrose und dem individuell empfundenen Leidensdruck bieten sich unterschiedliche Behandlungsmöglichkeiten an, die jeweils durch die Physiotherapie unterstützt werden:

- CT-gesteuerte Mikrotherapie – mit mehrmaliger Infiltration von schmerzlindernden und heilungsfördernden Medikamenten wie körpereigenem Plasma. Die Anwendung körpereigenen Plasmas und körpereigener Stammzellen aus dem Fettgewebe führt verglichen mit einer Kortisonbehandlung zu einer längeranhaltende Linderung der Beschwerden.
- Facettenkoagulation – Verödung der Beschwerden verursachenden Nerven mit thermischer Energie (z. B. Laser)
- Magnetfeldtherapie, Mikrostrombehandlung, Laser- und Stoßwellentherapie
- Akupunktur
- EMG-gesteuertes Biofeedback-Training

Begleitend dazu sollte eine gezielte und ärztlich geleitete Manual- und Physiotherapie durchgeführt werden.

Gleitwirbel

Als Gleitwirbel bezeichnet man einen unnatürlich beweglichen Rückenwirbel, der seine normale Position innerhalb der Wirbelsäule verlässt und dadurch Beschwerden verursachen kann. Das medizinische Fachwort für Gleitwirbel ist „Spondylolisthese". Betroffen sind etwa 6 % der Erwachsenen, unter Sportlern vor allem Gymnasten, Gewichtheber und Speerwerfer. Allerdings muss ein Gleitwirbel nicht immer schmerzhaft sein. Laut Studien besteht kein signifikanter Unterschied zwischen Sportlern mit oder ohne Gleitwirbel in einer bestimmten Sportart, was den Rückenschmerz angeht.

Symptome

Ein Gleitwirbel kann unterschiedliche Symptome hervorrufen. Zum einen können Schmerzen in Rücken und Beinen dauerhaft oder nur bei bestimmten Bewegungen oder Körperhaltungen auftreten. Zum anderen kann ein Gleitwirbel Kribbeln und Taubheitsgefühle und sogar Lähmungserscheinungen verursachen.

Ursachen

Ein Gleitwirbel entsteht durch eine Instabilität an den Wirbelgelenken oder Wirbelbögen. Diese Instabilität hat unterschiedliche Ursachen: Zum einen können angeborene Verformungen der Wirbelsäule, aber auch Veränderungen wie Verschleiß, Knochenabbau oder vorangegangene Brüche/Frakturen zur Verschiebung eines oder mehrerer Wirbel führen. Verschleißerscheinungen der kleinen Wirbelgelenke (Facettenarthrose) sind die häufigste Ursache. Verschiedene Schweregrade (I–IV) des Gleitwirbels werden unterschieden, sie hängen vom Grad der Verschiebung ab.

Beim Sport stellt speziell ein Zusammenwirken einer Überstreckung der Wirbelsäule, eine Hyperlordose, und axialer Belastung einen Risikofaktor dar. Ein typisches Beispiel ist ein Gewichtheber, der im Hohlkreuz ein schweres Gewicht über Kopf hebt.

Diagnostik

Nach orthopädisch-neurologischer Untersuchung und MRT oder Röntgenbild ist beim Gleitwirbel zusätzlich eine Untersuchung in Bewegung nötig. Dazu nimmt der Arzt Funktionstests im MRT vor.

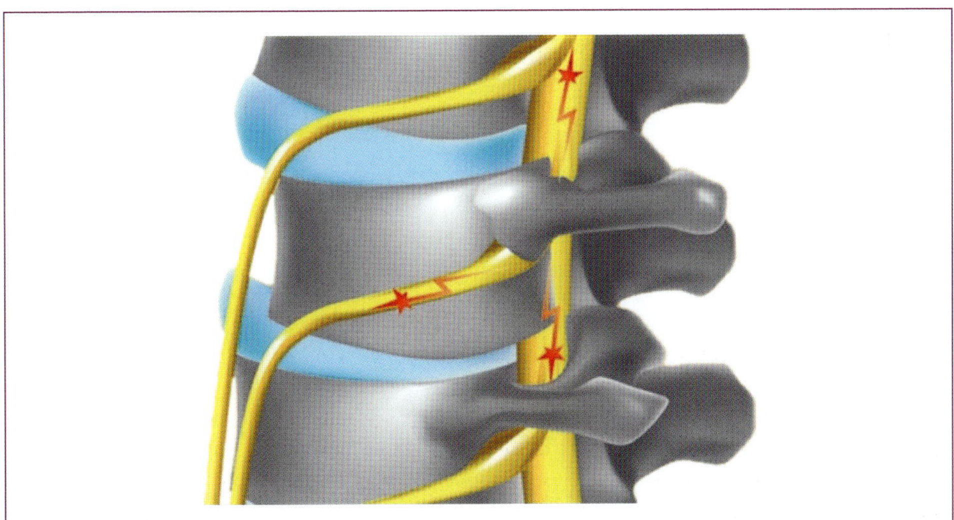

Abbildung 53: Der Gleitwirbel rutscht nach hinten und drückt so auf die Nervenwurzeln, abgebildet als gelbe Äste, und das Rückenmark. Der Wirbel kann auch nach vorne oder zur Seite gleiten.

Hierzu liegt der Patient mit einem Kissen unter dem Bauch, damit die Wirbelsäule gebeugt wird. In einer weiteren Untersuchungssequenz wechselt er die Position und liegt mit einem Kissen unter dem Rücken, sodass sich die Wirbelsäule nach hinten streckt. So kann der Arzt erkennen, ob ein Wirbel während der Beugung oder Streckung seine normale Position verlässt.

Therapie

Die Therapie eines Gleitwirbels ist abhängig von verschiedenen Faktoren wie Alter, Schweregrad, individuellem Leidensdruck und individueller Lebenssituation, Symptomen und Vorgeschichte. Neben einer konservativen Behandlung, die im Wesentlichen auf eine Rumpfstabilisierung und eine Vermeidung extremer Beugungen, Überstreckungen und Rotationen abzielt, gibt es verschiedene Operationsverfahren.

Effektive konservative Maßnahmen sind die Mikrotherapie und eine medizinische Kräftigungstherapie. Die medizinische Kräftigungstherapie versucht den Rücken durch Muskelaufbau zu entlasten und zu stärken, um die mangelnde Stabilität auszugleichen.

Die Mikrotherapie erfolgt wie bei der Bandscheiben-OP: Eine feine Nadel wird unter CT-Navigation in den knöchernen Wurzelkanal geführt und der Arzt injiziert abschwellende und schmerzstillende Medikamente um die Nervenwurzel herum. Dadurch wird der Gleitwirbel selbst nicht behoben, jedoch wird der gereizte Nerv beruhigt.

Die mikrochirurgischen Eingriffe unter dem OP-Mikroskop ähneln den Eingriffen bei Spinalkanalstenosen und schaffen im Wesentlichen Raum für den eingeengten Nerv.

Die letzte Möglichkeit, den Gleitwirbel zu behandeln, ist die Versteifung. Dabei setzt der Chirurg Platten, Schrauben und körpereigenes Knochenmaterial ein, um den betroffenen Wirbelkörper mit seinem benachbarten Wirbelkörper zu fixieren. Dieser Eingriff kann, abhängig von der Höhe des instabilen Wirbels, vom Rücken aus oder auch von vorne durch den Hals oder den Bauch erfolgen. Das betroffene Wirbelsegment wird dabei etwas unbeweglicher als zuvor, doch ist es möglich, recht schnell nach der Operation wieder zu gehen, zu sitzen und Auto zu fahren. Sport ist nach einer Heilungszeit von etwa vier Monaten, in der das eingesetzte Knochenmaterial einwächst, meistens wieder möglich, sogar rückenbelastende Sportarten wie Golf oder Tennis. Auch Leistungs- und Wettkampfsport ist nach Vorgabe des Operateurs nach sechs Monaten häufig möglich.

Blockierungen des Iliosakralgelenks

Eines der häufigsten funktionellen Beschwerdebilder der Wirbelsäule ist die Blockierung des Iliosakralgelenks (ISG), auf Deutsch „Kreuzdarmbeingelenk“. Treten diese Blockierungen häufiger auf, erkennt der Sportler diese meist selbst und kann sie mit ein wenig Erfahrung auch eigenständig lösen.

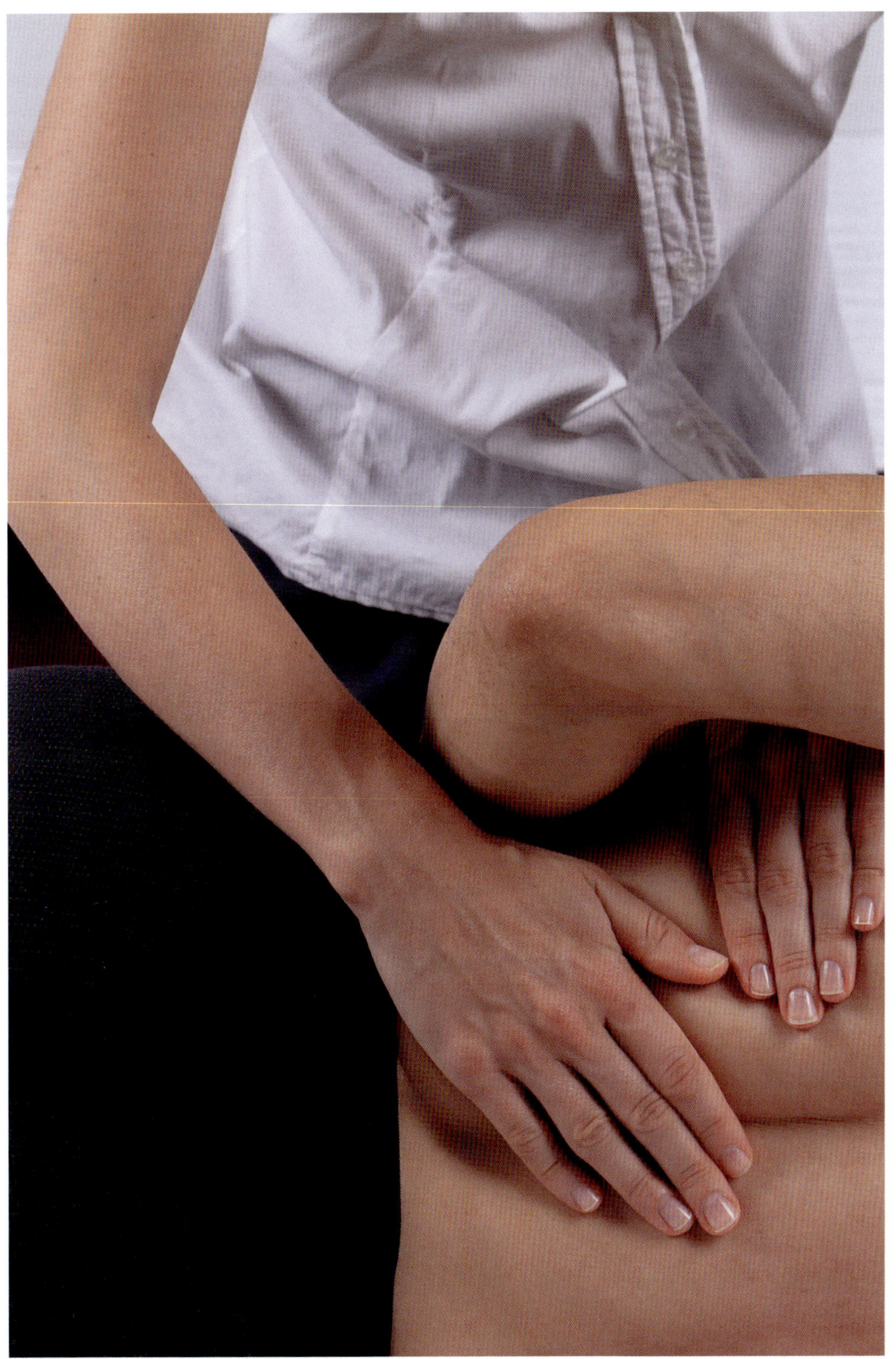

Das ISG verbindet das Ende der Wirbelsäule mit den Beckenschaufeln. Es gibt ein linkes und ein rechtes ISG, das jeweils durch Bänder und Muskeln sehr straff stabilisiert wird. Eine willkürliche Bewegung dieser Gelenke ist nicht möglich, außerdem ist ihr Bewegungsumfang sehr klein. Bei Stürzen, ruckartigen Bewegungen, Drehbewegungen und beim Heben schwerer Lasten kann es zu einer Verrenkung des ISG kommen. Manchmal reicht es aber auch schon aus, eine Treppenstufe zu verfehlen oder zu stolpern. Etwa 70 % der deutschen Bevölkerung hatte mindestens einmal im Leben eine solche ISG-Blockierung.

Symptome

Meist äußert sich eine Blockierung als Schmerz in der Steißbeingegend, der in die unterschiedlichsten Richtungen ausstrahlen kann. Wie ein Stein, der ins Wasser geworfen wird und seine Kreise zieht, so kann sich eine Blockierung des ISG im Bereich des Rückens, der Leiste, der Hüfte und medial am Kniegelenk bemerkbar machen. Verstärkt wird dieser Schmerz häufig durch eine Außenrotation oder Beugung im Hüftgelenk. Auch bei Beschwerden im Hüft-Lenden-Becken-Bereich kann eine Blockierung des ISG der Grund sein, daher sollte es bei entsprechenden Schmerzen immer auf seine Funktion hin kontrolliert werden.

Der bekannteste Test ist der Vorlauf-Test. Der Arzt legt dabei seine Daumen links und rechts auf die tastbaren hinteren oberen Darmbeinstachel. Wenn sich der Patient dann mit gestreckten Beinen nach vorne beugt, wandert bei blockiertem ISG der entsprechende Daumen weiter nach vorne. Ein weiterer Hinweis auf eine ISG-Blockierung kann auch eine neu festgestellte Beinlängendifferenz sein.

Therapie

Manualmedizinisch erfahrene Ärzte, Physiotherapeuten oder Osteopathen können ein blockiertes ISG meistens mit wenigen Handgriffen wieder lösen. Alternativ oder ergänzend können Injektionen helfen. Das gilt bei besonders schweren Blockierungen und bei Patienten mit chronisch entzündlichen Beschwerden im ISG.

Nachdem das ISG gelöst wurde, können auch eine Schmerztherapie und muskelentspannende Maßnahmen erfolgen, zum Beispiel mit Wärmeanwendungen, eine Magnetfeldtherapie und eine Laserbehandlung. Sportler können eine ISG-Blockierung auch häufig selbst beseitigen. Dazu gibt es verschiedene Mobilisationstechniken, die

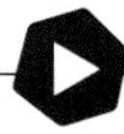

Zur Eigenmobilisaton des Iliosakral-Gelenks

Ein blockiertes Iliosakral-Gelenk kann mit ein paar einfachen Möglichkeiten gelockert werden.

zum Teil im Trainingskapitel im Abschnitt zu „Training nach Rückenbeschwerden" beschrieben wird.

Die Frage, ob eine Mobilisierung durch den Therapeuten oder durch den Sportler selbst auf Dauer schädlich ist, kann man nicht genau beantworten. Vorstellbar ist eine dauerhafte Instabilität und Überbeweglichkeit dieser Region. Definitiv kann aber ein blockiertes Gelenk kurz-, mittel- und langfristige Beschwerden hervorrufen. Daher sind eine akute Therapie und Lösung alternativlos.

Maßnahmen zur Prävention

Nach einer akuten Blockierung sollte man das Training schonend aufnehmen und nicht direkt mit maximaler Belastung beginnen, sonst könnte die Blockierung häufig wiederkehren.

Zur Prävention sollten Kraft und Beweglichkeit der Rumpf- und Beckenmuskulatur gut ausgebildet sein. Besteht eine anatomische Beinlängendifferenz, ist es häufig sinnvoll, diese mit einer Einlage in den Schuh auszugleichen. Zur Diagnostik kann eine 4D-Wirbelsäulenvermessung vorgenommen werden, bei der neben der Wirbelsäule auch die Füße mit einer Pedobarografie vermessen werden.

Gut für die Vorbeugung ist es außerdem, regelmäßig die Faszien an Beinen, Hüften und am unteren Rücken mit Rollen und Bällen zu mobilisieren. Nicht zuletzt können gestörte Bewegungsmuster die Wahrscheinlichkeit von ISG-Blockierungen erhöhen. Auch hier wird daher auf den Functional Movement Screen und den Y-Balance-Test verwiesen, die im Screening-Kapitel ausführlich erläutert wird.

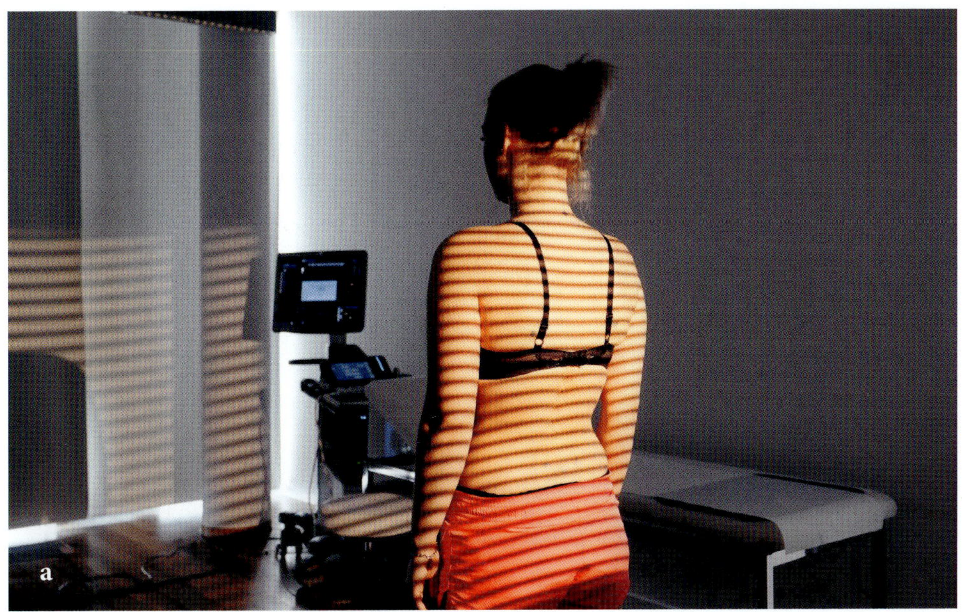

Abbildung 54 a: 4D-Messung der Wirbelsäule.

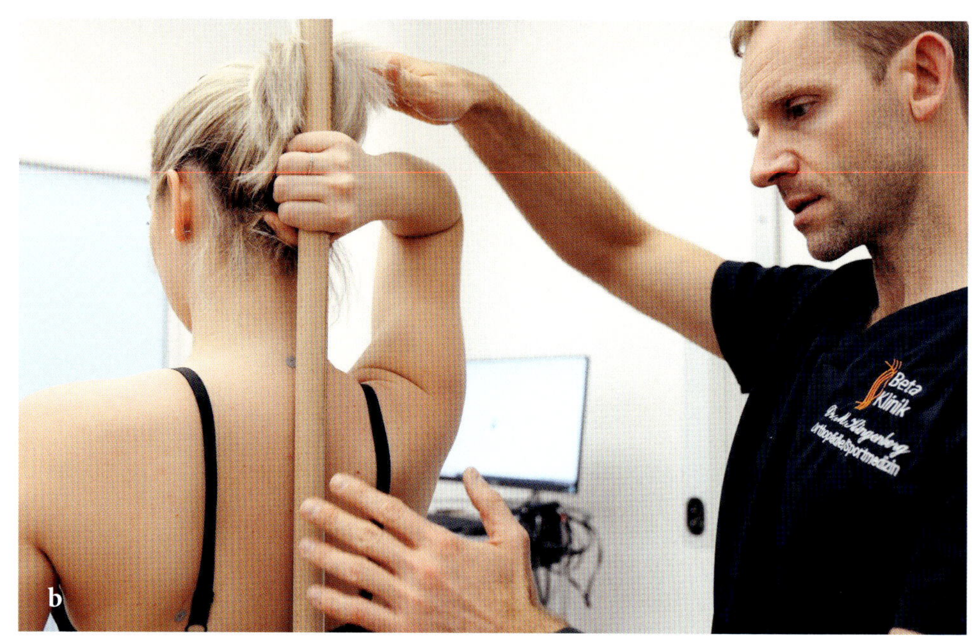

Abbildung 54 b: Ein einfacher Test für die Extension ist die Aufrichtung der Wirbelsäule an einem Stab. Hinterkopf, Nacken und Gesäß sollten den Stab im aufrechten Stand ohne Kompensationsbewegung berühren.

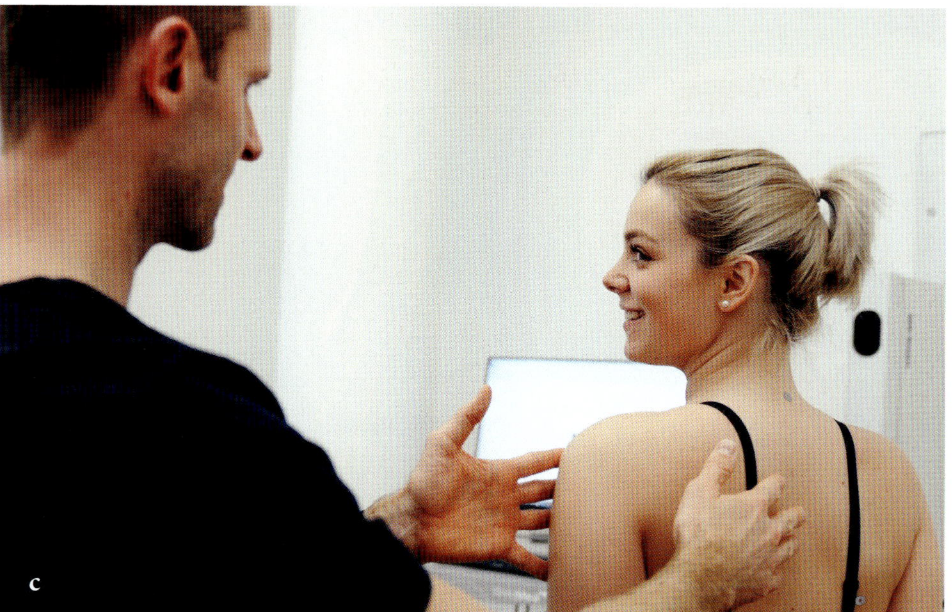

Abbildung 54 c: Ein einfacher Test für die Rotation der Wirbelsäule ist die Drehung um die eigene Achse im aufrechten Stand mit geschlossenen Beinen. Dabei sollte seitengleich eine Rotation von 100° möglich sein.

2.7 RADIOLOGISCHE UND FUNKTIONELLE BILDGEBUNG

Präzise Diagnosen sind in der Sportmedizin nicht ohne moderne bildgebende Verfahren denkbar. Dazu gibt es vier gängige Methoden: Ultraschall, Röntgen, Computertomografie (CT) und Magnetresonanztomografie (MRT). Jedes dieser Verfahren hat seine besonderen Vorteile, wobei vor allem Ultraschall, Röntgen und MRT in der Sportmedizin wesentlich sind. Jede Bestrahlung des Körpers, wie sie beim Röntgen und bei einem CT erfolgt, stellt juristisch eine Körperverletzung dar. Deshalb wird die Rechtfertigung für die Durchführung dieser Untersuchungen immer durch einen berechtigten Arzt gestellt. Die eigentliche Durchführung kann dann an medizinisches Fachpersonal delegiert werden.

Ultraschall

Eine Ultraschalluntersuchung ist praktisch immer und überall ohne großen Aufwand möglich. Viele Geräte sind heute tragbar, sodass sie im Profisport am Spielfeldrand eingesetzt werden können. Ein weiterer Vorteil des Ultraschalls liegt in der Möglichkeit, das Gewebe in der Bewegung darstellen zu können, die sogenannte dynamische Untersuchung: So kann etwa die Rotatorenmanschette der Schulter mit einem Ultraschall „bei der Arbeit“ gezeigt werden, während der Arm sich bewegt.

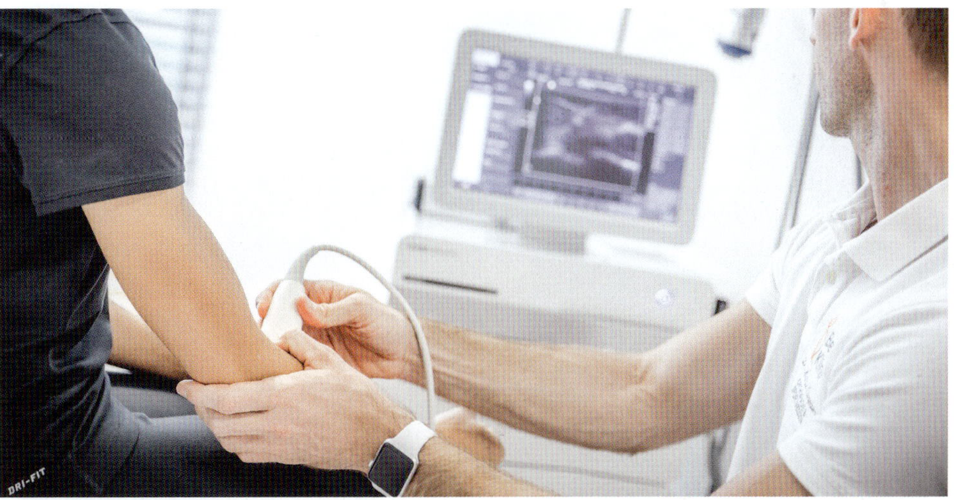

Abbildung 55: Die Ultraschalldiagnostik ist strahlungsfrei und ermöglicht eine dynamische Untersuchung.

Die Darstellung von Knochen ist nur bedingt möglich, auch hat die Eindringtiefe des Ultraschalls ihre Grenzen, sodass tiefer liegende Strukturen oft nur eingeschränkt beurteilt werden können. Ein wesentlicher Vorteil ist die Möglichkeit, unter Ultraschall die korrekte Durchführung von Injektionen an Gelenken und Bändern unter Sicht zu kontrollieren. Einen Nachteil des Ultraschalls stellt allerdings die hohe Abhängigkeit von der Erfahrung des Untersuchers dar. Ultraschallbilder sind aufgrund ihrer Dynamik weitaus weniger objektiv zu beurteilen als die übrigen bildgebenden Verfahren. Das Bild ist „in Bewegung".

Röntgen

Eine Röntgenuntersuchung dient bei Sportverletzungen der Darstellung von Knochen. Heutzutage sind Röntgenaufnahmen durch die digitale Technik sehr strahlungsarm. Trotzdem muss jede Röntgenuntersuchung wegen der Strahlenbelastung von einem berechtigten Arzt angeordnet werden. Röntgenaufnahmen sollten immer in mindestens zwei Ebenen gemacht werden, also aus zwei unterschiedlichen Richtungen. Nur so kann man beispielsweise einen Knochenbruch mit hoher Sicherheit ausschließen. Bei Kindern und insbesondere Schwangeren sollten Röntgenuntersuchungen nur nach sorgfältiger Abklärung durch den Arzt erfolgen. Röntgenaufnahmen können auch im Stand unter Belastung mit dem eigenen Körpergewicht oder unter Einsatz von Gewichten erfolgen. Gerade bei der Beurteilung eines Gelenkverschleißes stellt sich ein verschmälerter Gelenkspalt am besten bei einer Aufnahme im Stand dar. Röntgenaufnahmen der Sprunggelenke und der Füße sollten nach Möglichkeit auch im Stand angefertigt werden.

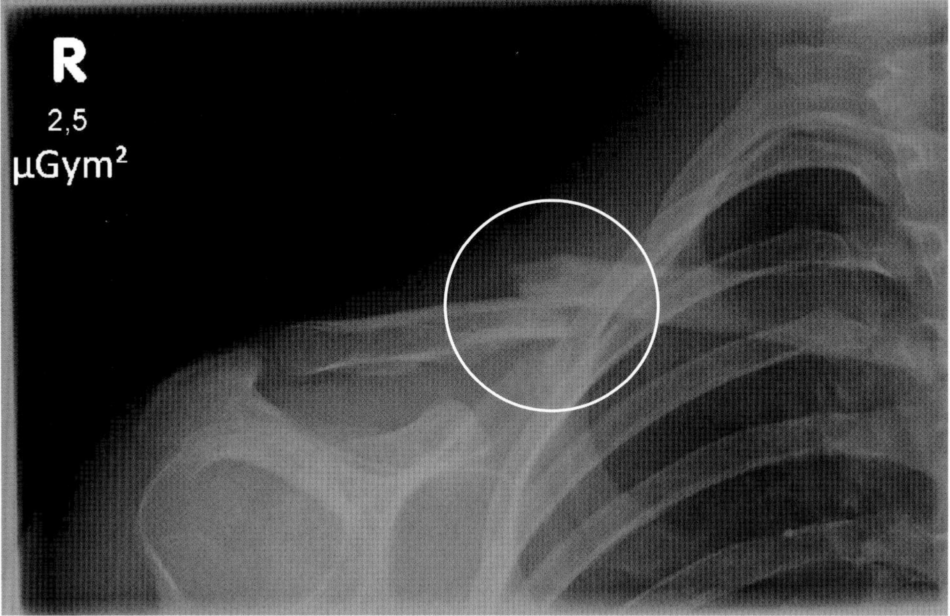

Abbildung 56: Bruch des Schlüsselbeins nach Sturz beim Mountainbike Fahren.

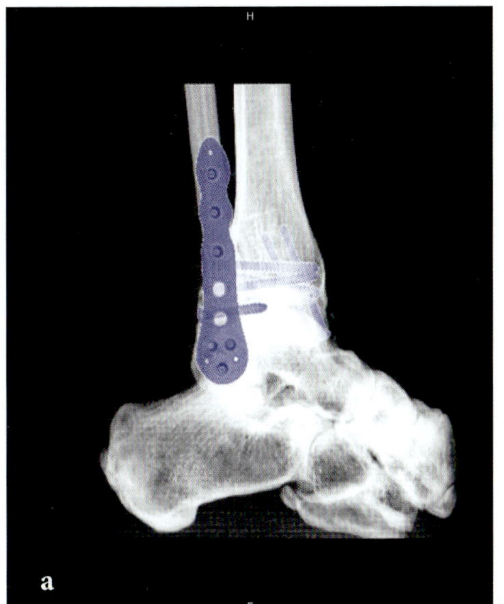

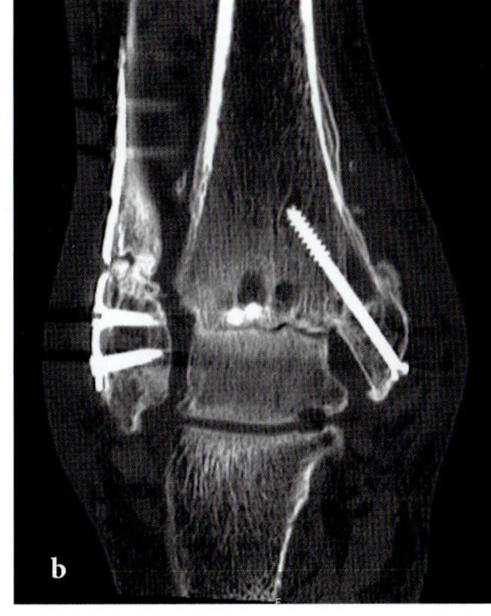

Abbildung 57 a und b: Die Bilder zeigen eine komplexe Sprunggelenkverletzung im CT und als 3D-Rekonstruktion. Der Patient wurde extern unfallchirurgisch versorgt und stellte sich mit starken Beschwerden zur weiteren Therapie vor. CT-Bilder ermöglichen eine optimale dreidimensionale Darstellung einer knöchernen Verletzung.

Computertomografie (CT)

Die Computertomografie ist ein Schnittbildverfahren und arbeitet ebenfalls mit Röntgenstrahlen. Die Belastung ist allerdings um ein Vielfaches höher als bei einer konventionellen Röntgenuntersuchung. Die wesentlichen Vorteile sind die Darstellung des Körpers in Schichten und die Möglichkeit einer dreidimensionalen Rekonstruktion einzelner Strukturen. Die Detailgenauigkeit der CT-Bilder ist um ein Vielfaches höher als beim Röntgen. Ähnlich wie beim Ultraschall ist auch eine Kontrolle von Injektionen im CT möglich.

Bei tieferliegenden knöchernen Strukturen ist das CT dem Ultraschall in Genauigkeit und Tiefe überlegen. So können bei der Mikrotherapie mithilfe des CT millimetergenau die richtigen Stellen im Bereich der Wirbelsäule erreicht werden. Um bestimmte Strukturen besser darstellen zu können, wird häufig ein Kontrastmittel verwendet, das entweder in eine Vene oder ein Gelenk gespritzt wird. Alternativ kann es auch getrunken werden.

Magnetresonanztomografie (MRT)

Das MRT stellt Weichteile wesentlich besser dar als Röntgen- oder CT-Aufnahmen. Zur Beurteilung von Verletzungen der Bänder, des Knorpels und der Muskulatur führen Mediziner daher meistens eine MRT-Untersuchung durch. Der zweite wesentliche Vorteil der MRT-Bildgebung ist die Tatsache, dass MRT-Bilder mithilfe von

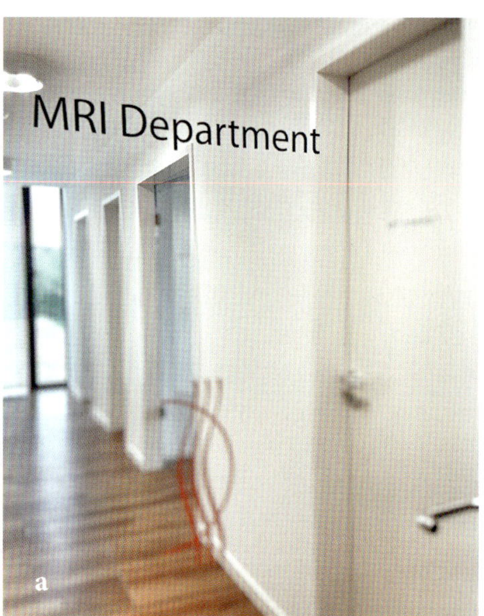

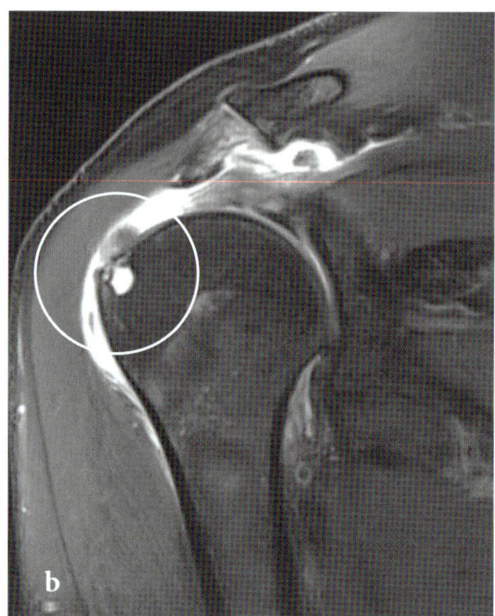

Abbildung 58 a und b: Im MRT zeigt sich ein Riss der Rotatorenmanschette in der Schulter.

magnetischen Impulsen angefertigt werden, also ohne schädliche Strahlung. Wie beim CT, ist prinzipiell eine dreidimensionale Rekonstruktion möglich. Es werden häufig Kontrastmittel verwendet, um bestimmte Strukturen besser darstellen zu können. Diese Kontrastmittel werden ebenfalls in die Venen oder direkt in ein Gelenk gespritzt und können auch getrunken werden. Bei Schwangeren, bei Patienten mit Herzschrittmacher, Metallimplantaten oder Metallsplittern im Körper muss sehr sorgfältig mit dem Radiologen geprüft werden, ob ein MRT möglich ist. Für Sportverletzungen im Bereich der Muskeln, Sehnen, Bänder und des Knorpels ist das MRT jedoch der Goldstandard der Untersuchungsmethoden.

Elektromyografie (EMG)

Genau wie ein EKG (Elektrokardiogramm) wertvolle Informationen über die elektrische Reizweiterleitung und Aktivierung der verschiedenen Bereiche innerhalb des Herzens vermittelt, so lässt die Elektromyografie (EMG) die elektrische Aktivität innerhalb der Muskulatur erkennen. Ob, wann und wie intensiv die Aktivierung der Muskulatur erfolgt, hilft, im Rahmen der Diagnostik festzustellen, ob eine krankhafte Veränderung vorliegt und damit ob eine Heilung nach einer Verletzung erfolgreich abgeschlossen ist. Umgekehrt hilft das EMG auch, präventiv kritische Seitendifferenzen zu erkennen, bevor sich daraus Beschwerden entwickeln. Ein immenser Vorteil des EMG ist auch das damit durchführbare Biofeedback-Training. Der Patient sieht und steuert die Aktivität über den Monitor und hört zusätzlich ein akustisches Signal. So werden Anspannung und Entspannung gleichzeitig sicht-, hör- und fühlbar gemacht. Zusätzlich setze ich das EMG ein, wenn ich Reha- und Fitnessübungen überprüfen möchte. Man kann zum Beispiel sichtbar machen, ob und wann während einer Bewegung ein Muskel angesteuert wird und wie sich das verstärken lässt. Über eine Anspannung der Fußmuskulatur kann ich beispielsweise das Gesäß aktivieren und den unteren Rücken entlasten. In einem nächsten Schritt lassen sich diese Effekte durch den gezielten Einsatz der Atmung weiter verstärken.

Am besten erkläre ich die typischen Einsatzgebiete des EMG anhand typischer Befunde aus der sportorthopädischen Sprechstunde.

Befund 1: Wadenmuskulatur (M. gastrocnemicus) nach Bandscheibenvorfall einseitig nicht ansteuerbar

Ein Patient wurde aufgrund sensibler und motorischer Ausfälle im Bereich der Wadenmuskulatur rechts an einem das Rückenmark komprimierenden Bandscheibenvorfall operiert. Sechs Monate später ist der Patient zwar schmerzfrei, kann jedoch immer noch keinen Zehenstand einbeinig rechts ausführen. Das EMG zeigte einen kompletten Ausfall des Muskels. Möglich ist jetzt eine Kompensation über synergistisch arbeitende Muskeln, z. B. M. flexor digitorum longus oder M. flexor hallucis longus.

Befund 2: Überaktive Schienbeinmuskulatur (M. tibialis anterior) bei chronischer Instabilität des oberen Sprunggelenks

Bei Sportlern mit einem chronisch instabilen Sprunggelenk zeigt sich häufig eine gesteigerte Aktivität des gleichseitigen M. tibialis anterior, der funktionell einer Supinationsbewegung entgegenwirkt. Gleichzeitig ist häufig eine verringerte Aktivierung des gleichseitigen M. gluteus medius nachweisbar. Beide Befunde sind mit einem erhöhten Risiko für ein weiteres Supinationstrauma verbunden.

Befund 3: Verändertes Aktivierungsmuster des Oberschenkels (M. vastus medialis) nach Ruptur des vorderen Kreuzbandes

Nach Naht oder Ersatz des vorderen Kreuzbandes verändert sich das EMG des gleichseitigen Quadrizeps, insbesondere des M. vastus medialis. Dessen Faserstruktur weist mehr weiße, also schnellkräftige, Muskelfasern auf. Diese werden in den ersten Phasen der Rehabilitation allerdings weniger trainiert.

Fallbeispiele

1. Unser leitender Physiotherapeut hat sich beim American Football sein rechtes vorderes Kreuzband gerissen. Da es sich um einen ursprungsnahen Ausriss am Oberschenkelknochen handelte, konnte ich es mit einer Naht erhalten und wiederherstellen. Obwohl schon nach kurzer Zeit der Functional Movement Screen wieder auf einem guten Niveau wie vor der Verletzung war, bestand noch eine relative Atrophie des M. vastus medialis. Das EMG zeigt eine im Seitenvergleich verzögerte Aktivierung dieses Muskels und eine geringere maximale Anspannung. Mit wenigen Einheiten eines gezielten Biofeedback-Trainings in Ergänzung der übrigen Trainings- und Therapiemaßnahmen verbesserte sich das Ergebnis und die Dysbalance wurde ausgeglichen.

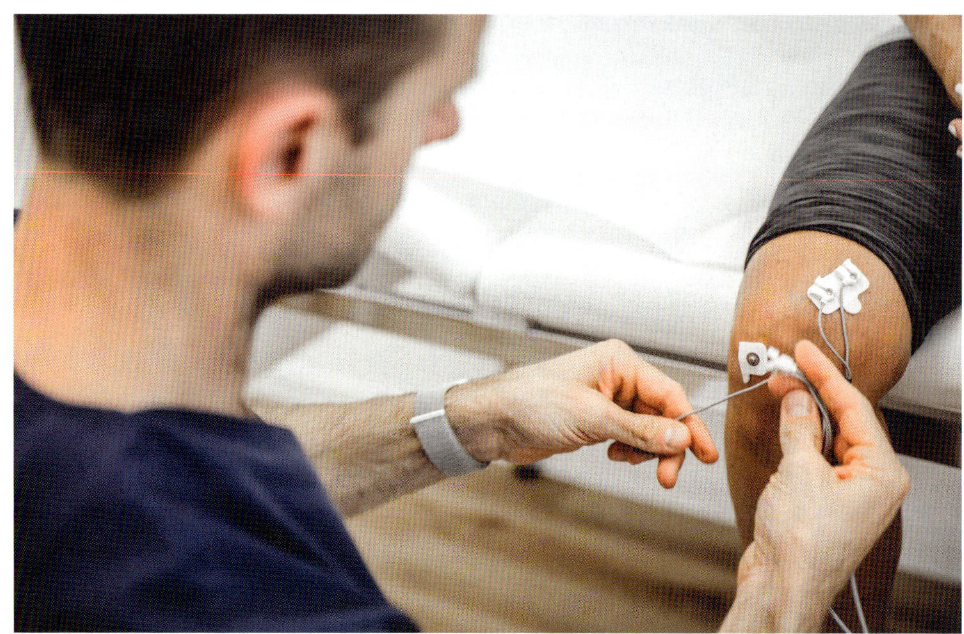

Abbildung 59: Wenige Wochen zuvor wurde das vordere Kreuzband nach einer Verletzung beim American Football erfolgreich genäht.

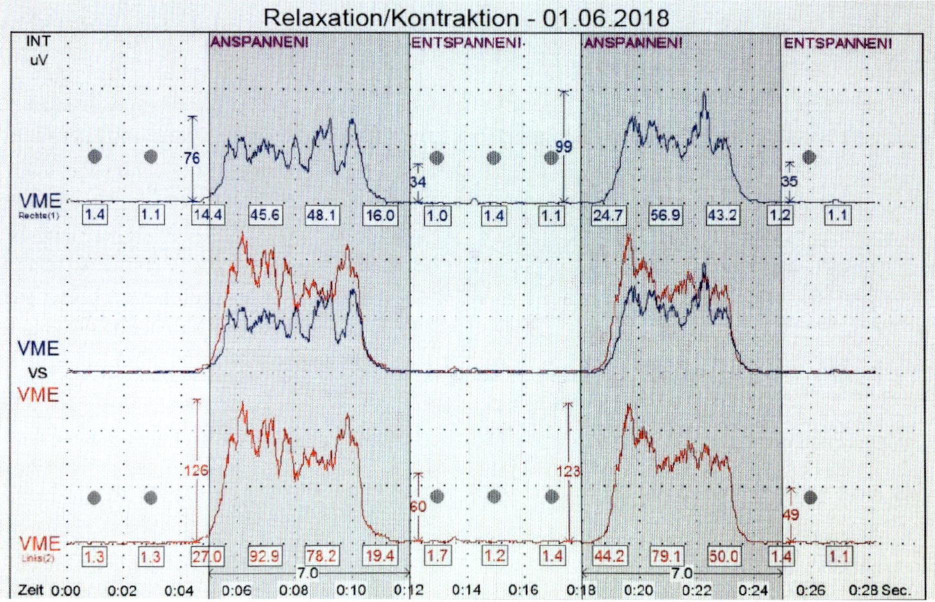

Abbildung 60: Dieses EMG zeigt den Vergleich des linken und des rechten M. vastus medialis. Zum Zeitpunkt der Messung ist der FMS auf dem Niveau vor der Verletzung. Zu erkennen ist auf der operierten Seite eine zeitlich verzögerte und geringere Aktivierung des rechten M. vastus medialis (blau).

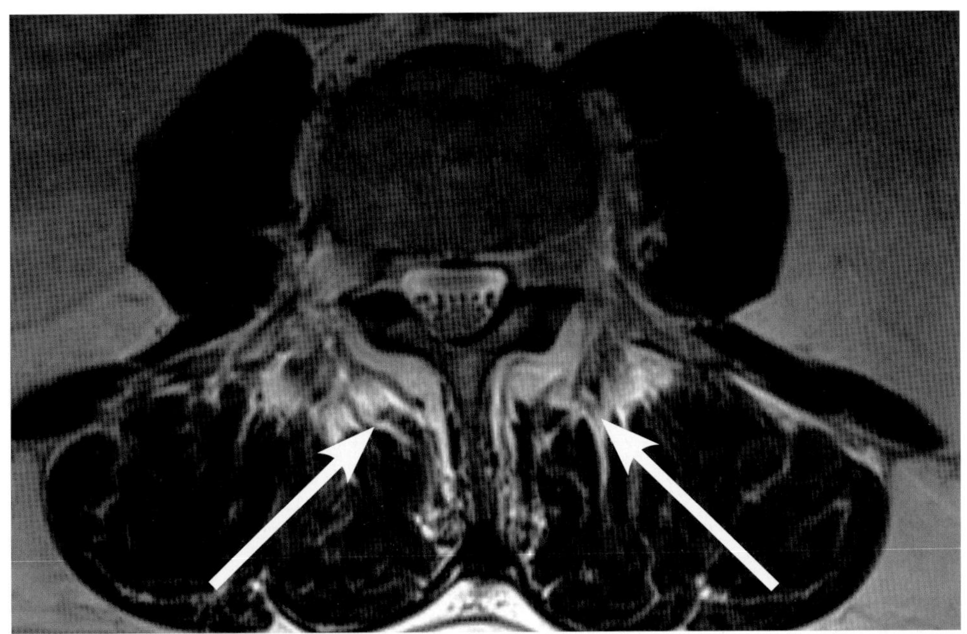

Abbildung 61: MRT eines verfetteten M. multifidus beidseitig (weiße Pfeile).

2. Chronische LWS-Beschwerden

Im EMG zeigt sich bei vielen chronischen Rückenschmerzpatienten eine Überaktivierung des M. erector spinae. Zum einen ist der Ruhetonus erhöht und es zeigt sich eine verfrühte Aktivierung bei typischen Bewegungen wie etwa dem Aufrichten. Misst man zusätzlich den M. multifidii, so zeigt sich regelhaft eine verminderte Aktivierung. Korreliert man diese Befunde mit MRT-Untersuchungen der LWS bei den gleichen Patienten, so fallen dort eine Atrophie und Verfettung des M. multifidius auf. Zusammengefasst bedeutet das, dass der M. erector spinae für andere Muskeln „einspringt" und überlastet ist. Die praktische Konsequenz ist die Verordnung von Übungen, die speziell die geschwächten Muskeln aktiviert. Hier bieten sich Übungen aus dem Vierfüßlerstand an. Gleichzeitig kann eine Aufrichtung des Fußgewölbes und eine Aktivierung des M. gluteus maximus den überlasteten M. erector spinae entlasten.

3. Schulterbeschwerden bei überaktivem Schulterheber (M. levator scapulae)

Bei Patienten mit Schulterschmerzen im Allgemeinen, post-OP und bei den meisten Menschen mit häufig sitzender Tätigkeit, ist der M. levator scapulae chronisch verspannt und im EMG überaktiv. Durch ein gezieltes (Biofeedback-)Training kann er entspannt und die funktionellen Gegenspieler – M. serratus anterior, M. trapezius pars ascendens, M. latissimus dorsi – können gekräftigt werden.

Zusammenfassend stellen das EMG und das damit durchführbare Biofeedback-Training einen wichtigen Baustein des diagnostischen und therapeutischen Angebots

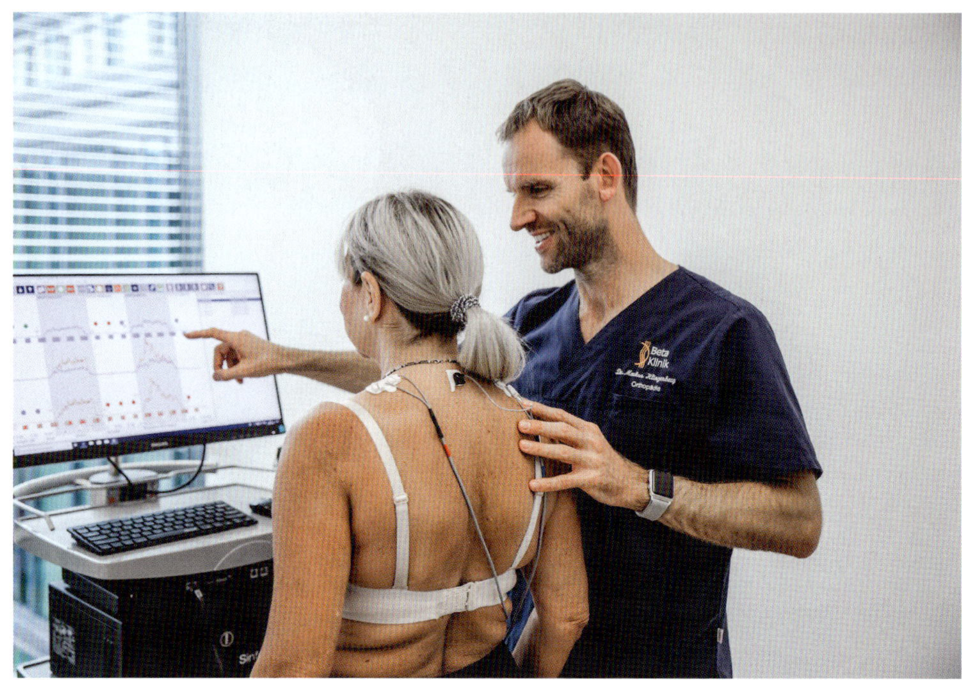

Abbildung 62: EMG-Messung der Schultermuskulatur und Bio-Feedback Training.

dar. Basierend auf einer Bewegungsanalyse kann der einzelne Muskel bei Bedarf – „from pattern to parts" – ausgehend von der Untersuchung der Bewegungsmuster mit einem EMG untersucht werden.

Zusätzlich ermöglicht man dem Patienten über das Sehen, Hören und Fühlen ein Biofeedback auf mehreren Sinnesebenen, und man gibt ihm das Gefühl zurück, Einfluss auf den eigenen Körper nehmen zu können.

Pedobarografie

Fuß und Sprunggelenk bestehen zusammen aus 52 Knochen und 33 Gelenken. Das entspricht etwa 25 % der Knochen des menschlichen Skeletts. Alleine das ist schon ein Hinweis darauf, wie komplex der Fuß aufgebaut ist. Die Fußabdruckmessung ermöglicht dem Untersucher eine statische und dynamische Abbildung der Druckverteilung innerhalb der Fußsohle und ist damit ein wichtiges Hilfsmittel bei der Diagnose von Fußfehlstellungen und -belastungen. Das Ergebnis der Messung unterstützt den Orthopädietechniker bei der Anpassung individueller Einlagen. Zusätzlich kann auf der Messplatte in Verbindung mit dem angeschlossenen Monitor auch ein sehr effektives Biofeedback-Training erfolgen. Der Sportler sieht unmittelbar, wie sich ein Anspannen der Fußmuskulatur oder ein Verlagern des Körperschwerpunktes auf die Druckbelastung im Fuß auswirken.

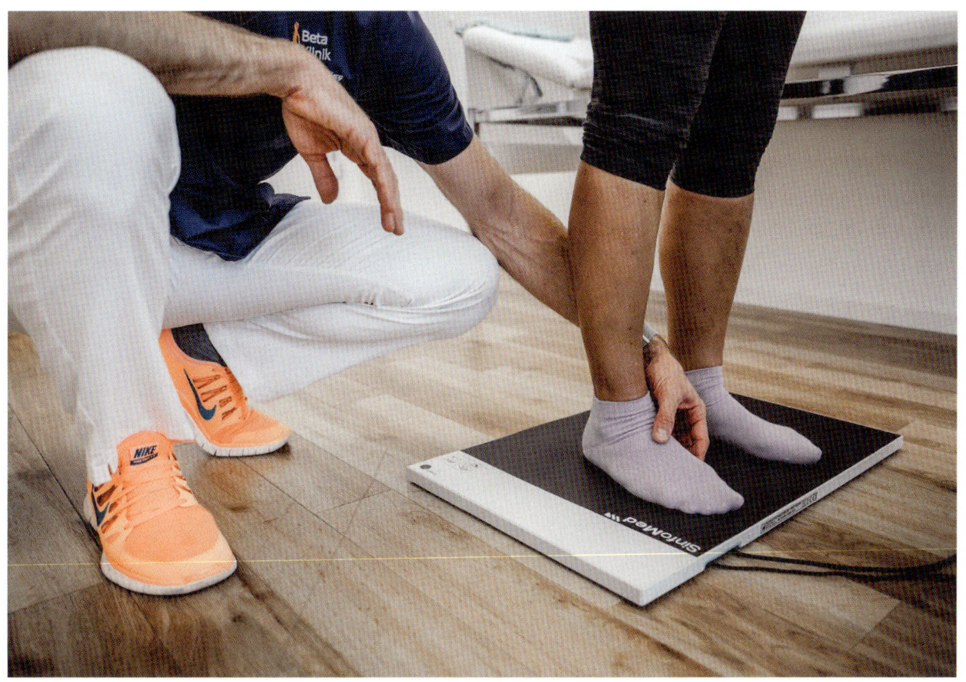

Abbildung 63: Durchführung einer Pedobarografie.

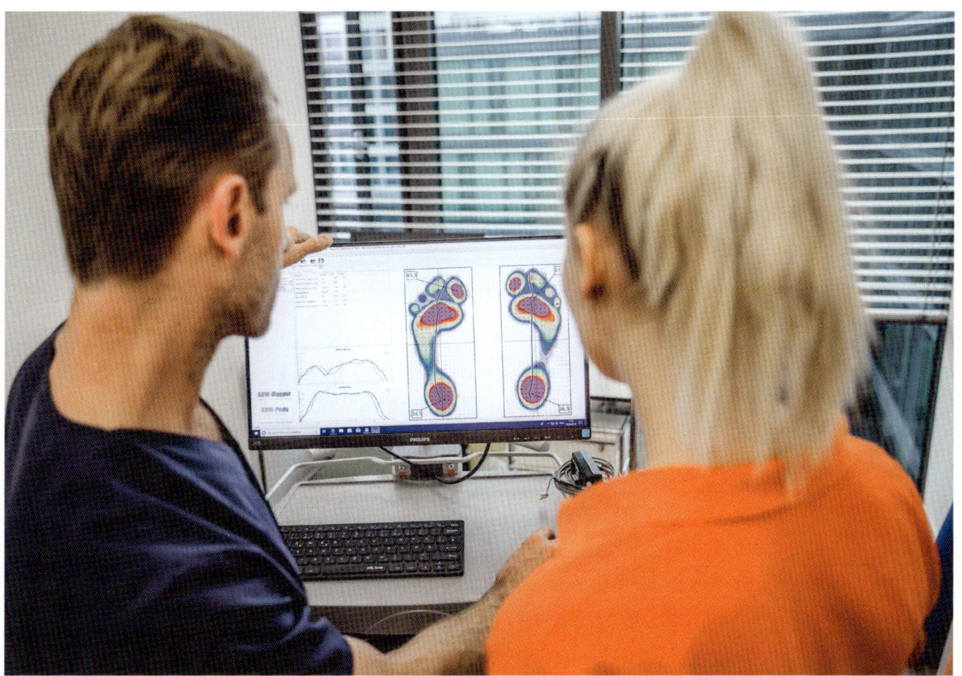

Abbildung 64: Erläuterung der Ergebnisse.

Die Durchführung der Messung erfolgt in drei Schritten: statisch mit offenen Augen, statisch mit geschlossenen Augen und dynamisch mit offenen Augen, jeweils ohne Schuhe.

In Verbindung mit der Inspektion des Patienten, der körperlichen Untersuchung, einer Bewegungsanalyse und der Bildgebung im Röntgen oder per MRT ergibt sich ein umfassendes Gesamtbild der Füße. Zusätzlich ist es oft hilfreich, sich die Alltagsschuhe und die Sportschuhe des Patienten anzuschauen.

Bedeutung für den Profisport: Wird der Anstieg der Verletzungen in der NFL durch unzureichendes Schuhwerk verursacht?

Besonders gut untersucht ist die Auswirkung unzureichend angepasster Sportschuhe bei Spielern von American Football der Profiliga NFL in den USA. Dort richtete sich nach einem deutlichen Anstieg der Verletzungsraten zwischen 2002 und 2014 der Fokus der Ursachenforschung auf die Schuhe der Spieler. Der wesentliche Anteil der

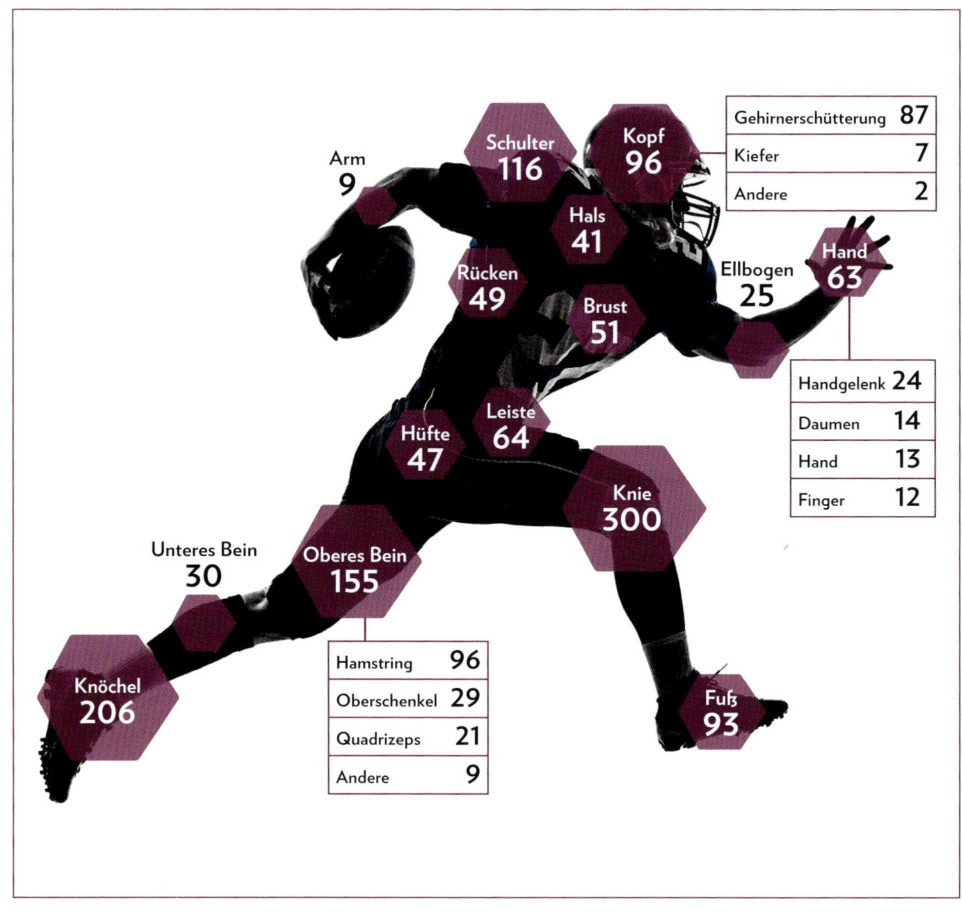

Abbildung 65: Verteilung der Verletzungen in der NFL in einer Saison.

Verletzungen, die zu einem Ausfall der Spieler führten, betraf die untere Extremität. Genau wie Fußball, ist das Spiel in den letzten Jahren insgesamt dynamischer geworden. Das wirkte sich auch auf die Beschaffenheit der Schuhe aus, die zwar agiler, jedoch gleichzeitig auch weniger protektiv konzipiert wurden. Es erfolgten umfangreiche Untersuchungen hinsichtlich Anzahl und Positionierung der Stollen.

Fußspezialisten betonen, dass fünf Faktoren für die Schuhauswahl besonders relevant sind. Die Position des Spielers, die Bodenbeschaffenheit, die Temperatur, die Fußform des Spielers und weitere relevante, biomechanische Probleme sowie die medizinische Vorgeschichte des Athleten. Die ersten Punkte – Spielerposition, Bodenbeschaffenheit und Temperatur – sind exogene Risikofaktoren, ebenso wie der Schuh selbst. Fußform und Biomechanik stellen endogene, zum Teil beeinflussbare, Risikofaktoren dar. Die Grundlage für einen individuell angepassten Schuh ist ein Screening der Füße und der Bewegungsmuster.

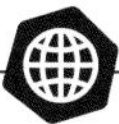

Surftipp

Die NFL informiert auf ihrer Webseite über Verletzungsstatisten und präventive Massnahmen: www.playsmartplaysafe.com

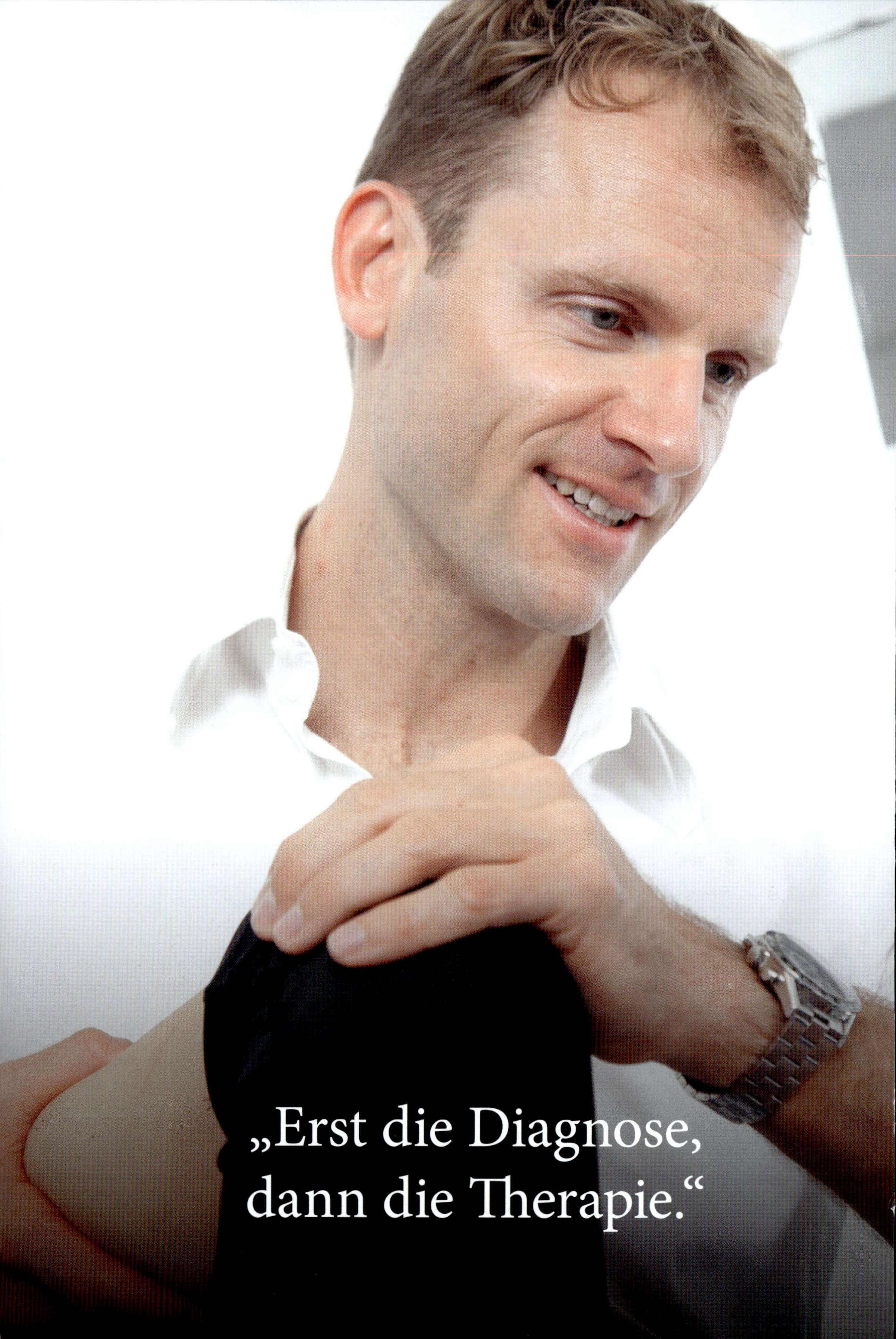
„Erst die Diagnose,
dann die Therapie."

3. Behandlungs-methoden

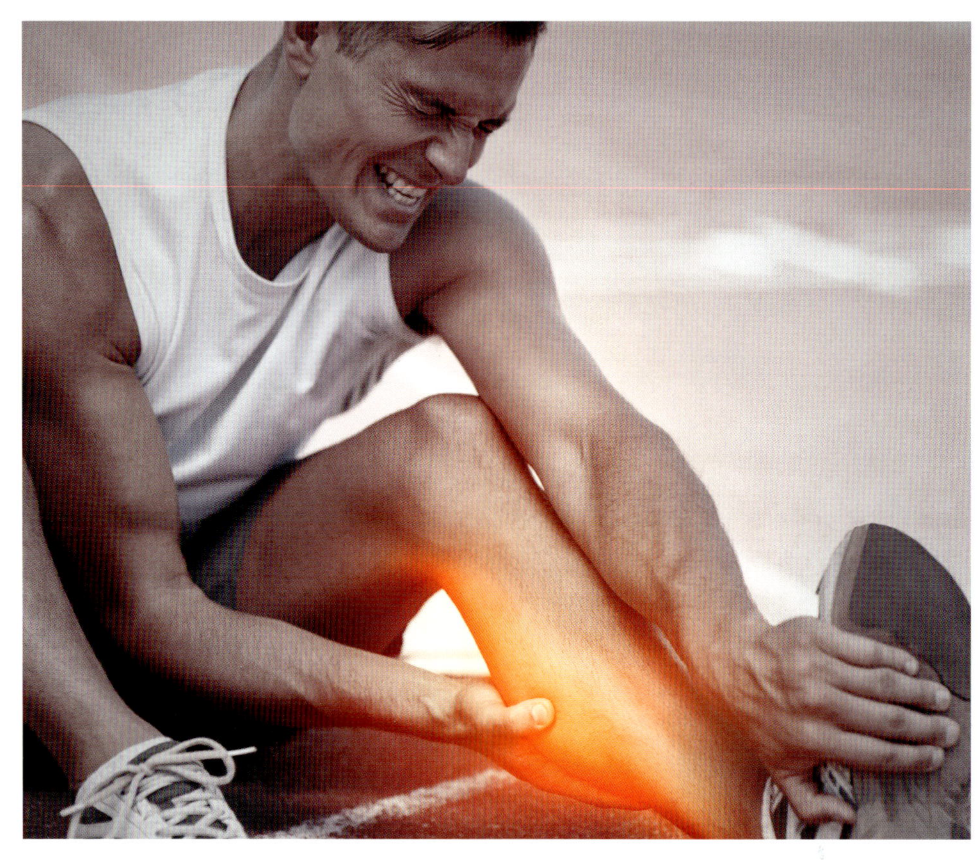

„Bewegung ist eines der effektivsten Medikamente – wenn wir sie richtig dosieren.“

Wissenswertes vorab

- Es gilt der Grundsatz „erst die Diagnose, dann die Therapie". Idealerweise wird die Ursache und nicht nur das Symptom behandelt.
- Die Zusammenarbeit von Sportler und Therapeut ist für eine gute Behandlung entscheidend.
- Meist führt die Kombination geeigneter Therapien zum besten Therapieergebnis.
- Viele sinnvolle Therapien können durch den Sportler eigenständig durchgeführt werden.

In diesem Kapitel beschreibe ich einige der am häufigsten verwendeten und angebotenen Behandlungsmethoden bei Sportverletzungen und Beschwerden des Bewegungsapparates. Die meisten Maßnahmen können von Physiotherapeuten, Trainern und dem Sportler selbst angewendet werden. Erläutert werden aber auch rein ärztliche Therapien, damit der Sportler die vom Arzt oder Physiotherapeuten angebotenen Therapiemaßnahmen besser einschätzen und informiert darüber entscheiden kann.

Es versteht sich dabei von selbst, dass vor jeder Art von Behandlung eine fundierte Diagnose erstellt werden muss. Sie ist die absolut notwendige und unabdingbare Voraussetzung für jede therapeutische Maßnahme gemäß dem medizinischen Grundsatz „Erst die Diagnose, dann die Therapie". Sonst droht die Gefahr, dass nur die Symptome des Patienten behandelt werden und das zugrundeliegende Problem bestehen bleibt. Die richtige Diagnose vor einer Therapie erspart dem Patienten Schmerzen, Zeit und Geld. Häufig werden aus der Interessenslage der Finanzen und der Verfügbarkeit heraus vorschnell unnötige Leistungen angeboten. Paul Watzlawik brachte diese Vorgehensweise einmal bildlich auf den Punkt: „Wenn das einzige Werkzeug, das ich habe, ein Hammer ist, dann sieht plötzlich alles aus wie ein Nagel."

Im Zweifelsfall oder bei schwierigen Entscheidungen sollte sich der Sportler eine zweite Meinung einholen. Vorsicht geboten ist mit Eigendiagnosen über das Internet. Als Ratgeber und auch für die Suche nach einem spezialisierten Arzt kann das Internet jedoch selbstverständlich hilfreich sein.

Die optimale Therapie erhält ein Patient, wenn er Diagnose, auslösende Faktoren und sinnvolle Eigenmaßnahmen versteht. Bei Beschwerden des Bewegungsapparates ist die Mitarbeit des Sportlers in vielen Fällen unabdingbar. Bei Bedarf sollten seine Therapeuten auch kommunizieren und ihre Maßnahmen miteinander abstimmen. Im Vordergrund stehen dabei nicht unterschiedliche Ansichten, Ausbildung und Kompetenzen, sondern die erfolgreiche Behandlung des Sportlers nach einer Verletzung. Wer heilt, hat gewissermaßen Recht!

Rechtlicher Hinweis

Sofern es sich im Folgenden um medizinische Maßnahmen handelt, muss an dieser Stelle aus rechtlichen Gründen der Hinweis erfolgen, dass deren Anwendung eine fachkundige Ausführung nach zuvor erfolgter Diagnostik erfordert. Zum Teil basieren die Angaben auf meinen eigenen Erfahrungen.

Korrigierende Übungen

Physiotherapeuten, Trainer und der Sportler selbst können korrigierende Übungen in der Prävention und in der Rehabilitation anwenden. Als Teil einer krankengymnastischen Anwendung im Rahmen einer definierten Therapie können sie auch vom Arzt rezeptiert werden.

Effektive korrigierende Übungen setzen natürlich voraus, dass zuvor klar bestimmt wurde, was korrigiert werden soll. Das kann grundsätzlich jeder, der den Sportler zuvor effektiv gescreent hat. Mobilität, Kraft, neuromuskuläre Ansteuerung oder eine sportartspezifische Technik sind die häufigsten Zielgrößen korrigierender Übungen.

Fortschritte sollten regelmäßig überprüft werden. Der Sportler sollte nicht alleine vor sich hin üben. Eine wichtige Voraussetzung für das Messen von Fortschritten ist die Feststellung des Ist-Zustandes, einer sogenannten Baseline: Ob man nun einen einzelnen Muskel kräftigen oder ein pathologisches Bewegungsmuster korrigieren möchte, für jede Art von Korrektur benötigt man einen Ausgangswert als Referenz oder Baseline.

Dafür bietet sich beim schmerzfreien Sportler ein Functional Movement Screen an, der im folgenden Kapitel vorgestellt wird. Ist die relevante Bewegung schmerzhaft, sollte der Arzt zuvor bestätigen, dass das Training durchgeführt werden kann. Ein weiterer Test, das Selective Functional Movement Assessment (SFMA), ermittelt in sieben Schritten Bewegungsmuster, die nicht funktionell und gleichzeitig nicht schmerzhaft sind. Diese werden dann zuerst verbessert. Weiterführende Informationen dazu sind ebenfalls im Kapitel „Screening" zu finden.

Korrigierende Übungen sollten immer schmerzfrei durchführbar sein, da sonst wieder Ausweichbewegungen als Kompensation auftreten und falsche Bewegungsmuster abgespeichert werden. Damit ein Sportler nicht unnötig Zeit mit ineffektiven Übungen verbringt, ist es entscheidend, dass der Trainer die gestörten Bewegungsmuster während der korrigierenden Übung sofort verbessert. Es versteht sich, dass diese Übungen dann vom Sportler regelmäßig durchgeführt werden müssen. In regelmäßigen Abständen erfolgen dann Progressionen der Übungen, sobald der Sportler die aktuelle Übung beherrscht. Auf diese Weise werden kontinuierliche Fortschritte erzielt.

3.1 FASZIENTHERAPIE

Die Faszien sind gewissermaßen das vergessene Gewebe der letzten Jahrzehnte – scheinbar unwichtiges Füllmaterial aus Bindegewebe, dem außer Anatomen kaum jemand größere Bedeutung zumaß, auch nicht beim Sport. Chirurgisch werden Faszien jeden Tag durchtrennt, um an bestimmte Orte im Körper zu gelangen, anschließend vernähen die Chirurgen sie wieder sorgfältig. Doch haben lange Zeit auch die meisten Ärzte und Orthopäden im Bereich der konservativen Therapie den Faszien und ihrem Netzwerk wenig Aufmerksamkeit geschenkt. Seit einigen Jahren hat sich das nun geändert: Heute erfahren die Faszien eine überragende Aufmerksamkeit in den Medien, im Sport und in der Fitnessszene: Faszientraining findet sich plötzlich auf den Kursplänen von Fitnessstudios und in den Ausbildungscurricula der Trainer. Auch gibt es hierzu zahlreiche neue Bücher und der Zubehörmarkt bietet Faszienrollen und -bälle in allen Farben und Größen.

Das Thema Faszientraining überschreitet bei Weitem den in diesem Buch dafür vorgesehenen Rahmen. Deshalb möchte ich an dieser Stelle nur kurz das Bewusstsein für die Trainings- und Therapieform wecken und die wesentlichen Trainingsformen vorstellen.

Ich möchte in diesem Teil den Schwerpunkt auf nachweislich effektive Möglichkeiten der Faszienbehandlung legen. Viele neue Erkenntnisse sind wissenschaftlich interessant, haben jedoch keine unmittelbare Auswirkung auf die Trainingspraxis.

Um zu verdeutlichen, wie unsere Faszien aussehen, werden viele Bilder verwendet. Mir gefällt aus meiner chirurgischen Erfahrung ein Bild besonders gut. Es ist eine halbierte Orange. Die das Fruchtfleisch trennenden Septen entsprechen in unserem Körper den Faszien. Bezogen auf einen menschlichen Arm oder ein Bein, entspricht die Schale unserer Haut mit dem Unterhautfettgewebe gefolgt von der Muskulatur, die durch Faszien strukturiert werden. In der Mitte befindet sich dann der Knochen.

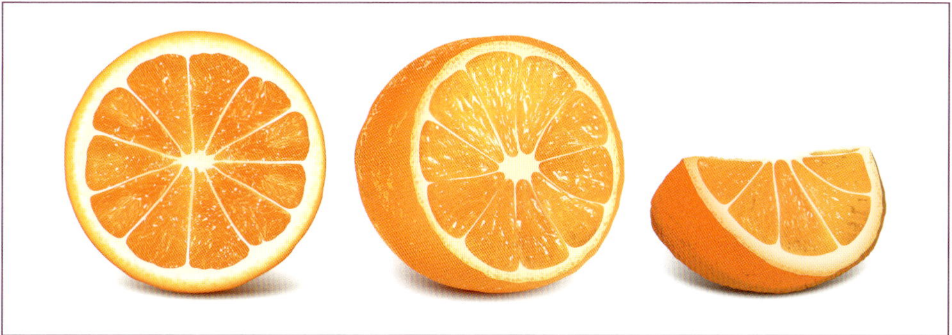

Abbildung 66: Die Stabilität erhält die Orange durch das faserige Gewebe zwischen den eigentlichen Fruchtstücken. Vergleichbar durchziehen und stabilisieren die Faszien unser Gewebe im Körper.

Die Faszien durchziehen als Teil des Bindegewebes den gesamten menschlichen Körper. Sie verbinden letztlich beinahe jede Stelle innerhalb des Körpers miteinander und stellen damit einerseits ein Erklärungsmodell für viele Beschwerden dar, die anatomisch auf den ersten Blick nicht verknüpft zu sein scheinen. Andererseits liefern sie auch einen Ansatzpunkt für lokale, regionale und überregionale Therapiemethoden. Zahlreiche funktionelle Beschwerden des Bewegungsapparates haben ihre Ursache häufiger in den faszialen Hüllen der Muskulatur als in der Muskulatur selbst.

Hauptbestandteil unserer Faszien sind Wasser (!), Kollagen und Zucker-Eiweiß-Verbindungen, die in der Lage sind, sich wechselnden Anforderungen anzupassen. Pro Jahr wird durchschnittlich die Hälfte der Kollagenfasern im gesamten Körper durch neue ersetzt. Nach 6–18 Monaten zeigen sich bei regelmäßigem und gezieltem Training der Faszien spür- und fühlbare Veränderungen. Ein nachhaltiges Faszientraining erfordert also etwas Geduld. Da Wasser einer der Hauptbestandteile ist, ähnlich wie in der Muskulatur, ist eigentlich logisch, dass auch das beste Training letztlich hinter seinen Möglichkeiten zurückbleiben wird, wenn ein Sportler nicht ausreichend trinkt.

Aufgabe der Faszien im Körper

Faszien bilden eine dreidimensionale Stütz- und Verbindungsmatrix. Provokant könnte man die Frage formulieren, ob wir wirklich 600 Muskeln im menschlichen Körper haben, die jeweils von Faszien umgeben sind, oder ob wir eine Faszie mit 600 Muskellogen haben. Sie spielen eine entscheidende Rolle bei der Entwicklung, Speicherung und Übertragung von Kraft. Faszien stützen nicht nur, sie haben auch eine wichtige Schutzfunktion, indem sie eine Barriere gegen Fremdkörper bilden. Diese passive mechanische Barriere wird verstärkt durch spezialisierte Zellen unseres Immunsystems[11], die einen zusätzlichen aktiven Schutz ausüben. Neben ihrer trennenden Funktion besitzen Faszien auch eine Transport- und Ernährungsfunktion über die interstitielle Grundsubstanz durch trennende Gefäße und Nerven. Manchmal werden Faszien auch als „Sechster Sinn" bezeichnet, da in ihnen die meisten Bewegungsmelder (Rezeptoren) des menschlichen Körpers sitzen. Verglichen mit der Muskulatur besitzen sie sechs- bis zehnmal so viele Bewegungsmelder.

"It is not the strongest of the species, nor the most intelligent that survives. It is the one that is most adaptable to change." – (Charles Darwin)

Ich möchte den Fokus auf vier Bereiche des Faszientrainings legen:

1. Fascial Release (Faszien-Entspannung)
2. Fascial Stretching (Myofasziales Stretching/Dehnen)
3. Rebound Elasticity (Katapult-Effekt)
4. Sensory Refinement (Fühlen und Wahrnehmen)

1 Phagozyten = Fresszellen

Faszien-Entspannung

Durch ein Zuviel oder ein Zuwenig können Faszien verkleben. Das passiert sowohl bei längeren und intensiveren sportlichen als auch bei einseitigen Belastungen, oder eben bei zu wenig Bewegung. Dann verkleben Faszienregionen und büßen zum Teil ihre Funktionalität ein. Mit Techniken der Faszien-Entspannung löst man aktiv verklebte Faszien und regt die Hydratation[2] und die Gleitfähigkeit des Gewebes wieder an. Mit verklebten Faszien zu joggen ist vergleichbar einem Joggen mit zu enger Hose.

Im Sportbereich wird die Faszien-Entspannung erfolgreich in der Vorbereitung vor einem Training und im Cool-down eingesetzt. Diese Trainingsform sollte etwa alle 48 Stunden eingesetzt werden, da es einige Zeit braucht, bis die Faszien wieder hydriert sind. Auch einem Schwamm muss man die nötige Zeit geben, Wasser wiederaufzunehmen. Es bringt nichts, wenn man ihn nur auspresst – sprich die Faszie ständig ausrollt.

Eine regelmäßiges Faszien-Entspannung typischerweise verklebter Regionen verringert unspezifisch das Verletzungsrisiko. Eine gesunde Achillessehne kann beispielsweise etwa 10 % gedehnt werden, eine stark verklebte Sehne zum Teil nur etwa 4 %.

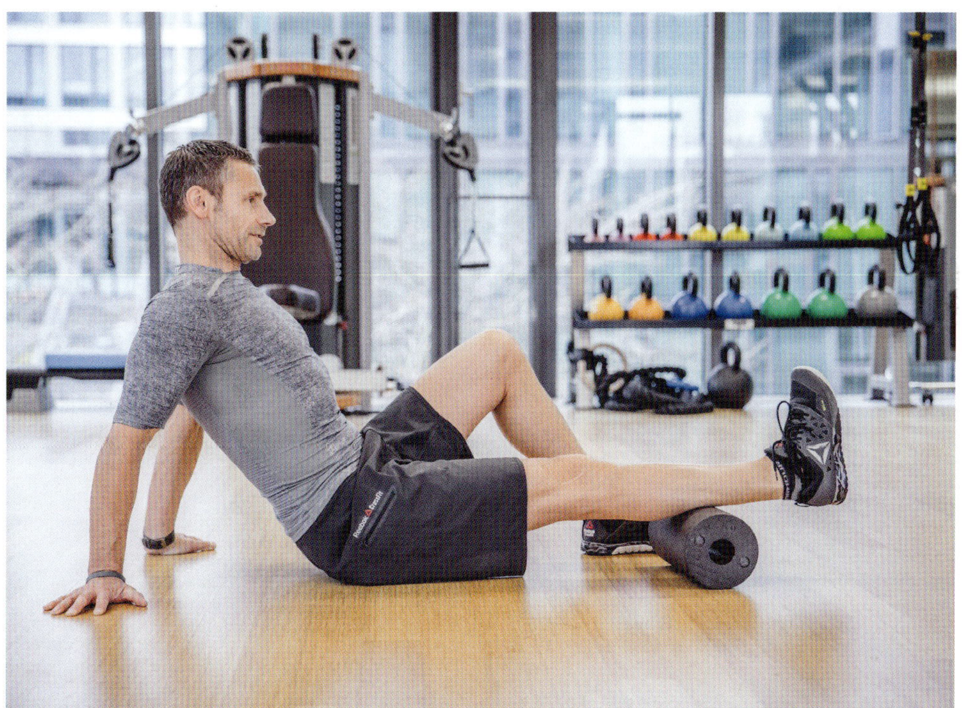

Abbildung 67: Diese einfache Übung ist äußerst effektiv. Nicht durchgeführt werden darf sie bei Gefäßleiden an Unterschenkel und bei offenen Hautstellen.

2 Bewässerung

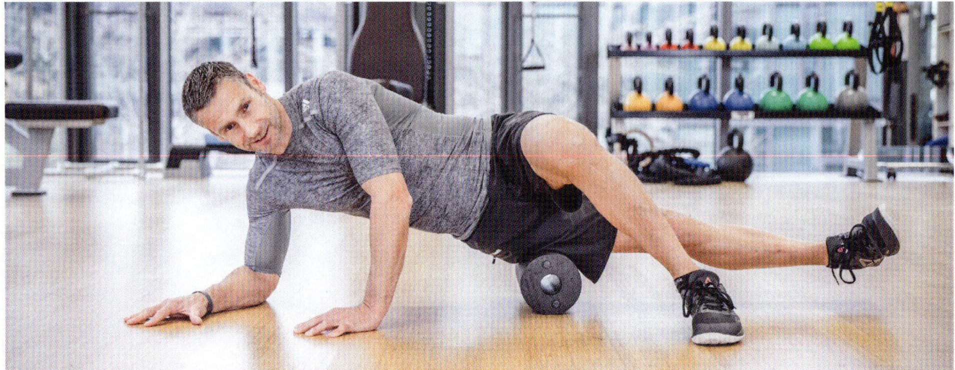

Ich empfehle, zuerst die gesamte Muskellänge des Zielmuskels aus verschiedenen Winkeln auszurollen und sich dann auf den schmerzhaft verklebten Bereich zu konzentrieren. Das Ausrollen sollte langsam erfolgen und die Richtung in kleinen wechselnden Winkeln leicht variiert werden. Die Dauer sollte mindestens 90–120 Sekunden betragen. Zur Einschätzung der richtigen Intensität und Dauer einer Faszien-Entspannung bietet sich die Visuelle Analogskala (VAS) an, die das subjektive Schmerzempfinden eines Sportlers beschreibt. Die Anfangsintensität sollte bei der Faszien-Entspannung zu Beginn einen Wert von circa 7 haben, am Ende der Entspannung einen Wert von 3.

Erläuterung der visuellen Analogskala (VAS 1–10)

- 1–2 sehr leichter Schmerz
- 3–4 leichter Schmerz
- 5–6 mittlerer Schmerz
- 7–8 starker Schmerz
- 9–10 sehr starker Schmerz

Häufige Einsatzgebiete für eine Faszien-Entspannung

- Fußsohle
- Wade
- Vorder- und Rückseite des Oberschenkels
- Tractus iliotibialis
- Adduktoren
- Gesäßmuskulatur
- gesamte Wirbelsäule (Hals- bis Lendenwirbelsäule)
- Musculus serratus anterior
- Musculus latissimus dorsi
- Faszien-Stretching

Myofasziales Stretching

Myofasziales Stretching unterscheidet sich von den „normalen“ Dehntechniken. Die Dehnpositionen berücksichtigen den Verlauf der moyfaszialen Bahnen in unserem Körper. Insgesamt sind zwölf myofasziale Linien beschrieben. Wissenschaftlich gut belegt sind vor allem die funktionellen Frontallinien sowie die funktionelle und die oberflächliche Rückenlinie.

Diese Linien spielen in meinem täglichen sportmedizinischen Alltag eine wichtige Rolle, da sie den Verlauf typisch verketteter Symptome widerspiegeln. Patienten, die an einem Fersensporn leiden, weisen in den allermeisten Fällen Verkürzungen und Verklebungen in der hinteren Kette über der Wade, der Oberschenkelrückseite bis hin zum unteren Lendenwirbelsäulenbereich auf. Natürlich kann ich jetzt mit einer lokalen Infiltration, einer Weichbettung der Ferse mit einer Einlage oder einer lokalen Stoßwellentherapie eine Besserung der Schmerzsymptomatik erzielen, jedoch wird dadurch nicht ausreichend das funktionelle Defizit im Faszienverlauf adressiert und die Wahrscheinlichkeit eines Wiederauftretens der Beschwerden ist hoch. Ein sinnvoller myofaszialer Stretch bei Beschwerden im Verlauf der hinteren Kette ist das umgekehrte V, im Yoga der „nach unten schauende Hund“ genannt.

Die Ausgangsposition ist beim myofaszialen Stretching aber nur der erste Schritt. Der Sportler verdeutlicht sich im Kopf die Endpunkte der Bewegung und zieht diese aktiv auseinander. Am Beispiel des umgekehrten V bedeutet das, die Fersen in den Boden zu schieben und gleichzeitig das Steißbein zur Decke zu ziehen. Die Hände werden mit gespreizten Fingern in den Boden gedrückt. In dieser Position kann der Sportler auch mit einer Gewichtsverlagerung zwischen den Beinen und den Armen

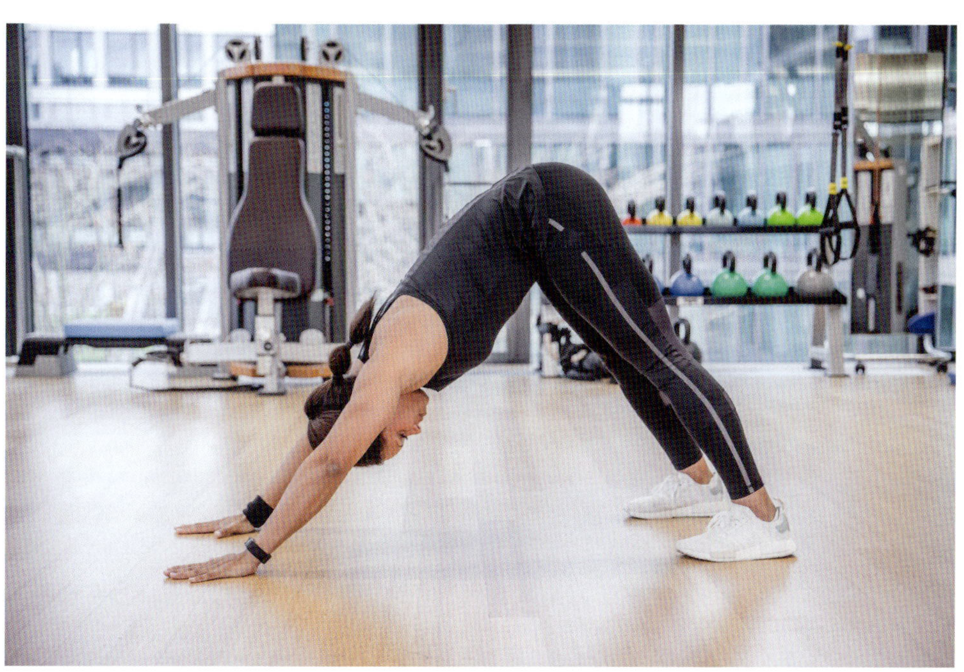

spielen, die Füße rotieren oder zur Verstärkung der Dehnung auf einer Seite das andere Knie etwas beugen. Ich vermittle meinen Sportlern das Bild einer mittelalterlichen Vierteilung, um zu verdeutlichen, dass sie während der Ausführung aktiv die vier Extremitäten möglichst weit voneinander entfernen. Es gibt dabei immer einen Fixpunkt und einen mobilen Punkt. Am Beispiel des umgekehrten V sind die Fixpunkte die Hände und Füße am Boden und der mobile Punkt ist das Iliosakralgelenk, das möglichst weit nach oben geführt wird.

Ein myofaszialer Stretch kann auch beschrieben werden als Dehnung unter Anspannung zwischen jeweils zwei Polen. Der Sportler fällt nicht passiv in eine Position und folgt einfach nur der Schwerkraft, er zieht sich aktiv in diese Position. Als Grundregel kann man sich außerdem noch merken, dass die Hände meistens geöffnet sind und dass beim Ziehen in die Länge eingeatmet wird. Ein minimales Federn in der Endposition ist beim myofaszialen Stretching möglich und sinnvoll. Die Belastungsdauer beträgt je nach Trainingszustand 1–2 Minuten. Myofasziale Dehnübungen sind, richtig ausgeführt, nicht nur körperlich, sondern auch mental anstrengend.

Katapult-Effekt

Ein häufig verwendetes Beispiel für den Katapult-Effekt ist das australische Känguru, dessen enorme Sprungweiten bis zu 13 Metern sich nicht alleine über die arbeitende Muskulatur erklären lassen. Erst ein Vorspannen der Faszien und der Sehnen und deren katapultartiges Loslassen produziert die für solche Sprungleistungen notwendige Energie.

Auch bei uns Menschen wirkt dieser Mechanismus: Die kinetische Speicherenergie unserer Beinmuskulatur ist ebenso effektiv einsetzbar wie die des Kängurus. Viele sportliche Leistungen im Gewichtheben, in den Kampfkünsten und zahlreichen anderen Sportarten sind ohne diesen Effekt nicht möglich.

Trainingsübungen umfassen typischerweise springende und hüpfende Bewegungen im Bereich der unteren, und peitschenartigen Pendelbewegungen im Bereich der oberen Extremität. Bei Sprüngen ist die weiche und die leise Landung ein wesentlicher Punkt. „Lande leise und weich wie eine Katze“, lautet meine Anweisung an den Sportler.

Eine typische Übung für den Oberkörper ist das „Fliegende Schwert“ oder ein „dynamisches Holzhacken“. Entscheidend ist eine vorbereitende Gegenbewegung – das Spannen des Katapultes –, bevor eine dynamische und schwingende Bewegung ausgeführt wird. Der Sportler steht bei der Übung etwa schulterbreit, nimmt beide Hände gestreckt nach hinten über den Kopf und schiebt dabei die Beine und das Becken geschmeidig nach vorne. Anschließend erfolgt eine peitschenartige Bewegung nach vorne unten. Die geschlossenen Hände schwingen zwischen den Beinen nach hinten durch, bevor sich der Sportler wieder aufrichtet. Es kann zur Intensitätssteigerung auch ein niedriges Gewicht in den Händen gehalten werden.

Die vorbereitende Gegenbewegung ist beim Katapult-Effekt entscheidend. Nicht alles, was einfach nur schwingend ausgeführt wird, ist Faszientraining.

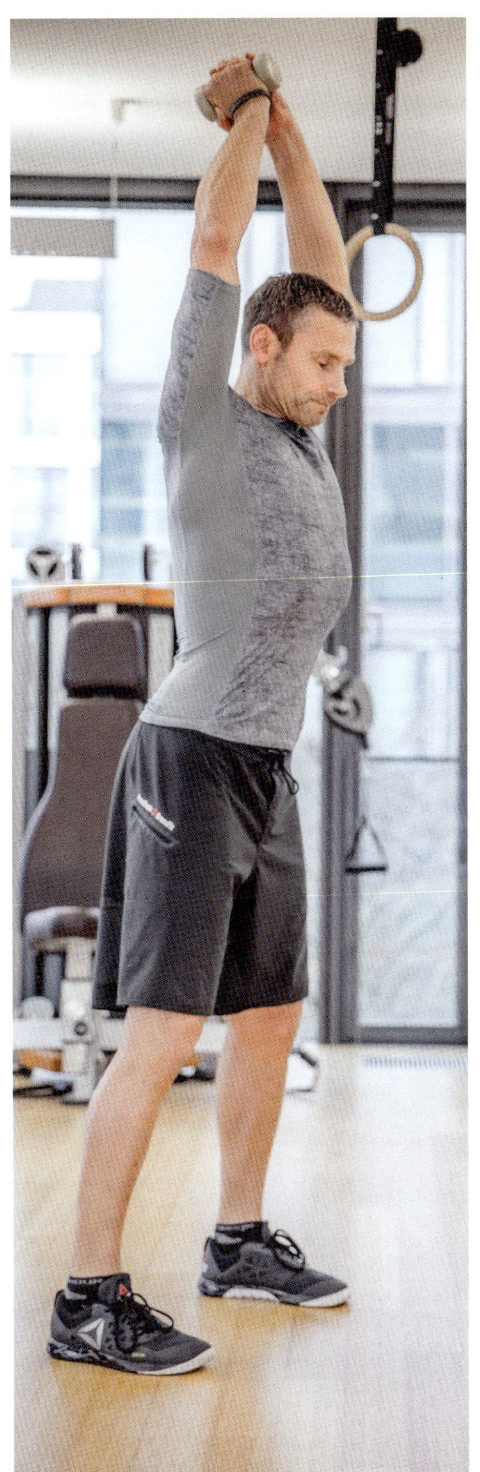

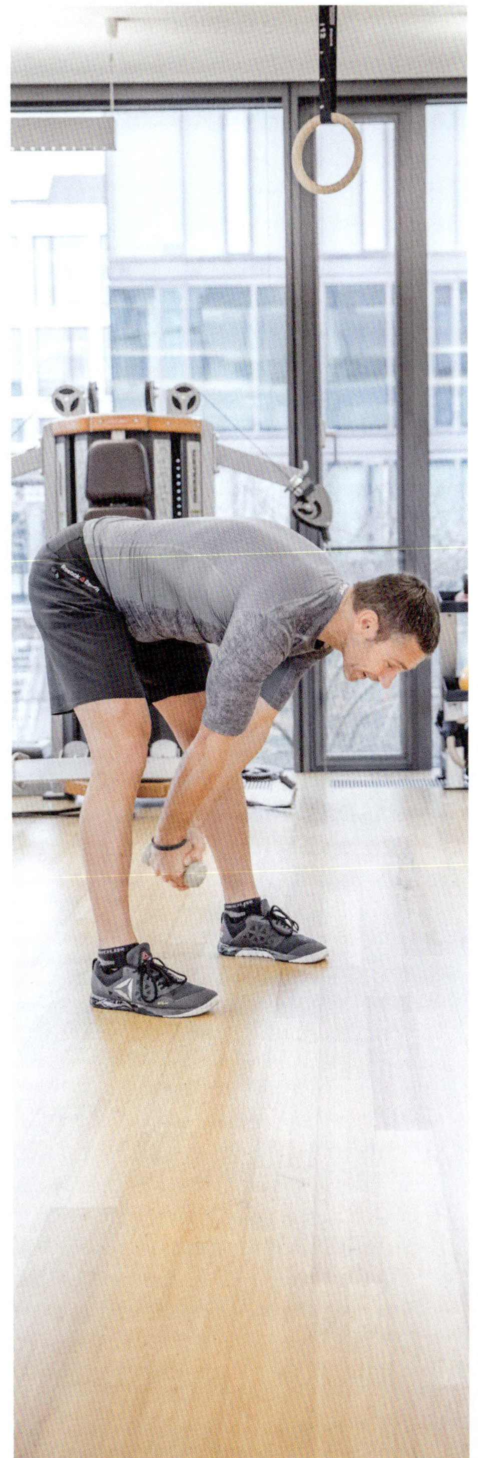

Fühlen und Wahrnehmen

Eingangs erwähnte ich die Vielzahl der Rezeptoren (Empfänger) in unseren Faszien. Mehr Rückmeldung an das zentrale Nervensystem bedeutet eine Verbesserung der Bewegungsabläufe, was sich positiv auf myofasziale Schmerzen auswirkt. Es geht also um ein verbessertes Fühlen und Wahrnehmen unseres eigenen Körpers auf allen Kanälen. Dazu werden Zug-, Druck-, Dehn- und Vibrationsreize eingesetzt. Das Fühlen und Wahrnehmen lassen sich beispielsweise sehr gut auf unterschiedlichen oder verformbaren Bodenbelägen trainieren.

Konstraindikationen für eine Faszienbehandlung

- Hautverletzungen, Schwellung und Rötung im Behandlungsbereich
- Bekannte Gefäßleiden, z.B. Thrombosen, eine Schwäche der Venenklappen
- Sensibilitätsstörungen, z.B. Bandscheibenvorfälle mit Nervenbeteiligung
- Einnahme blutverdünnender Medikamente
- Schwere Osteoporose
- Schwangerschaft oder Hypermobilität
- Postoperativ, z.B. nach Gelenkersatz

„Die Seele des Menschen mit all ihren Strömen puren Lebenssaftes scheint in den Faszien des Körpers zu fließen (…) Ich kenne keinen Teil des menschlichen Körpers, der es den Faszien als Forschungsfelder gleichtun kann. Ich glaube, dass sich beim Studium mehr reichhaltige und goldene Einsichten auftun werden, als bei irgendeinem anderen Aspekt des Körpers.“ – (A. T. Still, 1899)

Zusammenfassung

- Trainiere die Faszien ein- bis zweimal pro Woche nach unterschiedlichen Prinzipien, besonders schmerzhafte Regionen alle 48 Stunden.
- Wärme dich vorher kurz auf, bevor du schwingende Übungen ausführst.
- Eine Trainingsdauer von wenigen Minuten pro Übungseinheit ist ausreichend.
- Konzentriere dich auf die Wahrnehmung deines Körpers beim Training der Faszien. Bewegen ist wichtig – Spüren und Bewegen ist noch besser!
- Bei funktionellen Beschwerdebildern des Bewegungsapparates ist es sinnvolle, die bekannten myofaszialen Linien zur Diagnostik und Therapie heranzuziehen.
- Sei geduldig! Faszien passen sich im Vergleich zu anderen Geweben (z. B. Muskulatur) nur langsam an.

3.2 BLOOD-FLOW-RESTRICTION-TRAINING

Eine sehr effektive Trainingsform, die von der Rehabilitation bis hin zum Leistungssport eingesetzt werden kann, ist ein Blood-Flow-Restriction-Training (BFR) oder in der ursprünglichen Form „Kaatsu-Training“ genannt. Diese aus Japan stammende Trainingsform wird dort seit Jahrzehnten universitär erforscht und medizinisch eingesetzt. In Deutschland gibt es erst seit wenigen Jahren erste Forschungsarbeiten auf diesem Gebiet.

Das Konzept

Durch eine zyklische Kompression mit Manschetten wird der Blutabfluss aus den Extremitäten verlangsamt. In der Extremität staut sich also das Blut. Die biochemischen Effekte führen zusammengefasst dazu, dass ein Muskeltraining mit 10–30 % der üblichen Trainingsgewichte einen gleichwertigen Effekt im Hinblick auf eine Kraftsteigerung und einen Muskelaufbau erzielt. Darüber hinaus kann diese Trainingsform auch zur Verbesserung der Mobilität eingesetzt werden. Sportartspezifisch können im Leistungssport Erschöpfungssituationen der Muskulatur ohne Stress auf den übrigen Bewegungsapparat erzeugt werden. Ein großer Vorteil liegt in der verkürzten Regenerationszeit nach diesen Einheiten. Die relevanten Steuergrößen eines Trainings sind Druckhöhe und Druckdauer. Für beide gilt, dass mehr nicht mehr hilft! Eine muskuläre Ausbelastung ist das Ziel.

Mithilfe von Arm- und Beinmanschetten unterschiedlicher Größe wird ein variabler Druck aufgebaut, der den Abtransport des venösen Bluts reduziert. Diese Reduktion kann klassischerweise zyklisch oder alternativ auch konstant erfolgen. Bei einer zyklischen Trainingseinheit sind die Manschetten über zwei Kabel mit einem kleinen Gerät verbunden, das den notwendigen Druck aufbaut und ablässt. Bei der konstanten Trainingsform wird während der Trainingsdauer von 10–15 Minuten kein Gerät benötigt. Somit ist auch ein sportartspezifischer Einsatz möglich. Ein Fußballspieler kann uneingeschränkt Spielzüge auf dem Sportplatz üben und ein Schwimmer kann sogar mit den Bändern im Wasser trainieren.

Zielgruppen für ein Kaatsu-Training

Ein ganz entscheidender Vorteil dieser Trainingsmethoden für die Rehabilitation und die Return-to-Sport-Phasen ist die Möglichkeit, die Muskulatur in kurzer Zeit intensiv zu belasten – ohne hohe Last auf die Gelenke und Sehnen. Einfache Bewegungen und Alltagsbelastungen werden durch Kaatsu zu einer effektiven Trainingseinheit.

Der Einsatz kann sogar schon ein bis zwei Tage post-OP erfolgen. Studien in Japan zeigten beispielsweise eine deutliche Reduktion des Muskelabbaus nach Operationen am vorderen Kreuzband. Die Manschetten wurden dabei nur zyklisch aufgepumpt, ohne dass die Patienten aktiv trainieren mussten.

Interessant ist auch der Einsatz in der Prehabilitation, also vor planbaren operativen Eingriffen durch den teils schmerzreduzierenden Effekt. Herzpatienten mit reduzierter Belastbarkeit profitieren darüber hinaus ebenso von einem Kaatsu-Training wie Patienten mit Diabetes. Deren Blutwerte und Körperzusammensetzung konnten im Rahmen von Studien durch ein Kaatsu-Training positiv beeinflusst werden.

Diese innovative Trainingsform erfordert eine Ausrüstung bestehend aus einem Steuergerät und Manschetten unterschiedlicher Größen für Arme und Beine. Am wichtigsten ist allerdings eine gute Schulung in der Handhabung, um die gewünschten Erfolge zu erzielen.

3.3 DEHNEN

Jedes Jahr wird diese Frage erneut gestellt und sehr kontrovers in den Medien und Ausbildungen diskutiert. In jüngster Vergangenheit fokussierten sich Forschung und Aufmerksamkeit der Sportler, Trainer und Therapeuten verstärkt auf den Bereich der Faszien und des myofaszialen Stretchings. Die Fragen ob, wann, und wenn ja, wie richtig gedehnt werden soll, bleiben aktuelle Diskussionspunkte bei Trainern und Sportlern gleichermaßen.

Als ganzheitliches Konzept, bei dem die unterschiedlichen Arten der Dehnung seit Jahrtausenden angewendet werden, ist Yoga sogar älter als die katholische Kirche. In unserer zunehmend schnelllebigen Zeit mit rasant wechselnden Trends stellt dies eine unvorstellbare Kontinuität dar. Lediglich Sprinten, Schwimmen, Klettern und bestimmte Formen des Kämpfens sind vermutlich noch älter. Stellt man jetzt die Hypothese auf, dass die Dauer eines „Trends" auch nur im Geringsten mit seiner Wirksamkeit verknüpft ist, ist das schon einmal ein Argument dafür, dass Dehnen im Körper etwas Positives bewirkt. Ganz entscheidend für die wissenschaftliche Bewertung der Frage, ob und wie gedehnt werden sollte, ist die Frage nach dem „Warum".

Durch das Dehnen sollen folgende zwei Ziele erreicht werden:

- Verletzungsprophylaxe
- Leistungssteigerung

Dies führt direkt zur Frage der Zielgruppe: „Wen" dehnen wir? Muss sich ein Kind dehnen? Nein! Im Kindesalter dominiert in der Regel eine natürliche Mobilität und es mangelt eher an Stabilität. Fehlende Mobilität ist bei kleinen Kindern kein wesentlicher Risikofaktor für Verletzungen, keine leistungslimitierende Größe und auch nicht die primäre Entspannungsmethode.

Schauen wir uns die Entwicklung des menschlichen Körpers im Laufe des Lebens an, so fällt auf, dass eine überschießende Beweglichkeit und eine mangelnde Stabilität den Beginn unseres Lebens dominieren, sich im Laufe der Pubertät angleichen und schließlich die Stabilität übergeht in eine Rigidität, die ihren Höhepunkt im „Rigor mortis", in der Totenstarre findet.

Diese Entwicklung spiegelt sich auch in den typischen Sportverletzungen und Verschleißerscheinungen in verschiedenen Lebensabschnitten wider. Typisch sind Knochenbrüche bei Kindern, Band- und Sehnenverletzungen im Erwachsenenalter und Gelenkverschleiß im Alter.

Die Antwort auf die Frage nach der Zielgruppe ergibt sich also aus der vorhandenen Mobilität. Sobald die individuelle Beweglichkeit unter das Normalmaß reduziert ist oder eine bestimmte Sportart eine das Durchschnittsmaß überschreitende Mobilität erfordert, sollte unabhängig vom Lebensalter gedehnt werden. Berücksichtigt man unseren inaktiven westlichen Lebensstil, profitieren heute die meisten Erwachsenen von einer Verbesserung der Beweglichkeit.

Dehnen ist nicht gleich Dehnen

Man kann festhalten, dass wir eine Zielgruppe haben, die entwicklungsbedingt und aufgrund ihres Lebensstils von einer Dehnung profitiert. Das führt zwangsläufig zu der Überlegung, „wie" am besten gedehnt werden soll. Weit verbreitet sind ein statisches Dehnen, ein dynamisches Dehnen und ein PNF-Dehnen. PNF steht für propriozeptive Faszilitation und beschreibt eine aktiv-statische Muskelarbeit in Dehnpositionen.

Diese drei Methoden wurden von einer Forschergruppe hinsichtlich der Parameter Bewegungsausmaß, also der Range of Motion (ROM), Verletzungsprophylaxe und Leistungssteigerung überprüft. Dazu wurden systematisch alle seit 1989 auf Englisch veröffentlichten Studien analysiert.

Auswirkung des Dehnens auf die Performance

Zum statischen Dehnen vor Belastungen fand das Forschungsteam 178 Studien, die eine Auswirkung auf die Leistungsfähigkeit untersuchten. Dazu gehörten die Sprunghöhe, die Sprintzeit, die maximale Bankdrückleistung und weitere Messgrößen. Mit einer Schwankungsbreite zwischen maximal 5,0 % Leistungssteigerung und maximal 20,5 % Leistungsminderung lag der Durchschnitt bei einer Minderung der Performance von 3,7 %. Zusammengefasst hinsichtlich der Dauer führten längere Dehnungen über 60 Sekunden häufiger zu einer Leistungsminderung. In der Summe sind diese Prozentzahlen für den Breitensportler im Regelfall nicht relevant. Ein Sprinter der Spitzenklasse verliert aber unter Umständen das Hundertstel einer Sekunde, das über den Sieg entscheidet.

Zumindest in der Theorie könnte dynamisches Dehnen diese Leistungsminderung umgehen. Schließlich werden die Körperkerntemperatur erhöht, die neuronale Impulsweiterleitung verbessert, und Metabolismus sowie zentrales Nervensystem insgesamt aktiviert. Die Untersucher stellten nach der Analyse von 48 Studien fest, dass die Leistungsfähigkeit im Durchschnitt nur um 1,3 % verbessert wurde. Leider ließen sich auch keine besonders herausragenden Trainingsprotokolle hinsichtlich Dosierung, Bewegungsfrequenz oder ROM herausfiltern.

PNF-Stretching wurde in 14 Studien untersucht, in elf Fällen als „Contract-Relax"-Technik. Beim Großteil der Studien gab es keine signifikante Beeinträchtigung, jedoch führten einige Ausreißer zu einer durchschnittlichen Minderung der Performance von 4,4 %.

Auswirkung des Dehnens als Verletzungsprävention

Hier wird die Studienlage deutlich dünner. 12 Studien untersuchten statisches Dehnen und PNF-Dehnen hinsichtlich ihres Präventionspotentials. Zwei Drittel der Studien zeigten eine positive Auswirkung bei beiden Dehnungsformen, ein Drittel zeigte keinen signifikanten Effekt. Das Auftreten von Muskelkater – als Mikroverletzung eines Muskels – wurde nicht beeinflusst. Schwierig ist die genaue Differenzierung, welche Verletzungen bei welchen Sportarten reduziert werden können. Bei hochintensiven Belastungen mit einer größeren ROM, wie z. B. Sprinten, zeigt sich eine Reduktion der akuten Verletzungen bis ca. 54 %.

Hinsichtlich einer Verletzungsprophylaxe kann Dehnen basierend auf dieser Studienlage als positiv angesehen und empfohlen werden. Auch an dieser Stelle möchte ich wieder auf die individuelle Notwendigkeit verweisen. Kommt ein Fußballspieler unaufgewärmt mit seinen Händen bei gestreckten Beinen auf den Boden, benötigt er meiner Ansicht nach weniger oder andere Dehnübungen als sein Kollege mit einem Finger-Boden-Abstand von 30 Zentimetern. Die Testprotokolle in den vorliegenden Studien waren nicht auf die individuellen Bedürfnisse der Sportler zugeschnitten – ein Defizit, das meiner Ansicht nach die Studienergebnisse relativiert.

Faszien, Screening, korrigierende Übungen

Nicht konsequent untersucht wurde bei diesen Studien eine zusätzliche Faszienbehandlung vor dem Training oder der Einsatz korrigierender Übungen. Gerade korrigierende Übungen, die eine unzureichende neuromuskuläre Ansteuerung adressieren, können oftmals den Finger-Boden-Abstand effektiver verbessern als viele Dehnübungen. Gut untersucht sind verschiedene Trainingsprotokolle mit exzentrischen Kräftigungsübungen, die, regelmäßig ausgeführt, das Verletzungsrisiko für Verletzungen der Hamstrings signifikant senken.

Auch ein Functional Movement Screen (FMS) bei schmerzfreien Sportlern oder ein Assessment bei vorbestehenden Schmerzen des Bewegungsapparates (z. B. SFMA) wurden nicht durchgeführt. Ohne eine strukturierte Bewegungsanalyse kann ein eventuell erhöhtes, vorab existierendes Verletzungsrisiko nicht erfasst werden. Dieser Risikofaktor verzerrt im ungünstigsten Fall die Ergebnisse.

Timing

Die nächste wichtige Frage lautet natürlich: „Wann" dehnen wir? Führen wir eine Dehnung zur Verletzungsprophylaxe oder Leistungssteigerung unmittelbar vor einer sportlichen Aktivität aus, unmittelbar danach oder dehnen wir regelmäßig über einen längeren Zeitraum unabhängig von einer Trainingseinheit? Die vorliegenden Studien haben sich auf die Dehnung unmittelbar vor einer Belastung konzentriert und zumindest für die Verletzungsprophylaxe einen gewissen Benefit belegt.

Ich möchte aber bei dieser Frage den Fokus auf die Zielgröße „Beweglichkeit im Allgemeinen" legen. Ein Sportler sollte – unabhängig von einer Trainingseinheit oder einem Wettkampf – eine solide Mobilität aufweisen. Ist eine regelmäßige Verbesserung der Mobilität Teil eines holistischen Trainingskonzeptes, dann relativiert sich die Frage, ob unbedingt vor jedem Training gedehnt werden muss.

Ein Dehnungsprogramm unmittelbar nach dem Sport ist logischerweise nicht zur Vermeidung einer Trainingsverletzung oder zur direkten Leistungssteigerung geeignet. Zu überlegen ist gerade in Verbindung mit weiteren regenerativen Maßnahmen eine Beschleunigung der Regeneration und damit indirekt der möglichen Leistungsentwicklung durch eine Dehnung nach dem Training.

Das Ritual des Dehnens vor oder nach dem Training weist auch noch eine ganz andere Dimension auf, wenn ich es unter dem Aspekt der mentalen Vorbereitung betrachte.

Atmung, Aufwärmen, Faszienbehandlung, Dehnen und korrigierende Übungen sind für mich persönlich ein wichtiger Schritt, um vom Alltag abzuschalten, mich zu Beginn auf mein Training zu fokussieren und im Anschluss an eine Trainingseinheit wieder in den Alltag überzugehen. Es tut mir einfach gut! In vielen Gesprächen mit anderen Sportlern habe ich ähnliches Feedback bekommen.

Zusammenfassend kann festgehalten werden, dass Dehnung sehr viele positive Auswirkungen für den Sportler haben kann, wenn es im Rahmen eines ganzheitlichen Trainingskonzeptes sinnvoll eingebaut wird. Ähnlich wie die Einnahme eines Medikamentes sollten die Notwendigkeit und die Dosierung im Idealfall bedarfsabhängig festgelegt und in regelmäßigen Abständen überprüft werden.

Eine Leistungssteigerung ist unmittelbar vor einer sportlichen Leistung durch eine dynamische Dehnung nur geringfügig möglich.

Eine Verletzungsprophylaxe ist gerade bei Sportarten mit hoher Intensität oder hoher Anforderung an das Bewegungsausmaß (ROM) möglich.

Eine gezielte Dehnung ist als ein Baustein eines Trainingskonzeptes zu verstehen. Eine zugrundeliegende individuelle Betrachtung des Athleten hinsichtlich Mobilität, Stabilität und neuromuskulärer Konstitution ist sinnvoll.

3.4 FUNKTIONELLES TAPING

Tape-Verbände sind seit Jahrzehnten weltweit eine feste Säule der Sporttherapie. Es gibt verschiedene Methoden und Ziele beim Tapen. Stabilisierende Tapes schützen ein Gelenk, schränken es aber gleichzeitig – notwendigerweise – in seiner Beweglichkeit ein. Mit einem Tape kann nach einer Bandverletzung am oberen Sprunggelenk eine externe Stabilität gewährleistet werden, wenn die interne Stabilität des Körpers an dieser Stelle fehlt.

Sinnvoll ist diese Methode vor allem bei akuten Verletzungen, bei denen aber trotzdem weiter trainiert werden soll, oder als vorübergehende Stabilisierung beim Wiedereinstieg in das Training nach Verletzungen. Einige Sportler nutzen stabilisierende Tapes auch dauerhaft, wenn chronische Beschwerden vorliegen.

Im Gegensatz dazu verfolgt die Kinesiotape-Methode das Ziel, die Muskelfunktion zu verbessern. Je nach Anlage des Tapes werden Muskeln aktiviert oder detonisiert. Die Beweglichkeit der Gelenke bleibt in der Regel erhalten. Die meist bunten Tapestreifen sind durch ihren Einsatz im Profisport bekannt geworden. Die Methode wurde in den 70er-Jahren in Japan und Korea entwickelt und hat sich seitdem unter den verschiedenen Namen weltweit verbreitet: Medical Taping, Aku-Taping, Lymph-Taping, Meridian-Taping, et cetera. Verwendet werden spezielle elastische Tapes mit einer hohen Eigendehnung aus hautfreundlichen Materialien. Kinesiotapes können meistens über mehrere Tage getragen werden.

Ich möchte den Schwerpunkt auf eine weniger bekannte, aber äußerst effektive Form des Tapes legen, die unter dem Begriff „funktionelles Tape" angewendet wird. Einen wesentlichen Anteil an der Entwicklung dieser Methode hat der Manualtherapeut Brian Mulligan. Wie der Name schon vermuten lässt, verbessert funktionelles Tapen die Funktion eines Gelenks. Um diese verbessern zu können, muss ich zuerst einmal ein funktionelles Assessment durchführen. Das beinhaltet die Beweglichkeit des Gelenks und der angrenzenden biomechanisch verknüpften Region. Untersuche ich also die Schulter, muss ich mir auch die Hals- und Brustwirbelsäule und das Ellenbogengelenk anschauen. Beim Kniegelenk sind das mindestens das Hüft- und Sprunggelenk und beim Sprunggelenk der Fuß und das Kniegelenk. Die Untersuchung der Gelenke erfolgt immer sowohl passiv durch den Untersucher, als auch aktiv im Rahmen funktioneller Bewegungsmuster, die der Sportler ausführt.

Als Beispiel für die Anwendung eines funktionellen Tapes möchte ich eine Bewegungseinschränkung im oberen Sprunggelenk näher erläutern. Limitiert ist meistens die Dorsalextension, also die Bewegung des Fußes Richtung Knie. Eine verminderte Beweglichkeit in diese Richtung ist häufig die Folge von Umknick-Verletzungen, die wiederum die häufigste Gelenkverletzung überhaupt darstellen. Biomechanisch kann eine Verklebung oder Vernarbung der Kapsel und der Bänder ebenso verantwortlich sein, wie knöcherne Anbauten am Sprungbein oder am unteren Ende des Schienbeins. Diese bezeichnet man als Osteophyten, und am oberen Sprunggelenk spricht man auch im Englischen von einem „Soccer Ankle", also einem

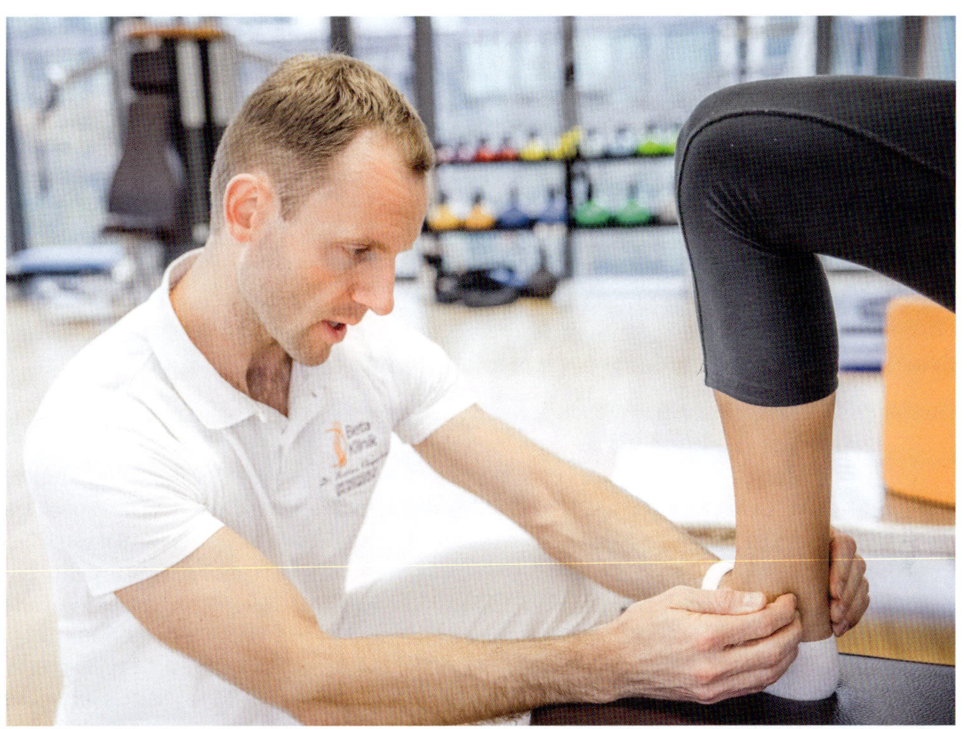
Beta
Klinik

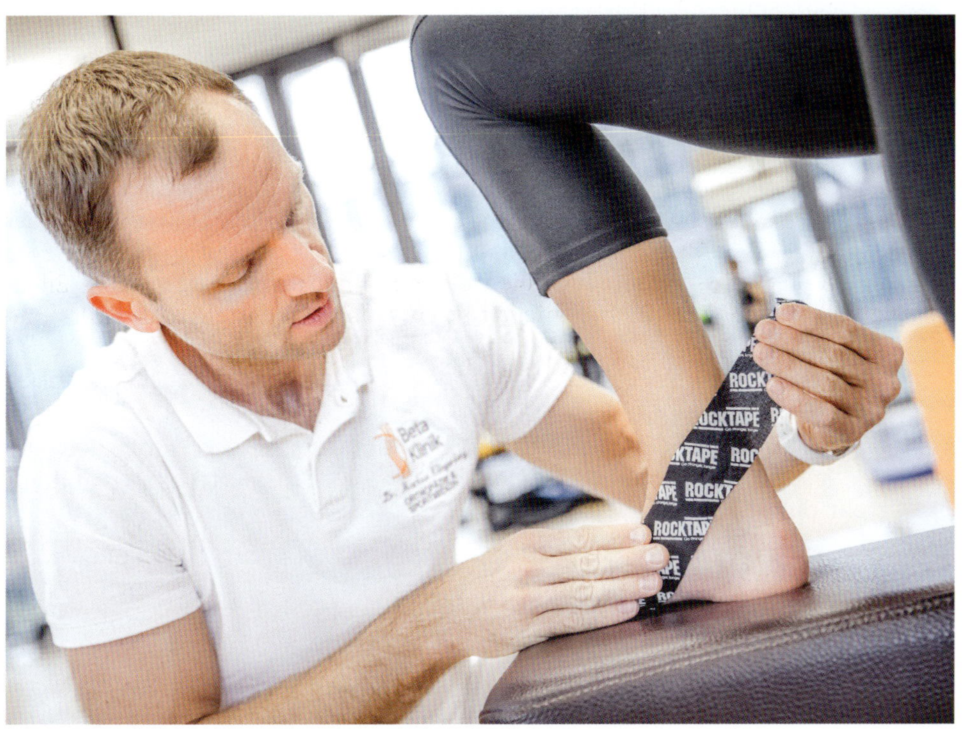
Beta
Klinik
ROCKTAPE

Fußballer-Sprunggelenk. Der Grund ist, dass diese knöchernen Ausziehungen bei Fußballspielern besonders häufig auftreten. Knöcherne Hindernisse verbessern sich durch Anlage eines Tapes natürlich nicht, Verklebungen und chronische Instabilität haben eine gute Chance, sich zu verbessern.

Eine verminderte Dorsalextension im oberen Sprunggelenk ist eine der Hauptursachen für Überlastungen der Quadrizeps- und Patellasehne am Knie. Dies gilt umso mehr, wenn die beiden oberen Sprunggelenke des Sportlers unterschiedlich beweglich sind und eine funktionell relevante Asymmetrie besteht. Gerade die Patellasehne wird dann vermehrt belastet, wenn das Kniegelenk durch eine tiefere Beugung nach vorne Defizite im oberen Sprunggelenk ausgleichen muss. Ganz besonders spüren Sportler dies bei Sprungübungen oder Kniebeugen mit hohem Zusatzgewicht.

Zuerst erfolgt das Assessment des oberen Sprunggelenks hinsichtlich Beweglichkeit, Stabilität und der Funktion der angrenzenden Gelenke. Ich fordere den Sportler auf, sich mit dem betroffenen Fuß auf einen Hocker oder eine niedrige Liege zu stellen und das Körpergewicht auf diesen Fuß zu verlagern. Zuerst bitte ich ihn, erneut in die maximale Dorsalextension zu gehen und dabei die Ferse am Boden zu lassen. Die Untersuchung erfolgt somit in einer geschlossenen Kette. Anschließend geht der Sportler zurück in die Neutralstellung, ich umfasse die Sprunggelenksgabel mit beiden Händen und mobilisiere beide Seiten zeitgleich nach hinten, während der Sportler wieder in die maximale Dorsalextension geht. Die entscheidende Frage lautet dann, wie sich die aktive Beweglichkeit im oberen Sprunggelenk verbessert hat. Anschließend mobilisiere ich die Sprunggelenksgabel nach vorne, während der Sportler aktiv in die Dorsalextension geht. In einem dritten Schritt schiebe ich das Wadenbein nach hinten, während ich das Schienbein nach vorne ziehe.

Verbessert eine dieser Mobilisationen die aktive Beweglichkeit im oberen Sprunggelenk des Sportlers, so besteht die Indikation für die Anlage eines funktionellen Tapes. Nach Vorbereitung der Haut durch Reinigung und ggf. Entfernung der Haare, wird in einer 90-Grad-Stellung des OSG ein hautfreundliches weißes Tape als Basis angelegt und durch stabile braune Tapestreifen verstärkt. Die Anlage des Tapes kopiert die zuvor erfolgreiche Mobilisation meiner Hände.

Die Anlage des funktionellen Tapes entspricht einem aktiven Korrigieren der Biomechanik. Anschließend sollte mit dem gleichen Assessment wie zu Beginn die Gelenkfunktion erneut überprüft werden. Die verbesserte Beweglichkeit wird nach Anlage des Tapes unmittelbar durch funktionelle Übungen trainiert.

Ein solches Tape kann bei guter Verträglichkeit ein bis zwei Tage verbleiben. Die Anlage sollte so lange wiederholt werden, bis sich die verbesserte Gelenkfunktion nicht mehr durch ein Tape verbessern lässt. Weitere therapeutische Maßnahmen können hervorragend mit einem funktionellen Tape kombiniert werden. Dazu gehören Triggerpunkt-Behandlungen, Faszientraining, Dry Needling, Kinesiotaping und Dehnübungen. Die Leitfrage, die bei jeder Behandlung gestellt werden sollte, lautet: Verbessert das, was ich mache, nachweislich die relevante Funktion?

Das eindeutige Ziel des funktionellen Tapes ist, dass sich der Sportler besser bewegt und besser fühlt. In meiner täglichen Praxis tape ich vor allem Schulter-, Knie- und das obere Sprunggelenk mit sehr gutem Erfolg. Wie bei allen Therapien, gilt auch bei den verschiedenen Formen des Tapes, dass vor einer Anwendung eine entsprechende Ausbildung empfohlen ist.

Kontraindikationen für die Anwendung eines funktionellen Tapes sind:

- Offene Hautstellen
- Frische Narben
- Allergische Reaktionen

3.5 FLOSSING

Flossing ist eine sehr junge Behandlungsmethode für Muskeln, Faszien und Gelenke, die sich derzeit sehr schnell verbreitet. Ziele einer Flossing-Behandlung sind eine Verbesserung der Beweglichkeit, Schmerzlinderung und eine beschleunigte Regeneration. Erreicht wird dies durch eine zirkuläre Kompression des Zielorgans mit einem elastischen Latexband. Die Wirkmechanismen im Gewebe sind ein Schwammeffekt, eine Irritation des Unterhautgewebes und das Lösen von Verklebungen. Letzteres wird als „Kinetic Resolve" bezeichnet.

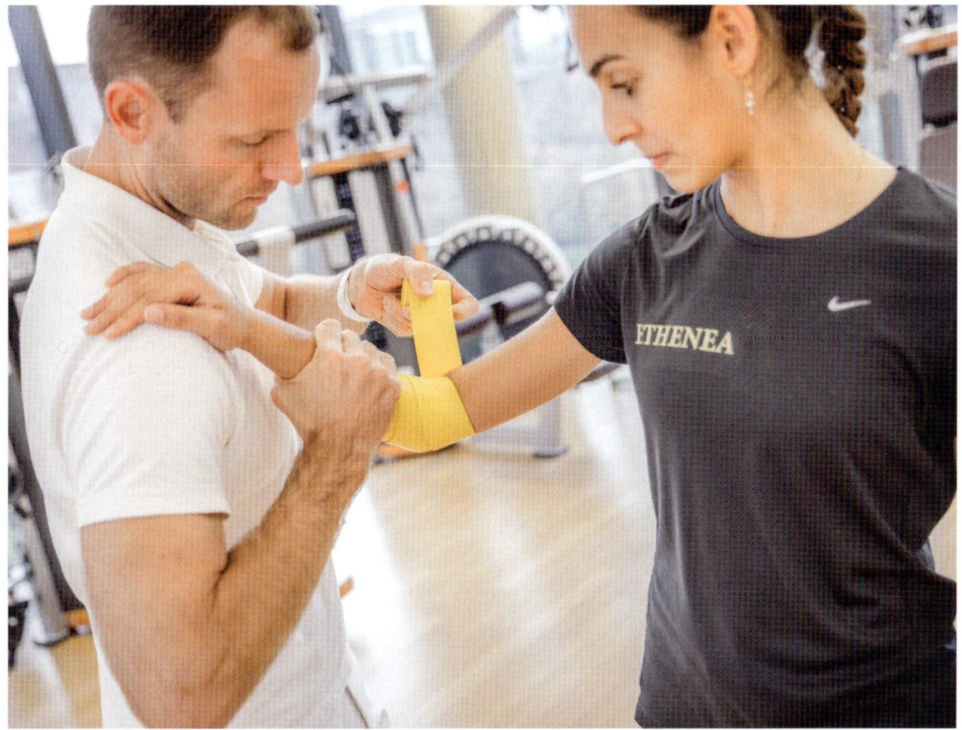

Abbildung 68: Flossing Tapes werden immer zum Körper hin angelegt – von distal nach proximal.

Schwammeffekt zur Stoffwechselanregung

Die Kompression des Gewebes ruft nach Lösung des Bandes eine reaktive Mehrdurchblutung hervor. Ich muss auch einen Schwamm erst ausdrücken, bevor er sich wieder erneut mit Wasser füllen kann. Je nach Intensität der Bandanlage werden der venöse Abfluss und der arterielle Zufluss beinahe oder sogar vollständig unterbunden. Die zirkuläre Anlage führt zu einer kompletten Behandlung einer Region, zum Beispiel eines Gelenks, anders als eine Triggerpunkt-Therapie, die lokal sehr beschränkt ist.

Schmerztherapie durch subkutane Irritation

Die Irritation des Unterhautgewebes, der Subcutis, überlistet unser Nervensystem. Unbewusst setzen wir dieses Prinzip ein, wenn man sich den Kopf stößt und anschließend die schmerzende Stelle reibt. Ein Beispiel aus der IT wäre ein Angriff auf einen Server durch eine plötzliche Massenanfrage zahlreicher Rechner – die Flut an Anfragen überfordert den Server und im Falle des Flossings das Nervensystem. Der Schmerz nimmt in der Wahrnehmung ab, da das Rückenmark und letztlich das Gehirn mehrere Signale gleichzeitig verarbeiten müssen.

Mobilität durch Adhäsiolyse

Die Muskeln und Gelenke werden nicht nur zirkulär komprimiert, sondern auch unter dieser Kompression bewegt. Dabei lösen sich Restriktionen im Gewebe. Einen vergleichbaren Effekt versuchen wir mit manuellen Behandlungstechniken im Bereich der Faszien und durch Schröpfen zu erzielen. Die Kompression verbessert nicht nur die Wahrnehmung der behandelten Region in unserem Gehirn, sondern auch deren Ansteuerung.

Flossing nach operativen Eingriffen

Mit meinem Team aus Physiotherapeuten und Sportwissenschaftlern setzen wir Flossing jetzt auch unmittelbar im Anschluss an Gelenkoperationen ein, insbesondere nach Arthroskopien. Während einer Arthroskopie wird ein Gelenk von innen mit Wasser aufgefüllt und gedehnt. Je nach Operationsverfahren wird gleichzeitig auch eine Blutsperre über einen längeren Zeitraum angelegt, sodass im Anschluss an den Eingriff eine Vielzahl an Stoffwechselprodukten abtransportiert werden muss. Zusammen mit Andreas Ahlhorn, einem der führenden deutschen Flossing-Ausbilder, wurden diese Daten ausgewertet. Die Rückmeldungen der Patienten waren durchweg positiv und eine zweimalige Behandlung in den ersten 48 Stunden nach einer Arthroskopie des Knie- oder Sprunggelenks scheint einen positiven Effekt zu haben.

Eine Flossing-Behandlung kann nach entsprechender Schulung an vielen Körperstellen auch selbstständig durchgeführt werden. Ebenso wie eine Übung kann ein Therapeut einem Patienten auch eine Flossing-Behandlung zur Eigentherapie verordnen. Je nach Indikation und Körperregion können Bänder unterschiedlicher Länge, Breite und Elastizität verwendet werden.

Wann sollte ich nicht flossen?

Es sollte keine Anlage unmittelbar über verletzter oder infizierter Haut erfolgen, und bei akuten Verletzungen definitiv nicht ohne Rücksprache mit einem ausgebildeten Therapeuten. Weitere Kontraindikationen sind bakterielle Entzündungen in der behandelten Region und bekannte Gefäßprobleme, z. B. Thrombosen. Relative Kontraindikationen umfassen unter anderem die Einnahme blutverdünnender Substanzen oder bekannte Leiden der Blutgerinnung, da diese zu einer verstärkten Blutung im Gewebe führen können. Eine Schwäche der Knochen bei Osteoporose, Implantaten, Prothesen und der behandelten Region ist ebenfalls kritisch zu betrachten.

3.6 KÄLTETHERAPIE

Die Anwendung von Kälte bei Sportverletzungen hat eine lange Tradition und findet sich auch bei der ersten Hilfe für die meisten Sportverletzungen: die PECH-Regel:

PECH = **P**ause, **E**is, **C**ompression, **H**ochlegen

Engl.: **RICE** = **R**est, **I**ce, **C**ompression, **E**levation

In der akuten Phase einer Verletzung vermindern diese Maßnahmen gemeinsam das Anschwellen der verletzten Region und lindern den Schmerz. Über die anschließende Dauer und Intensität einer Kälteanwendung gehen die Meinungen der Spezialisten allerdings auseinander. Entscheidende Faktoren sind Temperatur und Geschwindigkeit, also jene Geschwindigkeit, mit der diese Temperatur im Gewebe erreicht wird. Sie sollte 0 Grad nicht unterschreiten, um keine Verletzung durch die Kälte selbst zu verursachen. Ideal ist deshalb Eis, das nicht unter 0 Grad kalt werden kann. Je schneller eine Kühlung nach einem Unfall erfolgt, desto weniger kommt es zu Schwellungen im Gewebe.

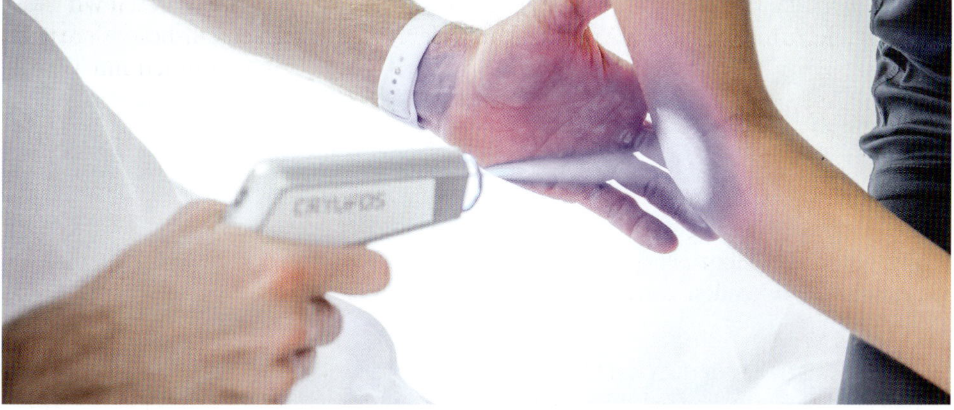

Abbildung 69: Die Kühlung mit Stickstoff ermöglicht das schnelle und sichere Erreichen einer bestimmten Zieltemperatur.

Kältesprays und Cold Packs können ebenfalls eingesetzt werden, jedoch ist zu beachten, dass bei übermäßigem Einsatz eine Schädigung der Haut durch zu niedrige Temperaturen möglich ist. Auch rund um Operationen gibt es Kälteanwendungen. So setzen Ärzte nach dem Eingriff zur kontinuierlichen Kühlung Manschetten ein, die mit einem isolierten Eiswasserbehälter verbunden werden können.

Ich setze in der Praxis zur Schmerzbehandlung und vor Injektionen eine Kälteschocktherapie ein (Cryofos). Mit hyperbarem (1-2 bar) CO2 Gas wird die Haut innerhalb von 30 Sekunden auf 1-5 ° C gekühlt. Dieser Schock führt zu einer Betäubung und einer neuroreflektorischen Gefäßerweiterung mit einem schnelleren Abtransport von Entzündungsmediatoren. Die Reduktion von Ödemen, Hämatome und Entzündungen wird so beschleunigt.

Weiterhin setze ich eine Ganzkörper Kältetherapie ein. Statt Eiswanne oder Kältekammer nutze ich ein innovatives Verfahren, bei dem eine Kühlung der Handflächen in Verbindung mit Unterdruck die Körperkerntemperatur innerhalb von zwei Minuten um etwa 1,5° C absenkt (Alpha Cooling Professional). Der Effekt ähnelt der Ganzkörper Kältetherapie. Ich setzte diese Therapie bei Muskel- und Gelenkschmerzen, Entzündungen ein.

Methoden der Kühlung im Sport

Man unterscheidet bei der Kälteanwendung nach dem Zeitpunkt der Anwendung. Daraus ergeben sich auch die unterschiedlichen Effekte der Kühlung auf den Körper.

Pre-Cooling (ca. 20 Minuten vor einer Belastung):
- Verminderter Hitzestress während des Aufwärmens
- Erhöhte Wärmespeicher-Kapazität
- UV-Schutz

Dura-Cooling (während der Belastung):
- Verbesserung der Trainingseffizienz
- Leistungsverbesserung durch eine vermehrte Verfügbarkeit von Blut, Sauerstoff und Elektrolyten in der arbeitenden Muskulatur
- Verminderte Laktatwerte
- Stabilisierung der Körperkerntemperatur
- Reduzierte thermische Belastung
- Mehr Energie für mehr Leistung durch verminderten Energieaufwand bei der Thermoregulation (geringere VO2max)

Inter-Cooling (während einer Halbzeitpause):
- Verminderter Energieverbrauch
- Verminderter Verlust von Elektrolyten
- Verminderte Herzfrequenz

Post-Cooling (nach dem Sport):
- Verbesserte Regeneration durch Beschleunigung metabolischer Prozesse
- Verminderte Laktatwerte nach der Belastung
- Verkürzen der Zeit zwischen zwei reizwirksamen Trainingseinheiten

Die verschiedenen Anwendungsformen können miteinander kombiniert werden, um einen optimalen Effekt zu erzielen. Die Kombination eines Pre- und Inter-Cooling bei Sportarten, bei denen eine Weste während der Belastungsphasen nicht getragen werden kann, zeigte bessere Resultate im Vergleich zur Einzelanwendung.

Was sagt die Wissenschaft?

Das Thema „Kühlung" beim Sport wird in den bisher durchgeführten sportwissenschaftlichen Studien keineswegs einheitlich positiv bewertet. Bei vielen Spitzenmannschaften ist der Einsatz einer Kältekammer jedoch schon fester Bestandteil der Regenerationsmaßnahmen. Ausgesuchte hochwertige Studien und eigene Untersuchungen belegen die positiven Auswirkungen einer Kühlung im Sport. Das bezieht sich sowohl auf objektiv messbare Einflussgrößen der körperlichen Leistungsfähigkeit, wie Temperatur, Herzfrequenz, Sauerstoffverbrauch und Laktatwerte, als auch auf das subjektive Wohlbefinden der untersuchten Sportler.

Der Effekt der unmittelbaren Leistungssteigerung im Spitzensport wird mit durchschnittlich 3,7 % und in der Spitze mit 10 % angegeben. Bei Weltmeisterschaften und Olympischen Spielen, bei denen die Leistungen der Spitzenathleten oft sehr nahe beieinanderliegen, kann schon 1 % über Sieg oder Niederlage entscheiden.

3.7 INJEKTION – THERAPIE MIT NADELN

„Kannst du mich nicht schnell fit spritzen?" So oder so ähnlich formulieren Athleten oft ihren Wunsch, wenn sie in die sportorthopädische Sprechstunde kommen. Darauf einzugehen, ist verlockend – der Patient ist zufrieden und der Arzt hat das Gefühl, schnell geholfen zu haben. Dieses Gefühl relativiert sich spätestens, wenn der gleiche Patient bald wieder in die Praxis kommt und eine weitere Spritze erfragt. Das passiert häufig, da eine Spritze selten die Ursache, sondern meistens nur das Symptom behandelt.

Schmerzen oder andere Symptome „wegzuspritzen" ist so, als würde man den Feuermelder ausschalten, wenn es brennt. Dann ist zwar erst einmal Ruhe, aber der Brand kann wüten und die Schäden werden verheerend. Auch bei den hilfreichen Spritzen gilt die medizinische Grundregel: Erst die Diagnose, dann die Therapie!

Rückenschmerzen, Kniegelenks- oder Schulterschmerzen: Dasselbe Beschwerdebild kann unterschiedliche Ursachen haben und erfordert deshalb ein unterschiedliches Behandlungskonzept.

Beispiel: Eine Schleimbeutelentzündung unter dem Schulterdach, die im Ultraschall oder MRT nachgewiesen wurde, kann durch Medikamente sinnvoll therapiert werden, sofern anschließend auch die eigentliche Ursache behandelt wird. Ist es eine Fehlbelastung? Eine Schädigung der Rotatorenmanschette? Kalk in der Schulter? Wird die eigentliche Diagnose nicht gestellt, behandeln Spritzen nur das Symptom.

Gegenüber Tabletten und Salben wirken Spritzen häufig schneller, im Vergleich zu Tabletten wird sehr häufig weniger Wirkstoff benötigt, da das Medikament direkt vor Ort ist und nicht erst den Magen-Darm-Trakt durchlaufen muss. Auf der anderen Seite kann durch eine Injektion direkt in ein Gelenk dort ein Infekt hervorgerufen werden. Ein solcher Gelenkinfekt kann fatale Folgen bis hin zu einem Verlust der Gelenkfunktion und wiederholten Operationen haben. Es sollte also stets genau abgewogen werden, ob eine Therapie notwendig und sinnvoll ist.

Folgende Wirkstoffe werden in der Sportmedizin bei Injektionen häufig verwendet:

Kortison

Kortison, die Mutter aller Injektionen, ist neben Lokalanästhetika das mit am häufigsten verwendete Medikament in der orthopädischen Praxis. Angewendet wird es bei allen Entzündungen, die nicht auf eine Infektion zurückgehen. Es gibt dabei kurz- und langwirksame Präparate, die für gewöhnlich in Verbindung mit einem Lokalanästhetikum verabreicht werden. Bei korrekter Indikation sind Kortisonspritzen meistens sehr schnell wirksam. Nebenwirkungen sind bei einmaliger Gabe meistens nur von kurzer Dauer. Bei der Injektion in Sehnen und Gelenke droht aber eine Gefahr: Die schnelle Wirkung dieses Hormons kann bei zu häufiger Anwendung langfristige Schäden verursachen. „Short gain – long pain!“ ist ein amerikanischer Merksatz zu Kortisoninjektionen in der Orthopädie.

Zu häufige Kortisongaben können innerhalb des Gelenks den Knorpel schädigen und an Sehnen deren Rissgefahr deutlich erhöhen. An gewichttragenden Sehnen, wie der Achilles- und Patellasehne, sollte überhaupt kein Kortison gespritzt werden, um deren Stabilität nicht zu gefährden. An Gelenken wie der Schulter oder bei Sehnenerkrankungen der oberen Extremität, wie dem Tennis- oder Golfer-Ellenbogen, sollten als Grundregel nicht mehr als drei Injektionen mit Kortison pro Jahr gesetzt werden.

Persönlich setze ich fast gar kein Kortison mehr. Ich verwende stattdessen meistens PRP, Hyaluronsäure, Traumeel oder körpereigene Stammzellen aus dem Fettgewebe.

Orthobiologische Therapie mit Plättchenreichem Plasma (PRP)[3]

Diese Behandlungsmethode ist seit ca. 15 Jahren etabliert. Dem Patienten wird eine kleine Menge Blut abgenommen, das in einer Zentrifuge aufbereitet wird. Am Ende gewinnt der Behandler das Plasma, also den flüssigen Anteil des Blutes ohne die roten Blutkörperchen. Diese transportieren den Sauerstoff und bilden den Hauptteil der Zellmasse im Blut. Je nach Zubereitung befinden sich in diesem Plasma hohe

3 engl. Platelet Rich Plasma

Konzentrationen an Blutplättchen (Thrombozyten) – körpereigene Wachstumsfaktoren in konzentrierter Form – sowie Botenstoffe, die den Körper bei seiner Heilung effektiv unterstützen können. Weitere Substanzen werden nicht zugefügt, sodass es sich um ein komplett körpereigenes Produkt handelt.

Für kurze Zeit stufte die Welt-Anti-Doping-Agentur (WADA) diese Behandlung anfangs als Doping ein und untersagte sie im Leistungssport. Ein Jahr später wurde die PRP-Therapie jedoch wieder freigegeben, da die Konzentration körpereigener Wachstumsfaktoren nach Ansicht vieler Experten zu gering für einen leistungssteigernden Effekt ist. Im Profisport hat die PRP-Behandlung heute einen festen Platz. Die Therapiekosten werden meistens von privaten Krankenkassen übernommen. Sie liegen bei ca. 150 Euro pro Anwendung.

Die Bedeutung orthobiologischer Therapieverfahren für die Sportmedizin und die Orthopädie nimmt ständig zu. Der Begriff umfasst regenerative Behandlungen unter Einsatz körpereigener Wachstumsfaktoren und Botenstoffe. Mit diesen werden akute und chronische Entzündungen an Sehnen ebenso behandelt wie Knorpelschäden und Muskelverletzungen. Ich setze PRP konsequent bei der konservativen Versorgung von Sportverletzungen an Bändern und Sehnen ein. Meistens sind 1–3 Injektionen notwendig. Intraoperativ setze ich PRP auch erfolgreich nach der Rekonstruktion von Bandstrukturen und in der Behandlung von Knorpelschäden ein.

Die Faktoren können aus verschiedenen Geweben gewonnen werden. Am bekanntesten und am häufigsten verwendet ist ein Konzentrat aus dem körpereigenen Blut. Ebenso verwendet werden das Knochenmark oder das Fettgewebe des Patienten.

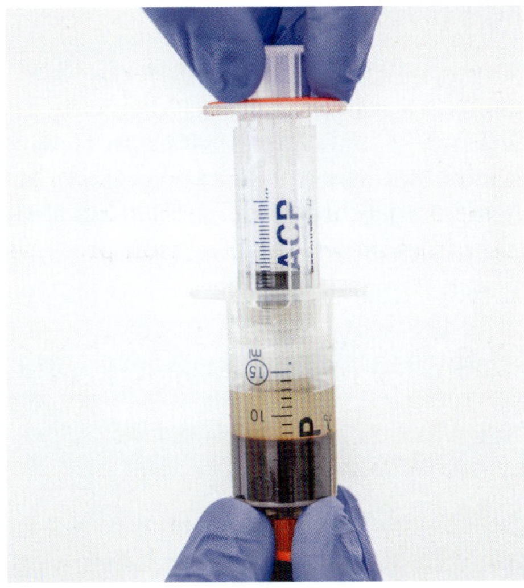

Abbildung 70: Durch die Zentrifugation setzen sich die schwereren roten Blutkörperchen am Boden ab und das leichtere Plasma schwimmt oben auf.

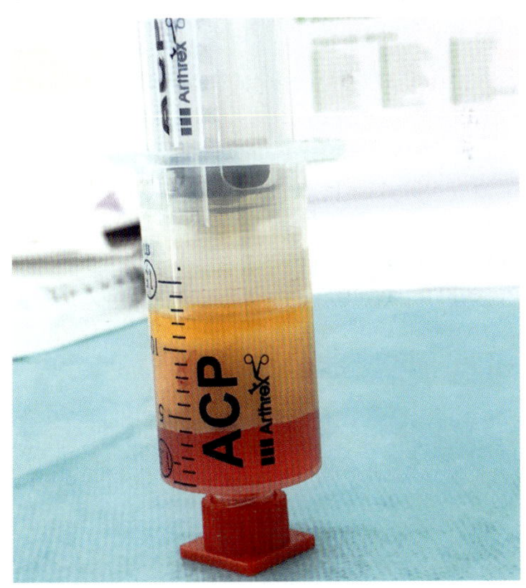

Abbildung 71: In dieser Spritze sind nach einer Liposuktion und Zentrifugation drei Schichten zu erkennen. Die mittlere Schicht enthält die Fettzellen, die weiter aufbereitet werden, um hochkonzentrierte Wachstumsfaktoren zur Knorpeltherapie zu erhalten.

Auf die Fettzelltherapie als die derzeit effektivste orthobiologische Therapie möchte kurz eingehen. Aktuell führe ich in Deutschland, Österreich und der Schweiz die meisten dieser Behandlungen pro Jahr durch und werte die Behandlungsergebnisse im Rahmen einer klinischen Studie aus. Das Haupteinsatzgebiet ist die Therapie bei fortgeschrittenen Knorpelschäden. Unter lokaler Betäubung werden ambulant Fettzellen am Bauch oder Oberschenkel entnommen, speziell aufbereitet und zusammen mit dem ACP[4] (PRP) in das Kniegelenk infiltriert. Der gesamte Eingriff dauert etwa 60 Minuten und muss bei gutem Verlauf oft erst nach Jahren wiederholt werden.

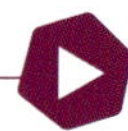

Zur Stammzellentherapie im Kniegelenk

Feedback eines Patienten, der mit einer Stammzellentherapie behandelt wurde.

Hyaluronsäure

Hyaluronsäure-Präparate werden in der Sportorthopädie seit Anfang der 90er-Jahre bei Knorpelschädigungen an den Gelenken eingesetzt. Arthrose ist in Deutschland ein sehr häufiges Leiden. Etwa 17 % der Männer und 27 % der Frauen sind im Laufe ihres Lebens von einer behandlungsbedürftigen Arthrose eines Gelenkes betroffen. Das am häufigsten behandelte Gelenk ist dabei das Kniegelenk.

Nach Ansicht der meisten zuständigen Fachgesellschaften ist Hyaluronsäure Bestandteil einer konservativen Knorpeltherapie. Fest steht, dass sich Knorpel alleine durch eine Spritze nicht wieder aufbauen lässt. Vielmehr werden Gleitverhalten im Gelenk und Wasserbindungsfähigkeit des Knorpels und damit dessen Pufferwirkung verbessert. Die gleiche Wirkung entfaltet Hyaluronsäure auch, wenn sie aus ästhetischen Gründen zur Faltenunterspritzung eingesetzt wird. Diese Verbesserung der Dämpfung hängt maßgeblich davon ab, wie viel Knorpel noch vorhanden ist. Bei geringgradigen Knorpelschäden (Grad 1–2) sind Hyaluronsäure-Injektionen deshalb meistens effektiver als bei endgradigen Schäden (Grad 3–4), bei denen stellenweise kein Knorpel mehr vorhanden ist und der Knochen frei liegt. Die Schmerzen und die Entzündungen, die mit einer Knorpelschädigung einhergehen, können jedoch, abhängig von deren Schweregrad und weiteren Begleiterkrankungen, in vielen Fällen reduziert werden.

Die Therapieschemata reichen von einer einmaligen Injektion bei neueren Produkten bis hin zu Spritzen, die gerade bei großen Gelenken bis zu fünfmal wiederholt werden müssen. Die Therapie muss meistens nach etwa 6–18 Monaten wiederholt werden. Die Therapiekosten werden derzeit noch von vielen privaten Krankenkassen übernommen, teilweise aber erst nach individueller Anfrage.

4 Autologes Conditioniertes Plasma

Im Zusammenhang mit Hyaluronsäure kommt auch immer wieder die Frage auf, ob Tabletten nicht genauso wirksam sind wie eine Injektion. Die Studienlage ist auch hier nicht eindeutig. Ähnlich wie bei den Injektionen spielen Schweregrad der Knorpelschädigungen, Höhe der Dosierung und Aufnahmefähigkeit des verwendeten Produktes über den Magen-Darm-Trakt und die dauerhafte Einnahme eine große Rolle. Ein unmittelbarer Nachweis, ob auch wirklich eine ausreichende Menge des Wirkstoffs am Gelenkknorpel ankommt, wenn Tabletten verwendet werden, ist oft schwierig. Auch hier gilt im Zweifelsfall: Wer heilt, hat Recht. Jede Therapie mit Hyaluronsäure – ob als Spritze oder Tablette – sollte Teil einer individuellen therapeutischen Gesamtstrategie sein, die eine muskuläre Kräftigung, eine Vermeidung von Übersäuerung, eine Entzündungshemmung und Korrektur bei Übergewicht umfasst. Bei Injektionen in Gelenke gibt es grundsätzlich das Risiko eines Gelenkinfektes, der weitere Behandlungen und Operationen zur Folge haben kann. Dieses, wenn auch geringe, Risiko muss gegen den potenziellen Nutzen einer Injektion abgewogen werden. Eine Hyaluronsäure-Therapie stellt kein Doping dar.

Traumeel

Traumeel ist ein homöopathisches Medikament, das schon lange Zeit bei Entzündungen und Reizzuständen an Gelenken und Sehnen eingesetzt wird. Es handelt sich um eine Mischung von Extrakten aus traditionellen Heilpflanzen, darunter Arnika, Ringelblume, Sonnenhut und Kamille. Bei bestimmten Krankheitsbildern, wie dem Engpasssyndrom der Schulter (Impingement), weisen Studiendaten darauf hin, dass die Behandlung mit Traumeel bei mehreren Injektionen ähnlich erfolgreich ist wie eine Behandlung mit Kortison. Die Therapiekosten werden meistens von privaten Krankenkassen übernommen. Eine Therapie mit Traumeel stellt kein Doping dar.

Lokalanästhetika

Lokale Betäubungsmittel lindern Schmerzen an einer konkreten Stelle für einige Stunden. Typischerweise werden sie vor schmerzhaften Maßnahmen oder in Verbindung mit Kortison eingesetzt. Zur Injektion gibt es verschiedene Medikamente, die sich in ihrem Wirkungsmechanismus und in der Dauer der schmerzlindernden Wirkung unterscheiden. Eine weitere wichtige Rolle spielen Lokalanästhetika bei der Diagnostik: Der Arzt betäubt gelegentlich eine bestimmte Stelle kurzzeitig, um herauszufinden, welche Struktur die Beschwerden des Patienten verursacht. Diese Injektionen nennt man auch „diagnostische Infiltration“. Ich setze sie gerne ein, um die Wirkung bestimmter Operationen zu simulieren.

Ein typisches Krankheitsbild, bei dem eine diagnostische Infiltration sinnvoll ist, sind Schmerzen im Bereich der Schulter und des Schultereckgelenks. Schmerzen in der Schulter können ihre Ursache im eigentlichen Schultergelenk zwischen Oberarmkopf und Gelenkpfanne, im Raum unter dem Schulterdach oder im Schultereckgelenk haben. Weiterhin kann eine Ausstrahlung aus der Halswirbelsäule erfolgen oder ein muskuläres Problem in die Schulter ausstrahlen. Sind die Schmerzen nach einer Injektion eines Lokalanästhetikums in das Schultergelenk (Schulterdach oder

Schultereckgelenk) deutlich besser, so bestätigt das die Diagnose. Bestehen die Schmerzen weiterhin oder sind nur geringfügig besser, haben die Schulterschmerzen zumindest anteilig eine andere Ursache.

Im Bereich der Neuraltherapie, einem Bereich der Alternativmedizin, soll über eine Injektion eines meist procainhaltigen Lokalanästhetikums das vegetative Nervensystem beeinflusst werden. Angeblich soll dies „Störfelder" beheben – naturwissenschaftlich-medizinische Erklärungen gibt es dafür jedoch nicht. Das Denkmodell, auf dem die Behandlung beruht, und die postulierte Wirksamkeit der Behandlung selbst, sind wissenschaftlich nicht eindeutig belegt. Trotzdem habe ich auch selbst immer wieder sehr positive Ergebnisse mit dieser Behandlungsmethode erzielt.

Dry Needling und Akupunktur

Dry Needling bedeutet ganz einfach, dass eine Nadel in eine bestimmte Struktur gestochen wird, ohne dass ein Medikament verabreicht wird (= „trocken"). Vergleichsstudien bei der Behandlung des Tennis-Ellenbogens haben gezeigt, dass ein Needling der Strecksehnenansätze am Unterarm ähnlich erfolgreich ist wie die Verabreichung eines lokalen Betäubungsmittels oder eine Gabe von Kortison. Die Begründung liegt aller Wahrscheinlichkeit nach darin, dass die im Vergleich zur Muskulatur sehr schlecht durchbluteten Sehnen länger brauchen, um sich zu regenerieren, und in Reaktion auf die Stiche daher besser durchblutet werden. Das fördert die Heilung und lindert den Schmerz.

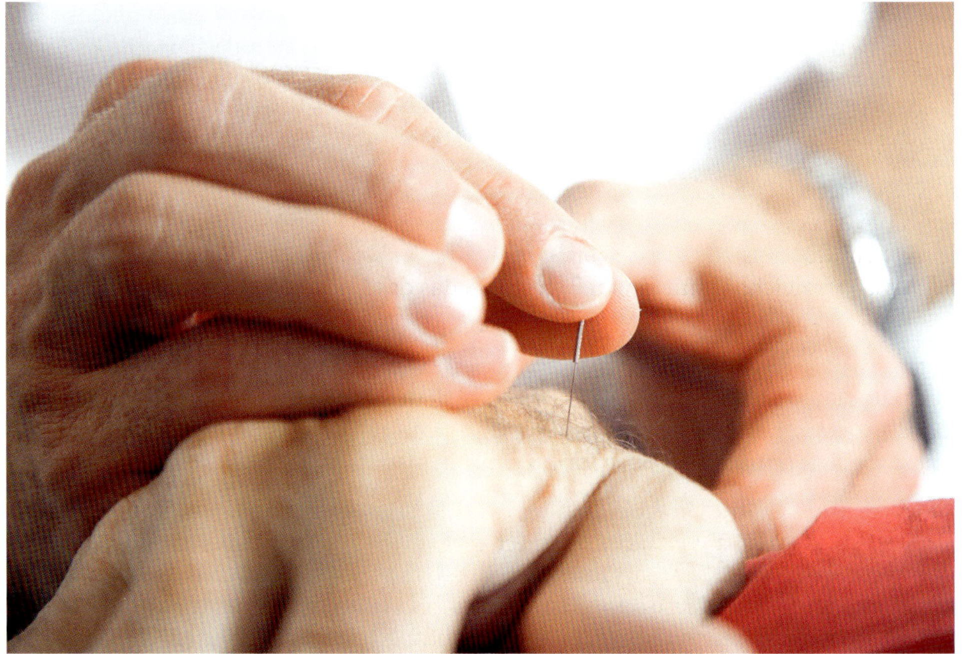

Abbildung 72: Der Einsatz von Akupunkturnadeln basiert auf jahrtausenderlanger Erfahrung und zahlreichen aktuellen Studien zur Wirkungsweise dieser Therapie.

Bei der Akupunktur, die dem Dry Needling ähnelt, werden zusätzlich spezielle Punkte behandelt, die auf Energie-Leitungsbahnen liegen, den sogenannten Meridianen. Diese Stiche sollen neben einer lokalen Wirkung auch eine Fernwirkung haben. Das Konzept stammt aus der chinesischen Heilkunde, viele Akupunkturpunkte werden aber auch in anderen Behandlungssystemen behandelt. Das gilt vor allem für Shiatsu oder Akupressur, Faszientherapie, Osteopathie und Chirotherapie. Der Vorteil des Dry Needlings gegenüber den anderen Injektionen besteht darin, dass keine Nebenwirkungen durch ein verabreichtes Medikament befürchtet werden müssen.

Zusammengefasst kann man festhalten, dass ein Dry Needling vor allem lokal dort angewendet wird, wo der Patient Schmerzen hat, während die Akupunktur zusätzlich auch Fernpunkte regional und an weit entfernten Stellen behandelt.

3.8 STOSSWELLENTHERAPIE

Die Extrakorporale Stoßwellentherapie (ESWT) ist ein beliebtes nicht-operatives Therapieverfahren, das mit Druckwellen arbeitet. Das Behandlungsspektrum für die Stoßwellentherapie hat sich in den letzten Jahren enorm erweitert. Wurden Stoßwellen zu Beginn vor allem bei Verkalkungen im Ansatzbereich verschiedener Sehnen eingesetzt, so erfolgt jetzt zunehmend auch der Einsatz bei Beschwerden im Bereich der Muskeln und Faszien und zur Triggerpunkt-Therapie.

Stoßwellen werden aufgeteilt in eine fokussierte und eine radiale Therapieform. Bei der radialen Stoßwellentherapie werden mit Strom und Quarzkristallen hochfrequente mechanische Schwingungen erzeugt und von außen auf die betroffene Körperstelle gerichtet. Die Wirkung ähnelt einer intensiven Massage.

Die fokussierten Stoßwellen bündeln, wie der Name schon andeutet, die Stoßwellentherapie in der Tiefe des Körpers. Sie durchdringen schmerzfrei das Gewebe und erreichen die Zielstruktur, beispielsweise eine Kalkablagerung in der Schulter. Der Effekt ist vergleichbar mit einem Brennglas, das das Licht auf einen Punkt fokussiert.

Die am häufigsten behandelten Krankheitsbilder sind unverändert die Kalkschulter, der Tennis- oder Golfer-Ellenbogen und der Fersensporn. Diese Verkalkungen werden mit den Stoßwellen physikalisch zertrümmert, sodass der Körper sie anschließend besser abbauen und abtransportieren kann. Meistens sind drei bis fünf Behandlungen notwendig. Die Kosten werden je nach Krankheitsbild von den privaten Krankenkassen in vielen Fällen erstattet.

Eine Stoßwellentherapie kann erfolgreich mit anderen Maßnahmen kombiniert werden, zum Beispiel mit Laser, Manueller Therapie, Injektionen, Flossing, Taping und korrigierenden Übungen. Ein weiterer Einsatzbereich der Stoßwellentherapie ist die Behandlung von Pseudoarthrosen. Dabei handelt es sich um schlecht heilende Knochen nach einem Bruch oder einer OP.

Recht neu und erfolgreich ist der Einsatz der Stoßwellentherapie bei akuten Muskelverletzungen von den Typen 1a und 2b nach Müller-Wohlfarth. Die nahezu tägliche Anwendung einer radialen Stoßwelle verkürzte in einer Studie die Regenerationszeit bis zum Return-to-Sport um ca. 50 %. Verwendet wurden 6.000–12.000 radiale Stoßwellen mit einem Arbeitsdruck zwischen 1,0 und 3,4 bar und einer Frequenz von 20 Hz. (Morgan JPA, et al. 2021. Return to Play after treating acute muscle injuries in elite football players with radial extracorporal shock wave therapy. Journal Orthop Surg Res; 16: 708)

3.9 MAGNETFELDTHERAPIE

Eine weitere, sehr erfolgreiche alternativmedizinische Therapiemethode ist die Magnetfeldtherapie. Ein pulsierendes Magnetfeld wird auf die Zielregion gerichtet, um dort entzündungshemmend und schmerzstillend zu wirken. Typische Krankheitsbilder sind Muskel- und Gelenkschmerzen, Entzündungen und schlecht heilende Wunden. Schon Hippokrates beschrieb den Einsatz magnetischer Steine als Therapieform und auch die Römer und Ägypter glaubten an die positive Wirkung von Magneten. Einen eindeutig anerkannten wissenschaftlichen Nachweis für diese Therapie gibt es aktuell jedoch nicht.

Zur Wirkungsweise wird vermutet, dass die Magnetfelder auf Zellebene den Stoffwechsel und die Durchblutung fördern. Hier muss ich nach eigener Erfahrung einschränkend sagen, dass ich lediglich bei neuen Geräten mit einer sehr hohen Feldstärke konsequent gute Ergebnisse erzielt habe. Am Markt werden auch zahlreiche Produkte ohne nachweisbare Wirkung vertrieben – Armreifen, Magnetschmuck et cetera. Klassische Ausschlusskriterien für eine Behandlung sind metallische Gegenstände im Körper, elektronische Geräte, wie Herzschrittmacher und Hörgeräte, oder eine Schwangerschaft. Die Kosten für die Behandlung werden von einzelnen privaten Kassen übernommen.

3.10 MIKROSTROMTHERAPIE

Die frequenzspezifische Mikrostromtherapie ist eine komplementärmedizinsiche Methode, die ich seit ein paar Jahren regelmäßig bei sportorthopädischen Beschwerdebildern einsetze. Das Ziel der Behandlung ist es, den Stoffwechsel unserer Zellen und deren Regeneration zu fördern. Für diese Wirkung wird auch der Begriff der Biostimulation verwendet. Die Frequenz des Stroms wird jeweils auf das Zielgewebe eingestellt.

Die sportmedizinischen Einsatzgebiete des Mikrostroms umfassen Beschwerden im Bereich der Gelenke, insbesondere der Gelenkkapsel und des Knorpels, Muskel- und Sehnenverletzungen, Knochenmark- und Lymphödeme.

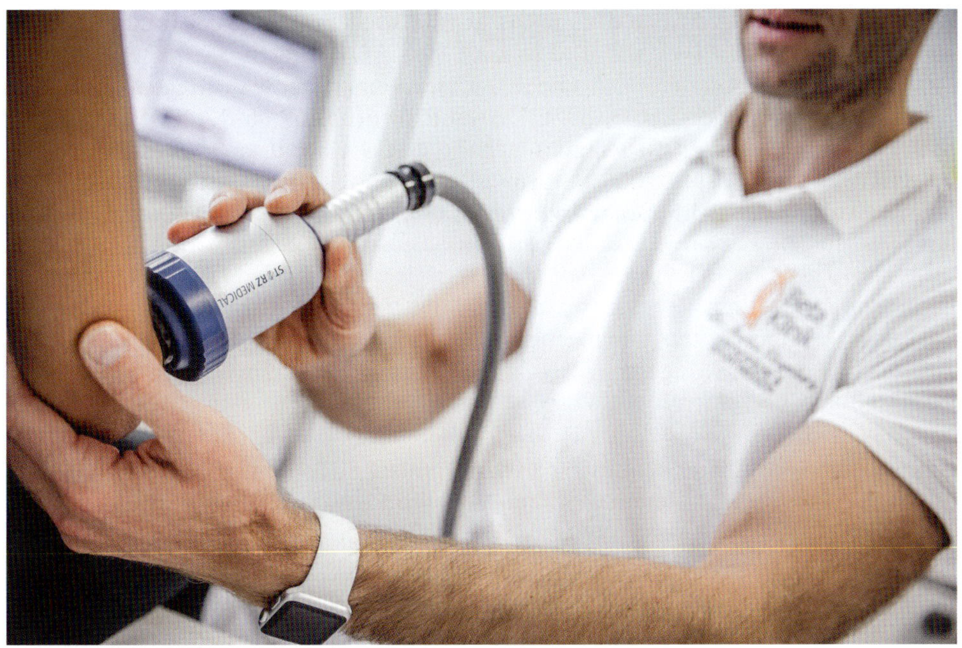

Abbildung 73: Der Anwender behandelt die relevanten Körperregionen gezielt mit fokussierten und radialen Stoßwellen.

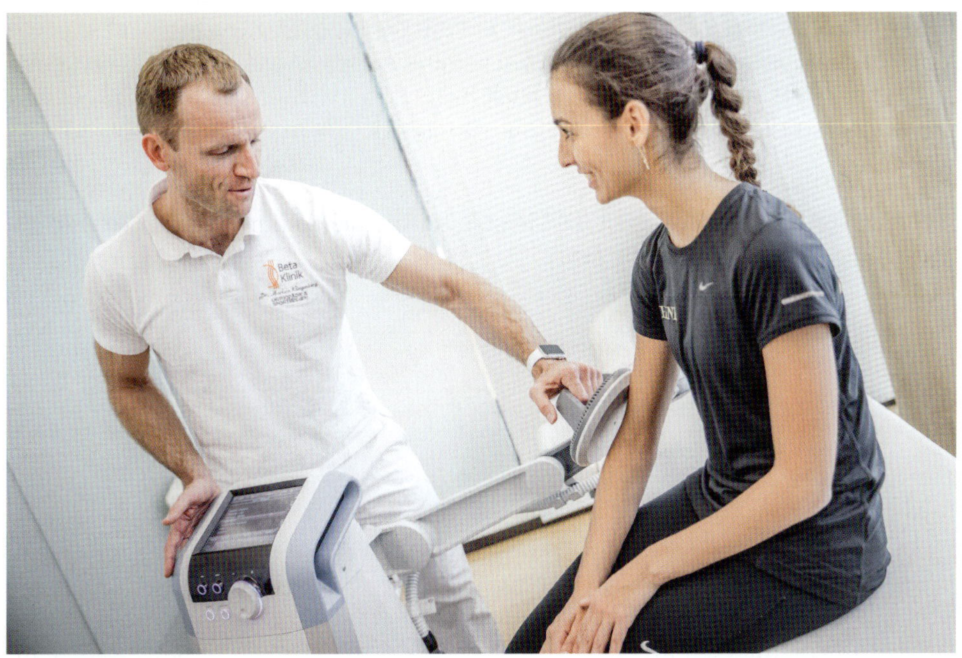

Abbildung 74: Bei der Magnetfeldtherapie sind eine hohe Feldstärke, die Impulsdauer, -frequenz und -amplitude für den Therapieerfolg entscheidend.

3.11 LASERTHERAPIE

Eine Laserbehandlung kann isoliert oder in Kombination mit anderen Verfahren wie beispielsweise der Stoßwellenbehandlung eingesetzt werden. Behandlungen mit Laser können als „low level laser therapy" (LLLT) und als „high level laser therapy" (HLLT) erfolgen. Persönlich kann ich von ausgesprochen positiven Effekten der Leistungslaser (HLLT) berichten. Die Wirkungsweise ist in erster Linie entzündungshemmend (antiphlogistisch) und wundheilungsfördernd. Zusätzlich werden antibakterielle Eigenschaften beschrieben. Die schmerzlindernde Wirkung ist unter anderem auf eine Senkung der Prostaglandin-Konzentration im Gewebe zu erklären. Damit ähnelt die Wirkung des Lasers einer Behandlung mit nicht-steroidalen Entzündungshemmern wie Ibuprofen oder Diclophenac. Dieser Effekt ist besonders hilfreich bei einer kombinierten Laser- und Stoßwellenbehandlung, da nach einer Laserbehandlung die Stoßwellentherapie intensiver durchgeführt werden kann.

Das Licht des Lasers wird im Körper in Wärme umgewandelt. Diese wird im Wasser und in Biofarbstoffen erzeugt und wirkt somit auch in der Tiefe des Gewebes. Zu beachten ist, dass es bei Hämatomen, dunklen Hauttypen, dunklen Pigmentstörungen und Tätowierungen zu einer verstärkten Wärmeentwicklung und zu Verbrennungen kommen kann. Die vorige, sorgfältige Begutachtung der Haut und ein Wärmeschwellentest sind daher unbedingt zu empfehlen. Dabei wird die Leistung des Lasers schrittweise erhöht. Die Energie kann kontinuierlich oder in Impulsen eingesetzt werden. Die Behandlungsdauer variiert mit dem verwendeten Protokoll und vor allem in Abhängigkeit der gewünschten Gesamtenergie. Auch die Wellenlänge des Lasers hat einen Einfluss auf die Wirkung.

Besonders hilfreich ist der Einsatz des Lasers bei Muskel- und Sehnenbeschwerden, Verkalkungen und Rückenbeschwerden.

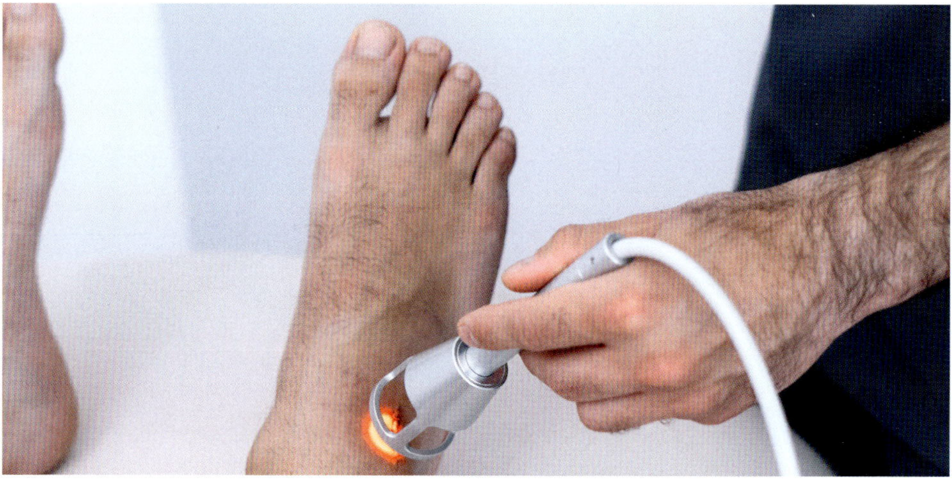

Abbildung 75: Lasertherapie.

3.12 EINLAGEN UND BANDAGEN

Einen weiteren Baustein der sportorthopädischen Versorgung bilden Einlagen, angepasste Sportschuhe, Bandagen und Orthesen. Es vergeht in der Praxis nicht ein Tag, an dem ein Patient aus Eigeninitiative fragt, ob er nicht noch ein paar Einlagen bekommen könne. Die meiste Zeit des Tages werden unsere Füße vollkommen unnatürlich in Schuhe gezwängt. Erwachsene laufen im normalen Alltag allenfalls zu Hause barfuß. Die Fußmuskulatur, die aktiv unser Fußgewölbe stabilisieren kann und sollte, wird zu wenig gefordert, und degeneriert. Legt man ein Bein oder einen Arm in Gips, ist jedem klar, dass sich die Muskulatur dort zurückbildet. Bei unseren Schuhen verhält es sich nicht anders – das Ausmaß der Ruhigstellung ist geringer, die Dauer dafür umso länger.

Anstatt die daraus resultierenden Fehlstellungen passiv mit Einlagen zu stabilisieren, wäre ein entsprechendes Training vorteilhafter. Gleiches gilt für den Bereich der Bandagen, insbesondere am Knie- und Sprunggelenk. Aktive Stabilität durch eine gut trainierte Muskulatur ist wertvoller als eine passive Stabilisierung mit einem orthopädietechnischen Hilfsmittel.

Anders verhält es sich im Anschluss an eine Sportverletzung oder bei chronischer Instabilität, die durch ein Training nicht verbessert werden können. Hier können Einlagen und Bandagen eine große Hilfe bei einem frühfunktionellen Wiedereinstieg in den Sport bilden.

Da es die unterschiedlichsten Konzepte für Bandagen und Einlagen gibt, ohne dass sich bislang eine Vorgehensweise als deutlich vorteilhaft erwiesen hat, sind für mich die Wirkung beim Patienten und eine biomechanische Notwendigkeit entscheidend. Deshalb stelle ich mir selbst und dem Patienten die drei folgenden Fragen:

- Hat der Patient mit dem Hilfsmittel weniger Beschwerden im Alltag bzw. kann er schmerzfrei trainieren?
- Verbessert sich sein Gangbild/seine Leistungsfähigkeit und werden durch den Einsatz des Hilfsmittels Fehl- und Überbelastungen an anderer Stelle vermieden?
- Ist der Einsatz notwendig, um ein gutes Behandlungsergebnis zu erzielen (z. B. nach einer Band- oder Sehnennaht)?

Wenn mindestens eine dieser Fragen mit Ja beantwortet werden kann, verordne ich das entsprechende Hilfsmittel. Mit jeder Verordnung geht aber auch die Notwendigkeit einer Kontrolle einher, im Idealfall eine funktionelle Kontrolle. Ein einfacher Weg, Bandagen und Einlagen auf ihre funktionelle Wirkung zu untersuchen, ist der Y-Balance-Test (siehe Kapitel „Screening“). Hier lässt sich unmittelbar testen, ob der Patient unter Belastung mit dem eigenen Körpergewicht von einem Hilfsmittel profitiert.

Aktuelle Entwicklungen berücksichtigen die aktive Rolle der Muskulatur, wie sensomotorische Einlagen, die zu einer Aktivierung der Muskulatur beitragen. Neuartige Orthesen für das Knie- und Hüftgelenk entlasten aufgrund einer durchdachten Gelenkführung gezielt bestimmte Belastungsphasen – „Unloader"-Prinzip – und bieten auf diese Weise einen hohen Tragekomfort für den Anwender.

Die gezielte strukturelle und funktionelle (!) Diagnostik sollte also immer Voraussetzung einer Hilfsmittelversorgung sein und die Wirksamkeit sollte nach der Verordnung im zeitlichen Verlauf überprüft und bei Bedarf angepasst werden. Die Behandlungsziele sind Schmerzreduktion, Verbesserung der Funktion oder die Sicherung eines Behandlungsergebnisses (Re-Enforce).

3.13 TENS-THERAPIE

TENS ist die Abkürzung für Transkutane elektrische Nervenstimulation. Mit Stromimpulsen, die über Hautelektroden übertragen werden, können Schmerzen und Schwellungszustände nach Sportverletzungen oder nach Operationen behandelt werden. Historisch haben angeblich schon vor über 4.000 Jahren die alten Ägypter bei Schmerzen Fische auf ihre Haut gelegt, die kleine Stromstöße abgeben. Heute benötigt man für diese Therapie kein Aquarium, sondern es werden kleine, handliche Geräte genutzt.

Die TENS-Therapie wurde Mitte der 60er-Jahre von Melzack und Wall entwickelt. Schmerzimpulse werden auf dem Weg in unser Gehirn mehrfach umgeschaltet. An diesen Schaltstellen können Reize blockiert werden; die Schranke wird sinngemäß geschlossen. Letztlich wird das Schmerzsignal ähnlich wie bei einem Störsender für Mobiltelefone blockiert. Man spricht von einer Kontrollschrankentheorie („Gate-Control Theory"). Dieser Mechanismus soll bei hohen Stromfrequenzen wirken, während bei niedrigen Frequenzen eine lokale Ausschüttung schmerzstillender Substanzen (Endorphine) postuliert wird. Eine weitere Therapievariante ist die Stimulation von Akupunkturpunkten durch die gezielt aufgeklebten Elektroden.

Die Studienlage zum Thema TENS ist nicht eindeutig und es gibt unter den Experten zum Teil widersprüchliche Ansichten zur Sinnhaftigkeit dieser Therapie. Das Risiko der Reizstromtherapie ist jedoch gering und die Handhabung ist einfach und günstig. Etwa 30–70 % der Patienten mit leichten bis mäßigen Beschwerden im Bereich des Bewegungsapparates sprechen gut auf eine TENS-Therapie an. Die Hautelektroden werden entweder nach Anleitung durch den Therapeuten oder nach der „DaWos"-Methode (Da, wo es weh tut) angelegt. Eine Therapiesitzung dauert ca. 20–45 Minuten und kann mehrfach am Tag wiederholt werden. Die Anwendung kann je nach Krankheitsbild über mehrere Wochen erfolgen. Nach Ansicht einiger Fachgesellschaften ist bei Rückenschmerzen keine ausreichende Wirkung gegeben. Kontraindikationen sind krankhafte Hautveränderungen im Anwendungsgebiet, akute Infekte, Herzschrittmachen/Defibrillatoren, Schwangerschaft, psychische Erkrankungen und Epilepsie.

3.14 ARTHROSKOPIE – DER BLICK INS GELENK

Die Arthroskopie ist ein minimalinvasives OP-Verfahren zur Behandlung von Gelenkverletzungen. Während es früher notwendig war, ein Gelenk zu eröffnen, damit der Operateur die verletzten Strukturen sehen und behandeln konnte, lassen sich heute viele Eingriffe mit wenigen kleinen Schnitten von meist nicht mehr als 0,5–1 Zentimetern durchführen. Um ins Gelenk sehen zu können, werden Kameras eingesetzt, deren Durchmesser meist zwischen 2 und 4 Millimetern liegt. „Arthros" kommt aus dem Griechischen und bedeutet „Gelenk". „Skopein" bedeutet „schauen" – daher der deutsche Begriff „Gelenkspiegelung". Wegen der kleinen Schnitte wird umgangssprachlich auch der Begriff „Schlüsselloch-OP" verwendet. Die verwendete Kamera wird allgemein Endoskop und beim Einsatz in Gelenken Arthroskop genannt. Die am häufigsten arthroskopierten Gelenke sind das Knie- und Schultergelenk. Zunehmend werden in den letzten Jahren auch Ellenbogen- sowie Hüft- und Sprunggelenk arthroskopiert. Neben einer guten Übersicht benötigt der Arzt auch spezielle Instrumente, die es ihm ermöglichen, unterschiedliche Gewebe zu entfernen, zu schneiden, Blutungen zu stillen und zu nähen.

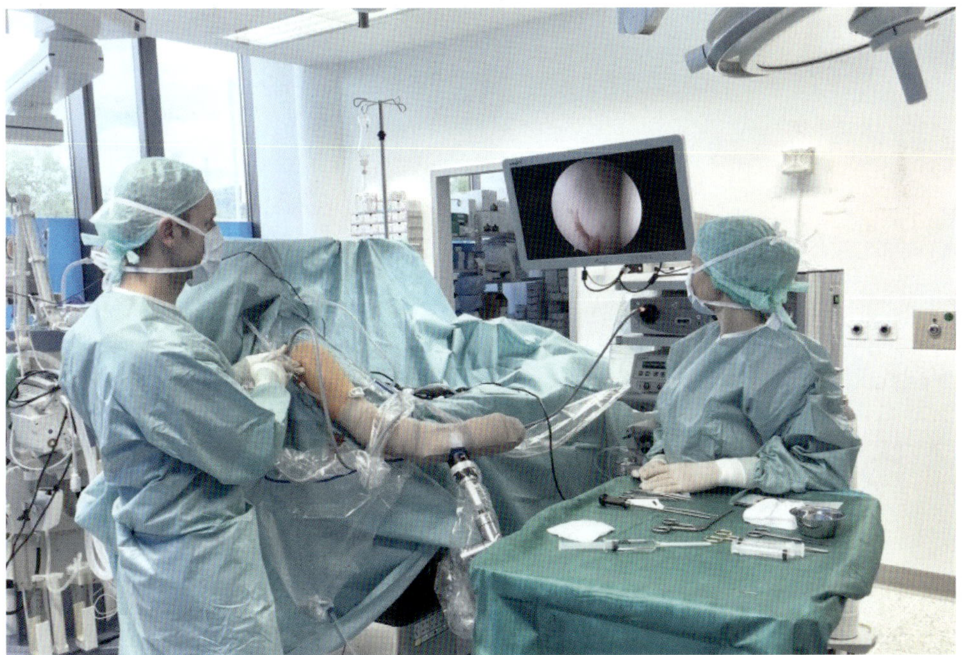

Abbildung 76: Typische Situation im OP bei einer Schulterarthroskopie: Der Patient sitzt abgedeckt durch ein steriles Tuch in einer „Beach Chair"-Position. Über einen großen Monitor sieht der Operateur in das Gelenk des Patienten, das zu diesem Zweck mit Wasser aufgefüllt wird.

Die Vorteile für den Patienten bei einer Arthroskopie im Vergleich zu offenen Eingriffen sind kleinere Wunden, dadurch bedingt auch eine schnellere Heilung und oftmals weniger Schmerzen nach der Operation. Viele Eingriffe, die früher einen stationären Aufenthalt erforderten, können jetzt ambulant oder mit nur einer Übernachtung durchgeführt werden. Eine frühfunktionelle Nachbehandlung ist generell ein Trend nach Operationen an Weichteilen und Gelenken. „Frühfunktionell" bedeutet, dass der Patient möglichst schnell postoperativ mobilisiert wird. Nach einer OP werden die meisten meiner Patienten noch am gleichen Tag durch unsere Physiotherapeuten manualmedizinsich behandelt: Sie erhalten eine Lymphdrainage, ein Flossing oder eine Magnetfeldtherapie. Zusätzlich werden Bewegungsschienen eingesetzt und es wird auf eine optimale Versorgung mit Flüssigkeit und Schmerzmitteln geachtet. Das Zusammenspiel der verschiedenen therapeutischen Maßnahmen und die Kommunikation unter den Behandlern ist der Schlüssel zum Erfolg.

Wie finde ich einen geeigneten Arzt und Therapeuten?

Diese Frage beschäftigt Ratgeber, Online-Plattformen und Gespräche im Freundes- und Bekanntenkreis. Letztlich entscheidet das Bauchgefühl des Patienten, ob er sich bei einem Arzt oder Therapeuten gut aufgehoben und verstanden fühlt. Je einschneidender die Therapie ist, desto wichtiger ist zunehmend eine Spezialisierung der Behandler. Nicht jeder kann heute noch alles gleichermaßen gut behandeln. Deshalb gewinnen übergreifende Netzwerke zwischen Ärzten, Therapeuten und zunehmend auch Trainern an Bedeutung. Die gelebte gegenseitige Wertschätzung der Therapeuten ist ein wichtiger Hinweis für Patienten und Sportler, die sich ihre Behandler aussuchen.

Im operativen Bereich gibt es mehrere Möglichkeiten, sich zu spezialisieren. Ein Trend besteht darin, sich auf ein Gelenk oder einen Bereich, wie die Wirbelsäule, zu fokussieren. Eine andere Möglichkeit ist es, Experte für ein bestimmtes Operationsverfahren zu werden. Ich persönlich habe mich beispielsweise auf minimalinvasive und arthroskopische Verfahren spezialisiert und bin als Arthroskopeur zertifiziert. Als solcher behandele ich damit Schulter, Ellenbogen, Knie und Sprunggelenk. Mein orthopädischer Praxiskollege wiederum konzentriert sich auf den offenen Gelenkersatz der unteren Extremität und meine beiden neurochirurgischen Kollegen auf die offene und minimalinvasive Behandlung der Wirbelsäule.

3.15 ERNÄHRUNG – DER MENSCH IST, WAS ER ISST

Das Thema „Ernährung" füllt zahlreiche Bücher, Seminare und Ausbildungen. Vom Gesichtspunkt „Return-to-Sport" ist es mir an dieser Stelle wichtig zu erwähnen, dass die Ernährung ein essenzieller Bestandteil des Heilungsprozess und damit der Wiederherstellung des Sportlers ist. Menschliches Gewebe erneuert sich ständig und bedarf daher auch einer regelmäßigen Zufuhr der notwendigen Makro- und Mikronährstoffe. Über die optimale Menge der einzelnen Nährstoffe, deren ideale Zusammensetzung und den optimalen Zeitpunkt der Aufnahme lässt sich vortrefflich diskutieren. Ernährungsempfehlungen haben sehr viel mit der Grundeinstellung und Philosophie desjenigen zu tun, der sie ausspricht.

Weil mich das Thema schon als Jugendlicher interessiert hat, habe ich vor Jahren die Weiterbildung „Ernährungsmedizin" absolviert. Neben sehr vielen interessanten Gesichtspunkten und wissenschaftlichen Details fehlte mir jedoch die Möglichkeit zur Diskussion und zum fachlichen Austausch unter den Kollegen über viele Fragen, die gerade im Zusammenhang mit Sport gestellt werden. Themen wie Muskelaufbau/Bodybuilding, Gewichtsreduktion für Wettkämpfe, vegetarische oder vegane Ernährung bei Sportlern oder Nahrungsergänzungsmittel wurden von den Referenten mit dem Verweis auf Standardempfehlungen abgetan. Hierzu ein Beispiel: „Mehr Eiweiß ist zum Muskelaufbau nicht notwendig. Es könnte die Nieren schädigen." „Mit einer gesunden Mischkost ist nach Ansicht der deutschen Gesellschaft für Ernährung keine Substitution mit Nahrungsergänzungsmitteln notwendig."

Dabei sind es genau die Fragen, die Trainern und Therapeuten im Alltag gestellt werden. Also keine erhöhte Eiweißzufuhr, keine Nahrungsergänzung ohne Krankheit oder Schwangerschaft. Das erzählten mir Ausbilder, die ganz offensichtlich kein intensives Krafttraining betrieben haben oder für Wettkämpfe nennenswert Gewicht reduzieren mussten – wobei die meisten Referenten meiner Einschätzung nach rückblickend von beidem profitiert hätten.

Ist es nicht sonderbar, dass wiederholt jedes Jahr in den Medien berichtet wird, ein Großteil des Deutschen esse nicht genug Obst und Gemüse? Gleichzeitig wird mit hoher Regelmäßigkeit über die Unsinnigkeit einer Vitaminsubstitution berichtet. Für den Sportler und den Trainer können diese sich oft wiedersprechenden Informationen sehr verwirrend sein. Neben der Qualität, der Menge, dem Zeitpunkt und der Kombination mit anderen Lebensmitteln bei der Aufnahme eines bestimmten Nährstoffs sind auch der individuelle Bedarf und die Aufnahmefähigkeit zu berücksichtigen.

Folge ich meinem Leitsatz „man kann nicht managen, was man nicht misst", so ist ein individuelles Ernährungsprotokoll sinnvoll und hilfreich, wenn ich eine fundierte Empfehlung zur Ernährung aussprechen möchte. Ein wichtiger Teil des Protokolls ist für mich auch die Information, wie man sich vor und nach einer Mahlzeit fühlt. Geht es mir gut mit dem, was ich esse? Schlafe ich gut? Fühle ich mich leistungsstark und bin ich es? Wie steht es um mein Immunsystem? Wie gut ist mein Konzentrationsvermögen? Ein Ernährungsprotokoll sollte also mit weiteren Daten kombiniert werden, um ein möglichst vollständiges Bild des Sportlers zu erhalten. Es wäre naiv zu glauben, die Ernährung könne losgelöst von den anderen Systemen unseres Körpers betrachtet werden. Eine nachhaltige und langfristige Anpassung und Optimierung der Ernährung muss auch berücksichtigen, dass die Ernährung sehr viel mit Emotionen, Erziehung und Ritualen zu tun hat. Es gibt meiner Ansicht nach sehr viele Wege, sich gut und gesund zu ernähren. Das zeigen die unterschiedlichen erfolgreichen Ernährungsformen der verschiedenen Kulturen über die Welt verteilt. Die Ernährung muss zum Sportler passen!

Ein Protokoll ist der erste wichtige Schritt, jedoch reicht es nicht nur, zu schauen, was gegessen und getrunken wird, wir müssen auch berücksichtigen, was letztlich vom Körper resorbiert wird. Eine einfache Möglichkeit dazu ist für viele Nährstoffe ein Blutbild. Möglich sind ergänzend auch Analysen des Urins oder des Speichels.

Fallbeispiel

Ich möchte von einer eigenen Erfahrung berichten. Im November 2013 arbeitete ich in Bayern. Wir waren auf Seite der Assistenzärzte massiv unterbesetzt, ich pendelte mindestens zweimal im Monat nach Bonn und hatte ein chronisches Schlafdefizit. An Letzterem arbeitete ich schon erfolgreich mit einem Tracking meines Schlafs. Ich ernährte mich gut, nahm zusätzlich täglich Vitamine und sekundäre Pflanzenstoffe und trainierte intensiv. Trotzdem bekam ich alle paar Monate für ein paar Tage einen nervigen Schnupfen. Dieser zeigt mir immer an, dass ich es wohl etwas übertrieben hatte. Der Schnupfen war und ist die Warnung meines Körpers, mehr für meine Regeneration zu tun. Da las ich eine Cochrane-Analyse, nach der die tägliche Einnahme von 15 mg Zink das Risiko eine Erkältung zu bekommen, um 30 % senke. Schnell besorgte ich mir 100 Tabletten zu je 50 mg Zink und nahm täglich eine ein. Zwei Wochen später war der nächste Schnupfen da. Das ärgerte mich ehrlicherweise sehr. Also nahm ich mir in den kommenden sechs Monaten jeden Monat Blut ab und untersuchte meinen Zinkspiegel. Die erste Untersuchung zeigt trotz einer Substitution von 50 mg Zink täglich einen Wert unterhalb des Normbereichs. Daraufhin fragte ich einen Apotheker um Rat und er empfahl mir ein anderes Präparat mit 15 mg Zink – weniger als ein Drittel der aktuellen Dosis – jedoch mit einer anderen Trägersubstanz. Alle folgenden Blutbilder zeigten bei Einnahme einer dieser Tabletten täglich hochnormale Werte. Entscheidend ist letztlich, was unser Körper aufnimmt.

Menschen haben einen unterschiedlichen Nährstoffbedarf – abhängig von vielen Faktoren wie Tätigkeit, Umfeld, Jahreszeit. Ich vergleiche die Situation gerne mit einem Bauern, der den gleichen Samen auf unterschiedliche Böden streut. Es ist davon auszugehen, dass der Ertrag unterschiedlich sein wird. Das bedeutet nicht, dass man monatlich ein Blutbild machen sollte, es bedeutet für mich, bei Bedarf oder Verdacht auf einen Nährstoffmangel wirklich genau und umfassend nachzuschauen, wie hoch die entsprechenden Spiegel im Körper sind, und dann eine kompetente Beratung in Anspruch zu nehmen.

Superfoods

Dieser Begriff beschreibt Nahrungsmittel, die besonders reichhaltig an essenziellen Nährstoffen wie Vitamine und sekundäre Pflanzenstoffe sind. Sie sollten regelmäßiger Bestandteil unserer Ernährung sein. Dazu gehören die unterschiedlichsten Lebensmittel wie beispielsweise Brokkoli, Tomaten, Nüsse, (Blau-)Beeren, Granatapfelkerne, Ingwer, Kurkuma, Kaffee, grüner Tee, Ballaststoffe wie Lein- oder Chiasamen, aber auch Oliven-/Leinsamen-/Rapsöl. Die Liste lässt sich beliebig lange fortsetzen. Vorsichtig sein sollte man jedoch mit exotisch klingenden „Superfoods", die mit unseriösen Heilversprechen beworben werden.

Meiner Erfahrung nach hat es sich bewährt, wenn man sich eine Liste seiner gesunden Lieblingsgerichte und der notwendigen Zutaten anfertigt, um beim Einkaufen nichts zu vergessen. Ich habe verschiedene Gerichte und Snacks für verschiedene Situationen.

Was kann ich morgens schnell zubereiten, wenn ich im OP stehe? Welche Zwischenmahlzeit kann ich zum Ende eines Arbeitstages noch einnehmen, um die notwendige Energie für das anschließende Training zu haben? Bei allen gesundheitlichen Überlegungen muss mir das, was ich esse, natürlich vor allem auch schmecken.

Sinnvolle Supplementierung

Jeder Sportler trainiert mit einer bestimmten Zielsetzung. Die häufigsten Ziele sind die Verbesserung des äußeren Erscheinungsbildes durch mehr Muskulatur und weniger Körperfett, eine Verbesserung der Wettkampfleistungen und eine Linderung körperlicher Beschwerden. Daher ist die Verlockung sehr groß, beim Erreichen dieser Ziele auf Hilfsmittel zurückzugreifen, um mit bestimmten Nährstoffen die eigene Leistungssteigerung zu erhöhen. Im Internet liest man unfassbar viel zu diesem Thema und es handelt sich nebenbei bemerkt um einen riesigen Markt. Es bleibt aber oft eine gewisse Unsicherheit, ob die Empfehlung des Kollegen oder Trainers generell wirkt. Erfahrungsgemäß hat nicht derjenige, der den größten Bizeps hat, auch automatisch recht.

Bezogen auf den Fitnesssport in Deutschland schwanken die Angaben zur Einnahme leistungssteigernder Substanzen zwischen 10 und 25 %. Diese Angaben lassen eine hohe Dunkelziffer vermuten und führen zu der Frage, was denn schon als Leistungssteigerung gilt. Proteine und Kohlenhydrate kurz vor und nach einem Krafttraining steigern die Leistungsfähigkeit im Training, verkürzen die Regeneration und ermöglichen damit wieder ein früheres Training. Dabei spielen die Art der Aufnahme und der Zeitpunkt eine wichtige Rolle für die Verfügbarkeit. Sind Vitamine und Mikronährstoffe in Tablettenform anders zu bewerten als die gebetsmühlenartig wiederholt empfohlene ausgewogene Ernährung? Sind nicht aussprechbare chinesische Kräuter mit ihren häufig postulierten wundersamen Eigenschaften einfach nur Lebensmittel oder leistungssteigernde Substanzen?

Es ist bekannt, dass durch bestimmte Nährstoffe und auch durch Training selbst die relevanten Proteine beeinflusst werden können, die unseren genetischen Code auslesen. Man spricht von Epigenetik. Sie ist die Verbindung aus Umwelteinflüssen und dem Auslesen bestimmter Gene. Die Schwierigkeit besteht jedoch darin, die unvorstellbare Anzahl der Möglichkeiten einer Beeinflussung zu kontrollieren. Bis zu einem gezielten „Gendoping“ mithilfe der täglichen Nahrung und Nahrungsergänzungsmitteln wird es also noch etwas dauern. Im Folgenden gehe ich deshalb auf die wesentlichen legalen Möglichkeiten zur Beeinflussung der körperlichen Leistungsfähigkeit ein.

Aus ernährungsphysiologischer Sicht können Substanzen isoliert als Monopräparate, als Multipräparat in Form von Pulver, Kapseln oder Dragees et cetera eingenommen werden oder in fertigen Lebensmitteln („functional food“).

Koffein (Trimethylxanthin)

Koffein ist kein Nährstoff, sondern eine legale biologische Droge. Seit 2004 ist Koffein nach den Vorgaben des internationalen Olympischen Komitees auch im Leistungssport legal. Die Bioverfügbarkeit aus Kaffee ist am höchsten. Koffein wirkt über eine Stimulation des zentralen Nervensytems (ZNS), führt zu einer Steigung der Fettoxidation und erhöht den Muskeltonus. 50–200 mg führen je nach Gewöhnung nach 30–60 Minuten zu einem spürbaren Effekt. Die individuelle Schwankungsbreite ist sehr hoch. Ein Glykogenspareffekt tritt etwa ab 9 mg Koffein pro Kilogramm Körpergewicht auf. Bei einem 70 kg schweren Menschen entspricht das also 630 mg Koffein und damit ca. sechs Tassen Filterkaffee. An Koffein gewöhnte Personen erreichen ihre optimale Leistungsfähigkeit oft nur mit Koffein, wohingegen Non-User ab Koffeineinnahmen von über 150 mg oft in ihrer Leistungsfähigkeit eingeschränkt sind.

Kreatin

Die energiereichen Verbindungen, deren Spaltung im Muskel Energie freisetzen, sind ATP (Adenosintriphosphat) und CP (Creatinphosphat). Kreatin ist im Wesentlichen zu ca. 95 % in der Muskulatur gespeichert. Der Rest befindet sich in Leber, Niere, Hoden und Gehirn. Die Reserven eines 70 kg schweren Mannes betragen ca. 120 g Kreatin. Die muskulären Speicher werden anlage- und ernährungsbedingt nicht immer gleichmäßig gefüllt und hier liegt daher eine Möglichkeit der Substitution. Zur Einnahme existieren verschiedene Dosierungsempfehlungen. Am häufigsten ist eine Loading-Phase von etwa einer Woche mit 15–20 g täglich, gefolgt von einer Erhaltungsdosis von 2–5 g pro Tag für 4–5 Wochen. In Studien zeigte sich allerdings, dass in der Summe eine ähnliche Wirkung durch die kontinuierliche Einnahme der Erhaltungsdosis über sechs Wochen ohne vorhergehende Loading-Phase erzielt werden können. Der Vorteil dieser Vorgehensweise sind eine geringere Wassereinlagerung zu Beginn und vergleichsweise weniger Muskelkrämpfe, die ansonsten während einer Loading-Phase als unerwünschte Wirkung auftreten können.

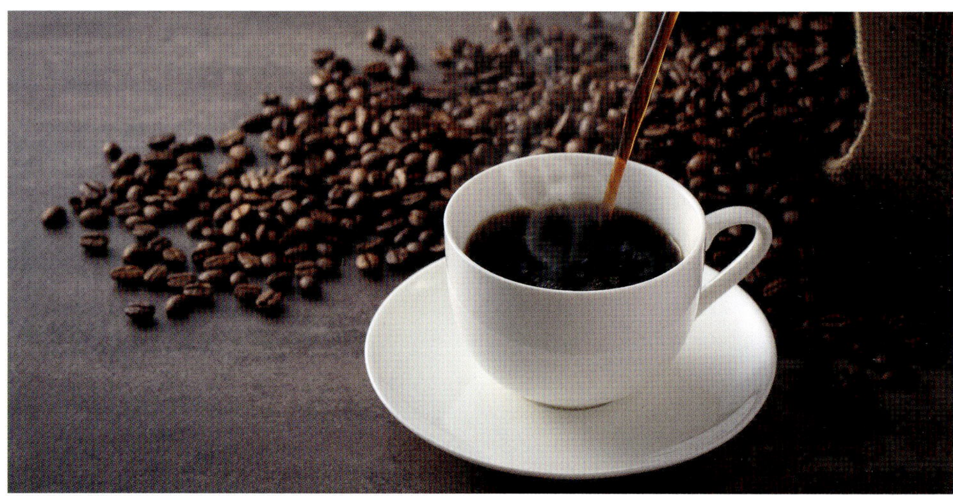

Die Resorption und Bioverfügbarkeit von Kreatin kann durch Maltodextrin erhöht werden. Koffein verringert die Resorption. Aufgrund der besseren Bioverfügbarkeit sollten Präparate verwendet werden, die als Inhaltsstoff Creapur verwenden. Die Rate der Non-Responder, also von Personen, die nicht auf eine Zufuhr reagieren, kann durch die Kreatinaufnahme in Verbindung mit Kohlenhydraten deutlich gesenkt werden. Gesichert ist ein Benefit durch eine Steigerung der körperlichen Leistungsfähigkeit bei allen Sportarten, die durch hochintensive Belastungen charakterisiert sind. Zusätzlich verkürzt sich häufig die Regenerationsphase bei diesen Sportarten. Eine Überdosierung führt in vielen Fällen zu einer Wassereinlagerung, einem erhöhten Muskeltonus, gastrointestinalen Störungen und einem erhöhten Risiko für muskuläre Verletzungen.

L-Carnitin

L-Carnitin transportiert im Körper langkettige Fettsäuren durch die innere Membran der Zellkraftwerke (Mitochondrien) und führt sie damit der Verbrennung und Energiegewinnung zu. Die Erwartung an eine exogene Zufuhr mit der Nahrung umfasst damit eine vermehrte Fettoxidation und damit einen verbesserten Fettabbau, einen Glykogenspareffekt und eine bessere Ausdauerleistungsfähigkeit. Im Körper werden 98 % in der Muskulatur und im Herzen gespeichert. Insbesondere bei fleischarmer Ernährung liegt die Aufnahme oftmals unter dem durchschnittlichen Verbrauch des Körpers. Gesichert ist die Abnahme des Körperfettgehaltes bei Schlachttieren. Messungen des respiratorischen Quotienten in der Ergospirometrie und Untersuchungen mit der Massenspektroskopie bei C13 (Kohlenstoff) markierten Fetten belegen eine erhöhte Fettoxidation beim Menschen. Rechnet man die zur Fettgehaltreduktion bei Brathähnchen notwendige Dosierung aus der Veterinärmedizin auf den Menschen hoch, so benötigt man etwa 6 g/Tag um einen gleichwertigen Erfolg zu erzielen. Die empfohlene Tageshöchstdosis beträgt jedoch nur 2 g/Tag.

Taurin

Der Begriff kommt aus dem Lateinischen („Fel tauri") und bedeutet „Stiergalle". Bekannt aus ihrer Verwendung bei zahlreichen Energydrinks, besitzt diese Substanz ein hohes zellmembranstabilisierendes Potenzial, das zu einer Steigerung der Kontraktionskraft führt. Am Herzen hat es eine antiarrhythmische Wirkung. Weiterhin ist Taurin ein starkes Antioxidans. Gesichert ist auch eine Steigerung der körperlichen Leistungsfähigkeit durch eine Steigerung der VO2max. Bei mindestens 2 Gramm steigern sich am Herzen das Schlagvolumen und die Ejektionsfraktion, also die Auswurfleistung. Teilweise werden Dosierungen bis 6 g täglich zur Leistungssteigerung eingesetzt. Ob eine zusätzliche positive Auswirkung auf die Regeneration besteht, ist noch unklar.

Glycerin

Glycerin erhöht die Wasserbindung im Körper. Die US Army nutze es in der Vergangenheit, um bei ihren GIs eine besseren Hitzetoleranz bei Einsätzen in Südostasien zu erzielen. Bei österreichischen Winzern gab es 1985 einen Skandal, weil sie ihren Wein mit Glycerol panschten. Nachweislich führt Glycerol zu einem konstanten

Plasmavolumen und damit zu einem niedrigeren Hämatokrit-Wert bei gleichen Umgebungsbedingungen. Daraus resultieren eine geringere Herzfrequenz, relativ weniger Milchsäure und ein geringerer Temperaturanstieg. Im Ausdauerbereich werden etwa 50 g Glycerin mit 1 l Wasser gemischt und einen Tag vor einem Ausdauerereignis eingenommen. Im Bereich des Krafttrainings beträgt das Verhältnis 1:8 bis 1:10. Funktionell erhöht sich das Flüssigkeitsvolumen der Zelle, und die Muskulatur ist deutlich „aufgepumpter". Bei einer Überdosierung drohen dem Sportler Magen-Darm-Beschwerden und Durchfälle.

Bicarbonat (Soda Loading)

Der Gedanke, eine Übersäuerung (Azidose) abzupuffern, ist schon recht alt. Die meisten metabolischen Vorgänge im Körper funktionieren in einem bestimmten pH-Bereich optimal. Eine Übersäuerung, wie sie bei intensiven Belastungen auftritt, kann man mit basischen Produkten abpuffern. Bikarbonat kann in Pulverform und in Form von Kapseln eingenommen werden. Die Dosierung sollte bei Natriumbicarbonat aufgelöst in 1 l Wasser 0,3 g/kg Körpergewicht betragen und bei Natriumcitrat 0,3–0,5 g/kg Körpergewicht. Dieser Liter wird 1–2 Stunden vor einem Wettkampf getrunken.

Mehr Flüssigkeit und eine Einnahme über 30-45 Minuten reduziert das Auftreten von Nebenwirkungen. Wichtig ist auch, einige Stunden vor und nach der Aufnahme auf Milchprodukte, Kalzium und kalziumreiches Wasser zu verzichten, um das Auftreten eines Milch-Alkali-Syndroms zu vermeiden. Hierbei kann es zu Störungen im Bereich des Gastrointestinaltraktes, zu neurologischen Symptomen, EKG-Veränderungen und zu einer Störung der Nierenfunktion kommen. Alternativ ist auch eine Einnahme über 5 Tage in Folge möglich, da die positive Pufferwirkung im Anschluss für ca. 2 Tage anzuhalten scheint.

Weitere Substanzen mit nachgewiesenen positiven Effekten

Die im Folgenden aufgeführten Substanzen und deren postulierte Wirkung basieren zum Teil auf sehr kleinen Studien. Insbesondere im Bereich der traditionellen asiatischen Nahrungsergänzungsmittel wird viel geforscht.

Konjugierte Linolsäuren

Die Einnahme von 3 × 650 mg pro Tag über 7 Wochen verbesserte in einer Studie die Kraft der Kniestrecker und führte zu einer Muskelmassenzunahme. Zusätzlich gilt ein hoher antioxidativer Effekt als gesichert.

Ursolsäure (Ursolic Acid)

Eine regelmäßige Einnahme führt zu einer signifikanten Zunahme der Muskelkraft. Vermutet wird eine Beeinflussung mehrerer Gene, die das Muskelwachstum steuern.

Rote-Bete-Saft

Rote Beete ist ein gut erforschtes leistungssteigerndes Mittel. Der hohe Nitratgehalt wird im Körper zu Nitrit und weiter zu Stickstoffmonoxid (NO) umgewandelt. Im

Körper wird Nitrat durch die Aktivität von Bakterien in unserem Mund und Darm zu Nitrit umgewandelt. Der Prozess beginnt bereits im Mund, wo bestimmte Bakterien im Speichel das Nitrat zu Nitrit reduzieren. Wenn das Nitrit in den Magen gelangt, kann es mit Magensäure reagieren und in Stickoxid umgewandelt werden.

NO verbessert den Blutfluss und die Sauerstoffversorgung im Körper. Eine höhere Sauerstoffversorgung kann dazu beitragen, dass sich Sportler schneller erholen, ihre Leistung verbessern und ihre Ausdauer erhöhen.

Es gibt verschiedene Studien, die positive Auswirkungen von roter Beete auf die sportliche Leistungsfähigkeit gezeigt haben. Hier sind einige Beispiele:

Eine Studie aus dem Jahr 2009 ergab, dass der Verzehr von roter Beete die Zeit bis zur Erschöpfung bei Radfahrern um etwa 16% verlängerte. Die Studienteilnehmer hatten eine höhere Ausdauer und konnten bei einem Zeitfahren eine höhere Geschwindigkeit halten, nachdem sie rote Beete eingenommen hatten.

Eine weitere Studie aus dem Jahr 2011 ergab, dass der Verzehr von Rotem-Bete-Saft vor dem Training die maximale Sauerstoffaufnahme (VO2max) erhöhen konnte. Die Studienteilnehmer konnten bei einem Fahrradtest eine höhere Leistung erbringen, nachdem sie Rote-Bete-Saft eingenommen hatten.

Eine Studie aus dem Jahr 2013 zeigte, dass der Verzehr von roter Beete oder Rote-Bete-Saft dazu beitragen kann, den Blutdruck zu senken. Ein niedrigerer Blutdruck kann dazu beitragen, dass sich Sportler schneller erholen und ihre Leistung steigern können.

Erwähnenswert ist in diesem Zusammenhang noch, dass regelmäßige Mundhygiene die relevanten Bakterien dezimiert und damit auch den gewünschten Effekt. Die Prioritätensetzung zwischen Mundgeruch und verbesserter VO2 überlasse ich jetzt lieber dem einzelnen Leser.

Diese Liste lässt sich beliebig erweitern: Glutathion, L-Theanin, Coenzym Q10, Guarana, Fischöl, dunkle Schokolade, Astralagus membranaceus, Rhodiola Crenulata, Cordyceps Sinensis et cetera.

Vorsicht – positiver Dopingbefund

Alle Hochleistungssportler, die regelmäßigen Kontrollen durch die NADA unterliegen, und alle Sportler, die im Rahmen von Wettkämpfen mit einer Dopingkontrolle konfrontiert werden können, sollten sich drüber im Klaren sein, dass sehr viele Produkte im Rahmen der Produktion verunreinigt werden können. Die heutigen Messmethoden sind so genau, dass auch kleinste Spuren verbotener Substanzen gefunden werden können, die keinerlei physiologische Wirkung haben. Es gibt Übersichten zu geprüften Nahrungsergänzungsmitteln wie beispielsweise die „Kölner Liste“, die nachweislich nicht verunreinigt sind.

Literaturübersicht erlaubter ergogener Substanzen mit nachgewiesener positiver Wirkung	
Koffein +	Vitamin B1–B12 (+)
Pyruvat +/-	Natriumbicarbonat +
Kreatin +	Vitamin C (+)
Tryptophan +/-	Protein +
Multivitamine (+)	Vitamin E (+)

Tabelle 9: Erlaubte ergogene Substanzen mit nachgewiesener positiver Wirkung (Quelle: Ahrendt, Am. Fam. Phys., 2001).

Fazit

Eine individuelle Supplementierung kann in Abhängigkeit von den Trainingszielen, der eigenen Ernährungsweise und den klimatischen Umgebungsbedingungen sinnvoll sein. Man sollte hinsichtlich der Wirkung realistische Erwartungen haben und berücksichtigen, dass ergogene Substanzen individuell sehr unterschiedlich wirken können. Nicht zu vernachlässigen ist auch eine beträchtliche Placebowirkung.

„Wenn es wirkt … ist es wahrscheinlich verboten. Wenn es nicht verboten ist … wird es wahrscheinlich nicht wirken." (Maughans Regel, 1998)

3.16 AUSDAUERTRAINING

Ausdauertraining gehört zu den Säulen jeder Bewegungsempfehlung und jedes ganzheitlichen Trainingsplans. Somit sollte es auch Teil eines jeden Wiedereinstiegs in den Sport sein, sei es nach längerer Sportpause oder nach einer Sportverletzung. In diesem Abschnitt möchte ich ein kurzes Update zu den aktuellen Bewegungsempfehlungen zu einem Mindestmaß an Ausdauertraining geben. Zusätzlich ist es sinnvoll, bei der Gestaltung des Ausdauertrainings auf relevante orthopädische Einschränkungen einzugehen. Ein regelmäßiges Ausdauertraining sollte ein selbstverständlicher und fester Bestandteil unseres Alltags sein, ebenso wie das tägliche Zähneputzen. Letzteres lernen wir schon als kleine Kinder. Deshalb stellen die wenigsten unter uns eine tägliche Zahnhygiene in Frage. Auch die Krankenkassen fördern gesundheitsbewusstes Verhalten im Bereich der Zähne durch die Empfehlung und Vergütung präventiver Zahnarztbesuche. Zunehmend werden auch ein Belastungstest und eine Laktatmessung zur Steuerung eines Ausdauertrainings von einzelnen Krankenkassen finanziell unterstützt. Wie in Deutschland üblich, gibt es keine einheitliche Regelung. Jede Krankenkasse stellt unterschiedliche Anforderungen an die

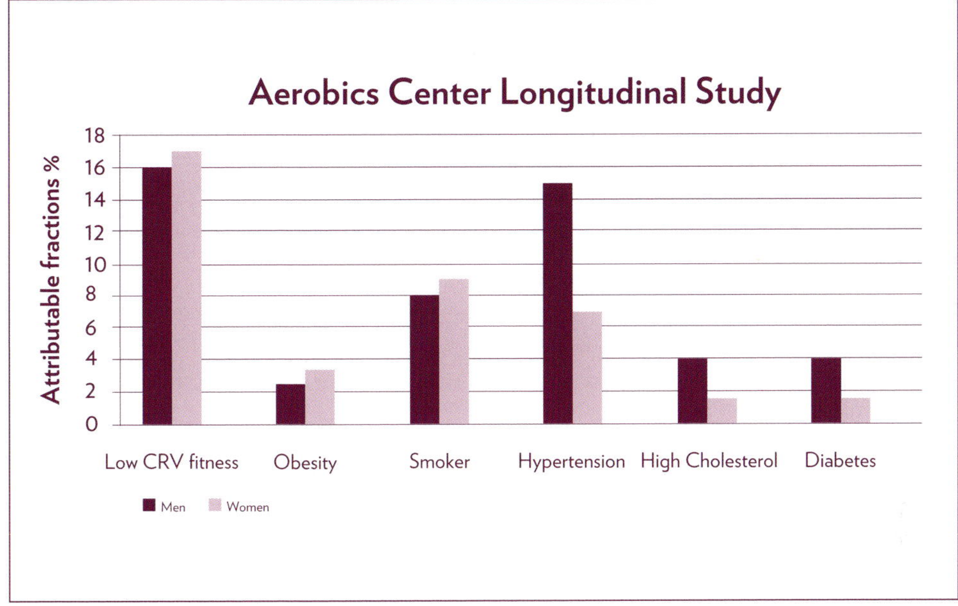

Abbildung 77: Aerobics Center Longitudinal Study.

Qualifikation des Arztes und variiert in der Höhe der maximalen finanziellen Beteiligung. Es ist jedoch ein Schritt in die richtige Richtung.

Inaktivität ist einer der bedeutendsten Risikofaktoren

Im Verlauf der letzten 20 Jahre wurden die Deutschen durchschnittlich unfitter, obwohl sie im Durchschnitt mehr Sport machen. Der Sportwissenschaftler Professor Dr. Kai Röcker kommt auf Basis von 44.000 Leistungstests der Hochschule Furtwangen zu dem Ergebnis, dass die Leistungsfähigkeit zwischen 1997 und 2016 um durchschnittlich 1 % im Jahr gesunken ist.

Mangelnde kardiovaskuläre und respiratorische Fitness stellt den höchsten Risikofaktor für die Gesamtsterblichkeit im Vergleich mit anderen bekannten Risikofaktoren dar. Epidemiologen haben die vier wesentlichen Risikofaktoren für die Entwicklung kardiovaskulärer Erkrankungen identifiziert. Zusätzlich begünstigen sie die Entstehung metabolischer, neuropsychiatrischer und onkologischer Erkrankungen.

- Sitzender Lebensstil
- Körperliche Inaktivität
- Bildschirmzeit
- Sitzzeit

Umgekehrt ist auch der positive Nutzen körperlicher Fitness und insbesondere eines Ausdauertrainings als Therapie bei und zur Vermeidung von vielen Erkrankungen nachgewiesen.

Koronare Herzkrankheit (Primär-, Sekundärprävention)	IA
Bluthochdruck	IA
Herzinsuffzienz	IA
Periphere arterielle Verschlusskrankheit	IA
Schlaganfall (Prävention, Therapie)	IA
Krebserkrankungen (Dickdarm, Mammakarzinom)	IA
Prostatakarzinom	IIB
Fatigue-Syndrom	IA
Osteoporose (Bewegung mit Belastung durch eigenes Körpergewicht)	IA
Metabolisches Syndrom	IA
Diabetes mellitus	IA
Chronische obstruktive Atemwegserkrankung	IA
Chronische Niereninsuffzienz sowie Dialysebehandlung	IA
Depression	IA
Kognitive Funktion	IA
Demenz, Morbus Alzheimer	IB
Neurologische Erkrankungen (Morbus Parkinson, Fibromyalgie)	IA
Sturzneigung	IA

Tabelle 10: Ausdauertraining kann diese Krankheitsbilder verbessern bzw. eine Prävention darstellen. Die Aussagefähigkeit einer Studie reicht von Klasse IA (sehr gut) bis V (schwach).

Wie messe ich mein Ausdauertraining?

Einer meiner Leitsätze – „Du kannst nicht managen, was du nicht misst" – gilt selbstverständlich auch für das Ausdauertraining. Im professionellen und semiprofessionellen Bereich sind eine Laktatmessung oder die Ergospirometrie Standardverfahren zur Bestimmung der individuellen Trainingsbereiche. Vier Optionen der Steuerung unseres Ausdauertrainings sehe ich für den Breitensportler als sehr alltagstauglich an.

Herzfrequenz

Es existieren zahlreiche Formeln zur Berechnung der optimalen Pulsbereiche. Manche erfordern zuerst die risikoreiche maximale Ausbelastung, um den maximalen Puls als Berechnungsgrundlage zu ermitteln. Andere verwenden das Lebensalter. Auch die Messung der Herzfrequenzvariabilität (HRV) ist ein Versuch, eine individuelle Vorgabe zu schaffen.

Nachdem ich in den letzten 20 Jahren mittlerweile über 2.500 Laktatmessungen bei Sportlern durchgeführt habe, konnte ich keine dieser Formeln als ausreichend genau verifizieren. Als praktische Empfehlung für den Alltag kombiniere ich bei Sportlern, die keine professionelle Leistungsdiagnostik wünschen, Belastungsempfinden und Herzfrequenz. Steigt die Herzfrequenz bei gleichbleibender Belastung nicht an, so befindet man sich mit an Sicherheit grenzender Wahrscheinlichkeit unterhalb der anaeroben Schwelle und somit in einem Steady State, einem Fließgleichgewicht zwischen Laktatproduktion und -verstoffwechselung.

Eine alltagstaugliche Empfehlung für die Herzfrequenz

Konstante Herzfrequenz + subjektives Empfinden ohne Schmerzen des Bewegungsapparates = empfehlenswerter Trainingsbereich

Ein guter Marker für die Verbesserung des kardiovaskulären Systems und der Regeneration ist die Ruheherzfrequenz. Sie zeigt eine schnelle Anpassung in beide Richtungen und hat daher eine gute Aussagekraft.

Schritte/Distanz

Die WHO empfiehlt, 10.000 Schritte am Tag zurückzulegen. Das entspricht je nach Körpergröße und Schrittlänge 6–8 Kilometern pro Tag. Die „Nationalen Empfehlungen für Bewegung und Bewegungsförderung" belaufen sich für Jugendliche im Alter zwischen 12 und 18 sogar auf 12.000 Schritte pro Tag. Da heutzutage beinahe jeder ein Smartphone, eine Smartwatch oder ein Fitnessarmband mit sich herumträgt, ist die Erfassung der Schritte absolut alltagstauglich. Praktisch ist eben auch, dass sich das Ergebnis meistens gut beeinflussen lässt. Ein paar Treppen mehr, ein kurzer Spaziergang, und schon steigt die Zahl der Schritte an.

Subjektives Belastungsempfinden/RPE

Am bekanntesten ist sicherlich die BORG-Skala zur Einschätzung der subjektiven Beanspruchung. Einem Zahlenwert zwischen 6 und 20 werden subjektive Empfindungen von sehr, sehr leicht „1" bis zu stark/geht nicht mehr „20" zugeordnet. Häufig wird auch die Abkürzung RPE für „Received Perception of Exertion" verwendet. Der Begriff „Belastung" beschreibt eine vorgegebene Aufgabe oder Anforderung. Das umfasst Umfang, Dauer, Intensität und Dichte eines Reizes und ist damit für alle objektiv gleich. Der Begriff „Beanspruchung" beschreibt die subjektive

Wahrnehmung und individuelle Wiederspiegelung einer Belastung. Es geht also um das subjektive Empfinden und die individuelle körperliche Reaktion auf einen Reiz (Atmung, Puls, Laktatkonzentration et cetera). Das Abfragen dieses Wertes kostet kaum Zeit, kein Geld und ist gleichermaßen für den Sportler und seinen Trainer informativ. Für sich alleine genommen, ist diese Angabe gerade beim Alltagsathleten etwas zu ungenau. Deshalb empfehle ich die Kombination mit der Herzfrequenz. Gemeinsam mit meinem Kollegen Dr. Kai Fehske habe ich im Rahmen seiner Magisterarbeit für den Bereich Sportwissenschaft männliche und weibliche Sportler ab einem Lebensalter von mindestens 60 Jahren auf dem Fahrrad und Laufband je einer Laktatmessung unterzogen und zusätzlich das subjektive Empfinden anhand der BORG-Skala erfasst. Hierbei zeigte sich vor allem bei den Männern eine signifikante Fehleinschätzung in Bezug auf die Beanspruchung. Trotz zum Teil deutlich anaerober Stoffwechselsituation wurde die Beanspruchung anhand der BORG-Skala als mäßig eingeschätzt. Somit überlasten sich diese Sportler, wenn sie ausschließlich nach ihrem Gefühl trainieren würden.

Metabolisches Äquivalent (MET)

Dieser interessante Ansatz der Belastungssteuerung, der auch in den im Folgenden erläuterten „Nationalen Empfehlungen" angewendet wird, geht über die metabolische Belastung. Das bedeutet konkret die relative Mehrbelastung im Vergleich zur Ruhesituation. Viele Fitnessgeräte und Apps zeigen diesen Wert automatisch an. Auf diese Weise können auch energieverbrauchende Alltagsaktivitäten wie Hausarbeit oder Gartenarbeit erfasst und für die gesamte körperliche Aktivität berücksichtigt werden.

Nationale Empfehlungen für Bewegung und Bewegungsförderung

Aufgeteilt werden die Empfehlungen nach dem Lebensalter. Es wird unterschieden zwischen Kindern und Jugendlichen, Erwachsenen (18 bis 65 Jahre) und älteren

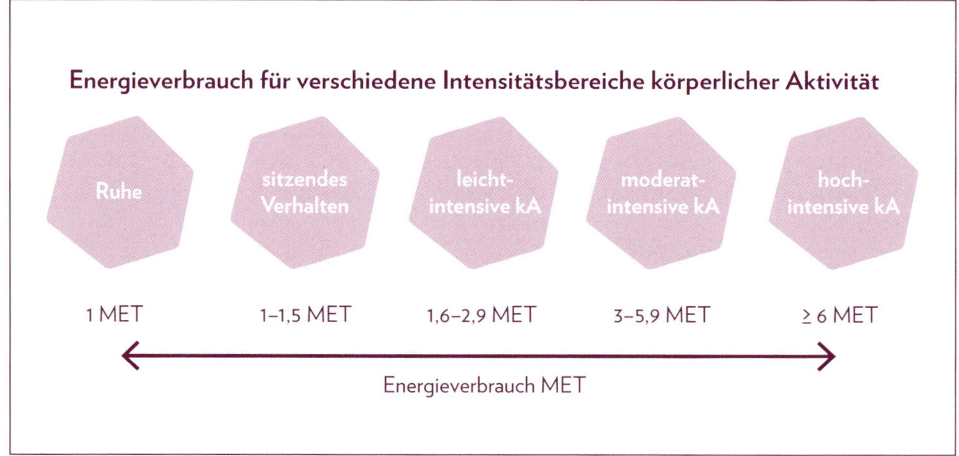

Abbildung 78: Energieverbrauch für verschiedene Intensitätsbereiche körperlicher Aktivität.

Erwachsenen (> 65 Jahre). Für die Messung des Energieverbrauchs wird pro Einheit das metabolische Äquivalent (MET) verwendet. Der Ruheenergieverbrauch wird definiert als 1 MET. Alltagsaktivitäten bis zu 2,9 MET werden als Basisaktivitäten oder leicht-intensive körperliche Aktivität bezeichnet. Moderate körperliche Aktivität (MET 3–5,9 MET) entspricht einem „Laufen ohne zu schnaufen". Man kann sich also noch unterhalten, ohne außer Atem zu kommen. Ab 6 MET spricht man von höher-intensiver Intensität. Unterschiedliche körperliche Aktivitäten werden so vergleichbar. Was der Euro für Europa ist, ist das MET für Bewegung.

Die folgenden Angaben sind Mindestangaben und können gesteigert werden, um weitere Gesundheitseffekte zu erzielen. Weiterhin können Trainingseinheiten von mindestens zehn Minuten Dauer aufaddiert werden. Eine generelle Empfehlung für alle Altersgruppen ist der Hinweis, lange Phasen des Sitzens möglichst zu vermeiden. Bei Kindern und Jugendlichen wird explizit empfohlen, die Bildschirmzeit zu minimieren.

Säuglinge (0 bis 3 Jahre)
Sollten sich so viel und so sicher wie möglich bewegen. Keine Bildschirmzeit.
Kindergartenkinder (4 bis 6 Jahre)
Das Bewegungsziel sind 180 Minuten/Tag. Maximal 30 Minuten Bildschirmzeit pro Tag.
Grundschulkinder (6 bis 11 Jahre)
Das tägliche Bewegungsziel sind mindestens 90 Minuten bei mittlerer und hoher Intensität. Maximal 60 Minuten Bildschirmzeit pro Tag.
Jugendliche (12 bis 18 Jahre)
Das tägliche Bewegungsziel sind mindestens 90 Minuten bei mittlerer und hoher Intensität. Maximal 120 Minuten Bildschirmzeit pro Tag.
Erwachsene
150 Minuten pro Woche ausdauerorientierte Bewegung mit moderater Intensität oder75 Minuten pro Woche ausdauerorientierte Bewegung mit höherer Intensität zusätzlich 2 × pro Woche Krafttraining
Ältere Erwachsene
Wie Erwachsene. Zusätzlich sollen mindestens 3 × pro Woche Gleichgewichtsübungen zur Sturzprophylaxe durchgeführt werden, wenn Mobilitätseinschränkungen vorliegen.

Tabelle 11: Empfehlung für körperliche Aktivität.

Zusammengefasst bieten die Leitlinien eine wissenschaftlich abgesicherte Orientierung für ein gesundheitlich wirksames Mindestmaß an Bewegung und Ausdauertraining. Mir persönlich kommt die Erfassung funktioneller Defizite und Empfehlungen zu deren Behebung vergleichsweise zu kurz. Relevante Mobilitätseinschränkungen liegen in der Realität nicht nur bei über 60-Jährigen vor, sondern auch schon bei Jugendlichen und Erwachsenen. Besonders wichtig sind die Aspekte der möglichst reduzierten Sitz- und Bildschirmzeit. Man kann ein ständiges Ausdauertraining pro Woche so perfekt wie möglich gestalten. Die positiven Aspekte werden gering sein, wenn die übrigen 165 Stunden der Woche vorwiegend sitzend und liegend verbracht werden. Diesen Punkt betonen auch Empfehlungen unserer Nachbarländer.

Ausdauertraining aus orthopädischer Sicht

In meiner orthopädischen Sprechstunde ergibt sich sehr häufig die Situation, dass die vom Patienten bevorzugte Sportart eher nachteilig für seine Symptomatik ist. Typisch ist der Büroarbeiter, der in seiner Freizeit gerne Fahrrad fährt (Rennrad, Mountainbike, Spinning et cetera). Das ist per se nicht schlecht und aus Sicht der Bewegungsempfehlungen auch wünschenswert. Beschreibt er aber Beschwerden der Lendenwirbelsäule oder ein Impingement der Schulter, so ist eine „sitzende Sportart“ wie Fahrradfahren definitiv nicht meine erste Wahl. Zumindest nicht, sofern er funktionelle Defizite aufweist, die erst einmal durch ein Mobilitätstraining und korrigierende funktionelle Übungen ausgeglichen werden. Hier sind meiner Ansicht nach die Nationalen Leitlinien unvollständig.

Eine generelle Kräftigung der großen Muskelgruppen erfolgt im Fitnessstudio zu häufig sitzend an Geräten. Deshalb empfehle ich auch jedem Ausdauerathleten ein Screening hinsichtlich der Mobilität, Kraft und neuromuskulären Ansteuerung und darauf aufbauende funktionelle Übungen. Beides stelle ich in den beiden nächsten Kapiteln dieses Buches vor.

Sinnvoll für viel sitzende Alltagsathleten sind in erster Linie Gehen (auch gerne mit Steigung), Cross Trainer, Stepper und Rudern. Laufen, Radfahren und Schwimmen sind bei fehlenden Defiziten selbstverständlich auch möglich, jedoch bei orthopädischen Beschwerden oder ohne ein Screening nicht meine erste Wahl. Früher hieß es „Laufen, um fit zu werden“. Heute sollte man den Satz leider umdrehen: „Fit werden, um zu laufen“.

3.17 DIGITALE GESUNDHEITS-ANWENDUNGEN (DIGA)

Seit Ende 2020 können in Deutschland speziell zugelassene Apps ärztlich verordnet werden. Diese sogenannten Digitalen Gesundheitsanwendungen, abgekürzt DiGa, werden nach einer aufwendigen Prüfung vom Bundesinstitut für Arzneimittel und Medizinprodukte (BfArM) zugelassen. Notwendig ist unter anderem ein hochwertiger wissenschaftlicher Nachweis über die medizinische Wirksamkeit der App. Für Beschwerdebilder des Bewegungsapparats war Vivira die erste zugelassene App für unspezifische Rückenschmerzen der LWS und BWS, sowie für Hüftgelenks- und Kniegelenksarthrose. Inzwischen gibt es weitere Anbieter für orthopädische Beschwerdebilder. Das Therapie- und Trainingskonzept von Vivira habe ich unter anderem auf Basis dieses Buchs entwickelt. Die Übungsprogramme passen sich über zwei einfache Feedback Fragen an den Nutzer an. Abgefragt werden Schmerzen und Schwierigkeitsgrad bei Ausführung einer Übung.

Als Leiter des Medical Boards habe ich von 2016 bis 2022 Schritt für Schritt weitere Programme für unterschiedliche Bereiche des Körpers entwickelt, zuletzt für HWS- und Schulterbeschwerden. Entscheidend bei der Auswahl von „Gewinner-Indikationen", also Krankheitsbildern, die sich durch digitale Anwendungen verbessern lassen, sind die beiden folgenden Kriterien:

Das Krankheitsbild muss **häufig** vorkommen. Ansonsten lohnen sich die teils enormen Kosten für Entwicklung, Studien und Zulassen nicht.

Das Krankheitsbild muss sich durch a**ktive Übungen und Verhaltensanpassung** signifikant verbessern lassen. Sind Maßnahmen durch einen Therapeuten notwendig, zum Beispiel Chirotherapie, können diese digital nicht ersetzt werden.

Die Vorteile digitaler Gesundheitsanwendungen sind für den Patienten eine digitale Therapie über drei Monate, unabhängig von Öffnungszeiten, freien Termin und regionalen Versorgungslücken. Für die verordnenden Ärzte bieten DiGa den Vorteil, dass sie das Budget des Arztes nicht belasten und er sie aktuell ohne Sorge vor einem Regress seitens der Krankenkasse verordnen kann. Ein regelmäßiges Reporting der App bietet Patient und Arzt eine transparente Übersicht der Nutzung und Wirkung der App. Es gilt wieder einmal – man kann nicht managen, was man nicht misst.

Der „Trainer und Therapeut in der Hosentasche" wird sich in den kommenden Jahren weiter verbessern. Mit fortschreitenden technischen Möglichkeiten wie einer kamerabasierten Bewegungskontrolle und der Integration von Sensoren am Körper oder in der Kleidung wird sich auch eine digital gestützte Trainingstherapie verbessern. Ein „Therapeut aus Fleisch und Blut" wird auf absehbare Zeit nicht digital ersetzt werden können. Eine manuelle Lymphdrainage, manuelle Therapie, physikalische Therapien wie Wärme, Kälte, Ultraschall, Strom und das individuelle Gespräch lassen sich digital nicht abbilden.

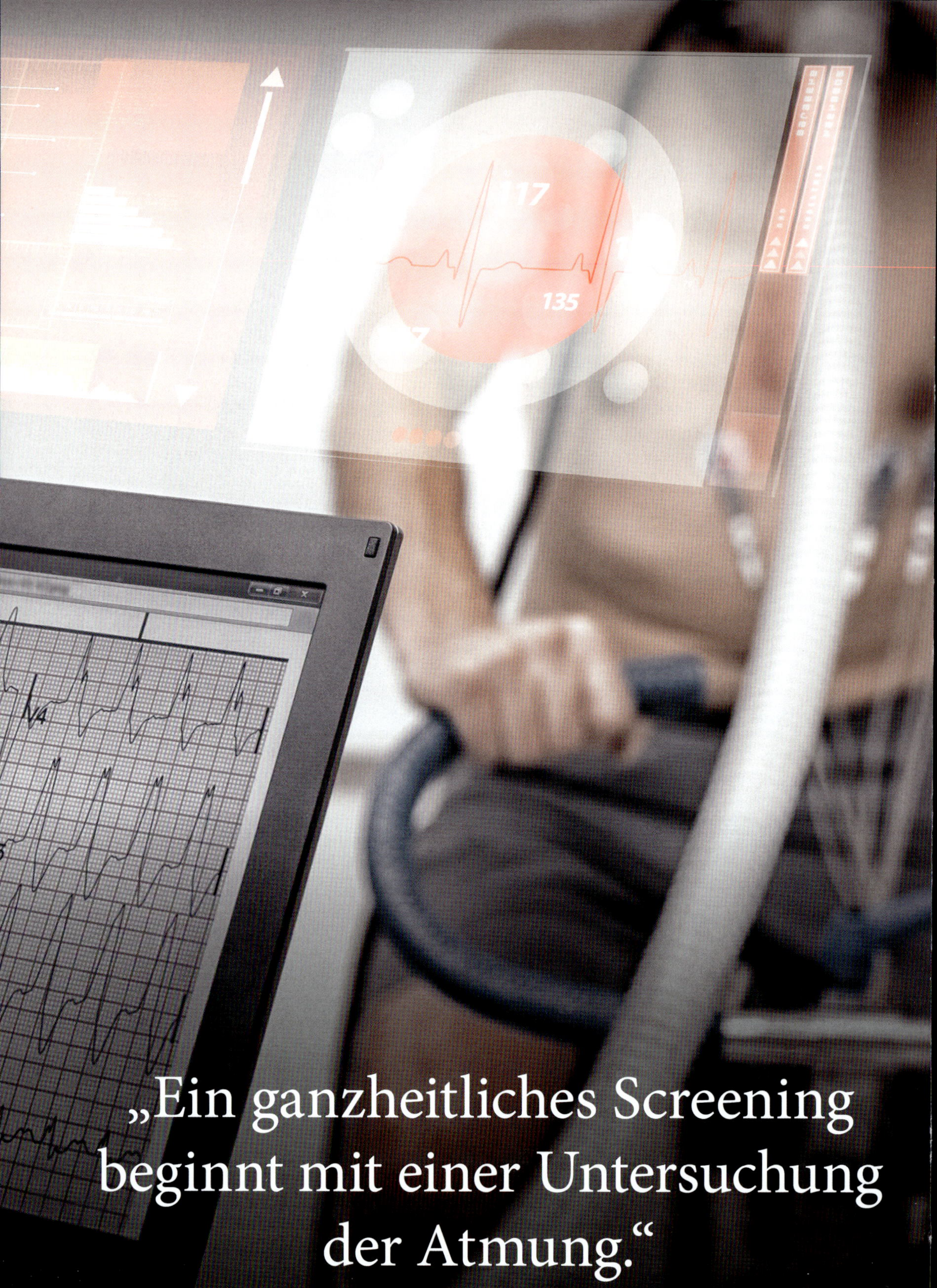
117
135
„Ein ganzheitliches Screening
beginnt mit einer Untersuchung
der Atmung.“

4. Screening und Return-to-Sport-Protokolle

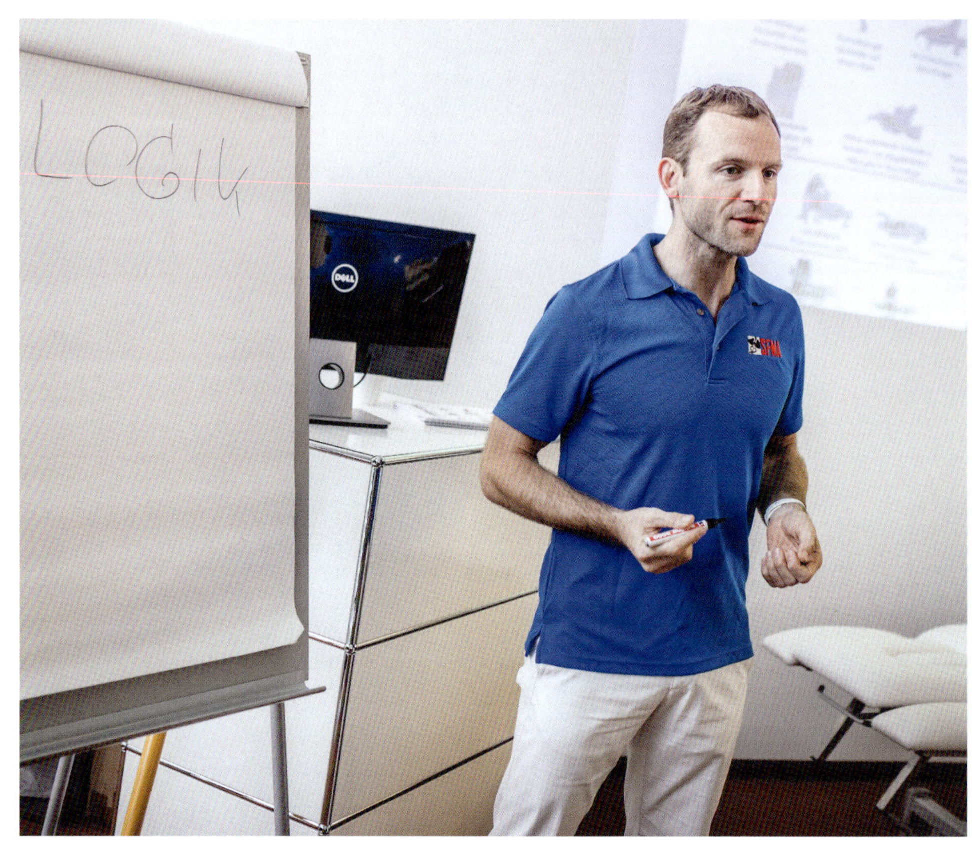

„Keine moderne Bildgebung ersetzt das geschulte Auge des Untersuchers bei Beschwerden des Bewegungsapparates.“

Wissenswertes vorab

- Bewegung kann effektiv zur Diagnostik eingesetzt werden. Viele Erkenntnisse lassen sich schon mit einfachen und kostengünstigen Verfahren ermitteln.
- Teste vom Allgemeinen zum Speziellen – vom Bewegungsmuster zu spezifischen Tests.
- Die Ursache eines Beschwerdebildes kann an einer ganz anderen Stelle des Körpers liegen. Man spricht dann von einer inter-regionalen Abhängigkeit.
- Sportverletzungen können strukturell ausheilen (z. B. Knochen, Bänder, Muskeln) und weiterhin funktionelle Defizite hinterlassen. Diese können mit einem Screening erfasst werden.
- Sportverletzungen lassen sich nicht generell vermeiden, jedoch kann das individuelle Risiko eines Sportlers durch ein Screening reduziert werden.

Eine der ältesten medizinischen Grundregeln lautet: „Erst die Diagnose, dann die Therapie". Wir sind heute in der historisch einmaligen Situation, den Körper flächendeckend mithilfe moderner radiologischer Diagnostik untersuchen zu können. Jedoch ersetzt keine moderne Bildgebung das geschulte Auge des Untersuchers bei Beschwerden des Bewegungsapparates, insbesondere dann nicht, wenn diese funktioneller Natur sind. Denn wie der Name schon sagt, sollte man den Bewegungsapparat insbesondere bei funktionellen Beschwerden auch in Bewegung untersuchen. Der Untersuchung von Bewegungsmustern kommt meiner Ansicht nach eine höhere Priorität zu, als die isolierte Untersuchung einzelner Muskeln und Gelenke. Ich empfehle ein Vorgehen vom Allgemeinen zum Detail.

Um einwandfrei funktionieren zu können, müssen der Bewegungsapparat, das Herz-Kreislauf-System, die Atmung, das Nervensystem und die Psyche gemeinsam funktionieren. Es ist vergleichbar mit einer Sportmannschaft oder einem Orchester – das Zusammenspiel aller Beteiligten entscheidet über den Erfolg, nicht so sehr die Einzelleistung des Athleten oder Musikers.

Im Folgenden werden verschiedene Screening-Methoden erläutert. In erster Linie richtet sich dieser Abschnitt an Trainer und Therapeuten. Eine Neuerung in der vorliegenden dritten Auflage ist die Aufnahme eines Selbsttests für Sportler. Diesen Test setze ich seit Jahren bei der App Vivira ein, deren Medical Board ich leite. Vivira war 2020 die erste zugelassene verschreibungsfähige App für Beschwerden des Rückens, der Hüfte und der Knie in Deutschland. Einige Tausend Patienten haben ihn inzwischen durchgeführt.

Ein ganzheitliches Screening beginnt mit einer Untersuchung der Atmung. Defizite der Atmung beeinflussen Bewegungsqualität und Leistungsfähigkeit maßgeblich. Anschließend werden grundlegende Bewegungsmuster und dafür notwendige Mobilität, Stabilität und neuromuskuläre Anspannung überprüft. Es folgt ein Return-to-Sport-Protokoll und in einem letzten Schritt können bei Bedarf sportartspezifische Fragestellungen mit weiteren Testbatterien abgeklärt werden.

Ich verwende seit vielen Jahren die Screening-Methoden von Functional Movement System, die ich im Folgenden näher erläutern werde. Grundsätzlich gibt es viele erfolgreiche Methoden zu screenen und ich freue mich immer, wenn ich im Austausch mit Kollegen neue Ansätze und Methoden kennenlerne.

Für den Sportler und den Trainer sind wesentliche Kriterien eines hilfreichen Screenings:

- Der Screen/Test überprüft die Funktion, die ich überprüfen möchte
- Die Ergebnisse sind auch bei unterschiedlichen Untersuchern gut reproduzierbar
- Die Umsetzung ist zeitlich und räumlich einfach möglich
- Die Kosten für Anbieter und Sportler halten sich in einem vernünftigen Rahmen

Eine entscheidende Eingangsfrage für die richtige Auswahl der geeigneten Testmethode lautet: „Hat der Sportler Schmerzen bei der Bewegung?"

Der Functional Movement Screen (FMS) ist geeignet für die Untersuchung eines Sportlers ohne Schmerzen. Hat der Sportler Schmerzen des Bewegungsapparates, ist ein Selective Functional Movement Assessment (SFMA) geeignet. Der Y-Balance-Test richtet sich an Sportler, die den FMS absolviert haben und weitere Informationen über ihre Leistungsfähigkeit erhalten wollen. Im Anschluss daran wurde in jüngster Vergangenheit auch ein Functional Capacity Screen entwickelt, der die Leistungsfähigkeit eines Sportlers in den Bereichen neuromuskuläre Bewegungskontrolle, Gangbild, Kraft, Sprungkraft und die Fähigkeit nach Sprüngen zu landen, überprüft.

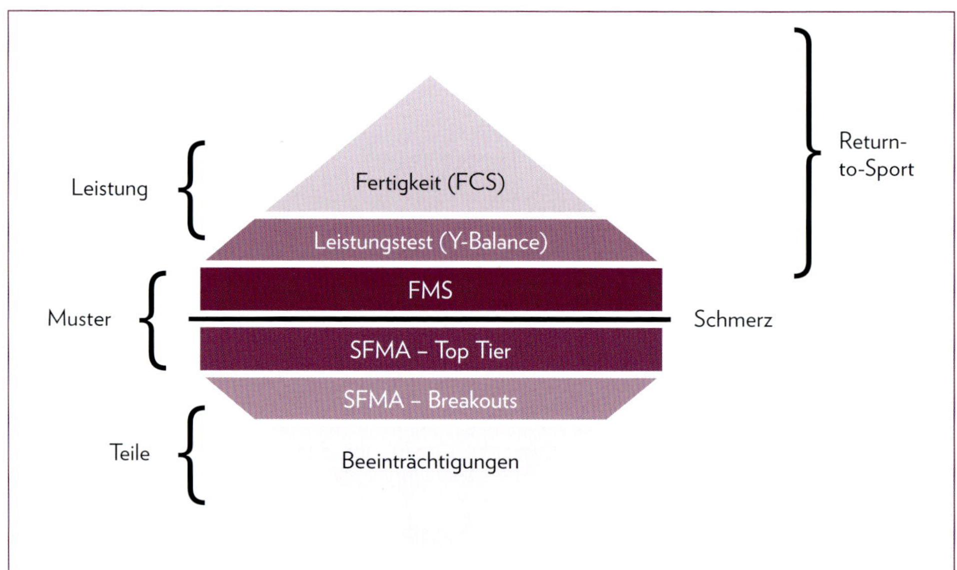

Abbildung 79: Der Functional Movement Screen (FMS) ist die Basisuntersuchung des Functional Movement System und screent die Ausführungsqualität grundlegender Bewegungsmuster. Treten beim FMS Schmerzen auf, so erfolgt deren weitere Abklärung über einen SFMA. Ansonsten kann der Sportler mit dem Y-Balance-Test und dem Functional Capacity Test auch quantitativ getestet werden.

4.1 ASSESSMENT DER ATMUNG

Unser Leben beginnt nach der Geburt mit dem ersten und endet mit unserem letzten Atemzug, wenn wir sterben. Neben dem Herzschlag ist die Ein-/Ausatmung bezogen auf unsere Lebenszeit die häufigste Bewegung. Pro Tag atmen wir etwa 15.000–20.000 Mal ein und aus, ohne dass uns jemand daran erinnern muss. Unsere Lebens- und Arbeitsweise führt allerdings immer häufiger zu funktionell gestörten Atemmustern.

Hinkt ein Sportler nach einer Sprunggelenkverletzung, so fällt das jedem Untersucher und dem Sportler selbst direkt auf. Das veränderte Bewegungsmuster „Hinken" kostet ihn mehr Energie und reduziert seine Leistungsfähigkeit. Hat sich jedoch das grundlegende Atemmuster geändert, merken das oftmals weder der betroffene Sportler noch sein Umfeld. Man stelle sich jetzt einmal vor, man würde mit einem anderen Muskel des Körpers 20.000 Mal am Tag eine Kompensationsbewegung durchführen.

Häufig werde ich von Sportlern und Patienten gefragt: „Was bedeutet denn eigentlich ein ungünstiges oder gestörtes Atemmuster?" Grundsätzlich können wir einerseits mithilfe des Hauptatemmuskels, dem Zwerchfell, atmen und andererseits mithilfe der Zwischenrippen- und Atemhilfsmuskulatur im Schultergürtel. Die Zwerchfellatmung sollte natürlicherweise im Alltag dominieren. Die Atmung besitzt für den Körper eine maximale Priorität, deshalb wird der Körper auch alles dafür tun, um sie am Laufen zu halten. Tut sie das nicht, aktiviert der Körper kompensatorisch aufsteigend zur Schulter und absteigend zur Hüfte weitere Muskelgruppen. Das führt ganz konkret zu Verspannungen und Schmerzen der Schulter- und Nackenmuskulatur und absteigend zu Beschwerden des Hüftbeugers und der tiefen Rückenmuskulatur. Die Zwerchfellatmung beeinflusst über eine Kompression der Eingeweide auch den Beckenboden, der sich während der Einatmung entspannt, dem Druck von oben nachgibt und während der Ausatmung anspannt. Der Beckenboden verhält sich damit als Gegenspieler zum Zwerchfell.

Die aufgeführten Muskelgruppen entsprechen auch genau den Muskeln, die häufig schmerzhafte Triggerpunkte und Verspannungen aufweisen und orthopädisch Probleme bereiten. Es besteht ein enger mechanischer Zusammenhang zwischen Körperhaltung, Atmung und Verspannungen. Unsere innere Haltung – die Einstellung bzw. Psyche – und unsere äußere Haltung wirken gleichermaßen auf die Atmung und diese wirkt über einen Feedbackmechanismus wiederum auf beide zurück.

Im Übungsteil dieses Buches gehe ich auf verschiedene einfache Trainingsformen für die Atmung ein. Eine funktionierende Atmung ist die Basis für jede Übung. Eine Übung wird beherrscht, wenn man einen kontrollierten Atemzug in der Endposition der Übung ausführen kann. Ansonsten erduldet man die Übung – man beherrscht sie nicht vollständig. Es ist immer wieder interessant festzustellen, dass häufig einfache Atemübungen einen FMS unmittelbar verbessern, ohne dass weitere korrigierende Übungen oder therapeutische Maßnahmen erfolgt sind. Die richtige Atmung ist deshalb der erste Bereich, der bei einem Screening überprüft werden sollte.

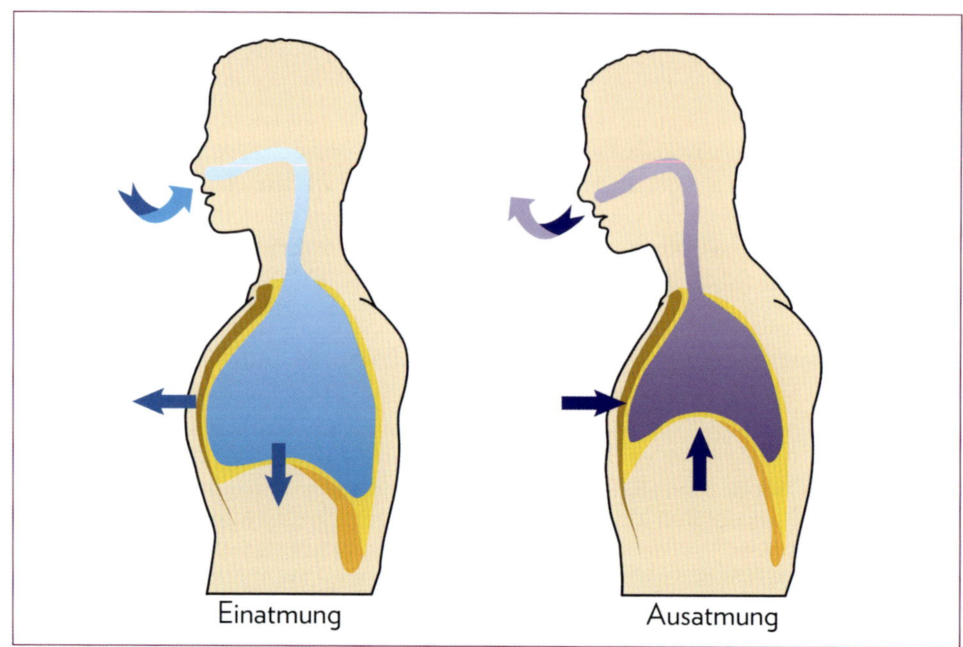

Abbildung 80: Bei der Einatmung senkt sich das Zwerchfell durch eine Anspannung des Zwerchfells und der Brustkorb hebt sich durch eine Anspannung der Zwischenrippenmuskulatur. Bei der Ausatmung verhält es sich umgekehrt.

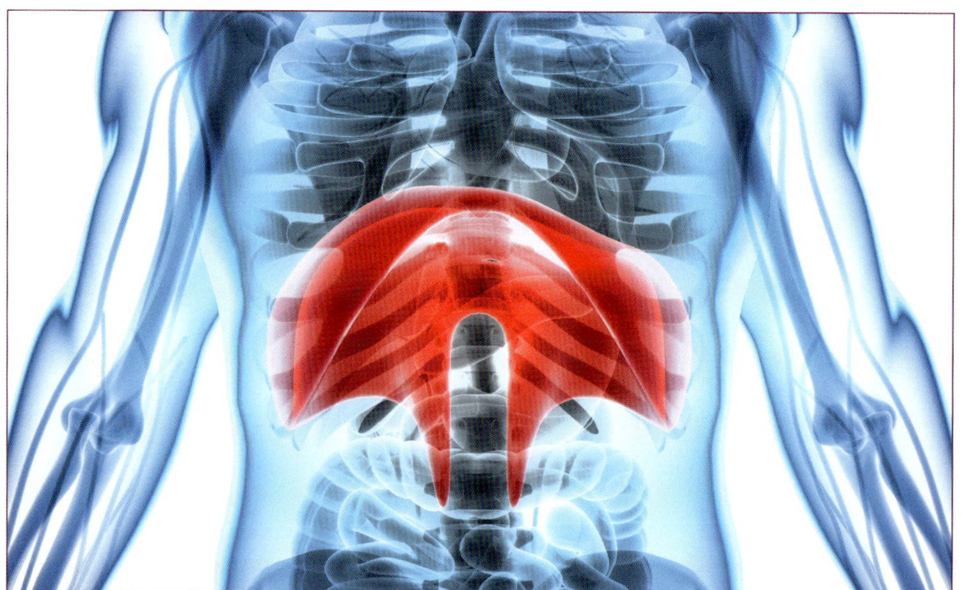

Abbildung 81: Das Zwerchfell besteht aus einer 3–5 mm dicken Muskel-Sehnen-Platte und trennt den Brustkorb vom Bauchraum ab. Seine Anspannung führt zu einer Einatmung. In Ruhe leistet das Zwerchfell 60–80 % der zur Einatmung benötigten Muskelarbeit.

Die Atemfrequenz gehört mit der Herzfrequenz, dem Blutdruck und der Temperatur zu den grundlegenden Basisparametern einer ärztlichen Untersuchung. Ist die Temperatur erhöht oder der Puls zu schnell, dann wissen wir, dass etwas nicht stimmt. Der Normwert für die Atemfrequenz in Ruhe liegt bei 8–10 Atemzügen pro Minute. Einige Leitlinien haben diesen Wert zuletzt auf 15 angehoben. Krankhaft ist normalerweise ein Wert von 20 oder mehr pro Minute. Das wirft die Frage auf, ob sich die Menschheit in den letzten zehn Jahren so sehr verändert oder entwickelt hat, dass eine erhöhte Ruhe-Atemfrequenz angemessen erscheint oder ob Störungen der Atmung mittlerweile die Norm sind?

Der wichtigste Muskel für die Atmung ist das Zwerchfell. Es ist an drei wesentlichen Aspekten beteiligt, die man bei der Atmung beachten sollte: Mechanik, Neurologie und Chemie.

Mechanik

Das Zwerchfell bildet eine Trennung zwischen Brustkorb und Bauchraum und setzt auf der Innenseite der siebten bis zwölften Rippen und der Vorderseite der oberen Lendenwirbelkörper eins bis drei an. Die Faszie des Zwerchfells verbindet dieses mit dem Musculus quadratus lumborum und dem Musculus psoas major. Es gibt einen linken und einen rechten Zwerchfellanteil, die beide jeweils durch den linken und rechten Anteil der Zwerchfellnerven[1] gesteuert werden. Beide Teile des Zwerchfells sind auch einzeln aktivierbar. Es öffnet den Brustkorb und Brustwirbelsäule bei der Einatmung. Es drückt gleichzeitig die Eingeweide nach unten und beeinflusst somit auch den Beckenboden.

Neurologie

Die Zwerchfellatmung gibt uns die Möglichkeit, das autonome Nervensystem mit den beiden autonomen Gegenspielern Parasympathikus und Sympathikus zu beeinflussen. Eine gezielte Zwerchfellatmung aktiviert den beruhigenden Parasympathikus und hilft damit, Stress zu reduzieren. Der aktivierende Sympathikus ist auch vermehrt bei Schmerzen aktiviert. Eine Stärkung des Parasympathikus unterstützt im Gegensatz dazu den Umgang mit Schmerzen.

Chemie

Die Atmung ist entscheidend für den Gasaustausch in den Lungen, also die Aufnahme des lebensnotwendigen Sauerstoffs und die Abatmung des Kohlendioxids. Damit beeinflusst die Atmung auch den pH-Wert der Blutes. Jeder, der schon einmal Muskelkrämpfe bei einer Hyperventilation gesehen oder erlebt hat, erkennt unmittelbar die chemische Wirkung der Atmung.

1 lat. Nervus phrenicus

Konsequenzen einer biomechanischen Dysfunktion der Atmung

1. Die Fähigkeit, den notwendigen intra-abdominellen Druck bei Bewegungen und unter Belastung zu kontrollieren, ist vermindert. Daraus ergibt sich eine reduzierte neuromuskuläre Ansteuerung, also eine geringere Stabilität im Bereich der Wirbelsäule.
2. Muskuläre Dysbalancen in Nacken, Rücken und Becken führen zu Schmerzen in diesen Regionen durch eine muskuläre Überbelastung.

Übungen zur Verbesserung der Atemmechanik und zur Aktivierung des Parasympathikus findest du im Übungsteil dieses Buchs.

Grundlegendes Assessment der Atmung in drei Schritten

Beobachte die Atmung bei Bewegung:

- Hält ein Sportler bei Übungen die Luft an?
- Macht er Atempausen?
- Beobachte die Atmung in verschiedenen Ausgangspositionen!
- Beherrscht der Sportler die Zwerchfellatmung?

Beobachte einen Sportler bei der Ausführung einer Übung. Hält er die Luft an oder ist er in der Lage, während der Ausführung regelmäßig zu atmen? Insbesondere bei funktionellen Übungen und bei Dehnübungen ist es ein entscheidendes Ausführungs- und Qualitätskriterium, ob der Sportler in der Endposition ein- und ausatmen kann. Hält er die Luft an, erträgt er die Übung, beherrscht sie aber nicht. Das Gleiche gilt für den Sportler, der zwischen den Atemzügen keine kurze Pause machen kann. In diesem Fall hyperventiliert er.

Bei vielen Übungen führt eine Verbesserung der Atmung unmittelbar zu einer verbesserten Beweglichkeit oder zu einer Leistungssteigerung. Auch die Erholung wird durch eine gezielte Zwerchfellatmung beschleunigt. Ein direktes Biofeedback erhält man über die Herzfrequenz, die sich mithilfe einer kontrollierten Atmung im Anschluss an Belastungen effektiv senken lässt.

Beobachte einen Sportler auch in verschiedenen Positionen: stehend, sitzend und liegend. Trainiere ein Bewegungsmuster nur dann in einer Position, wenn der Sportler in dieser auch uneingeschränkt atmen kann. Manchmal bedeutet das, dass Übungen zuerst im Liegen oder Sitzen/Knien ausgeführt werden müssen, bevor sie im Stand trainiert werden können. Der Sportler sollte in der Lage sein, erst in den Bauch und dann in den Brustkorb einzuatmen. Die Ausatmung erfolgt in umgekehrter Reihenfolge. Das bezeichnet man als Zwerchfellatmung. Ändert sich diese Reihenfolge, dann spricht man von einer „paradoxen Atmung“.

Luft anhalten – funktionelle Residualkapazität und totale Lungenkapazität

Wie lange kann der Sportler die Luft anhalten? Die Zeit, die es ein Mensch schafft, die Luft anzuhalten, ist ein allgemeiner Indikator für die Funktion der Atmung. Ist diese Spanne verkürzt, liegt eine Dysfunktion eines oder mehrerer Systeme vor. Dabei kann allerdings nicht unterschieden werden, ob es sich um eine biomechanische, chemische oder psychologische Ursache handelt. Getestet werden sollten zwei Kapazitäten: die Zeit nach einer maximalen Einatmung und jene im Anschluss an eine normale Ausatmung.

Das Restvolumen in der Lunge nach normaler Ausatmung bezeichnet man als „funktionelle Residualkapazität“, also eine Reserve. Um diese zu testen, atmet der Sportler ohne vorherige Anstrengung und ohne zu hyperventilieren einmal tief ein, atmet aus und hält am Ende der Ausatmung die Nase zu. Im Anschluss wird die Zeit gestoppt, bis der Sportler wieder erneut einatmen muss. Es existiert keine verbindliche Normwerttabelle, jedoch gibt es Richtwerte.

Funktionelle Residualkapazität

- < 25 Sekunden= unterdurchschnittlich → Priorisiere ein Training der Atmung!
- 26–35 Sekunden= durchschnittlich → Integriere ein Training der Atmung!
- > 35 Sekunden= gut

Um die totale Lungenkapazität zu testen, atmet man einmal komplett aus, anschließend maximal ein und hält dann die Luft an, so lange es geht. Stoppe die Zeit nach der maximalen Einatmung bis zur Ausatmung. Eine Messung alleine ist wenig aussagekräftig. Entscheidend sind die Messungen im Verlauf und die Tendenz der Werte.

Totale Lungenkapazität

- < 35 Sekunden= unterdurchschnittlich → Priorisiere ein Training der Atmung!
- 36-60 Sekunden= durchschnittlich → Integriere ein Training der Atmung!
- > 60 Sekunden= gut

Mobilität des Brustkorbs

- Kann der Sportler seine Atemmuskulatur gezielt ansteuern?
- Wie ist die maximale Mobilität des Brustkorbs bei der Einatmung?

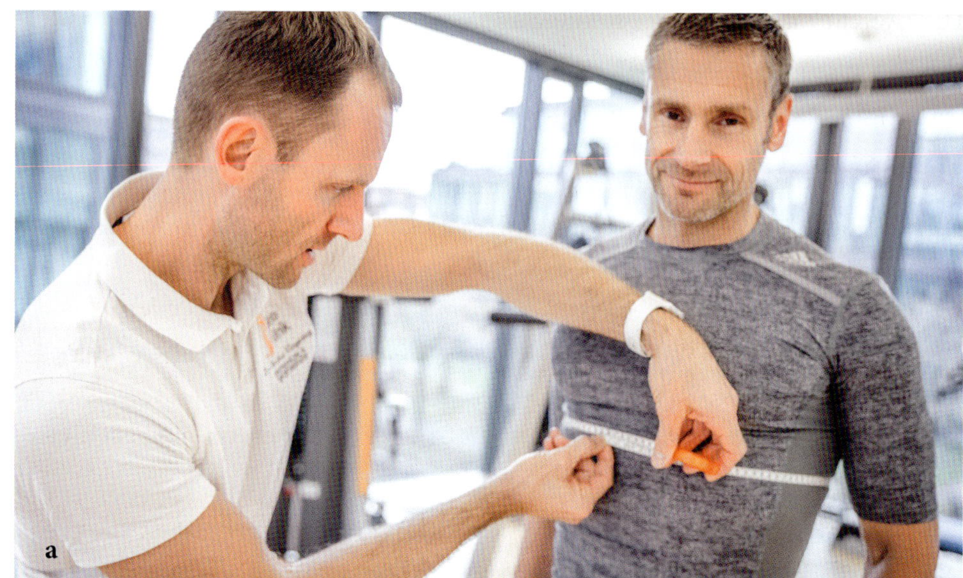

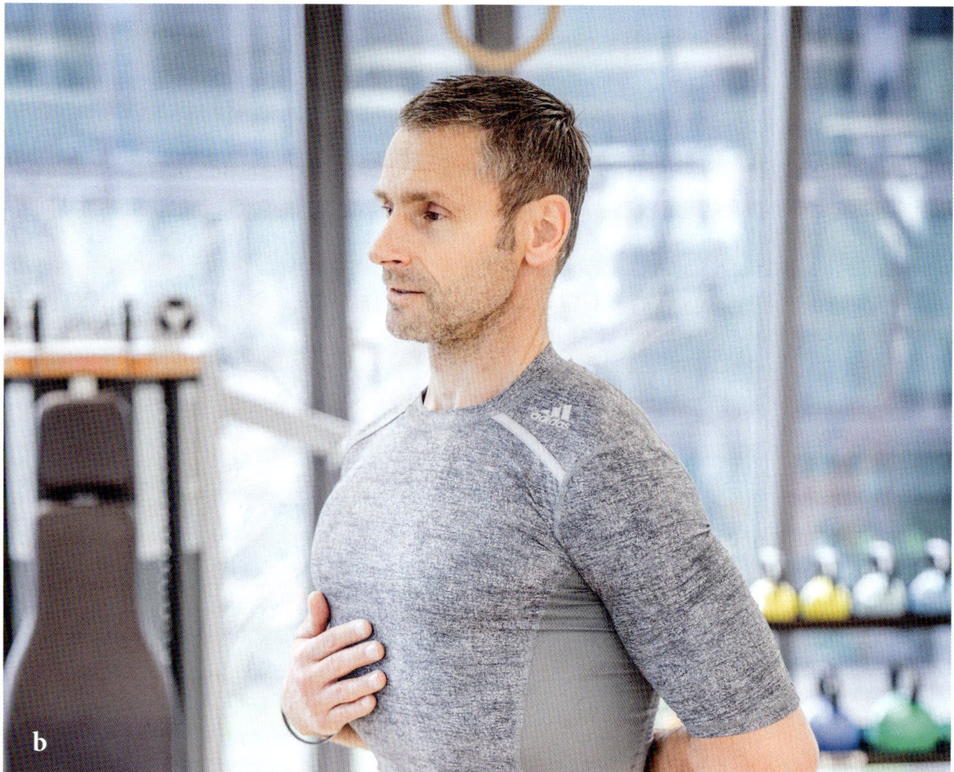

Abbildung 82 a und b: Die Differenz des Brustkorbumfangs zwischen maximaler Ein- und Ausatmung ist ein gut vergleichbarer Wert für den Erfolg eines Atemtrainings.

Die Zwerchfellatmung sollte im Alltag im Vordergrund stehen, trotzdem ist es wichtig, auch die Zwischenrippenmuskulatur gezielt einsetzen und den Brustkorb bei der Einatmung in alle Richtungen ausdehnen zu können. Es ist häufig zu beobachten, dass Einschränkungen der Wirbelsäulenstreckung (Extension) mit einer eingeschränkten Einatmung einhergehen und umgekehrt Einschränkungen der Beugung (Flexion) mit einer erschwerten Ausatmung.

Die Mobilität der Rippen lässt sich sehr einfach üben, indem die eigenen Hände im Wechsel vorne, seitlich oder hinten an den Brustkorb angelegt und bei Ein- und Ausatmung möglichst weit voneinander entfernt werden. Mit ein wenig Übung kann ein Sportler die gezielte Ansteuerung der Brustkorbatmung auch effektiv beim Training einsetzen, indem er darauf achtet, nicht gegen, sondern mit der Arbeitsrichtung der Muskulatur zu atmen.

Miss die Differenz des Brustkorbumfangs zwischen kompletter Aus- und maximaler Einatmung mit einem Zentimetermaß, um einen vergleichbaren Gesamtwert zu erhalten. Achte dabei darauf, dass du immer an der gleichen Stelle misst, um vergleichbare Werte zu erhalten. Diese Werte sollten sich durch ein regelmäßiges Atemtraining verbessern.

4.2 SELBST-TEST

Ist ein Selbst-Test von Bewegungen möglich und sinnvoll? Wie vermeide ich eine zu positive oder umgekehrt zu negative Selbsteinschätzung? Diese Fragen beschäftigen mich seit über zehn Jahren. Vor fünf Jahren habe ich für die App Vivira und deren Nutzer einen solchen Test zusammengestellt. Dieser wurde inzwischen viele Tausend Male angewendet und ausgewertet. Den gesamten Test und einzelne Elemente gebe ich regelmäßig meinen Patienten und Sportlern an die Hand, um ihren Therapie- und Trainingsfortschritt in Ergänzung zu den Bewegungsanalysen in der Praxis zu verfolgen. Die positiven Erfahrungen und Rückmeldungen der Anwender sind der Grund für die Aufnahme dieses Tests in dieser 3. Auflage.

Prinzipiell fehlen dem Sportler die Perspektive von außen und die Objektivität des professionellen Untersuchers. In nicht allzu ferner Zukunft werden Kameras und Sensoren das Analysieren von Bewegungen weiter optimieren und im wahrsten Sinne des Wortes in die Hand des Sportlers legen, wenn er sich beispielsweise mit seinem Handy selbst analysiert. Bis dahin verwenden wir Tests, die keine graduelle Bewertung erfordern, sondern sich mit den Kategorien „Geht“ und „Geht nicht“ bewerten lassen.

Ablauf

Absolviere jede Übung wie beschrieben und prüfe: Geht das, oder geht das nicht? Für jede Übung, die wie beschrieben ausgeführt werden kann, bekommst du einen Punkt. Addiere danach alle Punkte. Erreichbar sind maximal acht, denn auch für Übungen, die zu beiden Seiten gelingen, gibt es nur einen Punkt. Der Hauptzweck dieses Selbst-Tests besteht darin, zu erkennen, ob eine weitere professionelle Abklärung empfehlenswert ist. Zusätzlich kann bei wiederholter Anwendung eine Entwicklung verzeichnet werden.

Spezifische Trainingsempfehlungen sind für globale Tests wie eine tiefe Kniebeuge ohne einen Algorithmus, wie ihn ein Trainer oder eine App verwenden, kaum möglich. Die grundlegenden Übungen aus Kapitel 5, insbesondere zur Verbesserung der neuromuskulären Ansteuerung und der Mobilisation, können meist bedenkenlos ausgeführt werden. Voraussetzung ist bei jeder Übung, dass sie schmerzfrei ausgeführt wird und nicht gegen Therapieempfehlungen eines behandelnden Arztes verstößt.

Sprunggelenke, Knie und Hüfte
Begib dich aus dem Stand bei geschlossenen Füßen in die tiefe Hocke. Beide Fersen berühren den Boden. Als Ausgleich kannst du die Arme nach vorne strecken (I).

Geht das? 1 Punkt

Wirbelsäule, Beinrückseite, Hüfte
Beuge dich im Stand mit gestreckten Beinen bei geschlossenen Füßen nach vorne, bis deine Fingerspitzen den Boden berühren (II).

Geht das? 1 Punkt

Halswirbelsäule – Flexion
Stelle dich aufrecht hin und senke das Kinn so weit zur Brust, bis es das Brustbein berührt. Der Mund sollte dabei geschlossen sein, die Schultern hängen locker herab (III).

Geht das? 1 Punkt

Halswirbelsäule – Rotation
Stehe aufrecht, die Schultern hängen locker herab. Drehe deinen Kopf so weit nach rechts, bis dein Kinn über dem Schlüsselbein steht. Anschließend die andere Seite testen (IV).

Geht das nach rechts und links? 1 Punkt

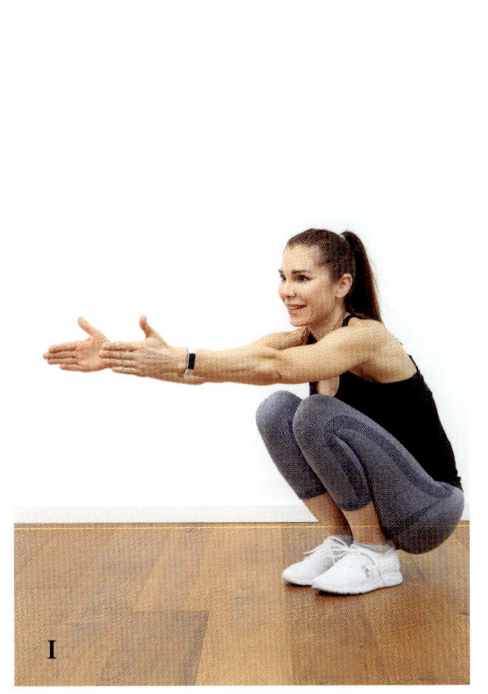
I

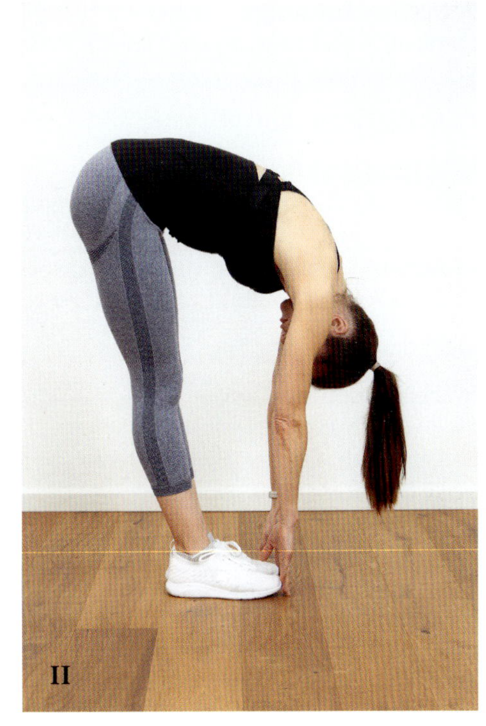
II

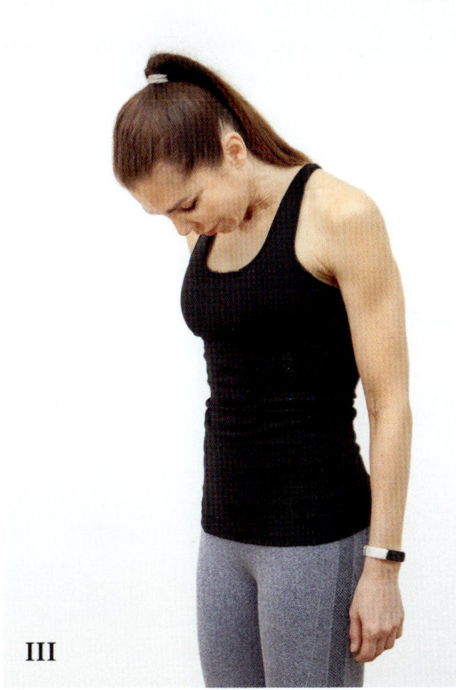
III

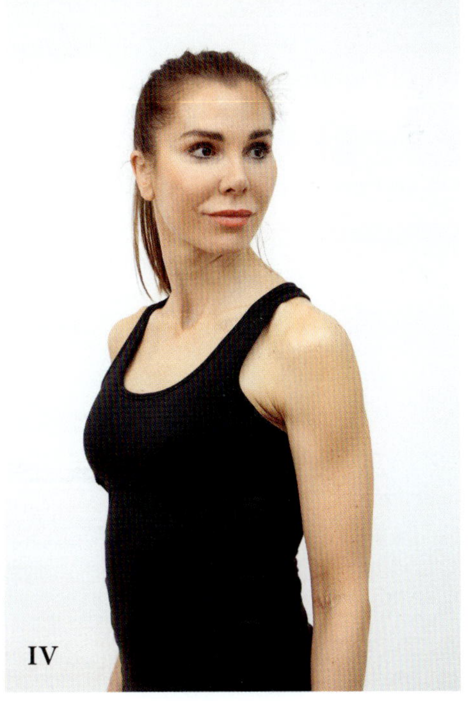
IV

Aufrechte Haltung
Stelle dich rücklings an eine Wand, Füße und Knie dicht beieinander. Fersen, Gesäß, Schulterblätter und Hinterkopf halten Kontakt zur Wand (V).

Geht das? 1 Punkt

Schultern und Brustwirbelsäule
Stehe aufrecht mit hängenden Armen. Die nach außen gedrehten Handrücken berühren die Wand, ebenso deine Fersen, das Gesäß, die Schulterblätter und der Hinterkopf. Führe nun die gestreckten Arme gleichzeitig kreisförmig nach oben, ohne dabei den Kontakt zur Wand zu verlieren (VI).

Geht das? 1 Punkt

Wirbelsäulenrotation
Stelle dich rücklings vor einen Spiegel. Die Füße sind geschlossen, die Arme hängen locker herab. Drehen dich aufrecht so weit nach rechts um, bis du im Spiegel deine linke Schulter siehst. Anschließend die Seite wechseln (VII).

Geht das nach rechts und links? 1 Punkt

Oberes Sprunggelenk
Stehe in Schrittstellung, die rechte Fußspitze mit einer Handbreit Abstand zur Wand. Beuge das rechte Bein, bis das Knie die Wand berührt. Die Ferse bleibt am Boden. Anschließend die Seite wechseln (VIII).

Geht das auf beiden Seiten? 1 Punkt

0–3 Punkte	Höchste Zeit, etwas zu tun! Suche dir einen professionellen Trainer oder Therapeuten, um ein professionelles Screening durchführen zu lassen.
4–6 Punkte	Das könnte noch etwas besser sein! Aus präventiver und therapeutischer Sicht kann es sinnvoll sein, gezielt an deinen funktionellen Defiziten zu arbeiten.
7–8 Punkte	Gut gemacht! Halte dieses Niveau und kontrollieren dein Ergebnis in ein paar Monaten erneut.

Tabelle 12: Auswertung Selbsttest. Wichtig: Wenn du bei der Ausführung Schmerzen hast, solltest du diese durch einen Arzt abklären lassen.

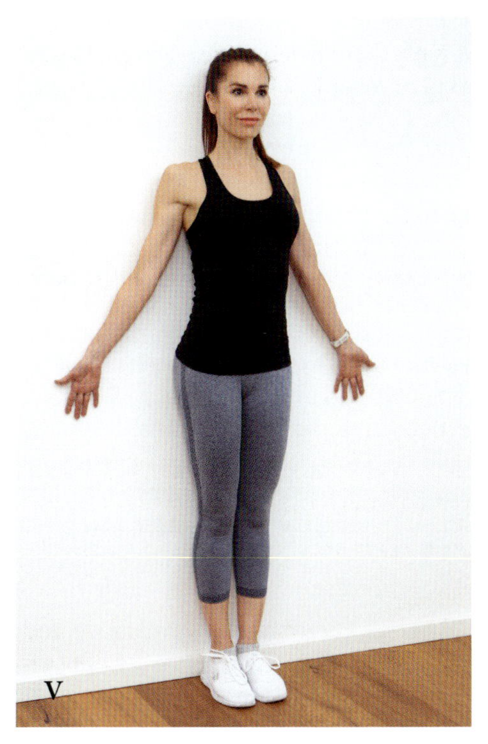
V

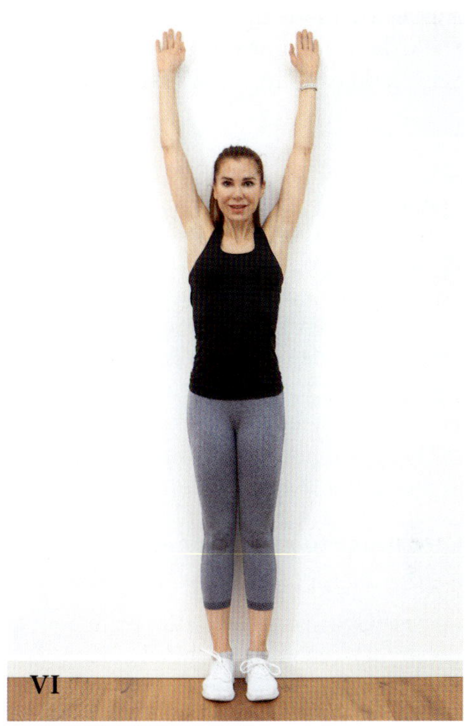
VI

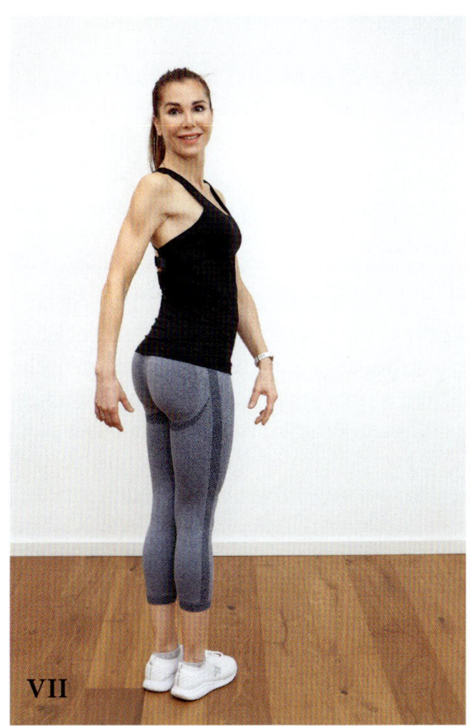
VII

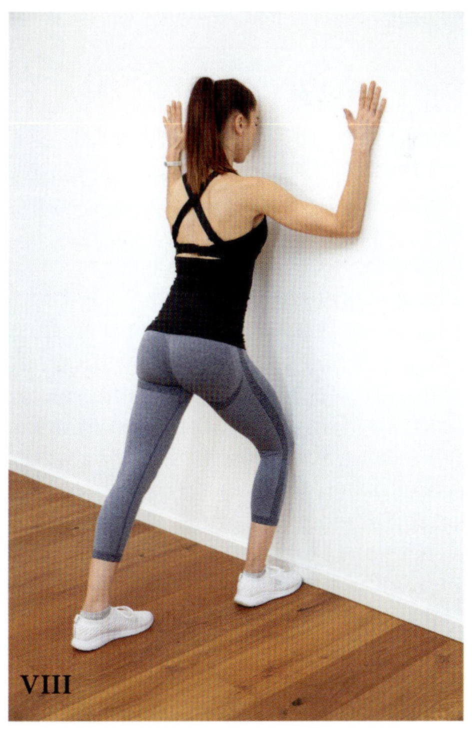
VIII

4.3 FUNCTIONAL MOVEMENT SCREEN

Was sagt mir der FMS und was nicht? Der FMS ist ein einfacher, zuverlässiger und schneller Screen, der dem Untersucher einen guten Überblick über die Stärken und Schwächen eines Sportlers bei der Ausführung grundlegender Bewegungsmuster liefert. Asymmetrien, Bewegungseinschränkungen und Kraftdefizite gehören zu den Hauptfaktoren, die ein Verletzungsrisiko steigern. Der Körper nutzt Kompensationsbewegungen, um Defizite auszugleichen. Das Resultat sind unphysiologische Belastungen, erhöhter Energieverbrauch, eine höhere Belastung des Herz-Kreislauf-Systems und eine insgesamt verminderte Leistungsfähigkeit. Untersucht werden Sportler, die keine akuten Beschwerden des Bewegungsapparates verspüren. Der Screen zielt also darauf ab, Risiken präventiv zu erkennen, bevor sie Symptome verursachen. Das generelle Risiko, Verletzungen durch eigene körperliche Defizite zu erleiden, kann reduziert werden, wenn diese nicht kompensiert, sondern rechtzeitig ausgeglichen werden.

Der FMS ist nicht dazu geeignet, Sportverletzungen oder eine bestimmte Leistung vorauszusagen. Genauso wenig sagt ein einmal gemessener hoher Blutdruck einen Herzinfarkt voraus. Der FMS erkennt Defizite und unterstützt den Untersucher dabei, individuell geeignete, korrigierende Übungen auszuwählen. Ist eine Verletzung ausgeheilt, so ist der FMS fester Bestandteil meiner Return-to-Sport-Protokolle.

Was ist der Hintergrund des FMS?

Der FMS wurde Ende der 90er-Jahre von Gray Cook und seinem Team entwickelt, um systematisch und standardisiert grundlegende Bewegungen zu überprüfen, die wir im Rahmen unserer Entwicklung erworben haben. Als Kleinkind besitzen wir eine optimale Mobilität bei nur gering ausgeprägter Stabilität. Kopf- und Rumpfkontrolle, Rollen um die Längsachse, Armstützfunktion, Kriechen, Vierfüßlerstand, Krabbeln, Sitzen und Gleichgewicht sind Grundfähigkeiten, die wir uns Schritt für Schritt mit unserem eigenen Körpergewicht und gegen die Schwerkraft aneignen müssen. Mit jedem dieser Meilensteine erlangen wir mehr und mehr Kontrolle über unsere Haltung. Das Erreichen eines neuen Bewegungsmusters dient als Grundlage für neue und komplexere Fähigkeiten. Trainer und Therapeuten beschreiben Bewegungsapparat und Bewegungen teilweise aus einem unterschiedlichen Blickwinkel. Ein gemeinsames Screening bietet auch eine gemeinsame Sprache und ermöglicht eine Kommunikation auf Augenhöhe. Wenn allen Beteiligten klar ist, welche Stärken und Schwächen ein Sportler hinsichtlich seines Bewegungsapparates hat, ist eine effektive interdisziplinäre Betreuung einfacher. Der FMS bietet ebenso wie der SFMA als klinische Variante eine mögliche gemeinsame Sprache.

Durchführung des Functional Movement Screens

Der FMS besteht aus sieben fundamentalen Bewegungsmustern und drei „Clearing Tests". Je Muster werden 1–3 Punkte vergeben. Wird eine Bewegung links und rechts ausgeführt, wird bei einer Differenz der niedrigere Wert für die Gesamtrechnung verwendet. Es können also maximal 21 Punkte erzielt werden. Ist eine Bewegung schmerzhaft, werden 0 Punkte vergeben. Die Werte werden in eine einseitige Tabelle eingetragen. Jedes Muster wird bis zu dreimal wiederholt. Ein kompletter FMS dauert etwa 8–15 Minuten. Benötigt werden keine teuren Messgeräte, sondern nur ein einfaches Untersuchungs-Kit, bestehend aus drei Stäben, einem Brett und einem Gummiband.

FMS-Bewertungslogik

0: Bewegung war schmerzhaft – Empfehlung, einen Physiotherapeuten oder Arzt aufzusuchen
1: Ausführung des fundamentalen Bewegungsmusters nicht möglich
2: Ausführung nur mit Kompensationsbewegungen möglich
3: uneingeschränkte Fähigkeit, das fundamentale Bewegungsmuster exakt durchzuführen

FMS-Bewegungsmuster

- Überkopfkniebeuge
- Hürdenschritt
- Ausfallschritt-Kniebeuge mit beiden Füßen auf einer Linie
- Schulterbeweglichkeit
- Anheben des gestreckten Beins in Rückenlage
- Rumpfstabilitäts-Liegestütz
- Rotationsstabilität im Vierfüßlerstand

Interpretation der Ergebnisse

Ein Screening liefert dem Untersucher keine Diagnose, sondern Befunde, die eine korrigierende Trainingsstrategie ermöglichen. Stärken des Sportlers können intensiv trainiert und Defizite ausgeglichen werden. Ein besonderes Augenmerk richtet der Trainer auf Muster mit der Bewertung „1", und auf Rechts-/Links-Muster, die eine starke Asymmetrie aufweisen – z. B. Hürdenschritt rechts 3 Punkte/links 1 Punkt. Die Korrekturstrategie adressiert Mobilität, Stabilität und die neuromuskuläre Bewegungskontrolle und folgt dabei in der Priorität der folgenden Reihenfolge:

1. Verbesserung der Mobilität und damit auch der Propriozeption
2. Verbesserung der statischen Stabilität/Kraft
3. Verbesserung der dynamischen Stabilität/Kraft

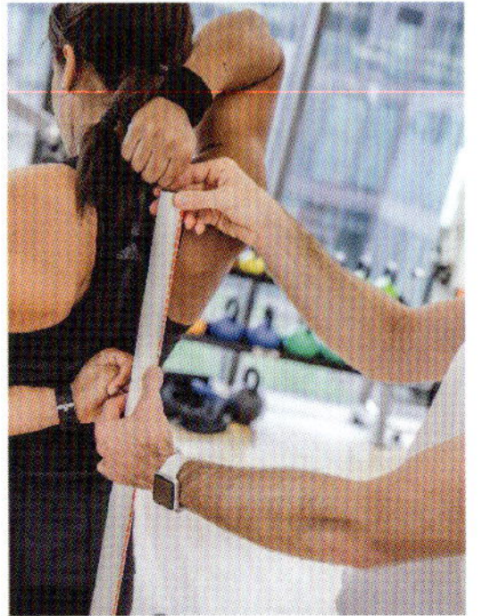
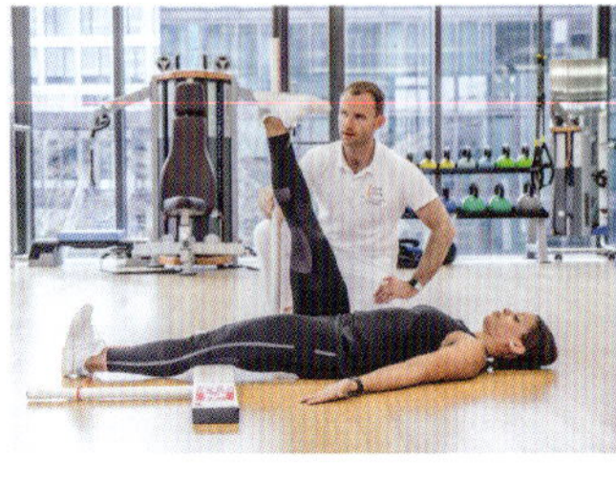
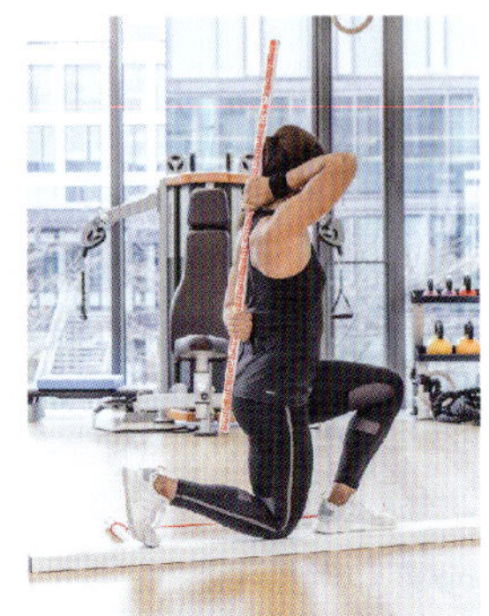
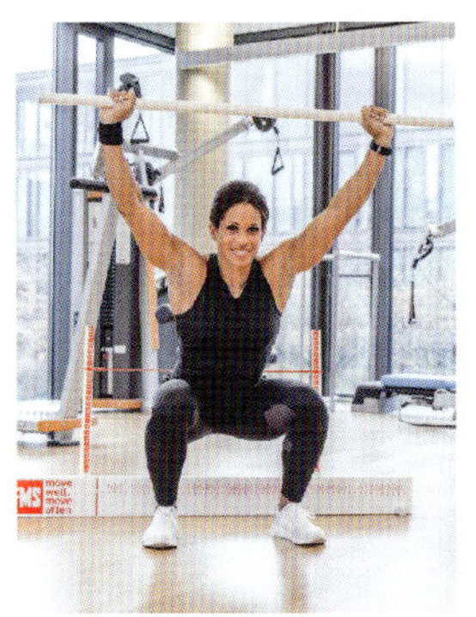
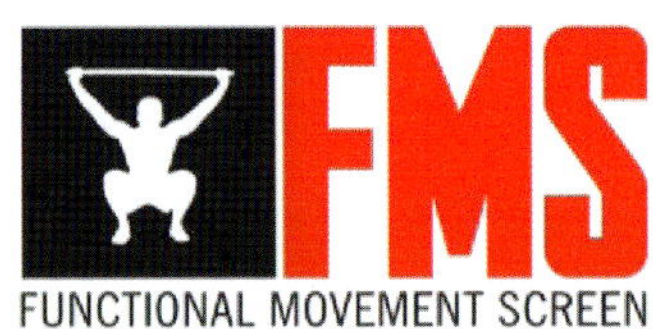

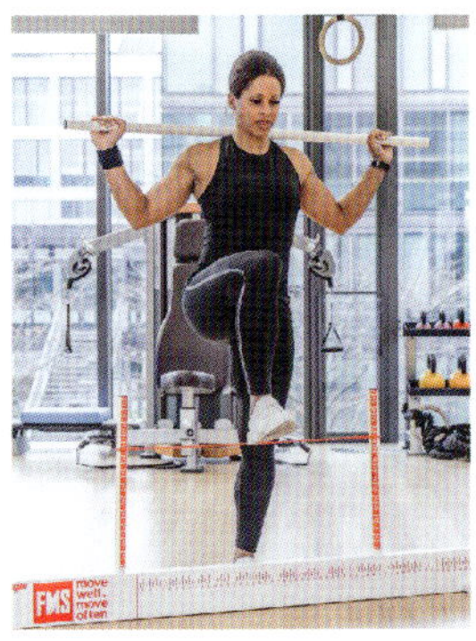
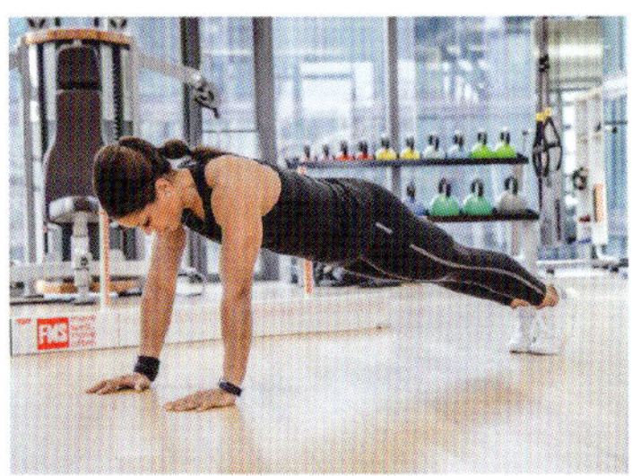
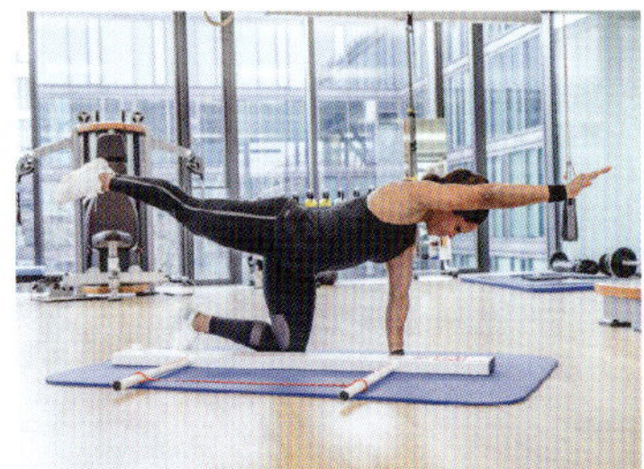

Abbildung 83: Mit sieben grundlegenden Bewegungsmustern bekommt der Untersucher einen guten Gesamteindruck über den Bewegungsapparat des Sportlers.

Ob die Intervention erfolgreich war, zeigt ein erneuter FMS nach einer ausreichend langen Trainingszeit. Für mich ist der FMS für den Bewegungsapparat, was die regelmäßige Kontrolle beim Zahnarzt für die Gesundheit der Zähne ist: eine Früherkennung und allgemeine Risikoreduktion!

Verspürt der Sportler während des FMS oder des Provokationstests Schmerzen, so muss vor einer Trainingsplanung eine weitere Abklärung erfolgen. Eine Möglichkeit stellt ein Selective Functional Movement Assessment (SFMA) dar. Das SFMA bietet Therapeuten und Ärzten ein diagnostisches und therapeutisches Konzept, in dem die schmerzhaften Befunde in Diagnosen und Therapieempfehlungen resultieren. Erinnerung: Schmerz verändert Bewegungsmuster!

Studien

Wissenschaftliche Untersuchungen an Leistungssportlern haben gezeigt, dass sich das Verletzungsrisiko um mindestens das Zwei- bis Dreifache erhöht, wenn nur 14 oder weniger Punkte erzielt wurden. Das Gleiche gilt bei einer Asymmetrie zwischen der linken und der rechten Seite, und zwar unabhängig von der Gesamtpunktzahl.

„Viele Menschen wollen vorankommen, trainieren hart, um stärker und/oder gesünder zu werden. Sie arbeiten konstant an ihrer Kraft, Ausdauer, Flexibilität oder Leistung. Ihre ineffizienten fundamentalen Bewegungen und Bewegungsmuster bleiben dabei allerdings meist unbeobachtet. So kann es passieren, dass diese Menschen – ohne es zu wissen – durch inkorrekte Bewegungsmuster ihre Gesundheit aufs Spiel setzen, ihre Bewegungsmuster nicht optimieren können oder mit Dysfunktionen agieren – im guten Glauben, etwas für ihre Fitness und Gesundheit zu tun. Über kurz oder lang sinken Motivation und Freude an der Bewegung." (Gray Cook)

Merke

- Ein gut einprägsamer Leitsatz lautet: „Protect – Correct – Develop".
- Erst gilt es, schädliche Übungen zu erkennen und zu meiden, dann werden aufgedeckte Defizite korrigiert und zuletzt erfolgt der Leistungsaufbau.

4.4 SELECTIVE FUNCTIONAL MOVEMENT ASSESSMENT

Warum sollte ich als Trainer oder Therapeut den SFMA kennen? Verspürt ein Sportler Schmerzen bei Bewegung, müssen diese abgeklärt werden, bevor ein Trainingsplan erstellt wird. Zu klären ist dann in erster Linie, wo die eigentliche Ursache der Beschwerden liegt und ob ein Training eine Therapie unterstützt. Der SFMA hilft Therapeuten und erfahrenen Trainern, die eigentliche Ursache von Schmerzen bei Bewegung abzuklären und eine sinnvolle Trainingsstrategie zu planen. Der Screen funktioniert wie ein Navigationssystem, das den Untersucher Schritt für Schritt zur eigentlichen Ursache der Beschwerden führt.

Im Grundlagenkapitel habe ich das Konzept der interregionalen Abhängigkeit von Mobilität und Stabilität erläutert. Dieses Verständnis für Bewegungsketten im Körper verdeutlicht, dass die Ursache eines Symptoms fernab der eigentlich schmerzhaften Region liegen kann. Beispielsweise haben nicht-unfallbedingte Knieschmerzen ihre eigentliche Ursache sehr häufig in Einschränkungen des Hüft- oder Sprunggelenks. Anzumerken ist an dieser Stelle, dass Trainer in der Regel keine Diagnosen stellen dürfen. Trainer haben aber regelmäßig mit Sportlern zu tun, die Schmerzen bei Bewegung verspüren. Insofern profitieren Trainer und Sportler davon, wenn ein SFMA den Trainer in die Region leitet, die trotz Schmerz bedenkenlos trainiert werden kann. Der SFMA ersetzt auch keine ärztliche Diagnostik, er ergänzt sie um einen funktionellen Baustein.

Die funktionelle Diagnostik des SFMA

Der SFMA ist aufgebaut wie ein Baum. Den „Baumstamm“ – die Basis – bilden sieben grundlegende Bewegungsmuster. Sie werden als „Top Tiers“ bezeichnet und geben dem Untersucher innerhalb von drei Minuten einen guten Überblick über grundlegende Defizite des Sportlers. Das Assessment wird im Stand durchgeführt. Zubehör wird nicht benötigt. Um bei dem Bild des Baums zu bleiben, folgen weitere Untersuchungsschritte in Abhängigkeit der erhobenen Befunde.

Die „Top Tier“-Muster sind:

- HWS-Muster (1. Flexion, 2. Extension, 3. Rotation)
- Schulter-Muster (1. Innenrotation + Extension + Adduktion, 2. Außenrotation + Flexion + Abduktion) – „Schürzen-“ und „Nackengriff“
- Mehrsegmentale Flexion der Wirbelsäule – „Finger-Boden-Abstand“
- Mehrsegmentale Extension der Wirbelsäule
- Mehrsegmentale Rotation der Wirbelsäule
- Einbeinstand
- Beidbeinige tiefe Kniebeuge mit über dem Kopf gestreckten Armen

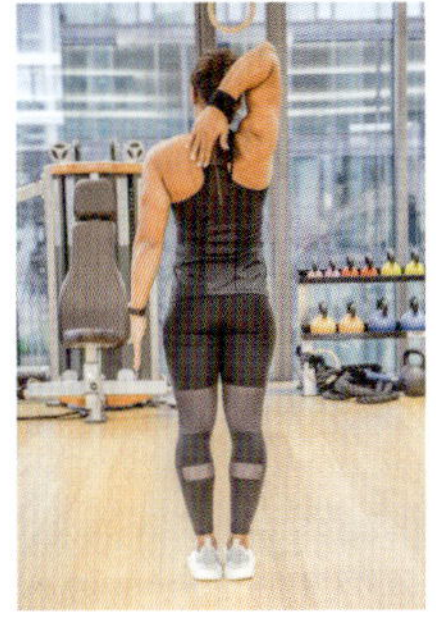
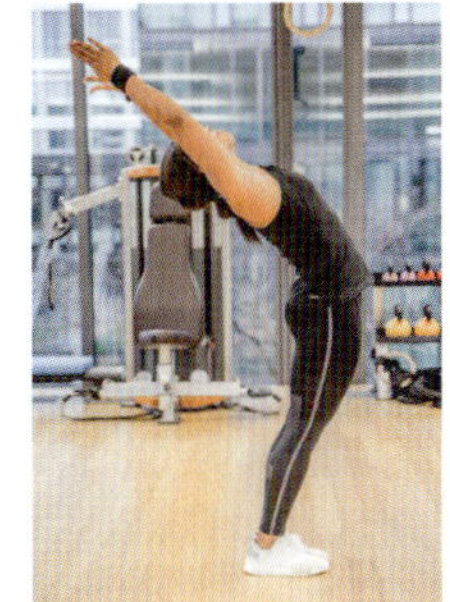
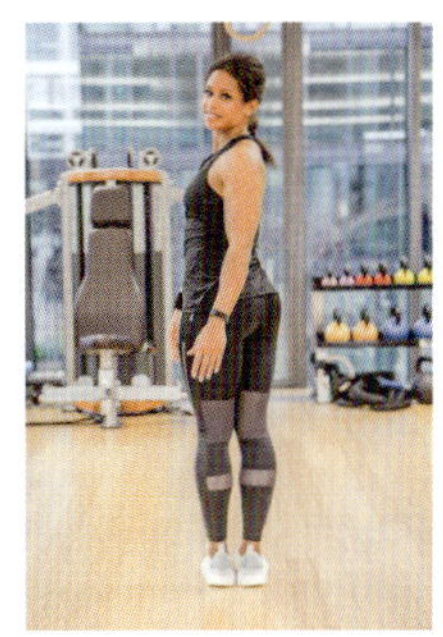
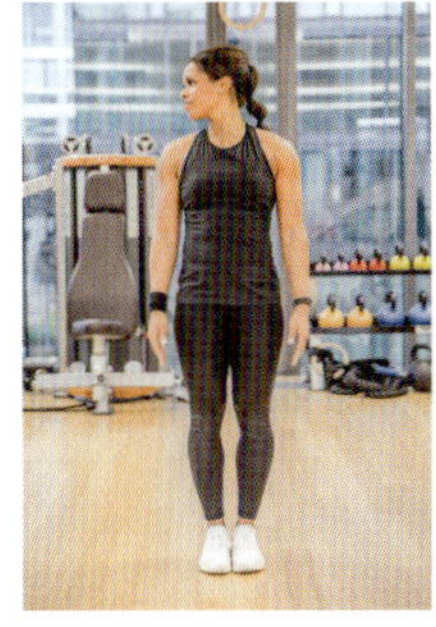
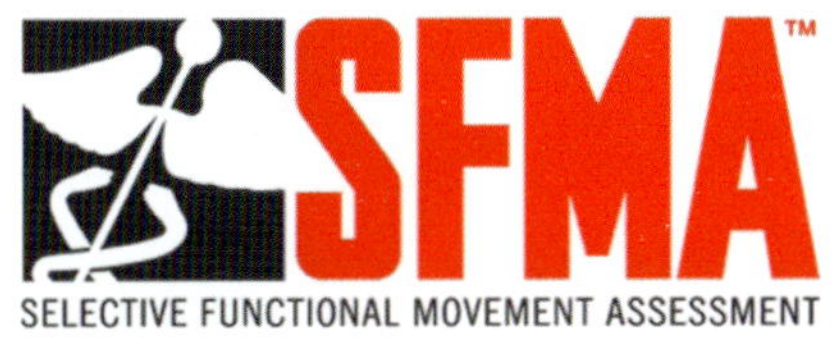

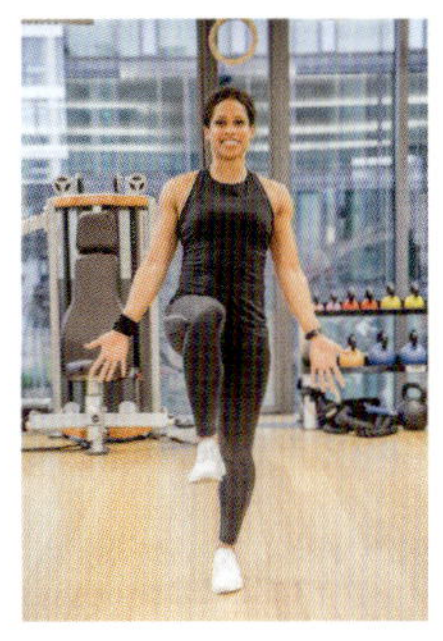
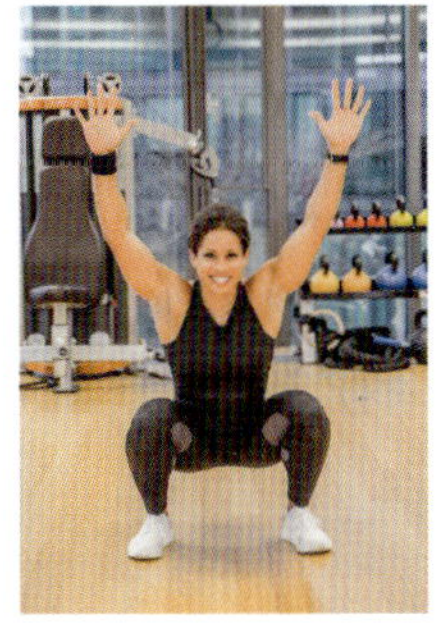
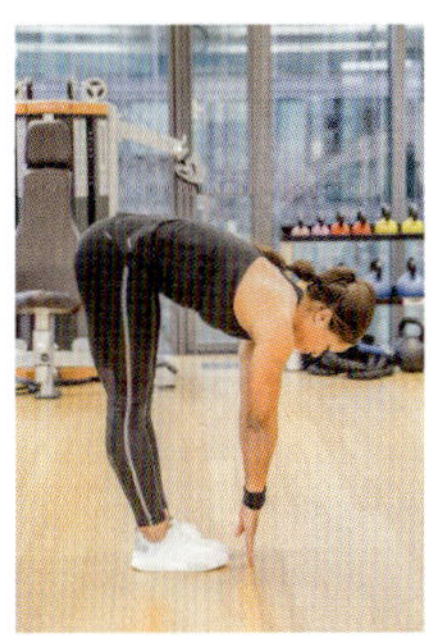

Abbildung 84: Mit sieben grundlegenden Bewegungsmustern bekommt der Untersucher einen guten Gesamteindruck über den Bewegungsapparat des Sportlers.

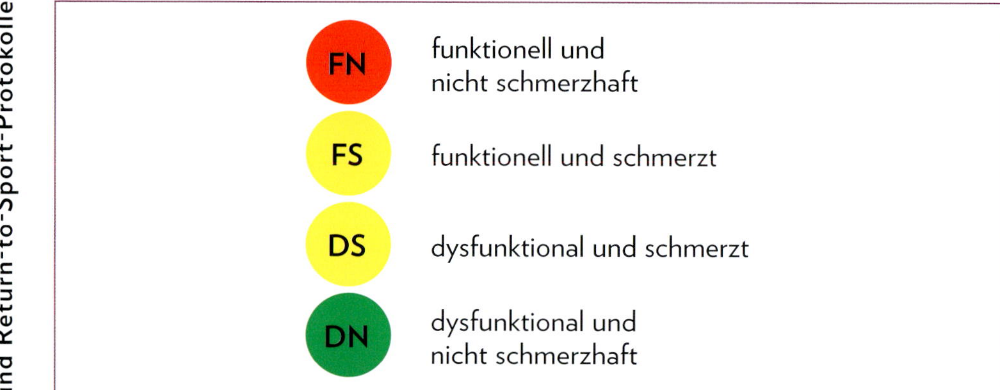

Abbildung 85: Die Bewertung eines Bewegungsmusters nach den Kriterien „Funktion" und „Schmerz" führt den Untersucher durch das Assessment. Zuerst werden Muster weiter untersucht, die eine Dysfunktion aufweisen und nicht schmerzhaft sind.

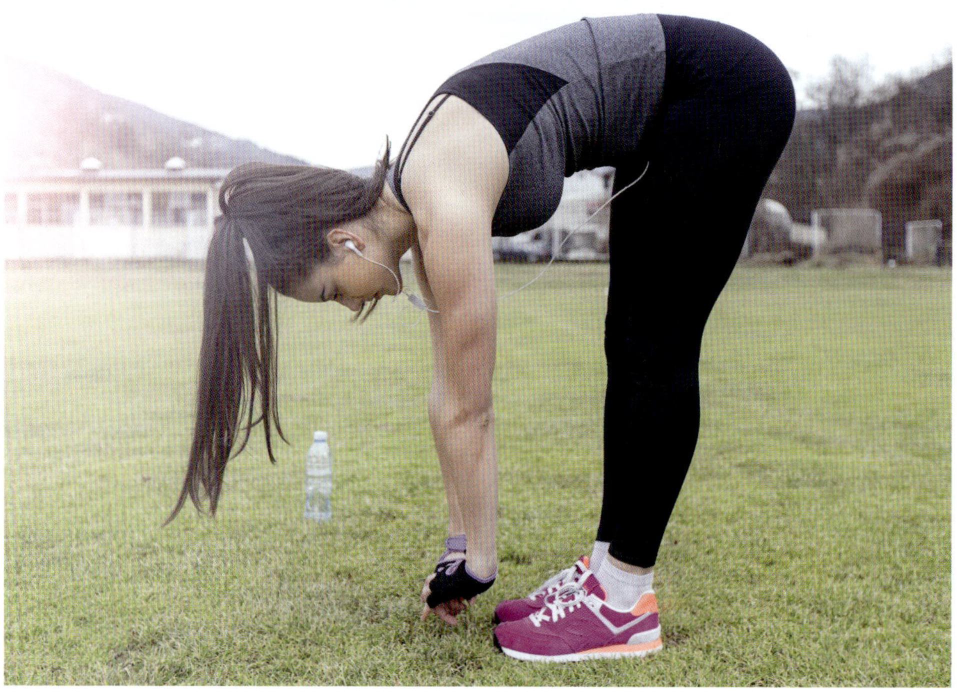

Abbildung 86: Nicht immer klappt der Finger-Boden-Abstand so gut wie bei dieser Sportlerin. Ein defizitärer Finger-Boden-Abstand kann eine oder mehrere Ursachen haben: Verkürzungen der Muskulatur, Verklebungen der Faszien, eine eingeschränkte Mobilität des Hüftgelenks oder der Lendenwirbelsäule, eine defizitäre neuromuskuläre Ansteuerung et cetera. Entscheidend ist die strukturierte Analyse.

Die Beurteilung der Bewegungsmuster erfolgt nach zwei Kriterien: Schmerz und Funktion. Dieses Konzept basiert auf den Überlegungen des Orthopäden James Cyriax (1904–1985). Es ergeben sich also vier mögliche Befunde für jedes der sieben Bewegungsmuster.

1. Ein Bewegungsmuster ist funktionell und schmerzfrei – das entspricht dem Normalbefund
2. Ein Bewegungsmuster ist funktionell und schmerzt
3. Ein Bewegungsmuster ist dysfunktional und schmerzt
4. Ein Bewegungsmuster ist dysfunktional und schmerzfrei – hier setzt die funktionelle Diagnostik an!

Findet sich bei einem oder mehreren der „Top-Tier"-Bewegungsmuster die Kombination „dysfunktional und schmerzfrei", so wird dieses Muster weiter untersucht. Diese Differenzialdiagnose erfolgt in einem „Breakout", einem Untersuchungspfad, der logischen Prinzipien folgt:

1. Grenze die untersuchte Region ein.
2. Verändere die Position des Körpers und reduziere die Schwerkraft.
3. Teste die aktive und passive Mobilität.

Jede Untersuchung führt über eine „Wenn-dann"-Entscheidung zur nächsten Untersuchung der gleichen oder einer anderen Körperregion. Es gibt aber auch Warnhinweise, wenn der begründete Verdacht besteht, dass eine nicht funktionelle Ursache vorliegt. Das kann beispielsweise eine Entzündung oder eine strukturelle Ursache sein, die einer weiteren ärztlichen Abklärung bedarf. Ansonsten steht am Ende des Breakouts eine funktionelle Diagnose, die der Untersucher dann im Rahmen seiner Fachkompetenz behandeln kann.

Beispiel

Ein Sportler erreicht bei der multisegmentalen Flexion der Wirbelsäule mit seinen Fingerspitzen nicht den Boden, verspürt jedoch dabei keine Schmerzen. Damit ist dieses Bewegungsmuster „DN" – **d**ysfunktional + **n**icht schmerzhaft. Dieser Test ist als „Finger-Boden-Abstand" auch Bestandteil einer normalen orthopädischen Untersuchung. Ursachen für eine Dysfunktion können muskulär bedingt sein. Hier kann man weiter unterscheiden zwischen einer einerseits eingeschränkten Beweglichkeit der Oberschenkelrückseite und andererseits einer nicht ausreichenden Aktivierung der Hüft- oder Rumpfmuskulatur. Weiterhin können gelenkseitig ein ein- oder beidseitiges Problem des Hüftgelenks oder eine Einschränkung im Bereich der Wirbelsäule vorliegen.

Der erste Schritt des Breakouts ist der einbeinige Finger-Boden-Abstand. So kann der Untersucher feststellen, ob nur eine Seite für die Einschränkung verantwortlich ist.

Logik 1

Bleibt die Bewegungseinschränkung auch jeweils einseitig bestehen, wird die Untersuchung im Sitzen mit dem „Sit and Reach"-Test durchgeführt. Hier werden die Wirkung der Schwerkraft reduziert und der Bewegungsablauf vereinfacht.

Logik 2

Ist die Bewegung weiterhin eingeschränkt, so wird die aktive und passive Mobilität der Oberschenkelrückseite getestet.

Logik 3

Anschließend wird durch weitere Tests geprüft, ob die Ursache der eingeschränkten Mobilität in den Knie- oder Hüftgelenken oder im Bereich der Lendenwirbelsäule liegt. Am Ende des Breakouts steht dann die Diagnose.

Das SFMA-Behandlungskonzept

„Erst die Diagnose – dann die Therapie". Das SFMA-Konzept umfasst ergänzend zu der diagnostischen Komponente auch ein Behandlungskonzept. Dieses basiert auf einer Logik in der Reihenfolge der notwendigen Maßnahmen und einer Logik der Trainingsgestaltung. Die „3-R-Regel" gibt die Reihenfolge der notwendigen Maßnahmen vor und die „4×4-Matrix" unterstützt den Therapeuten bei der Auswahl der geeigneten Trainingsübungen.

„3-R-Regel": Re-Set, Re-Enforce, Re-Load

Diese Regel beschreibt die drei Behandlungsphasen, die jeder Patient durchläuft. Entscheidend für den Erfolg ist die Einhaltung der Reihenfolge. Ein Abkürzen der Therapie mit einem Re-Enforce oder Re-Load wird nicht zu einem nachhaltigen Erfolg führen. Man zieht sich für gewöhnlich auch erst die Hose und dann die Schuhe an.

Re-Set: passive Korrektur

Liegt die Ursache der Beschwerden in einer eingeschränkten oder überschießenden Mobilität, so wird diese zuerst durch therapeutische Maßnahmen verbessert. Mit der Mobilität verbessert der Therapeut gleichzeitig auch die Eigenwahrnehmung (Propriozeption) dieser Region. Typische Behandlungsmethoden zur Steigerung der Mobilität umfassen unter anderem Mobilisation, Manipulation, chirotherapeutische und osteopathische Maßnahmen, Triggerpunkt-Therapie, myofasziale Techniken, Flossing, Dry Needling, Akupunktur, Muskelenergietechniken, Stretching, et cetera. Bei Instabilität eines Gelenks als Ursache für die Beschwerden kann ein Re-Set auch eine operative Stabilisierung notwendig machen. Typische Beispiele sind eine chronische Instabilität der Bänder am Sprung- oder Kniegelenk. Es gibt meiner Ansicht nach kein „besser" oder „schlechter", sondern nur ein „hilft" oder „hilft nicht". Wer heilt, hat Recht!

Korrigiere die eigentliche Ursache der Beschwerden!

Fallbeispiel

Ein Patient stellt sich mit einem schmerzhaften Tennis-Ellenbogen (Epikondylitis humeri radialis) vor. Der SFMA führt zu einer nicht-schmerzhaften Dysfunktion der Brustwirbelsäule (BWS) und zu einer Hypomobilität im Schultergelenk (glenohumeral und skapulothorakal). Der Therapeut mobilisiert die BWS und das Schultergelenk, behandelt zugehörige schmerzhafte Triggerpunkte und setzt Flossing am Ellenbogengelenk ein.

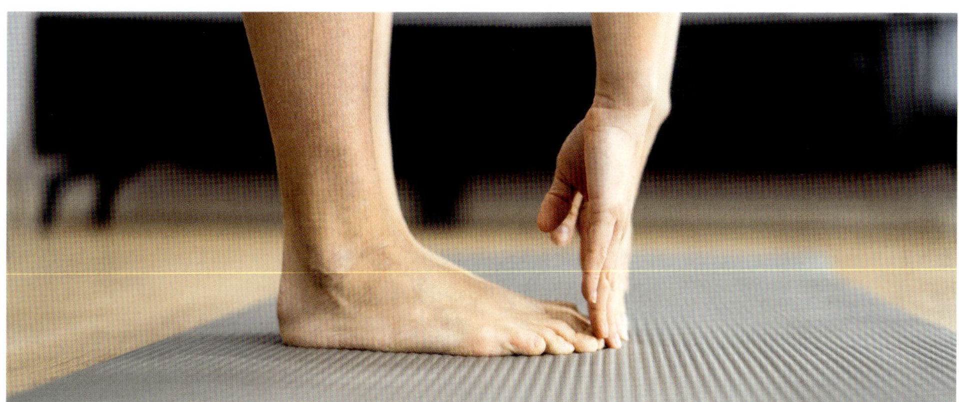

Abbildung 87: Die Top Tiers beginnen immer im Stand. Beispiel: Multisegmentale Flexion der Wirbelsäule („Finger-Boden-Abstand“).

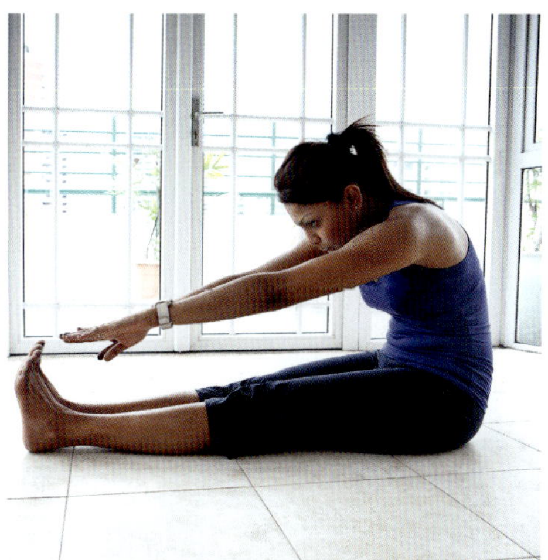

Abbildung 88: Im Rahmen der Breakouts werden komplexe Bewegungsmuster schrittweise im Detail untersucht. Beispiel: Bei der Flexion im Sitzen („Sit & Reach“) wird im Vergleich zum Stand die Wirkung der Schwerkraft reduziert.

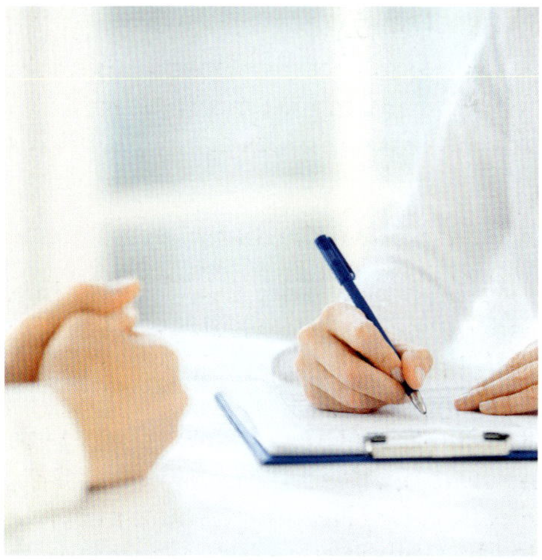

Abbildung 89: Die funktionelle Diagnose als Resultat des SFMA ist die Voraussetzung für eine gezielte Bewegungstherapie.

Re-Enforce: unterstützende Maßnahmen

In einem zweiten Schritt fordert der Therapeut die Verbesserung durch unterstützende Maßnahmen. Diese können sehr vielfältig sein und umfassen Orthesen/Bandagen, eine Entlastung, Taping, Atemübungen, Biofeedback, Beratung zu einer Optimierung des Arbeitsplatzes und des Lebensstils. Eine schlechte Haltung und ein negatives Bewegungsmuster sollen so vermieden und ungünstige Angewohnheiten optimiert werden. Das „Weglassen" ist häufig genauso wichtig wie das Unterstützen.

Fallbeispiel 1

Ein Tennisspieler mit subakromialem Impingement der Schulter und einer eingeschränkten Mobilität der Brustwirbelsäule sollte im Rahmen einer Therapie zuerst einmal auf das Tennisspielen verzichten.

Fallbeispiel 2

Ein Fußballspieler knickt mit seinem Sprunggelenk um und zerrt sich seine Außenbänder. Nach der Behandlung (Re-Set) erhält er eine stabilisierende Orthese (Re-Enforce durch Stabilisierung) und zwei Unterarmgehstützen zur Entlastung (Re-Enforce durch Belastungsvermeidung).

Lass weg, was schädigt und verstärke, was hilft!

Re-Load – aktive Korrektur

Die dritte Stufe beinhaltet korrigierende Übungen, die aus der SFMA-Diagnostik abgeleitet werden. Nicht-schmerzhafte dysfunktionale (DN) Muster werden zuerst adressiert.

Fallbeispiel

Bei beiden zuvor beschriebenen Patienten besteht ein Mobilitätsdefizit der BWS. Die Patienten werden angeleitet, die Krokodilsatmung (siehe Übungskapitel) in Bauchlage für drei Minuten durchzuführen, mit dem Ziel, die Atmung zu synchronisieren. Unmittelbar im Anschluss wird die BWS im Vierfüßlerstand aktiv mobilisiert. Zur aktiven Stabilisierung des Schulterblatts erhalten die Sportler noch eine Kräftigungsübung.

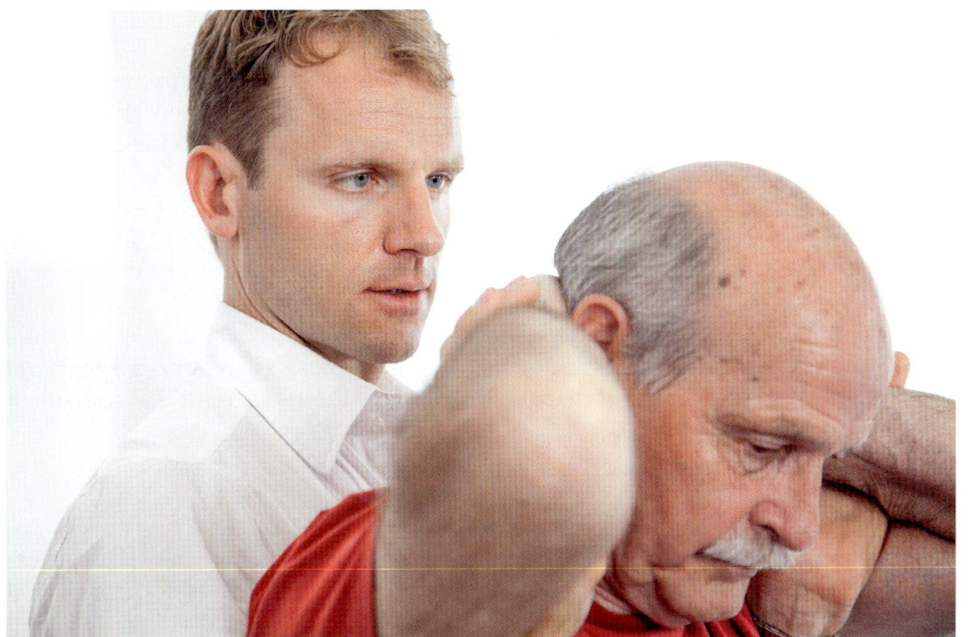

Abbildung 90: Chirotherapeutische Techniken sind extrem erfolgreich bei funktionellen Beschwerdebildern der Wirbelsäule und der Extremitäten. Sanfte Techniken führen auch ohne ein lautes „Knacken" zu einer Linderung der Beschwerden. Sinnvollerweise kombiniert man eine solche Behandlung mit Maßnahmen, die die Muskulatur entspannen.

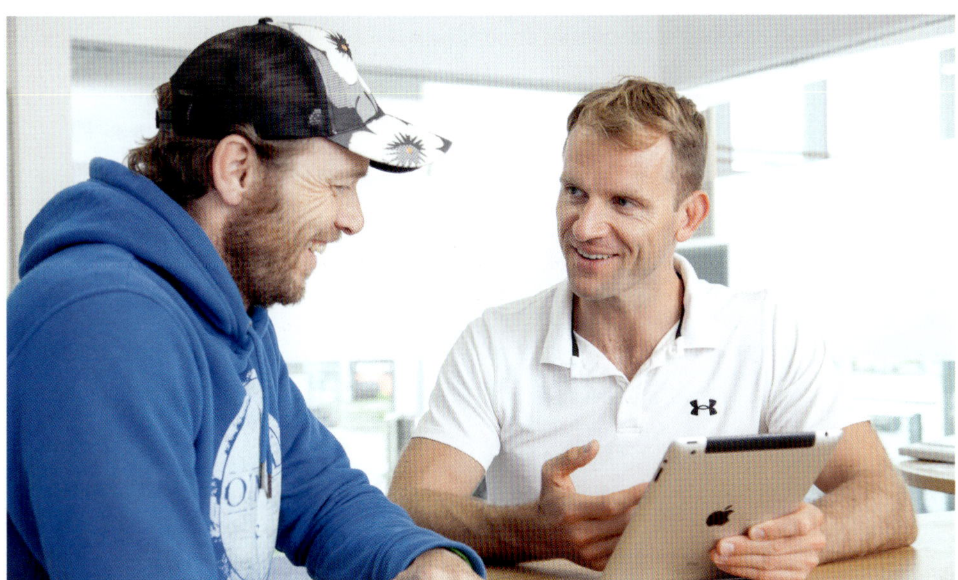

Abbildung 91: Das Verständnis des Sportlers ist entscheidend für einen langfristigen Erfolg. Deshalb ist eine verständliche Erläuterung durch den Therapeuten ein ganz wesentlicher Baustein der Therapie.

Behandlungsbeispiel 3-Re-Regel

Eine Patientin stellt sich mit Nackenschmerzen ohne neurologische Symptome vor. Ein Unfall ist auszuschließen. Sie arbeitet im Büro am PC. Zwei Stunden pro Woche nimmt die Patientin an Group-Fitness-Kursen teil. Keine relevanten Nebenerkrankungen.

Diagnostik

Die körperliche Untersuchung führt zu der Diagnose einer Blockierung des cervicothorakalen Übergangs mit schmerzhaften Triggerpunkten in der Hals-/Nackenmuskulatur und einer relativen Schwäche der Rückenmuskulatur im Bereich der Brustwirbelsäule. Die funktionelle Untersuchung zeigt zusätzlich eine schmerzfrei verminderte Mobilität der Brustwirbelsäule. Eine MRT-Aufnahme der HWS schließt ein strukturelles Problem aus.

Therapie

Re-Set: Mit verschiedenen myofaszialen und Triggerpunkt-Techniken wird die Muskulatur gelockert, anschließend werden Hals- und Brustwirbelsäule mobilisiert und manipuliert. Eine freie Beweglichkeit der Wirbelsäule wird wiederhergestellt und funktionell kontrolliert.

Re-Enforce: Der Therapeut legt ein Kinesiotape an, um den gesteigerten Tonus der Nackenmuskulatur zu senken und die Spannung der paravertebralen Muskulatur zu erhöhen. Der Patientin wird aufgrund ihrer Angaben empfohlen, ein spezielles Schlafkissen zu nutzen, ihren Arbeitsplatz (Tischhöhe, Monitorposition, et cetera) zu überprüfen und an ihre Bedürfnisse anzupassen.

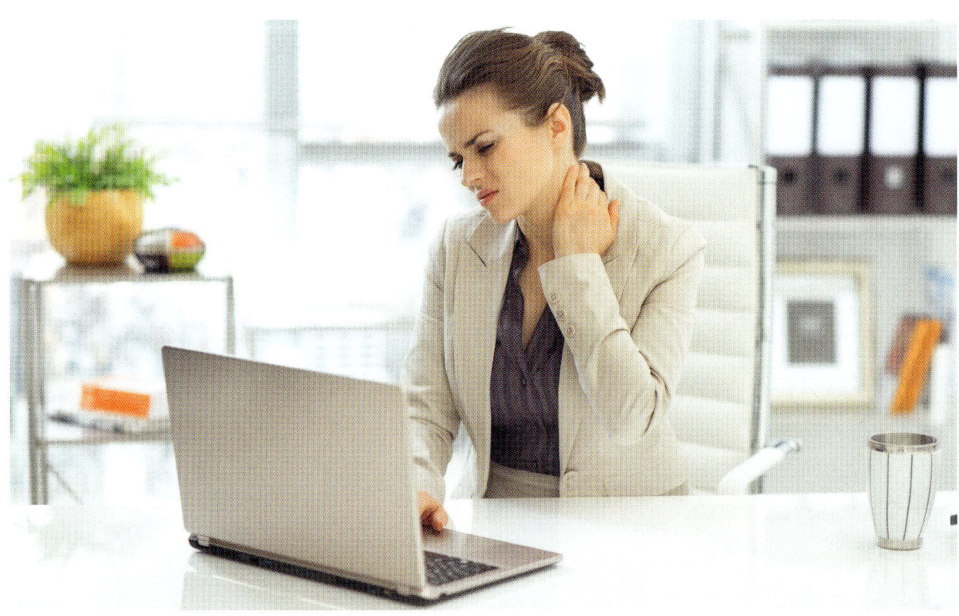

Re-Load: Die Patientin erhält korrigierende Übungen zur Steigerung der Mobilität in der Brustwirbelsäule und zur Steigerung der Stabilität in der Halswirbelsäule. Sie wird aufgefordert, diese Hausaufgaben täglich selbstständig und zweimal pro Woche mit einem Therapeuten durchzuführen.

4×4-Matrix – Die richtige Dosierung der Belastung

Die 4×4-Matrix beschreibt vier Positionen und vier Belastungsformen. Jede Übungsform kann sich durch eine Positionsveränderung oder eine Veränderung der Belastungsformen steigern lassen. Mit dieser Matrix ist eine kontinuierliche Progression der korrigierenden Übungen möglich. Bei den Ausgangspositionen für die Übung erfolgt eine Progression über einen Wechsel aus dem Liegen (1) über den Vierfüßlerstand (2), den Kniestand (3) hin zum Stand (4). Die Anforderung nimmt durch die Schwerkraft mit jeder Stufe zu und die Stabilität nimmt ab, da die Auflagefläche des Körpers geringer wird.

Zuerst werden Übungen ohne zusätzlichen Widerstand mit Unterstützung des Bewegungsmusters (1), dann ohne (2) durchgeführt. Als nächstes wird ein externer Widerstand mit (3), dann ohne Unterstützung (4) eingesetzt.

Das Training beginnt mit der Kombination aus Ausgangsposition und Widerstand, die der Athlet technisch sauber und ohne Schmerzen ausführen kann. Progressiv wird der Widerstand in dieser Position erhöht, bis ein Wechsel in eine anspruchsvollere Position erfolgt.

Merke

Teste – Therapiere – Teste!

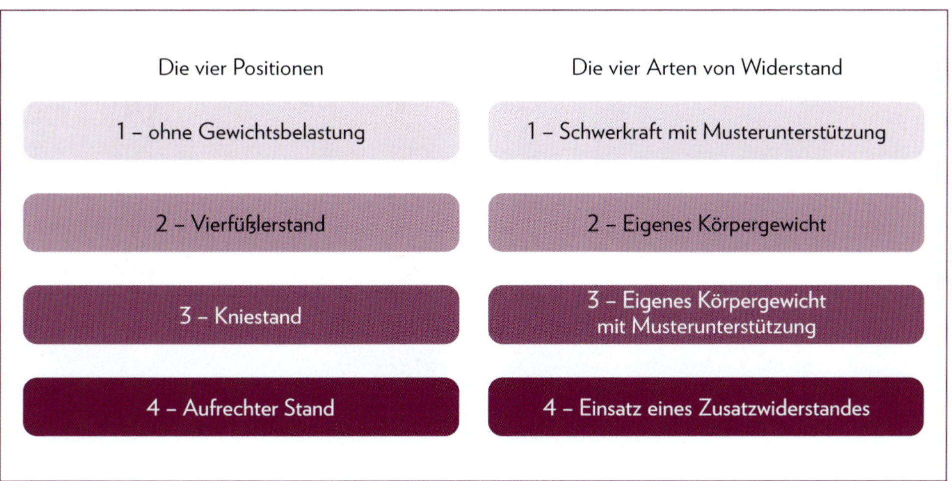

Abbildung 92: Die vier Positionen und vier Arten der 4×4 Matrix.

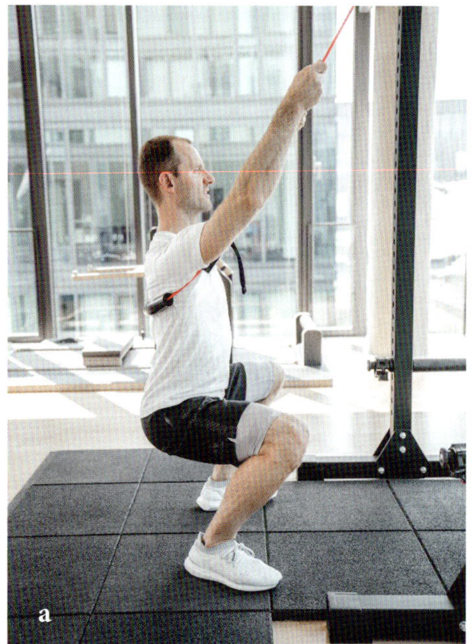

Abbildung 93 a: Aufrechter Stand mit Musterunterstützung. 4–1.

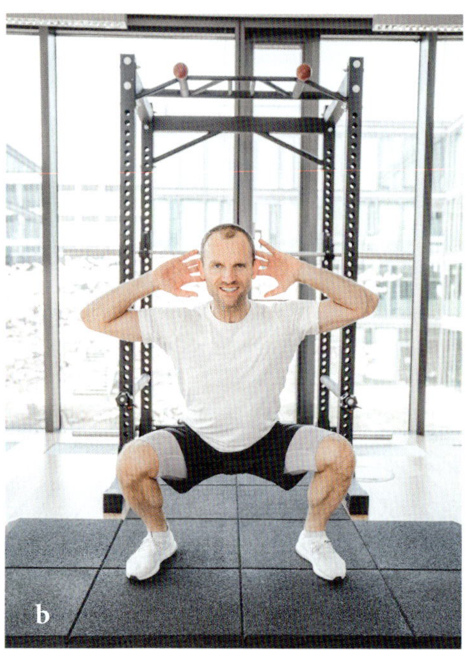

Abbildung 93 b: Aufrechter Stand gegen die Schwerkraft mit eigenem Körpergewicht. 4–2.

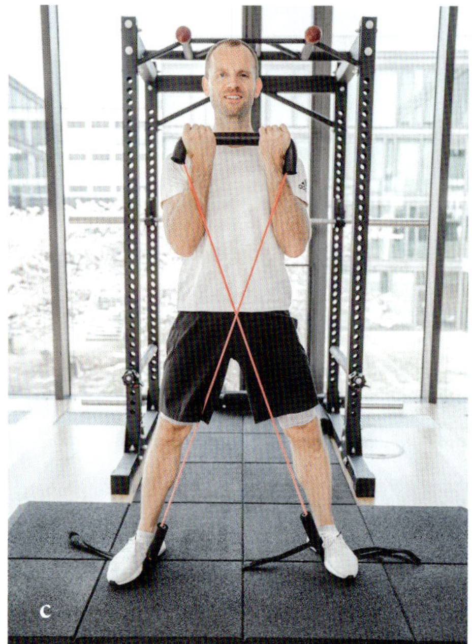

Abbildung 93 c: Aufrechter Stand gegen die Schwerkraft mit Musterunterstützung. 4–3.

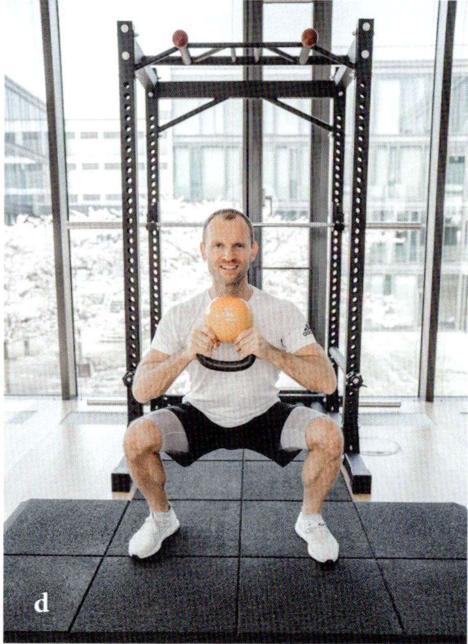

Abbildung 93 d: Aufrechter Stand mit Zusatzgewicht. 4–4.

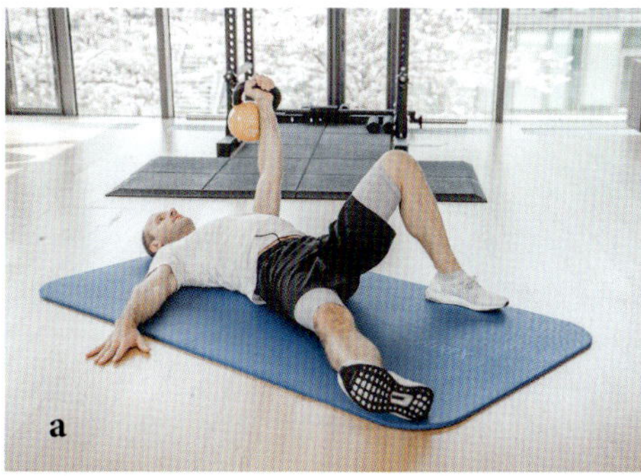

Abbildung 94 a: Get up mit Zusatzgewicht in Rückenlage. 1–4.

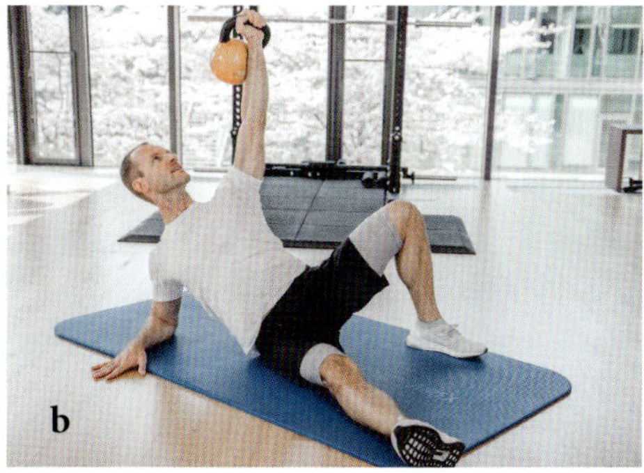

Abbildung 94 b: Get up mit Zusatzgewicht. Übergangsposition.

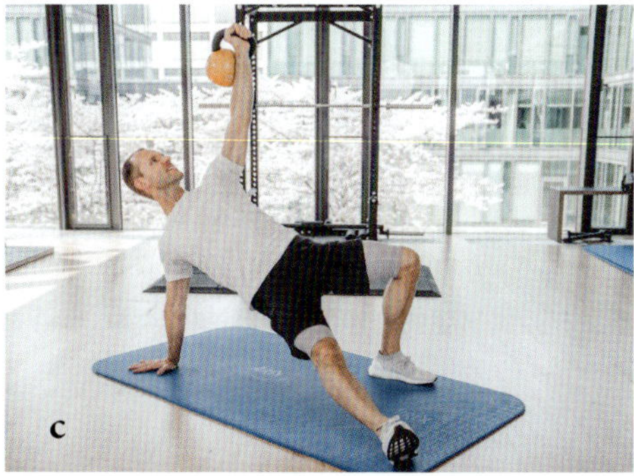

Abbildung 94 c: Get up mit Zusatzgewicht. Übergangsposition.

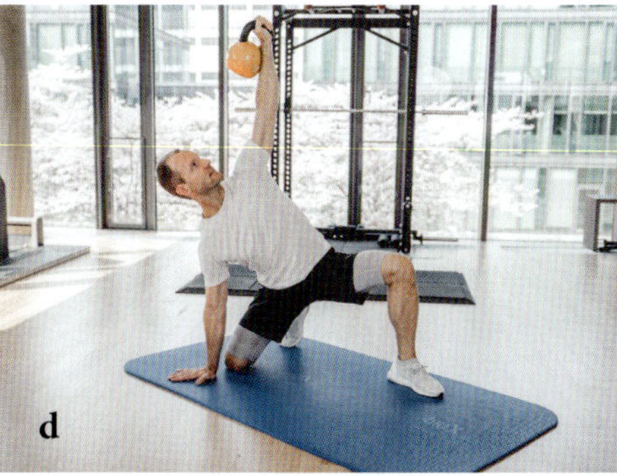

Abbildung 94 d: Get up mit Zusatzgewicht im Kniestand. 3–4.

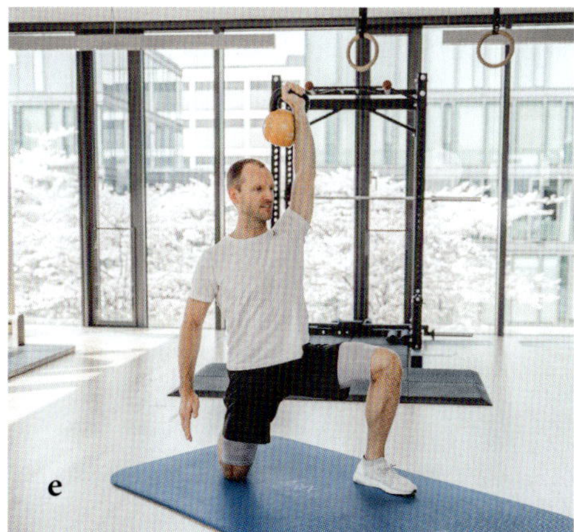

Abbildung 94 e: Der Get up ist ein gutes Beispiel für einen komplexen Bewegungsablauf bei dem alle vier Positionen durchlaufen werden (1–4). Der Widerstand bleibt in allen Positionen gleich (4).

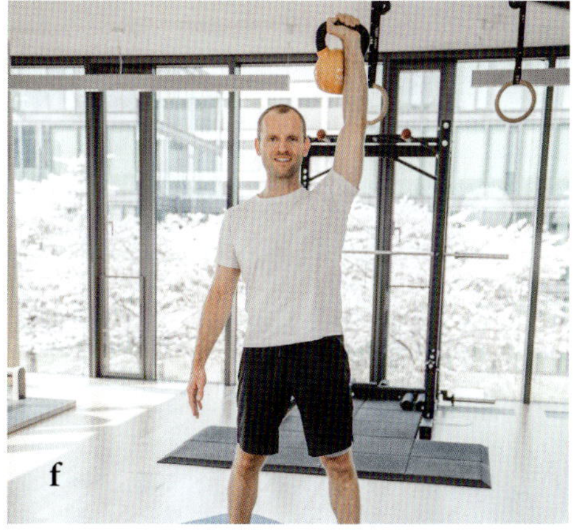

Abbildung 94 f: Get up mit Zusatzgewicht. 4–4.

4.5 Y-BALANCE-TEST

Warum sollte ich als Trainer oder Therapeut den Y-Balance-Test (YBT) kennen? Der Y-Balance-Test ist ein einfacher und praktikabler Test zur Überprüfung von Mobilität, sowie statischer und dynamischer Stabilität der vier Extremitäten im Grenzbereich. Während der FMS die Bewegungsmuster einzeln überprüft, kombiniert der YBT die verschiedenen Muster. Der YBT liefert für jede Extremität einen in Zentimeter messbaren Wert. Mit diesen Angaben kann der Untersucher einen Sportler im Verlauf seines Trainings wiederholt testen und objektivieren, ob die durchgeführten Maßnahmen erfolgreich waren. Das Gleiche gilt für therapeutische Maßnahmen. Neben der Feststellung einer Verbesserung im Allgemeinen kann der Untersucher auch eine Aussage darüber treffen, ob sich eine Asymmetrie ausgeglichen hat.

Hat sich ein Wert umgekehrt verschlechtert, ist die Aussage zulässig, dass etwas in der Summe nicht stimmt. Der Y-Balance-Test liefert aber keine Diagnose! Ich vergleiche ihn mit einem Fieberthermometer, das mir mit einer erhöhten Temperatur auch nur sagt, dass etwas nicht stimmt, nicht jedoch was die eigentliche Ursache ist. Die genaue Abklärung funktioneller Defizite erfolgt mit den oben erläuterten Screenings und Assessment-Methoden.

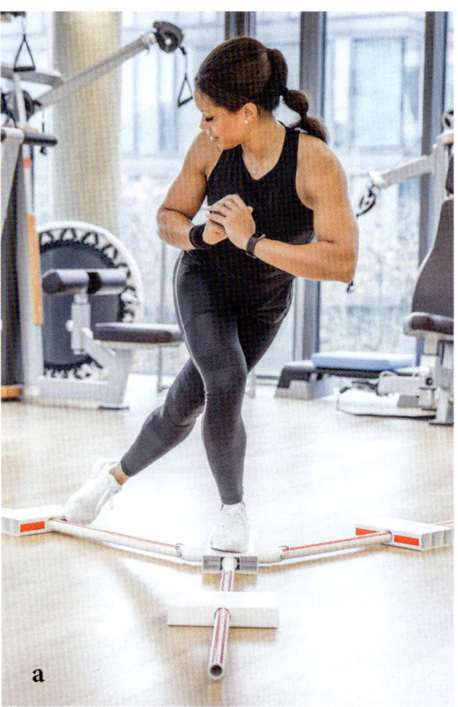

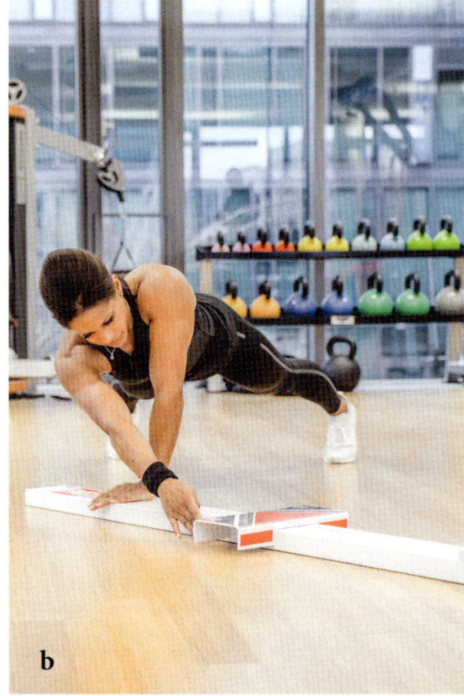

Abbildung 95 a und b: Beispiel eines 4-Balance-Tests (links medial, rechts postero-lateral). Die getestete Seite ist immer das Standbein und der Haltearm.

Der YBT basiert auf dem 1995 von Gary Gray entwickelten Star Exkursion Balance-Test. Bei diesem Test steht der Sportler auf einem Bein und testet das Bewegungsausmaß des Spielbeins in die zwölf Richtungen der Uhr. Untersuchungen haben gezeigt, dass bereits drei Richtungen ebenso gute Ergebnisse liefern, bei deutlich kürzerer Untersuchungsdauer. Die drei Richtungen sind postero-medial, anterior und postero-lateral. Zeichnet man diese drei Linien ein, ergibt sich ein auf dem Kopf stehendes Y – woher der Name des Tests stammt.

Neben den beiden Beinen – den beiden unteren Quadranten – können auch die Arme getestet werden. Dann spricht man von den beiden oberen Quadranten.

Testdurchführung untere Extremität

Der Sportler steht ohne Schuhe an der roten Markierungslinie der Standfläche. Von hier aus schiebt er mit dem freien Bein die Markierung zuerst nach postero-medial, dann nach anterior und dann nach postero-lateral.

Jedes Bein wird im Wechsel sechsmal getestet, der beste Wert wird notiert. Untersuchungen haben ergeben, dass innerhalb der ersten sechs Versuche eine deutliche Lernkurve erfolgt, die anschließend ein Plateau erreicht. Der Test der Beine im Wechsel dient dazu, eine Verfälschung der Ergebnisse aufgrund von Ermüdung zu vermeiden. Voraussetzung, dass ein Versuch gewertet werden kann: Der Sportler hält zu jedem Zeitpunkt das Gleichgewicht im Einbeinstand, ohne von der Standplattform zu fallen oder das Spielbein abzusetzen. Das Spielbein behält bei der Bewegung bis zum Endpunkt jederzeit Kontakt mit der Markierungsbox und stößt diese nicht mit Schwung weiter vor. Es wird kein Gewicht des Spielbeins auf die Markierungsbox gelegt. Das Spielbein wird abschließend wieder auf Höhe des Standbeins zurückgeführt.

Testdurchführung obere Extremität

Eine Hand wird auf der Standbox mit der lateralen Handkante an der Markierungslinie aufgesetzt. Die Beine befinden sich in einer Liegestütz-Position schulterbreit auseinander, die Schultern sind unmittelbar über den Händen. Die freie Hand schiebt die Markierungsbox in die drei Richtungen medial, superior-lateral und inferior-lateral. Die Kriterien für die Wertung gleichen denen der unteren Extremität.

Interpretation des Y-Balance-Tests

Die wichtigsten Aussagen aus einem YBT beziehen sich auf das relative Verletzungsrisiko des Sportlers und die Erfolgskontrolle einer Trainings- oder Therapiemaßnahme. Getestet werden Kraft, Beweglichkeit, neuromuskuläre Kontrolle, Core-Stabilität und Bewegungsausmaß der einzelnen Quadranten, die in der Summe ihres Zusammenspiels messbar sind. In der Zusammenschau der Ergebnisse erhält der Untersucher einen guten Gesamteindruck der Mobilität und Stabilität des Sportlers und eine Baseline für den Erfolg weiterer therapeutischer Maßnahmen. Die Aufteilung in Quadranten ermöglicht es, Ober- und Unterkörper sowie linke und rechte Seite getrennt voneinander zu überprüfen.

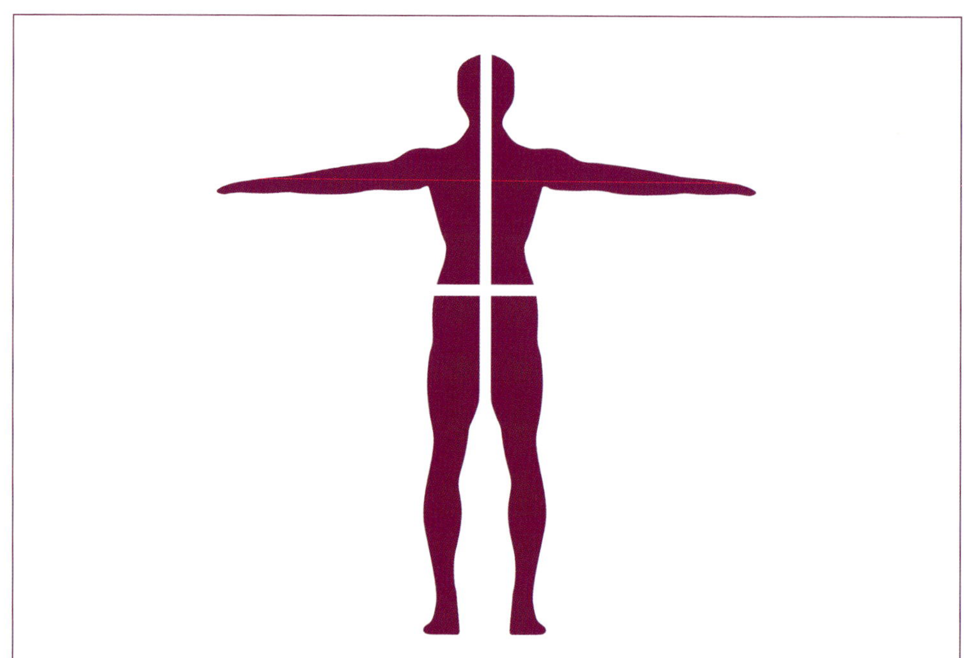

Abbildung 96: Für den YBT wird der Körper in vier Quadranten eingeteilt. Jeder Test des YBT beinhaltet auch den Core-Bereich.

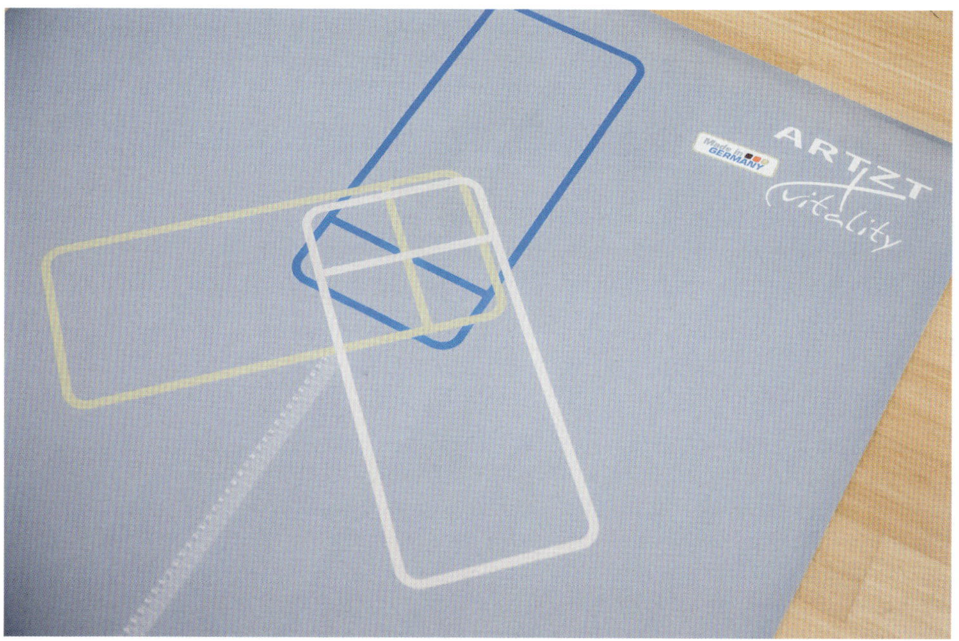

Abbildung 97: Die „Easy Balance Test“-Matte ist eine günstige und einfach zu transportierende Variante. Sie wird auch beim Masterkurs Return-to-Sport eingesetzt.

Studien belegen, dass es keinen Einfluss auf das Ergebnis des YBT hat, ob der Sportler Links- oder Rechtshänder ist. Die Testergebnisse einer Untersuchung lassen sich sehr gut reproduzieren und sind auch bei Messung durch unterschiedliche Untersucher konstant. Der Test besitzt also eine hohe Reliabilität und Objektivität. Eine Symmetrie zwischen linker und rechter Körperseite mit einer Toleranz von 10 % ist der Normalzustand. Diese Toleranz wird mit dem YBT messbar.

1. Einschätzung des Verletzungsrisikos des einzelnen Sportlers: Mithilfe des Y-Balance-Tests ist eine Einschätzung des relativen Verletzungsrisikos eines aktiven Sportlers möglich. Mehrere prospektive Untersuchungen an College-Sportlern ergaben, dass eine Seitendifferenz des linken und rechten Beins von 4 cm in der anterioren Bewegungsrichtung mit einem 2,5-fach erhöhten Verletzungsrisiko einhergeht. Bei den Richtungen postero-medial und postero-lateral wird eine Seitendifferenz von mehr als 6 cm als kritisch angesehen. Die Mindestbeweglichkeit nach anterior wird mit der doppelten Fußlänge des Sportlers angesetzt. Beträgt diese beispielsweise 30 cm, so sollte er bei der Ausführung nach anterior mindestens 60 cm erreichen und die Differenz zwischen linkem und rechtem Bein sollte weniger als 4 cm betragen.
2. Vergleich zwischen Sportlern: Um verschiedene Sportler in einem Team oder einer Sportart relativ zueinander vergleichen zu können, kann man einen Composite Score bestimmen, der aus den erreichten Messwerten und der Beinlänge gebildet wird. Dadurch wird die insgesamt erreichte Strecke in Relation zur Körpergröße des Sportlers gesetzt.

Ausrüstung

Es existiert ein originales Test-Kit von Functional Movement System. Eine kostengünstige Alternative hierzu stellen ein Maßband und eine Rolle Tape dar: Das Tape wird so auf den Boden geklebt, dass die Y-Form entsteht. Eine zweite Person markiert die Fußposition auf dem Tape und misst anschließend die Längen aus.

4.6 „HIGHTECH"-ANALYSEN

Neben den in den vorherigen drei Abschnitten beschriebenen „Lowtech"-Screening-Methoden gibt es auch eine Vielzahl an „Hightech"-Messtechnik und -Analysen. Ich lege den Fokus hier bewusst auf ein einfaches und effektives Testprotokoll, das sich im Hinblick auf die notwendige Zeit und Ausstattung beinahe überall anwenden lässt. Spezielle Messverfahren sind eine wichtige Bereicherung für Trainer und Sportmediziner bei der Klärung sportartspezifischer Fragestellungen. Diese Informationen und die daraus abgeleiteten Maßnahmen können einen ganz entscheidenden Einfluss auf die Leistungsfähigkeit der Spitzensportler nehmen. Entscheidend ist es, bei allen Protokollen die Schwierigkeit schrittweise zu steigern, da im Grenzbereich der Leistungsfähigkeit – etwa bei Sprüngen – das Verletzungsrisiko steigt. *Primum nihil nocere* – Zuerst einmal nicht schaden. Diese alte medizinische Regel gilt auch für ein Return-to-Sport-Protokoll.

Im Vorwort dieser 3. Auflage habe ich schon auf die rasanten Entwicklungen der letzten Jahre hingewiesen. Verbesserte Kameras, Software und Sensoren ermöglichen automatisierte Messungen und die Anwendung erprobter Algorithmen in den Bereichen Training und Diagnostik. Zusammen mit der Firma movement concepts habe ich mein Testprotokoll für die untere Extremität auf ihren Skill-Court übertragen. Der Skill-Court verbindet Herz-Kreislauf- mit Muskel- und Gehirntraining. Spielerische Elemente und die Möglichkeit, gegeneinander anzutreten, sorgen für kontinuierliche Motivation. Testen und Trainieren gehen so ineinander über. Besonders hilfreich für ein präventives und leistungssteigerndes Training sind die Möglichkeiten eines visuellen Trainings in Verbindung mit Bewegung. Es gibt zusätzlich die Möglichkeit, bestimmte Aufgaben auch mit einem Sportgerät, zum Beispiel einem Ball, zu absolvieren.

Zusätzliche Testbatterien für spezielle Fragestellungen und sportartspezifische Untersuchungen:

- Speed-Court-Anlagen für eine Sprint- und Reaktionsmessung
- Isokinetische und isometrische Kraftmessungen
- 3D-Bewegungs- und 3D-Laufanalysen
- Sprunganalysen

Eingesetzt werden für diese Messungen:

- Kraftmessplatten
- Infrarot- und Hochgeschwindigkeitskameras
- Elektromyografie
- Sensoren in Kleidung und Sportgeräten
- Biofeedback
- Biomarker
- u. v. m.

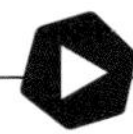

Zum Training im SkillCourt

Der SkillCourt macht Bewegungen laserbasiert über einen Bildschirm sichtbar. Der Patient kann so spielend wieder fit werden.

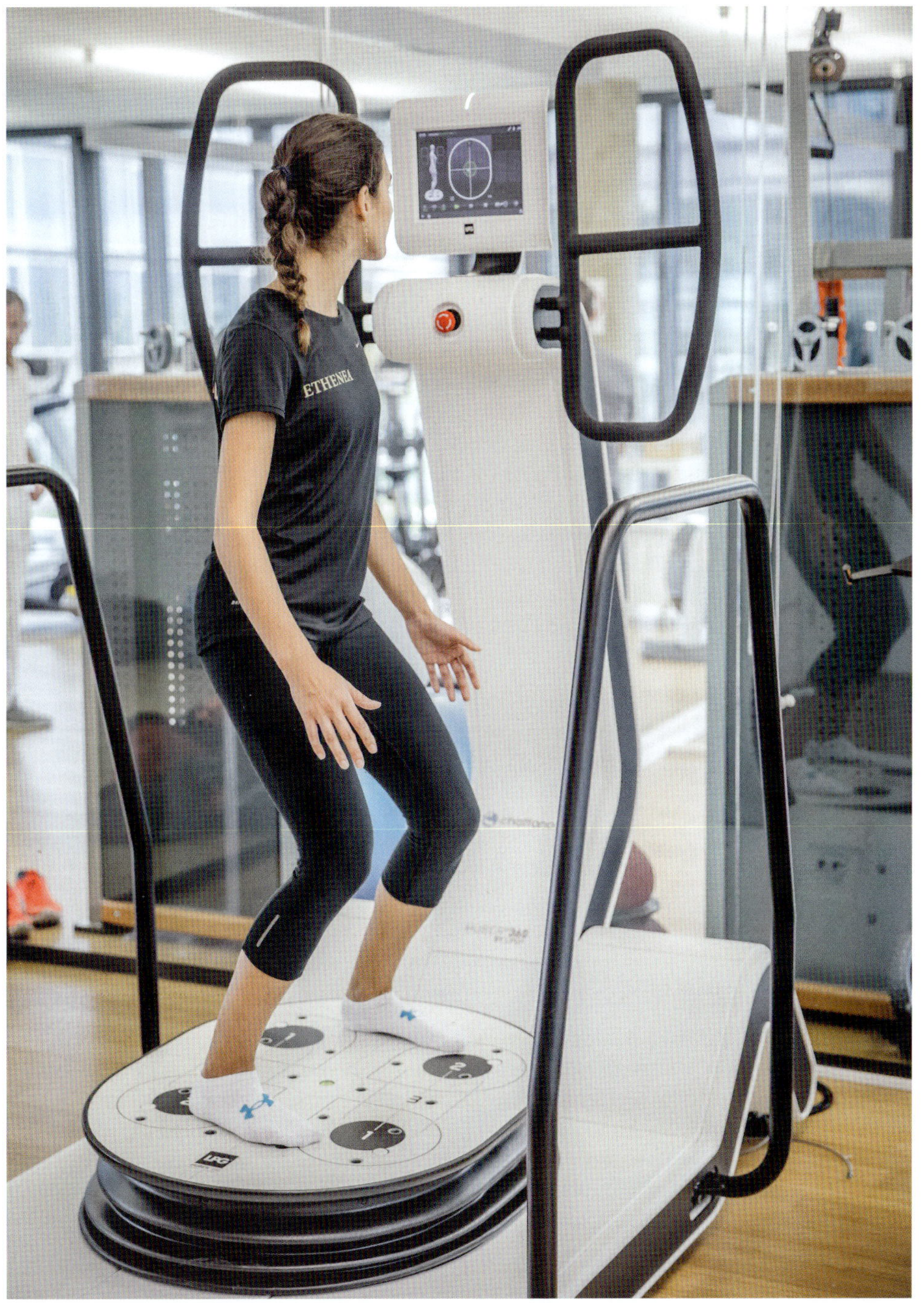

Abbildung 98: Eines unserer Standardgeräte ist der HUBER®360. Getestet und trainiert werden Flexibilität und Mobilität, dynamische Kräftigung, Gleichgewicht, Körperhaltung und Belastbarkeit

Wearables und Trainables

Zu den „Hightech"-Analysen gehören auch zunehmend Wearables und Trainables, die dem Sportler selbst, aber auch dem Trainer und Therapeuten, wertvolle Informationen liefern können. Ein wesentlicher Vorteil ist die Tragbarkeit der Sensoren – „Wearables" – und damit die Sammlung der relevanten Daten im Alltag und beim Sport. Im Bereich des Profisports helfen diese Sensoren, die Trainingsbelastung der Athleten zu erfassen. Daraus konnten gerade beim Profifußball schon sehr wertvolle statistische Korrelationen zwischen Belastungsvolumina/-intensitäten und Verletzungsraten gewonnen werden. Beim Alltagsathleten wie beim Profi können mit einfachen Mitteln Herzfrequenz, Herzfrequenzvariabilität, Schritte, Strecke, Tempo, Dauer und Höhe erfasst werden. Im Profibereich werden zunehmend auch mobile EMG der arbeitenden Muskulatur kabellos erfasst.

Zusätzlich zu den Trainingsdaten sind die Daten zur Regeneration des Sportlers entscheidend. Schlafdauer und -qualität, der Ruhepuls, das vegetative Nervensystem des Sportlers und sein Empfinden können heute mit technischen Hilfsmitteln einfach erfasst werden. Bei Belastung und Regenration sind vor allem die Daten der einzelnen Spieler entscheidend und weniger der Teamdurchschnitt. Nicht zuletzt kann auch das Sportgerät, zum Beispiel der Fußball, mit Sensoren ausgestattet sein und somit Daten liefern. Der Analyst dieser Daten ist im Profifußball und in anderen Sportarten ein wichtiges Teammitglied des Betreuerstabs.

Gerade vom Blickwinkel des „Return-to-Sport" sind intelligente Orthesen und Bandagen interessant, die die erreichten Winkelstellungen eines Gelenks erfassen und speichern. Der Therapeut kann auf diese Weise genau erkennen, wie mobil der Patient im Alltag ist, und seine Therapie und die Einstellung der Orthese daran anpassen.

Zusätzlich können Trainables unmittelbar ein Signal zur Korrektur geben. Eine bekannte Situation aus dem Alltag ist das Warnsignal, das ertönt, sobald man mit dem Auto fährt, ohne angeschnallt zu sein. Wissen die meisten Autofahrer, dass es sinnvoll und wichtig ist, sich anzuschnallen? Natürlich. Ist es wahrscheinlicher, dass sie es tun, wenn ein unangenehmes Geräusch ertönt, falls sie ohne Sicherheitsgurt fahren? Ich gehe sehr stark davon aus.

Wie oft haben wir als Kinder „Sitz gerade!" gehört. Hat es viel gebracht? Es darf bezweifelt werden, wenn man sich im Alltag umschaut. Für dieses Problem hat die Firma Upright einen Sensor zum Aufkleben auf den Rücken entwickelt, der bei zu starker Beugung oder Streckung vibriert. Somit wird der Träger unmittelbar aufgefordert, seine Haltung zu korrigieren. Das Tragen dieses Sensors für wenige Minuten am Tag konnte in verschiedenen Studien eine dauerhafte Verbesserung der Körperhaltung nachweisen. Trainables geben dem Träger ein unmittelbares Feedback und fordern zum Handeln auf.

Die Entwicklung der Wearables und Trainables wird in den kommenden Jahren mit Sicherheit weitere große Fortschritte machen. Eine ganz entscheidende Frage, die sich Sportler und Trainer bei der Vielzahl an Angeboten stellen sollten, lautet:

Wird die gewonnene Information aus diesem Test mein Training beeinflussen?

4.7 NEURO-SCREENING

Der Mensch orientiert sich im Raum mit drei Systemen. Das sind zum einen die verschiedenen peripheren Sensoren, zusammengefasst mit dem Begriff der Propriozeption, und zum anderen die Augen und das Gleichgewichtsorgan im Innenohr. Im Tierreich findet man viele weitere Sensoren wie den Ultraschall bei Fledermäusen oder die Orientierung über das Magnetfeld der Erde bei Vögeln. Zusammen versorgen die genannten menschlichen Systeme das Gehirn mit Informationen zur Umgebung. Eingehende Informationen werden als Afferenz bezeichnet, die Antwort des Gehirns als Efferenz. Je mehr Informationen das Gehirn erhält, desto besser kann es Entscheidungen treffen. Ganz basale Reflexe erfordern keinen Entscheidungsprozess des Gehirns, sie laufen automatisch ab. Ein allgemein bekanntes Beispiel ist der Patellarsehnenreflex, bei dem der Arzt mit einem Reflexhammer gegen die Patellarsehne klopft und unmittelbar der Quadrizeps angespannt wird. Dieser Reflex wird auf Ebene des Rückenmarks ausgelöst und dient dem Schutz des Muskels durch Anspannung bei plötzlicher Wahrnehmung einer Längenveränderung. Andere Reflexe erfordern ein ausgewogenes Zusammenspiel verschiedener Hirnabschnitte, insbesondere des Kleinhirns. Jeder Trainer und Therapeut sollte eine ungefähre Vorstellung davon haben, wie Bewegungen seitens des Gehirn gesteuert werden. Einfache Testverfahren wie der Einbeinstand sollten zum Repertoire jedes Bewegungsspezialisten gehören und sowohl präventiv, als auch im Rahmen eines Return-to-Sport-Protokolls getestet werden.

1. Augen

Im Trainingsalltag steht meistens die Überprüfung und ein Training der Propriozeption im Vordergrund. Jedoch gerade für Ballsportarten wie Tennis, Basketball oder Baseball spielt auch die Hand-Auge-Koordination eine wichtige Rolle. Für einen Läufer ist diese Fähigkeit von vergleichsweise geringerer Bedeutung. Diese Koordination lässt sich allgemein und sportartspezifisch sehr gut trainieren. In unserem sitzenden Alltag

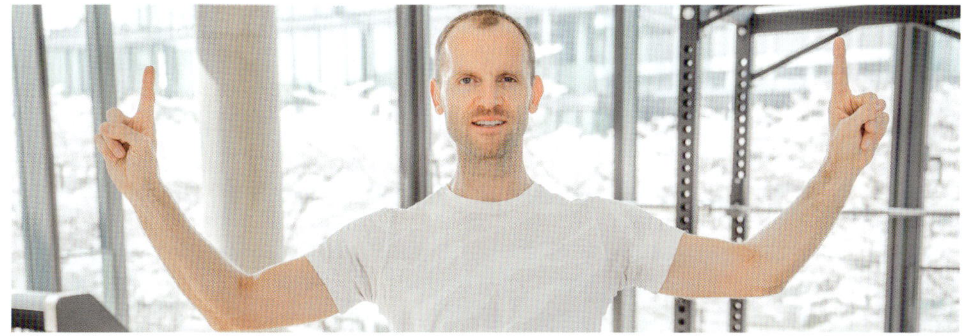

Abbildung 99: Schaue geradeaus auf einen Punkt direkt vor dir. Deine Hände befinden sich jeweils seitlich auf Augenhöhe außerhalb deines Sichtfeldes. Nun führe sie langsam nach vorne und registriere, ab wann du die beiden Finger siehst. Achte auch auf Seitendifferenzen links und rechts.

mit viel Bildschirmzeit sind schnelle und maximale Augenbewegungen selten erforderlich. Ohne Nutzung nimmt unsere Fähigkeit des peripheren Sehens ab. Sie schränkt sich auch zunehmend unter Stress und Ermüdung ein.

Bei mir selbst habe ich festgestellt, dass sich bei einer Fahrt auf komplett freier Autobahn bei zunehmendem Tempo mein peripheres Sehen und damit mein Sichtfeld einschränkt. Auch beim Sport können wir einen „Tunnelblick" bekommen. Wer hat sich nicht schon einmal beim Schauen eines wichtigen Fußballspiels am Fernseher gefragt, warum ein Spieler einen Gegenspieler nicht rechtzeitig gesehen hat oder nicht rechtzeitig zu einem Mitspieler gepasst hat? Es ist gut möglich, dass das periphere Sehen dieses Spielers zu diesem Zeitpunkt aufgrund von Stress und Ermüdung eingeschränkt war. Damit spielt die Funktion der Augen und deren Informationsverarbeitung auch eine wichtige Rolle bei Verletzungen, die ohne Gegnerkontakt auftreten.

Nehmen wir ein anderes Beispiel einen Manager, der nach einem Bürotag Tennis spielen geht. Idealerweise bereitet er seinen Körper vor, indem er die notwendigen Systeme „aufwärmt". Dazu gehören aber nicht nur sein Kreislauf und sein Bewegungsapparat, sondern im Optimalfall auch sein Nervensystem, insbesondere seine Augen und seine Koordination. Wie oft erfolgt das im Alltag?

Dreidimensionales Sehen

Wir nehmen unsere Umgebung mit beiden Augen und damit mit zwei Gesichtsfeldern wahr, sehen also biokulär. Das ist die Grundlage für unsere Tiefenwahrnehmung beim dreidimensionalen Sehen. Möchte ich zum Beispiel beim Basketball den Korb treffen und nicht nur in die richtige Richtung werfen, so ist eine gute dreidimensionale Wahrnehmung Voraussetzung dafür. Erst auf Basis der Bildinformationen können wir auch ein erfolgreiches Bewegungsprogramm durchführen. Wenn das Navigationssystem im Auto ungenaue Daten liefert, dann nimmt auch die Wahrscheinlichkeit ab, dass wir das Ziel auf dem schnellstmöglichen Weg erreichen.

Eines der beiden Augen ist meistens dominant. Welches das ist, kann man sehr einfach feststellen, indem man bei ausgestreckten Armen mit den Händen ein Dreieck bildet und ein Objekt mit beiden Augen fokussiert. Dann wird erst das eine und dann das andere Auge geschlossen. Bei dem dominanten Auge bleibt das Objekt zentral, bei dem anderen verschiebt es sich oder verschwindet aus dem Dreieck.

Visomotorik

Führen wir komplexe Bewegungen aus, so ist eine gute motorische Auge-Hand- oder Auge-Fuß-Koordination erforderlich. Das Kleinhirn ist die Planungszentrale unserer automatischen Bewegungen. Hier laufen die Informationen der Gleichgewichtsorgane über das Vestibulocerebellum ein, ebenso wie Informationen der peripheren Sensoren über das Spinocerebellum. Ein dritter Teil, das Cerebrocerebellum, stellt die Verbindung zum Großhirn und damit zur Bewegungsplanung her. Ausgeführt wird der Bewegungsplan schließlich über den motorischen Kortex des Großhirns. Er stellt die Schaltzentrale für Bewegungen dar. Je umfangreicher und genauer Klein- und Großhirn mit Informationen dieser Sensoren versorgt werden, umso besser können Bewegungen geplant und ausgeführt werden.

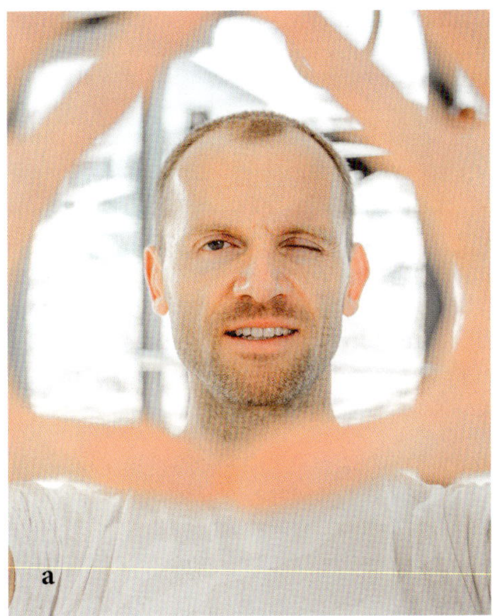

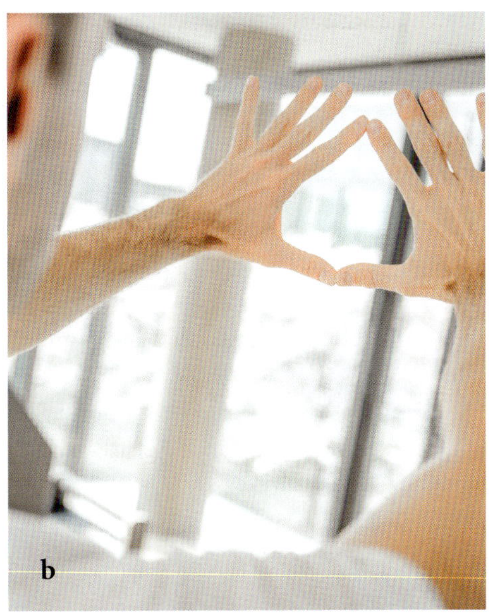

Abbildung 100 a und b: Bilde bei ausgestreckten Armen mit den Händen ein Dreieck und fokussiere ein Objekt mit beiden Augen. Schließe erst das eine und dann das andere Auge. Beim dominanten Auge bleibt das Objekt zentral sichtbar, beim anderen verschiebt es sich oder verschwindet aus dem Dreieck.

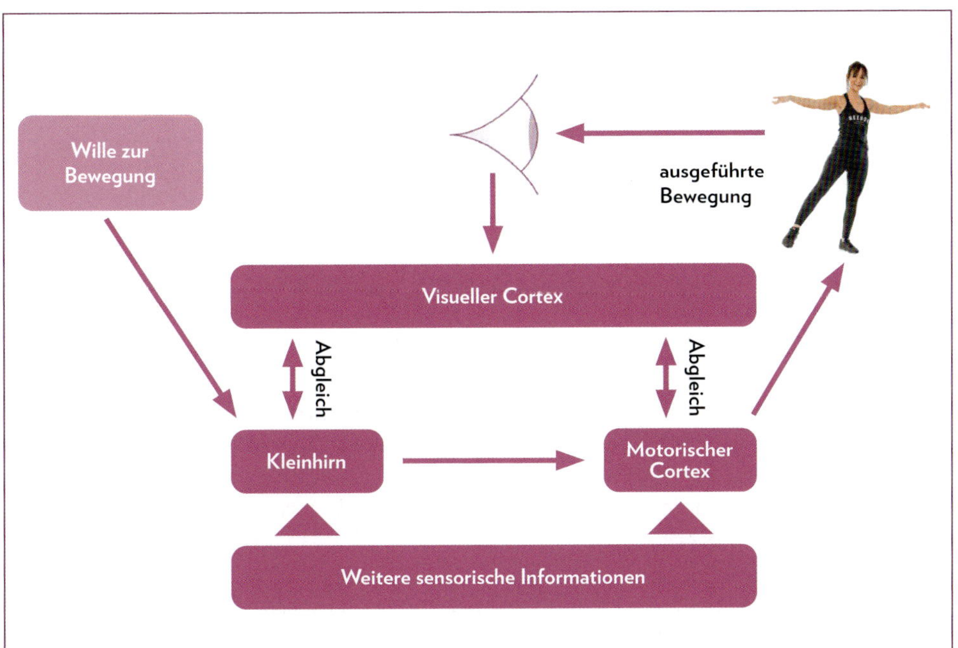

Abbildung 101: Vereinfachter Ablauf der Bewegungskoordination bei willkürlichen Bewegungen.

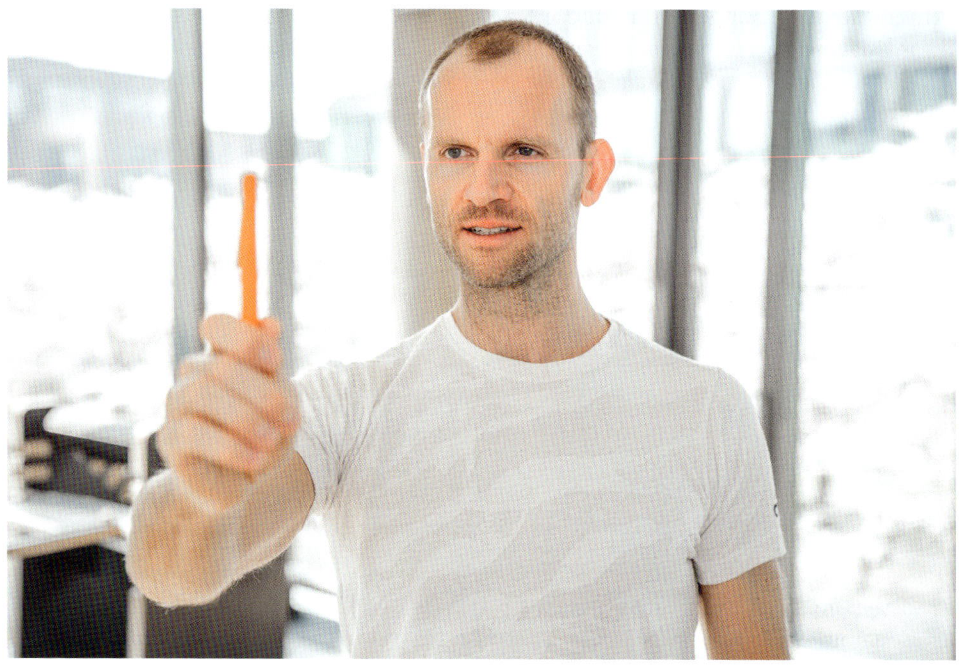

Abbildung 102: Ein Stift wird mit ausgestrecktem Arm auf Augenhöhe mittig gehalten. Langsam führt der Sportler ihn zur Nasenspitze und zurück. Das Ziel ist es, den Stift so lange wie möglich scharf zu sehen.

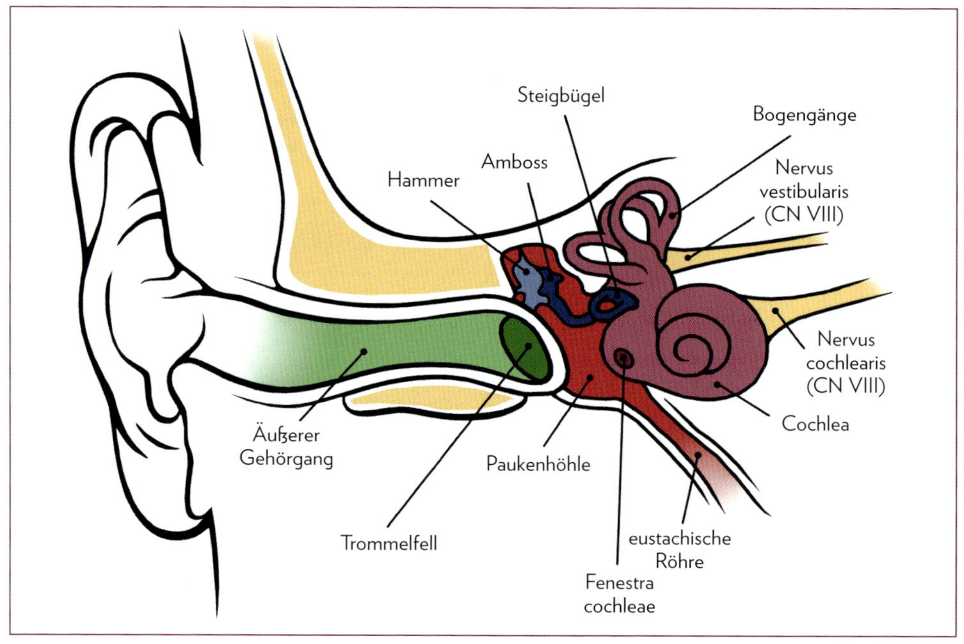

Abbildung 103: Gleichgewichtsorgan.

Mit einfachen Übungen können die Koordination der Augen und die Hand-Auge-Koordination gezielt trainiert werden. Unter dem Begriff der Neuroathletik findet der interessierte Sportler und Trainer eine Vielzahl an Übungen und weiteren Informationen.

2. Gleichgewicht

Unser Gleichgewichtsorgan, auch Vestibularorgan genannt, sitzt strukturell im Innenohr. Dort gibt es jeweils ein senkrechtes und ein horizontales mit Flüssigkeit gefülltes Bläschen. Diese werden Utricullus und Sacculus geannnt und dienen der Registrierung linearer Bewegungen und der Erdanziehung. Sie sind verbunden mit drei Bogengänge (horizontal, frontal und vertikal), die Rotationsbewegungen wahrnehmen. Die Innenwände sind mit Sensoren in Form von Haarzellen ausgekleidet. In der Flüssigkeit, der Endolymphe, befinden sich Kristalle, die sich mit der Flüssigkeit bei Bewegungen des Kopfes bewegen. Diese Kristalle werden auch Ohrsteinchen (Otolithen) genannt. Ein mechanischer Reiz der Haarzellen wird in einen elektrischen Reiz umgewandelt und im Gehirn weitergeleitet.

Diese eingehende Information des Gleichgewichtorgans wird für mehrere Reflexe benötigt, die dafür Sorge tragen, dass wir unsere Körperhaltung bei Bewegung stabilisieren können, ohne nachdenken zu müssen.

Zwei wichtige Hirnstammreflexe möchte ich kurz beispielhaft erläutern.

Über den vestibulo-okulären Reflex als Hirnstammreflex können wir auch bei plötzlichen Kopfbewegungen ein Objekt fixieren. Wirft ein Tennisspieler zum Aufschlag den Ball in die Luft, so bewegt er seinen Kopf, währen die Augen den Ball weiterhin fixieren.

Der vestibulo-spinale Reflex, auch ein Hirnstammreflex, schützt uns bei Stürzen. Verändert sich unsere Lage plötzlich, zum Beispiel wenn wir stolpern, nimmt unser Gleichgewichtsorgan das wahr und aktiviert, verschaltet über vier Neurone, automatisch die Streckmuskulatur (Extensoren) und hemmt die Beugemuskulatur (Flexoren).

3. Propriozeption

Ich habe schon ausgeführt, dass neuromuskuläre Defizite oder Ermüdung das Verletzungsrisiko eines Sportlers erhöhen können und dass umgekehrt ein neuromuskuläres Training in der Lage ist, das Risiko für Sportverletzungen zu reduzieren. Die Reaktionszeit und die Effektivität des Körpers, auf ein plötzlich von außen einwirkendes Ereignis zu reagieren, entscheidet gerade beim Sport darüber, ob und wie stark eine Verletzung eintritt. Je besser die Eigenwahrnehmung des Sportlers und je schneller eine adäquate Antwort des zentralen Nervensystems erfolgt, desto leistungsfähiger ist er.

Nach Sportverletzungen oder nach starken Rückenbeschwerden schaltet der Körper einzelne Regionen zeitweise oder dauerhaft regelrecht ab. Ein typisches Beispiel ist die unzureichende Aktivierung der Gesäßmuskulatur bei Kniebeugen und anderen

Beinübungen. Die Muskulatur ist physisch vorhanden, wird aber nicht zum richtigen Zeitpunkt oder in ausreichendem Maße aktiviert. Als Folge kann – am Beispiel der Kniebeuge dargestellt – eine X-Bein-Stellung bei zunehmender Beugung der Knie resultieren. Diese erhöht wiederum das Risiko für Knieverletzungen.

Die Eigenwahrnehmung entspricht neurophysiologisch der Afferenz, also der Informationsaufnahme und Weiterleitung von Reizen aus der Peripherie an das zentrale Nervensystem. Diesen Vorgang beschreibt der vielfach verwendete Begriff der Propriozeption. Sherringten definierte Propriozeption ursprünglich als die Fähigkeit, eine Winkelposition und deren Veränderung über Sensoren (Propriozeptoren) im Gewebe wahrzunehmen. Verglichen mit einem E-Mail-Konto handelt es sich also um den Posteingang.

Je besser dieses System kalibriert ist, desto besser ist die Entscheidungsgrundlage für das zentrale Nervensystem, um auf einen äußeren Reiz zu reagieren. Die Antwort des Nervensystems auf äußere Reize bezeichnet man als Efferenz – um beim Beispiel des E-Mail-Kontos zu bleiben, den Postausgang. Ein neuromuskuläres Training kalibriert dieses Zusammenspiel. Eine gute E-Mail-Kommunikation setzt voraus, dass wir einerseits unsere einkommenden Nachrichten möglichst schnell erhalten und anschließend umgekehrt schnell beantworten können. Eine Glasfaserverbindung beim Empfang ist nutzlos, wenn wir mit einem langsamen 56k-Modem unsere Antwort senden.

Der Begriff „propriozeptives Training“ beschreibt definitionsgemäß nur das Training des Empfangs. Im Trainingsalltag ist eine Trennung zwischen Empfang und Antwort kaum möglich. Stelle ich beispielsweise einen Sportler einbeinig auf eine instabile Unterlage und beobachte sein Verhalten, so sehe ich das Ergebnis aus Afferenz und Efferenz.

Eine Analyse kann „Lowtech“, zum Beispiel mit dem Functional Movement Screen (FMS), erfolgen oder „Hightech“, mit mehrachsigen, motorisierten Plattformen in Verbindung mit Kraftsensoren. Letztere bieten neben einer höheren Genauigkeit auch die Möglichkeit, diagnostizierte Defizite direkt gezielt zu trainieren.

Es gibt einen einfachen klinischen Test, der dem Sportler und Therapeuten einen Hinweis auf eine Störung im Bereich des Gleichgewichtsorganes gibt. Er sollte durchgeführt werden, wenn der Einbeinstand keine zehn Sekunden kontrolliert gehalten werden kann oder wenn ein Einbeinstand mit geschlossenen Augen trotz zulässiger Korrekturbewegungen nicht möglich ist. Der Einbeinstand ist auch Teil meines Return-to-Sport-Basis-Screenings für alle Regionen. Beim SFMA bezeichnet man das Gleichgewichtsorgan auch als den „Master Destroyer“. Haben wir hier ein Problem, so muss dieses zuerst adressiert werden.

Im aufrechten Stand mit geöffneten Augen arbeiten alle drei Systeme zusammen. Ich muss also Schritt für Schritt die Systeme isolieren. Das System „Auge“ kann ich durch Schließen der Augen ausschalten; die Propriozeption durch einen instabilen Untergrund erschweren.

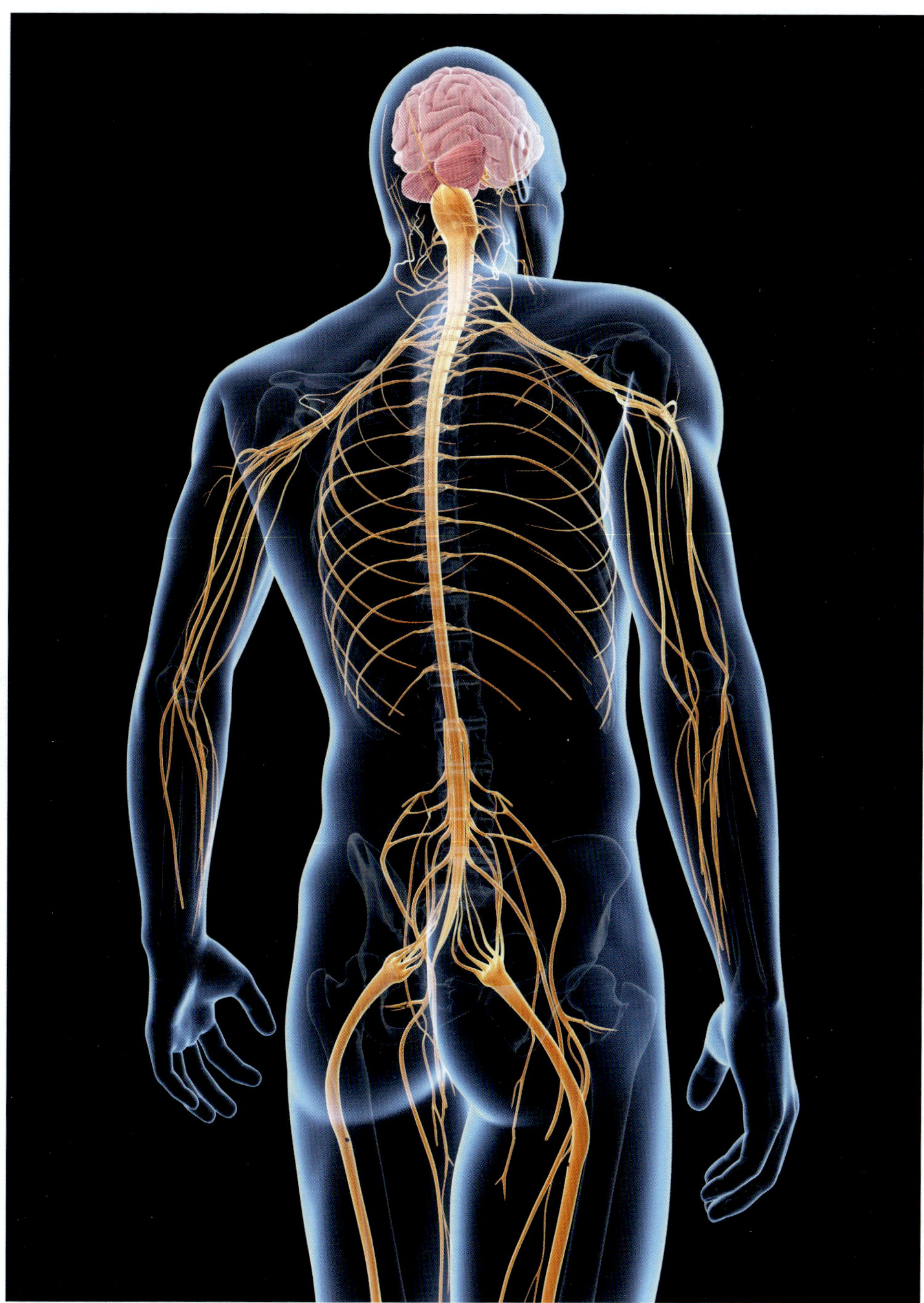

Abbildung 104: Unser Nervensystem dient der Reizwahrnehmung, Reizverarbeitung und der Reaktionssteuerung. Es ist unterteilt in einen zentralen und peripheren Anteil. Weiterhin besitzt es einen somatischen, „willkürlichen“, und einen parasympathischen, „unwillkürlichen“, Bereich (Sympathikus, Parasympathikus und das enterische Nervensystem).

Clinical Test for Sensory Interaction in Balance (CTSIB)

Entwickelt wurde dieser Test 1986 von der amerikanischen Physiotherapeutin Anne Shamway-Cook. Getestet werden unsere drei Systeme, die Informationen zur Kontrolle des aufrechten Standes beitragen. Gemeinsam sind visuelle, vestibuläre und somatosensorische Informationen für unsere posturale Kontrolle im Stand verantwortlich. Der CTSIB läuft in zwei Schritten ab, zuerst mit statischer Kopfhaltung und in einem zweiten Schritt erschwert mit dynamischen Kopfbewegungen. Der Test ist einfach, schnell, kostengünstig aussagekräftig und beinahe überall durchführbar.

Ich führe ihn mit meinen Sportlern und Patienten durch, wenn sie den Einbeinstand mit offenen oder geschlossenen Augen nicht für zehn Sekunden halten können. Der Einbeinstand ist fester Bestandteil meines Basis-Screenings.

CTSIB statisch

Der statische Test erfolgt in vier Schritten, die zunehmend schwieriger werden. Jeder Schritt dauert 20 Sekunden. Das Ziel der getesteten Person soll sein, während dieser Zeit im hüftbreiten Stand das Gleichgewicht zu halten. Zuerst wird der Test auf festem Boden mit offenen, dann mit geschlossenen Augen durchgeführt. Die Arme liegen eng am Körper. Anschließend erfolgt der gleiche Test auf einem instabilen Untergrund. Dazu verwende ich in der Regel zwei Balance-Matten übereinander. Der Test endet jeweils nach 20 Sekunden.

1. Situation: Fester Untergrund + Augen offen
2. Situation: Fester Untergrund + Augen geschlossen
3. Situation: Instabiler Untergrund + Augen offen
4. Situation: Instabiler Untergrund + Augen geschlossen

Abbruchkriterien:

1. Der Sportler öffnet die Augen in Situation 2 oder 4.
2. Der Sportler hebt die Arme zum Ausgleich seitlich an.
3. Der Sportler verliert das Gleichgewicht und benötigt Assistenz, um nicht zu fallen.

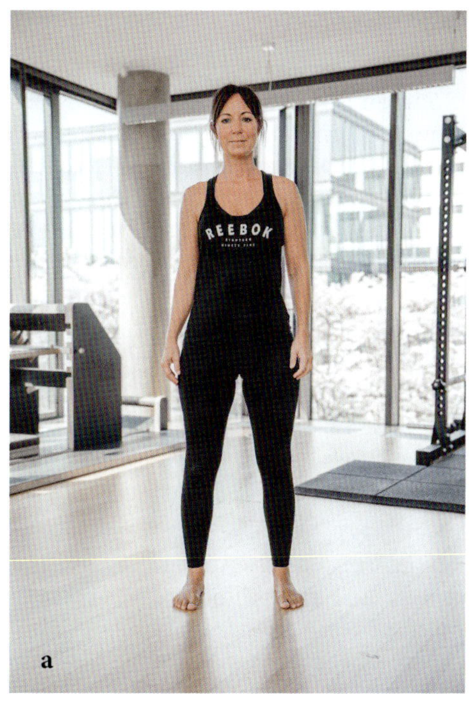

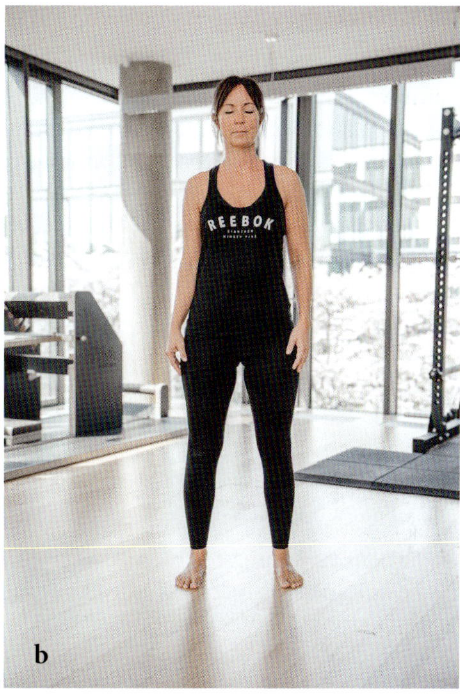

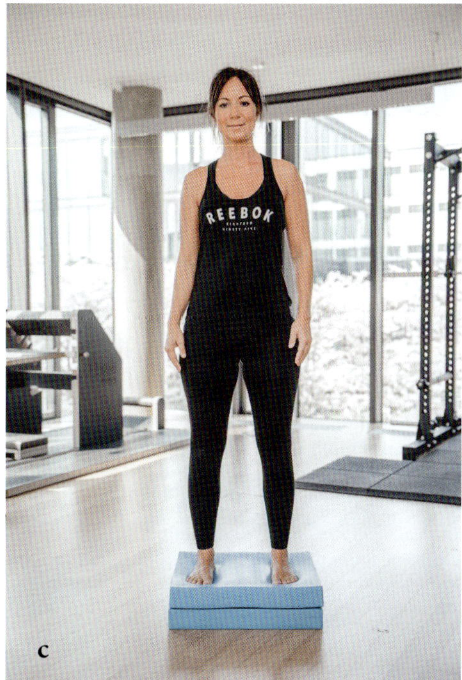

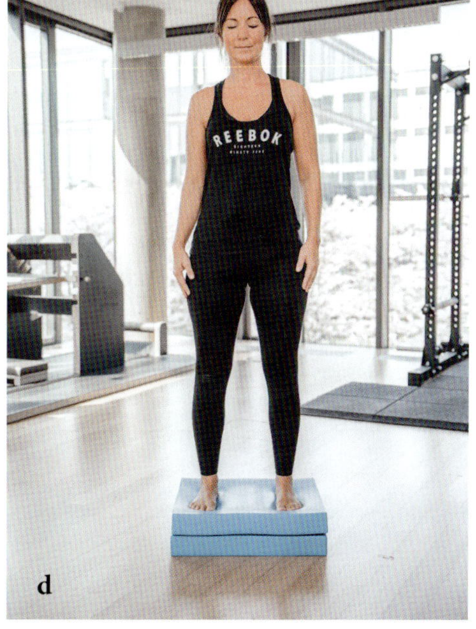

Abbildung 105 a bis d: CTSIB statisch.

CTSIB dynamisch

Wird Situation 4 erfolgreich bestanden, so erfolgt der dynamische Test. Dieser beinhaltet dynamische Kopfbewegungen in Rotation beidseits sowie Flexion/Extension und Neigung beidseits im aufrechten Stand. Die posturale Anforderung steigt und zuvor kompensierbare Balancedefizite werden erkennbar. Ausgangsposition ist der hüftbreite Stand auf einem instabilen Untergrund mit den Armen seitlich am Körper. Der Kopf wird jeweils fünfmal in beide Richtungen bewegt. Eine Bewegungsfolge dauert ca. 1 Sekunde. Ein Metronom kann man also auf 120 pro Minute einstellen.

Teil 1: Augen offen

1. Situation: Seitliche Neigung nach links und rechts geneigt + Augen offen.
2. Situation: Neigung und Streckung des Kopfes + Augen offen.
3. Situation: Rotation nach links und rechts + Augen offen.

Teil 2: Augen geschlossen

1. Situation: Seitliche Neigung nach links und rechts geneigt + Augen geschlossen.
2. Situation: Neigung und Streckung des Kopfes + Augen geschlossen.
3. Situation: Rotation nach links und rechts + Augen geschlossen.

Die Abbruchkriterien sind identisch.

Muss der Sportler bei einer der Testvarianten abbrechen, so kann der Test wiederholt werden. Bestätigt sich das Ergebnis, so sollte eine medizinische Abklärung erfolgen. Alternativ kann ein erfahrener Trainer oder Therapeut versuchen, das Ergebnis mit geeigneten Übungen zu verbessern. Dazu gehören neben der Konzentration auf die Atmung und einer Verbesserung der Mobilität auch ein sensomotorisches Priming der Rumpfmuskulatur und Übungen zur Bahnung der relevanten Reflexe.

1	2	3	4	
N	N	N	N	= Unauffälliger Befund
N	N	N	A	= vestibulärer Ausfall
N	N/A	N	N/A	= visuelle Abhängigkeit
N	N	A	A	= somatosensorische Abhängigkeit

Tabelle 13: Interpretation des Testergebnisses: N = normales Testergebnis, A = auffälliges Testergebnis.

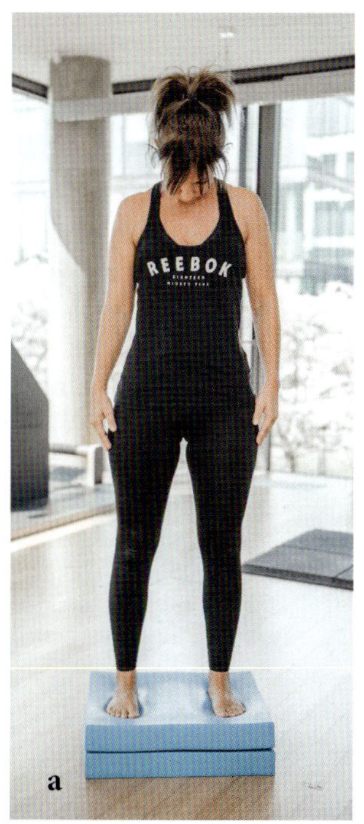

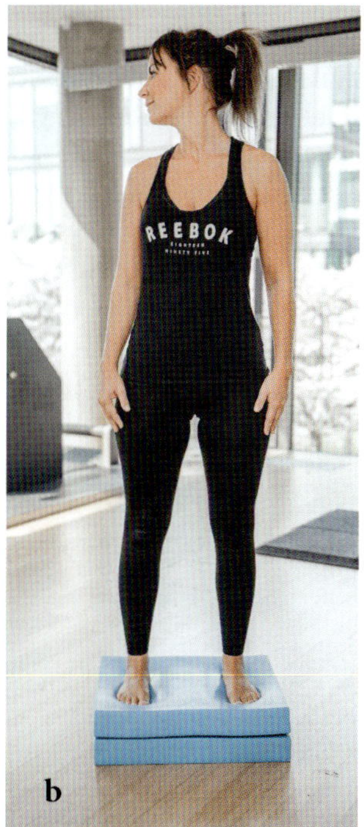

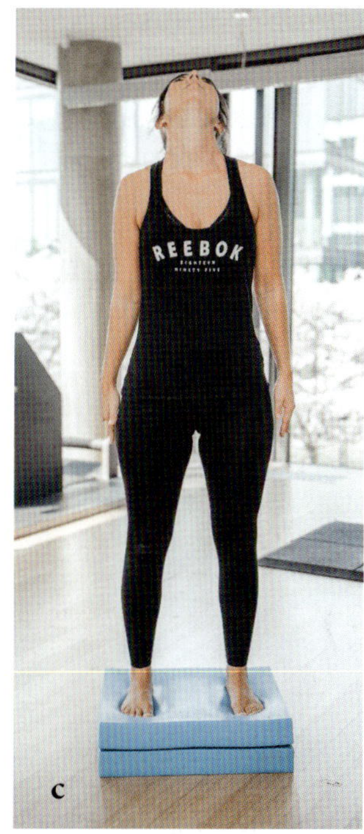

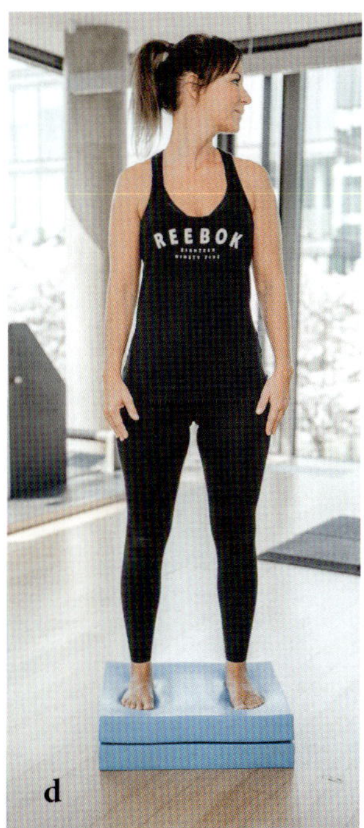

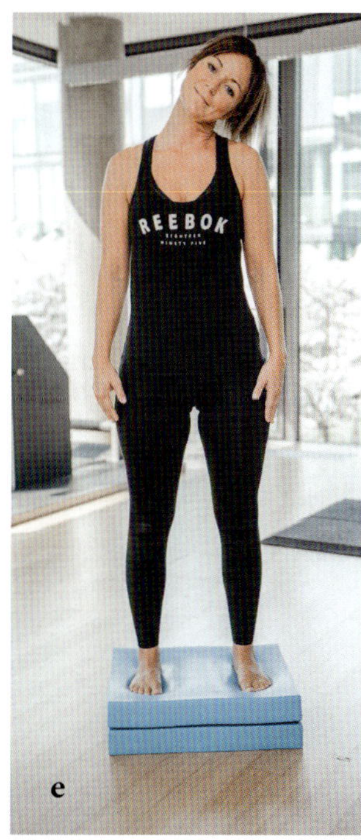

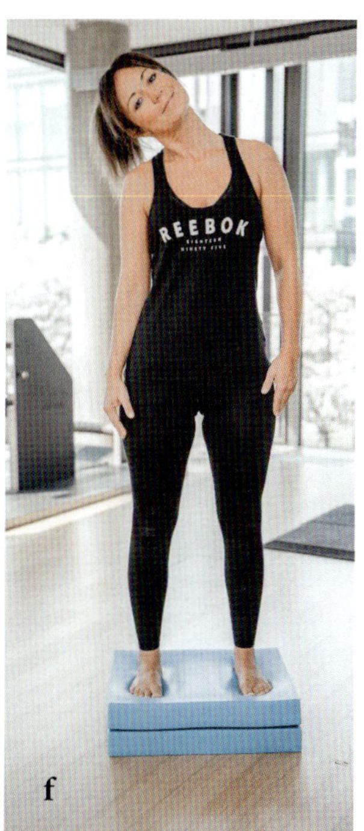

Abbildung 106 a bis f: CTSIB dynamisch.

Neuroplastizität

Eine gute Übung zur Förderung der Hand-Auge-Koordination ist Jonglieren. In mehreren Studien konnten Forscher der Universität Oxford mithilfe von MRT-Scans nachweisen, dass sich bei Ungeübten innerhalb von sechs Wochen, während derer 30 Minuten am Tag jongliert wurde, sichtbare Veränderungen der weißen Substanz des Gehirns einstellen. Dies führt beispielsweise zu einem besseren räumlichen Denken. Man spricht von „Neuroplastizität", also der Fähigkeit des Gehirns, sich durch Reize unabhängig vom Lebensalter anpassen zu können. Das Gehirn ist im Prinzip trainierbar wie ein Muskel. Forscher der Universitäten Jena und Regensburg kamen zu dem gleichen Ergebnis und veröffentlichten ihre Ergebnisse 2004 im Fachzeitmagazin *Nature* (Bd. 427, S. 311, 2004). Sie untersuchten die Probanden kurz vor und nach einer Trainingsphase sowie nach drei Monaten Pause. Hier zeigt sich teilweise eine Rückbildung der strukturellen Anpassungen nach Beendigung des Trainings. Auch in diesem Punkt ähnelt das Gehirn somit einem Muskel, der atrophiert, wenn er nicht mehr trainiert wird.

Merke

Unsere drei Systeme Augen, Gleichgewichtsorgan jeweils beidseits und die Propiozeption der gesamten Peripherie liefern dem Gehirn die notwendigen Informationen für die unwillkürliche und willkürliche Kontrolle des Körpers im Raum. Unwillkürliche Reflexe lassen sich zwar nicht trainieren, jedoch bahnen, also beschleunigt ablaufen lassen. Nicht nur die Menge an Informationen ist entscheidend, sondern auch die Qualität. Mehr Mobilität in allen Gelenken liefert über die Sensoren in der Gelenkkapsel, den Sehnen, der Faszien und der Muskulatur mehr Informationen ans Gehirn. Deshalb gilt: bessere Mobilität = bessere Propriozeption! Die Hand-Auge- und Fuß-Auge-Koordination lässt sich gezielt trainieren.

Alle drei Systeme können mit einfachen Verfahren getestet und trainiert werden. Dadurch können die Leistungsfähigkeit eines Sportlers deutlich verbessert werden und gleichzeitig sein Verletzungsrisiko gesenkt werden. Als Eingangstest sollte der Einbeinstand mit offenen und geschlossenen Augen für jeweils 10 Sekunden als Standard durchgeführt werden. Ist der Einbeinstand nicht sicher durchführbar, so sollte zur weiteren Differenzierung ein CTSIB-Test durchgeführt werden.

4.8 RETURN-TO-SPORT: GRUNDLAGE

„Wann kann ich eigentlich wieder normal trainieren und an Wettkämpfen teilnehmen?“ Diese Frage wird Ärzten, Physiotherapeuten und Trainern regelmäßig gestellt, wenn sie ambitionierte Sportler betreuen. Um den optimalen Zeitpunkt für den richtigen Wiedereinstieg in den Sport bestimmen können und dem Sportler eine konkrete Antwort geben zu können, stehen den Betreuern bereits zahlreiche Programme zur Verfügung. Häufig sind diese Testprotokolle jedoch speziell auf eine bestimmte Sportart oder Verletzung ausgerichtet. Für die Rehabilitation und den Wiedereinstieg nach Verletzungen des vorderen Kreuzbands gibt es aufgrund der Häufigkeit dieser Verletzung international gleich mehrere Protokolle. Im anglo-amerikanischen Raum gibt es für die „Werferschulter“ bei Athleten wegen der dort populären Sportarten wie Baseball und American Football im Vergleich mehr Programme als bei uns in Europa.

Dem Therapeuten und Trainer, der Sportler unterschiedlicher Sportarten und Leistungsklassen mit Verletzungen verschiedener Körperregionen betreut, fehlt aber ein klarer Standard, eine Checkliste, die eine durchdachte Entscheidungsgrundlage für eine Rückkehr zum wettkampfspezifischen Training bietet. Daher habe ich ein

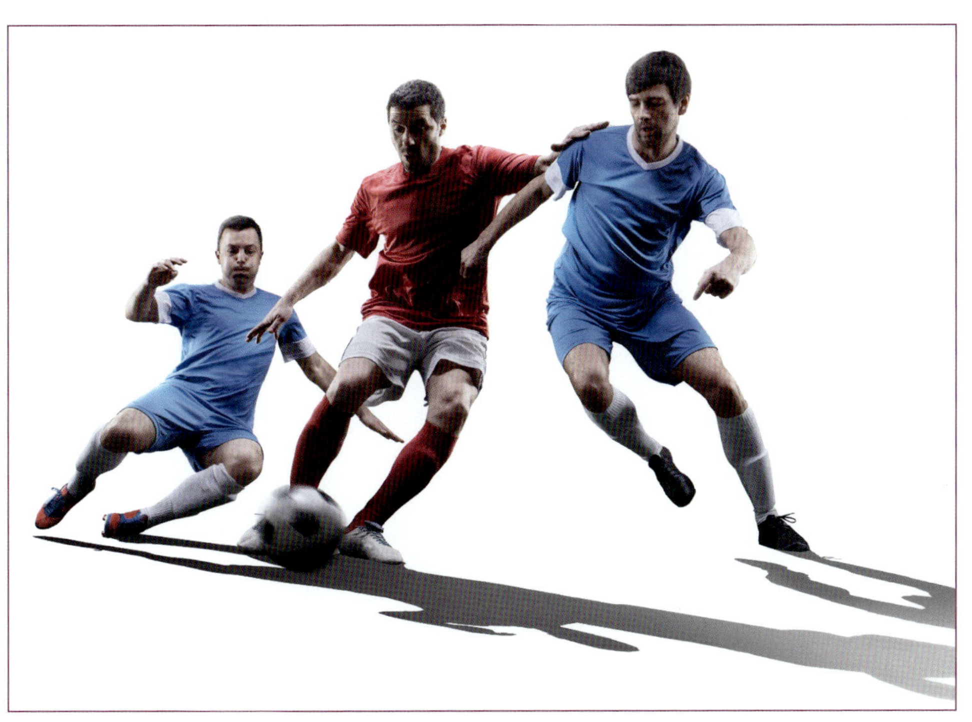

logisch strukturiertes und sportartunabhängiges Konzept für den Wiedereinstieg entwickelt, in dem ich aus funktioneller Sicht die notwendigen Kriterien überprüfe. Die im Folgenden vorgestellte „Return-to-Sport-Matrix“ enthält einfache und effektive Testverfahren, die mit überschaubarem Zeit- und Materialaufwand eine schrittweise Freigabe des Sportlers ermöglicht.

Die Phasen der Wiederherstellung

Wir wissen aus Studien, dass Verletzungen einen der größten Risikofaktoren für zukünftige Verletzungen darstellen. Die vorherige Verletzung ist an sich ein nicht beeinflussbarer Faktor, wohl aber ihre körperlichen und mentalen Auswirkungen. Es gilt, diese nach einer klaren Prioritätenliste zu erfassen und zu korrigieren. Die strukturelle Heilung der verletzten Struktur steht zu Beginn im Vordergrund. Anschließend erfolgt die funktionelle Heilung hinsichtlich Bewegungsqualität und -quantität. Sind diese Grundlagen erfüllt und besteht die mentale Bereitschaft des Sportlers, so kann mit einem sportartspezifischen Wettkampftraining begonnen werden. Wiederholte Sportunfälle sind nicht ausschließlich Schicksal, sondern ein in vielen Fällen beeinflussbares Geschehen.

Verletzungen heilen unterschiedlich schnell. Der benötigte Zeitraum für die Heilung muss unbedingt eingehalten werden. Ein gerissenes Außenband am oberen Sprunggelenk braucht etwa sechs Wochen, eine Rekonstruktion der Rotatorenmanschette an der Schulter mindestens drei Monate, bei einer Kreuzbandplastik am Knie benötigt das Transplantat durchschnittlich neun Monate, bis es eingewachsen und uneingeschränkt belastet werden kann.

Ist der Sportler nach dieser Zeit aber wirklich fit genug, um seinen Sport in vollem Umfang auszuüben?

Nach einer Rekonstruktion des vorderen Kreuzbands überprüfen Ärzte während der Reha sowohl die passive Stabilität mit dem „Schubladen-“ oder „Lachmann“-Test als auch die passive Beweglichkeit des Kniegelenks in Beugung und Streckung. Eine funktionelle Untersuchung in Bewegung – beispielsweise eine tiefe Kniebeuge – oder Sprungtests werden beim Breitensportler nur in seltenen Fällen durchgeführt.

Die ausreichende biologische Heilung der „Hardware“ hat oberste Priorität bei der Freigabe für das Training. Vor einer uneingeschränkten Belastung ist allerdings auch die einwandfreie Funktion der zuvor verletzten Struktur im Zusammenspiel mit dem gesamten Bewegungsapparat zu untersuchen – und zwar mit der richtigen „Software“ in Bewegung!

Die hier ausgewählten Tests sind für den Einsatz im Breiten- und Amateursport ideal. Sie sind einfach durchzuführen, kostengünstig und auch für nicht-ärztliche Betreuer, wie Trainer und Übungsleiter, leicht zu erlernen. Für den Profisport existieren ergänzend umfangreiche sportartspezifische Testbatterien in spezialisierten Zentren. Diese Analysen sind für den Breitensportler jedoch nicht flächendeckend verfügbar, außerdem sind sie teuer und zeitaufwendig.

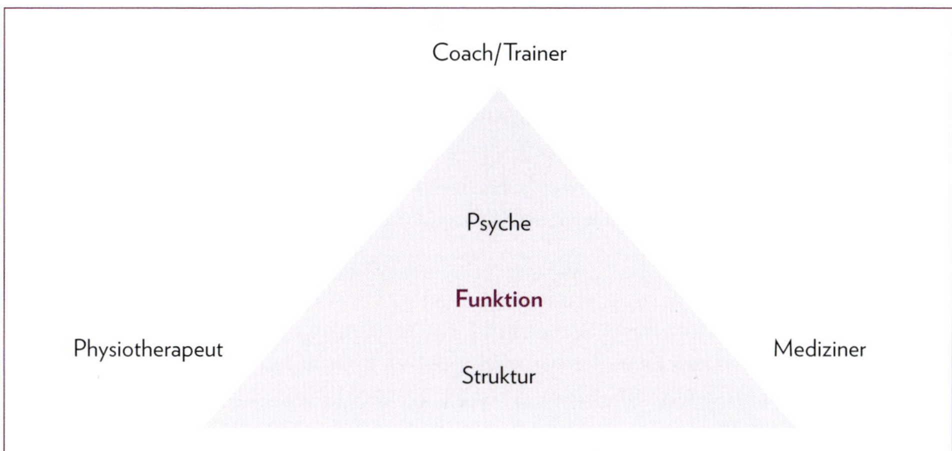

Abbildung 107: Phasen der Wiederherstellung: Trainer, Therapeut und Arzt sind in unterschiedlichem Maße während der verschiedenen Phasen der Heilung beteiligt. Ganz wesentlich für den Gesamterfolg ist die gute Kommunikation untereinander und mit dem Sportler.

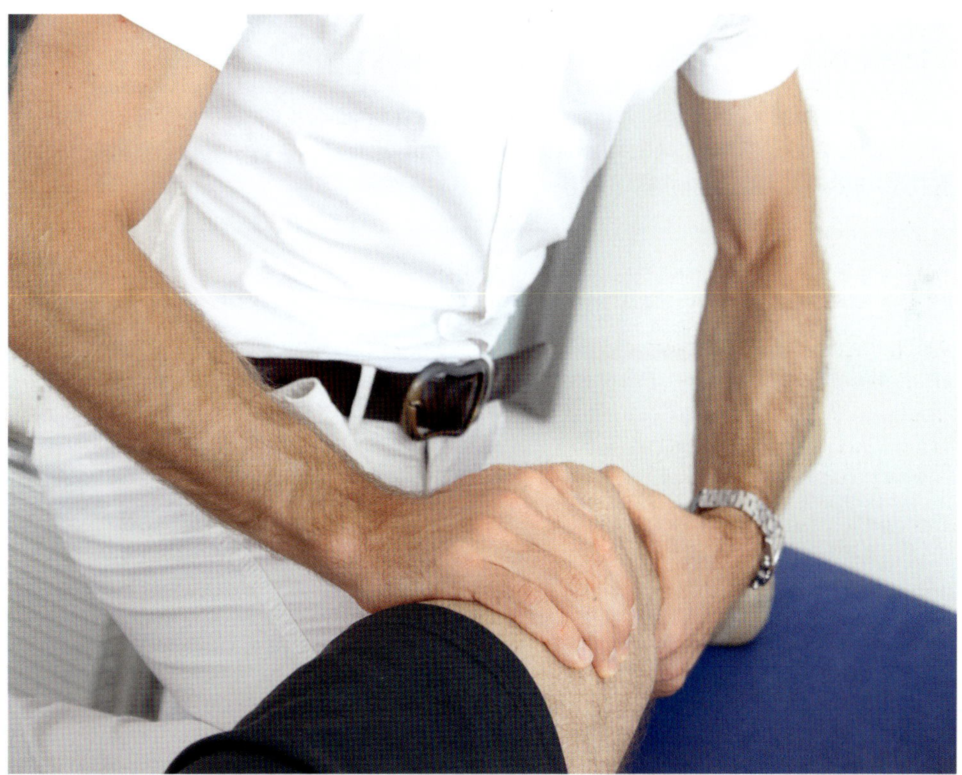

Abbildung 108: Der Lachmann-Test, der Schubladen-Test und der Pivot-Shift-Test überprüfen die passive Stabilität des Kniegelenks nach vorne. Getestet wird dabei vor allem das vordere Kreuzband. Wichtig ist eine Überprüfung im Seitenvergleich und im Verlauf.

Testen in drei Regionen

Unabhängig davon, an welchem Körperteil sich ein Sportler eine Verletzung zugezogen hat, werden grundlegende Fähigkeiten bei jedem Sportler überprüft. Mit dem Wissen um die Bedeutung der interregionalen Abhängigkeit in der Entstehung von Verletzungen wäre es fahrlässig, beispielsweise nur die Beine zu testen, nachdem sich ein Sportler am Kreuzband verletzt hat. Die Beweglichkeit der Brustwirbelsäule bestimmt maßgeblich die Mobilität der Schulter. Die Liste lässt sich beliebig fortsetzen.

Elementare Fähigkeiten sind für jeden Sportler die Atmung, grundlegende Bewegungsmuster und deren Ansteuerung. Im Kapitel über das Screening wurden der Selbst-Test bzw. der Functional Movement Screen und ein Screening der Atmung bereits vorgestellt. Diese Basisuntersuchung ist für alle Sportler unabhängig von Ort und Art der Verletzung gleich. Im weiteren Verlauf wird der Körper in drei Regionen unterteilt, um spezifischer testen zu können. Die Regionen bilden die untere und obere Extremität sowie die Wirbelsäule. Verständlicherweise überschneiden sich aufgrund der regionalen Abhängigkeiten im Körper einige der Testverfahren zwischen der Wirbelsäule und jeweils der oberen und unteren Extremität. Der Y-Balance-Test für den Ober- und Unterkörper ist ein gutes Tool, um den Körper unter Belastung in Quadranten in Bezug auf Untersuchungen und grundsätzlich miteinander zu vergleichen.

Regional durchläuft das Testprotokoll dann mehrere Stufen. Erst muss eine Bewegung qualitativ sauber ausgeführt werden, bevor sie quantitativ, also hinsichtlich Belastungsdauer oder -intensität, überprüft wird. Werden diese Stufen erfolgreich absolviert, besteht aus medizinischer Sicht eine Freigabe für sportartspezifisches Wettkampftraining und damit verbundene Leistungstests.

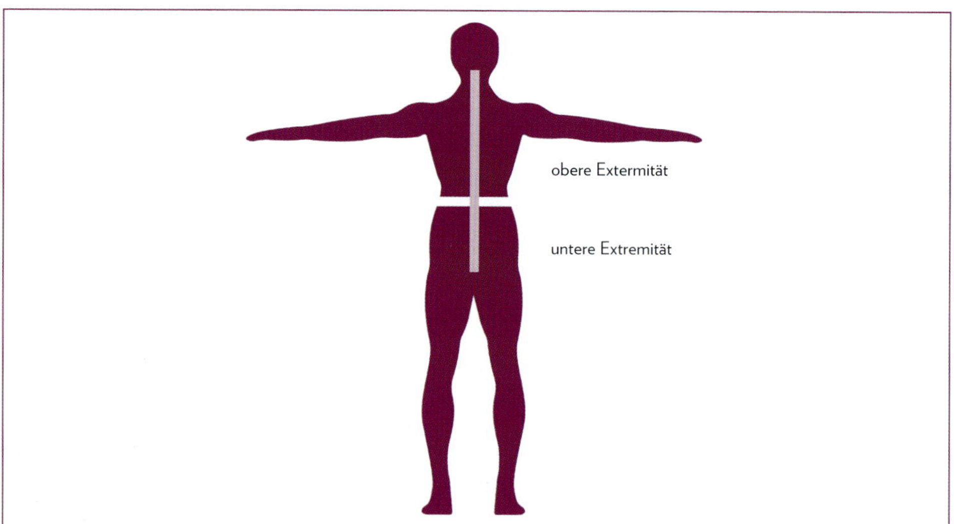

Abbildung 109: Der Core-Bereich ist für alle drei Regionen relevant. Dadurch kommt es zu logischen Überschneidungen zwischen den Protokollen für die obere/untere Extremität und die Wirbelsäule.

Ist der Sportler mental bereit für einen Return-to-Sport?

Diese notwendige Variable der Wiederherstellung wird von Orthopäden und Unfallchirurgen leider viel zu selten beachtet. Die Beweglichkeit eines Gelenkes oder die Stabilität eines Bandes objektiv zu messen, ist einfach. Eine beträchtliche Aufmerksamkeit wird den pathoanatomischen, biomechanischen und neuromuskulären Aspekten einer Rehabilitation gewidmet. Der psychologische Einfluss hingegen wird oft zu Unrecht vernachlässigt. Die erfolgreiche Rehabilitation eines Athleten ist immer multifaktoriell und erfordert in vielen Fällen auch eine psychologische Intervention. Der mentale Anteil an einem erfolgreichen Return-to-Sport nach Verletzungen des vorderen Kreuzbandes ist mittlerweile sehr gut untersucht. Es ist davon auszugehen, dass die gleichen oder ähnlichen Faktoren auch bei anderen Verletzungen zum Tragen kommen.

Nach Verletzungen des vorderen Kreuzbandes im Kniegelenk bleiben nach den Ergebnissen internationaler Studien 30–40 % der Sportler unter ihrem Ausgangsniveau. Es gibt neben der strukturellen und funktionellen Wiederherstellung eine nicht zu unterschätzende mentale Komponente, die trotz optimaler körperlicher Regeneration leistungslimitierend wirken kann. Über die Hälfte der Sportler, die nicht wieder zu ihrer ursprünglichen Leistungsstärke zurückkehren, geben Angst vor einer erneuten Verletzung als einen entscheidenden Faktor an.

Ein biopsychosoziales Modell von Wiese-Bjornstal et al. beschreibt in einem Kreislauf übersichtlich die vier sich beeinflussenden Bereiche. Unmittelbar nach einer Verletzung sind die Denkmuster des Sportlers und sein Vertrauen in seine Selbstwirksamkeit entscheidend. Daraus resultiert eine positiv oder negativ gestimmte Gefühlslage, die eine direkte Auswirkung auf den Rehabilitationsprozess hat. Aus einer Verletzung können sowohl positive als auch negative Gefühle bis hin zu einer Depression entstehen. Die beiden wichtigsten Einflussfaktoren nach Verletzungen sind Vermeidungsverhalten und Therapietreue. Die Vermeidung kann unterteilt werden in ein Vermeiden im Sinne eines Überschätzens der Situation („Ich werde nie wieder fit“) und in ein mentales Vermeiden im Sinne einer Unterschätzung der Schwere der Verletzung („Das ist doch gar nicht so schlimm!“).

Nachgewiesen erfolgreiche psychologische Interventionen im Rahmen der Rehabilitation sind:

- Entspannungsübungen
- Geführte Imagination (Vorstellungsübungen)
- Training der Selbstwirksamkeit
- Lernen am Modell („Modeling“)

Auch ein genaues Aufschreiben/Beschreiben des Verletzungsablaufs und wiederholte Gruppendiskussionen können für die Verarbeitung der Verletzung hilfreich sein. Diese Interventionen führen zu nachweisbar verbesserter Gelenkfunktion, mehr Kraft und reduzierter Angst vor einer erneuten Verletzung.

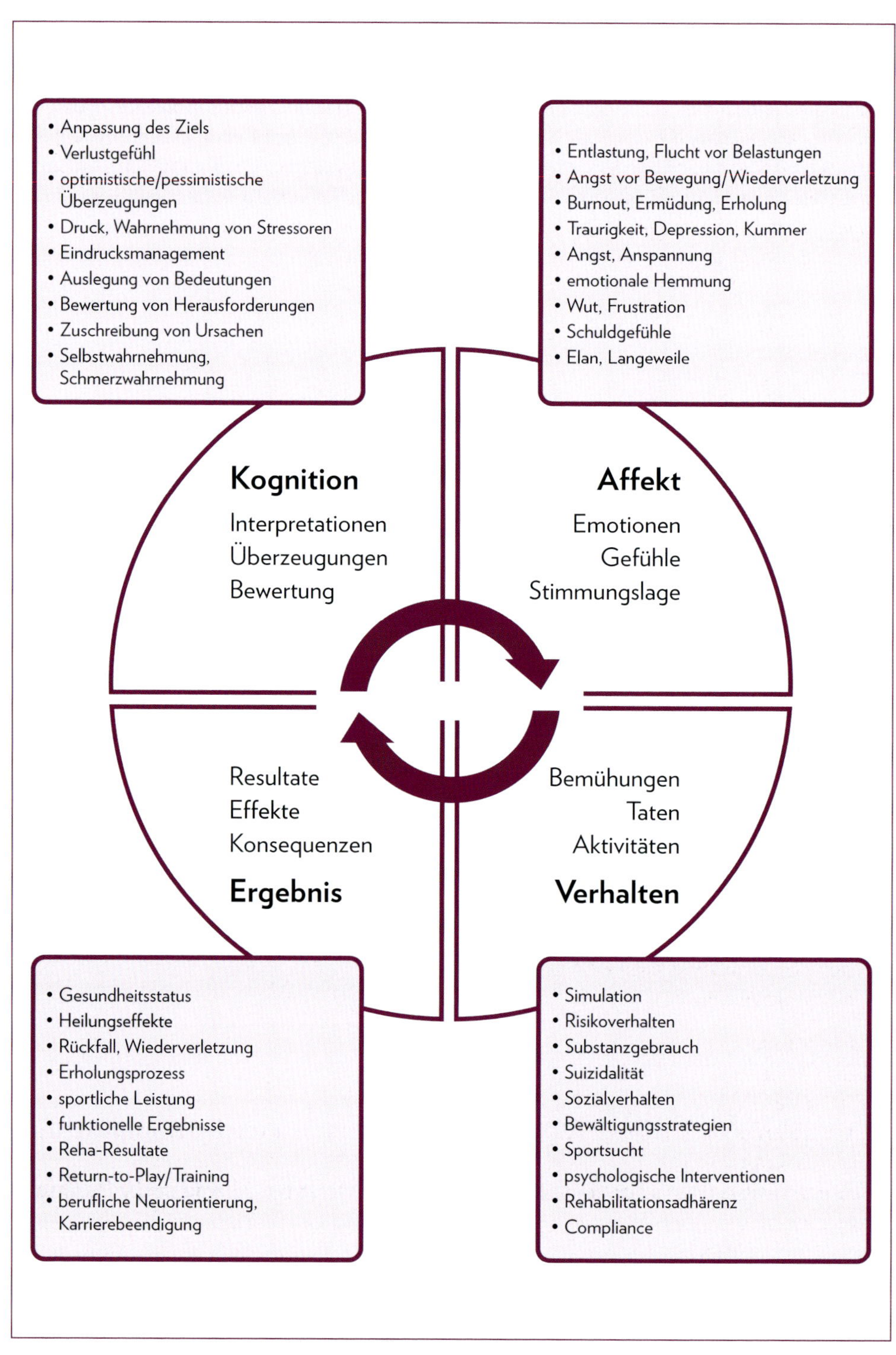

Abbildung 110: Biopsychosoziales Modell nach Wiese-Bjornstal et al.

Wie messe ich als Trainer oder Therapeut die mentale Bereitschaft meines Athleten?

Die betreuenden Trainer und Mediziner sollten sich der Bedeutung der inneren Einstellung des Sportlers immer bewusst sein und diese regelmäßig erfassen. Ich möchte kurz zwei der am häufigsten verwendeten Scores vorstellen, die Tampa Scale of Kinesiophobia (TSK) und die Psychological Readiness to Return-to-Sport-Scale (I-PRRS). Bei jeder Skala ist der Verlauf der Werte entscheidend, das heißt die Befragung muss mehrfach erfolgen.

Tampa Scale of Kinesiophobia (TSK)

Der Begriff „Kinesiophobie“ beschreibt eine irrationale und schwächende Angst, die in dem Gefühl einer erhöhten Verletzbarkeit und realen Verletzungen resultieren kann. Mit verschiedenen Versionen der Tampa Scale of Kinesiophobia (TSK) kann dieses Risiko abgeschätzt werden. Die ursprüngliche Version umfasste 17 Fragen, die aktuelle und verkürzte Version enthält 11 Fragen. Der Test dauert in etwa 5 Minuten. Es können Werte zwischen 11 und 44 erzielt werden. Je geringer das Ergebnis ist, desto geringer die Wahrscheinlichkeit für eine Kinesiophobie.

Tampa Scale of Kinesiophobia – validierte deutsche Version (TSK-GV, Rusu et al. 2014)

Mit den nachfolgenden Fragen möchten wir untersuchen, wie Sie selbst zu ihren Schmerzen stehen.

Bitte geben Sie an, in welchem Maße Sie mit den vorgegebenen Aussagen einverstanden sind. Für die Durchführung benötigen Sie ca. 5 Minuten. Bitte nehmen Sie sich die Zeit für die korrekte Beantwortung der Fragen. Sie können für den weiteren Behandlungsverlauf sehr wichtig sein.

Nomenklatur:
A: überhaupt nicht einverstanden
B: mehr oder weniger nicht einverstanden
C: mehr oder weniger einverstanden
D: völlig einverstanden

Auswertung:
- Für die Auswertung wird ca. 5 Minuten benötigt.
- Ein hohes Ergebnis steht für eine große Kinesiophobie
- Es wird empfohlen, das Gesamtergebnis zu verwenden. Einzelne Items sind nicht aussagekräftig.
- Auswertung des Fragebogens: Als ein hoher Score werden 37 und mehr Punkte angesehen.

Benutzung/Verfielfältigung:
- Die Lizenzbedingungen sind unter folgendem Link aufgeführt: http://creativecommons.org/licenses/by/2.0/

Items	Charakter	A	B	C	D
1	Ich habe Angst davor, dass ich mich möglicherweise verletze, wenn ich Sport treibe.	1	2	3	4
2	Wenn ich versuchen würde, mich über die Schmerzen hinweg zu setzen, würden sie noch schlimmer.	1	2	3	4
3	Mein Körper sagt mir, dass ich etwas sehr Schlimmes habe.	1	2	3	4
4	Mein Gesundheitszustand wird von anderen nicht ernst genug genommen.	1	2	3	4
5	Wegen des Schmerzproblems ist mein Körper für den Rest meines Lebens gefährdet.	1	2	3	4
6	Schmerz bedeutet immer, dass ich mich verletzt habe.	1	2	3	4
7	Die sicherste Art, zu verhindern, dass meine Schmerzen schlimmer werden, ist einfach darauf zu achten, dass ich keine unnötigen Bewegungen mache.	1	2	3	4
8	Ich hätte nicht so viele Schmerzen, wenn nicht etwas Bedenkliches in meinem Körper vor sich ginge.	1	2	3	4
9	Meine Schmerzen sagen mir, wann ich mit dem Training aufhören muss, um mich nicht zu verletzen.	1	2	3	4
10	Ich kann nicht all die Dinge tun, die gesunde Menschen machen, da ich mich zu leicht verletzen könnte.	1	2	3	4
11	Niemand sollte Sport treiben müssen, wenn er/sie Schmerzen hat.	1	2	3	4

Tabelle 14: Tampa Scale of Kinesiophobia.

Der im Folgenden kurz vorgestellte I-PRRS kann ebenfalls sportart- und verletzungsübergreifend verwendet werden, besteht aus nur sechs Fragen und kann damit einfach und häufig wiederholt werden.

Injury – Psychological Readiness to Return-to-Sport-Scale (I-PRRS)	
Bitte schätzen Sie Ihr Vertrauen/Ihre Zuversicht, wieder mit ihrem Sport zu beginnen, auf einer Skala von 0–100 ein: 0 – kein Vertrauen 50 – mittelgradiges Vertrauen 100 – vollständiges Vertrauen	
Meine Gesamtzuversicht, zu spielen/zu trainieren ist …	
Meine Zuversicht, schmerzfrei zu spielen/zu trainieren ist …	
Meine Zuversicht, 100 % Leistung geben zu können, ist …	
Meine Zuversicht, mich nicht auf die Verletzung zu konzentrieren, ist …	
Mein Vertrauen in die verletzte Region meines Körpers, den verschiedenen situativen Anforderungen gerecht zu werden, ist ...	
Mein Vertrauen in meine sportlichen Fähigkeiten ist …	
Gesamtsumme:	
Dividiert durch 10:	
Auswertung: Werte ab 50 weisen darauf hin, dass der Athlet psychologisch bereit ist für einen Return-to-Sport. Werte unter 50 weisen darauf hin, dass noch relevante Vorbehalte seitens des Patienten bestehen.	

Tabelle 15: Injury (I-PRRS).

Return-to-Sport – die Zielkriterien

Folgende objektive Kriterien müssen alle vor dem Wiedereinstieg in Wettkampfsport und Training erfüllt sein:

- Biologische Heilung der verletzten Struktur (Band, Sehne, Muskel, Knochen, et cetera)
- Schmerzfreiheit
- Regelhafte passive und aktive Funktion der verletzten Struktur (Mobilität, Stabilität)
- Effektive neuromuskuläre Ansteuerung
- Symmetrie im Seitenvergleich
- Grundlegende Kraft und Ausdauer
- Mentale Bereitschaft

Voraussetzungen für die Durchführung eines Tests

- Die ärztliche Freigabe für eine Return-to-Sport-Untersuchung ist gegeben und der Sportler nimmt keine (!) Schmerzmittel ein
- Der Testzeitpunkt sollte frühestens 24 Stunden nach der letzten Reha-Maßnahme/Training erfolgen
- Das Bewegungsausmaß der betroffenen Gelenke sollte im Rahmen der anatomischen Möglichkeiten seitengleich sein. Gemessen wird das Bewegungsausmaß nach der Neutral-Null-Methode
- Die Temperaturdifferenz des betroffenen Gelenkes sollte im Seitenvergleich weniger als 2 Grad Celsius betragen. Dies lässt sich einfach und kostengünstig mit einem Infrarot-Thermometer überprüfen
- Es darf keine Gelenkschwellung vorliegen. Im Zweifelsfall erfolgt mit einem Maßband eine Umfangsmessung im Seitenvergleich
- Es dürfen bei der Beweglichkeits- oder Kraftüberprüfung keine Schmerzen auftreten

Berechnung der Symmetrie

Beurteilt werden immer beide Seiten im Seitenvergleich. Eine Differenz von 10 % ist bei gesunden Beinen normal, daher ist die Vorgabe für das erfolgreiche Bestehen eines Levels eine Leistung des verletzten Beins von 90 % bezogen auf die Leistung des gesunden Beins. Ein gängiger Begriff für diese Berechnung der Symmetrie ist auch „Limb Symmetry Index".

Beispiel für die Berechnung der 90-Prozent-Regel

Test: Seitlicher Hüpftest einbeinig über eine Linie

Ziel: Möglichst viele Sprünge ohne Berühren der Linie in 30 Sekunden ausführen

Ergebnis: Rechtes Bein (verletzt): 40 Sprünge. Linkes Bein (gesund): 50 Sprünge

Berechnung: 40/50 × 100 = 80 %

Auswertung: Der Sportler kann noch nicht für Sportarten freigegeben werden, die schwerpunktmäßig seitliche Bewegungen erfordern, zum Beispiel Tennis, Squash et cetera.

Sicherheitsregeln

Angaben und Einschränkungen des Arztes sind entscheidend und unbedingt zu beachten. Getestet wird immer beginnend mit Level 1, auch wenn dieser Level in einem anderen Testdurchgang schon einmal erreicht wurde. Vor jedem Level sollte der Untersucher aktiv nachfragen, wie sich der Sportler fühlt und ob er sich den Test

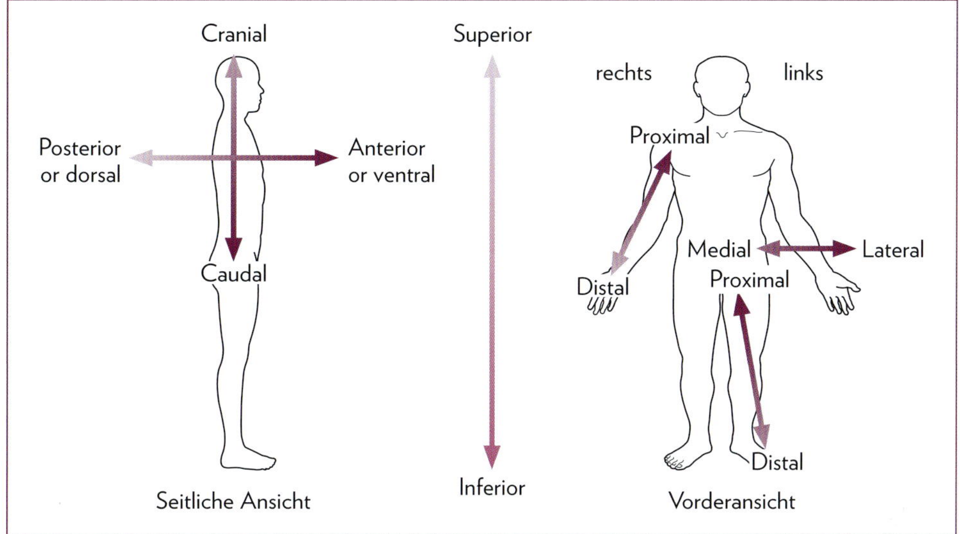

Abbildung 111: Anatomische Richtungsangaben des menschlichen Körpers.

zutraut. Der Sportler kann sich in für ihn gewohnter Weise kurz aufwärmen. Ein spezielles Warm-up ist vor dem Test nicht notwendig. Das gesunde Bein oder der gesunde Arm werden immer zuerst getestet.

Test-Zubehör

Die folgenden Geräte sind für die Tests der verschiedenen Regionen notwendig oder hilfreich:

- Tape oder Klebeband
- Stoppuhr
- Kamera
- Winkelmesser (auch als App erhältlich)
- Klicker zum Zählen der Sprünge oder Handbewegungen (auch als App erhältlich)
- Aeropads oder alternative weiche Unterlage
- Maßband
- Infrarot-Thermometer
- „Y-Balance-Test"-Kit (alternativ Klebeband am Boden)
- „Functional Movement Screen Test"-Kit
- Matte
- Hanteln oder Kettlebells (4, 6, 8, 10, 12 kg)
- Handkraftmessgerät (Dynamometer)

Viele der genannten Funktionen lassen sich mit einem Mobiltelefon abbilden. Dazu gehören Stoppuhr, Winkelmesser, Kamera und Klicker.

Basisuntersuchung für alle Regionen

Aufrechte Körperhaltung

Ziel: Gerade Körperhaltung im aufrechten Stand

Interpretation:

- Hinterkopf, Schultern, Gesäß und Fersen berühren die Wand

Tipps/Sicherheit:

- Wie fühlt sich die Haltung für dich an?
- Ist eine Kompensation, etwa ein Hohlkreuz, erkennbar?

Der Sportler steht aufrecht ohne Schuhe mit dem Rücken zur Wand. Fersen, Gesäß, Schultern und der Hinterkopf sollten entspannt die Wand berühren, der Blick sollte dabei gerade nach vorne gerichtet sein. Häufig wird man sehen, dass Sportler den Kopf in den Nacken legen und damit nach oben schauen. Das zeigt dem Untersucher, dass die Halswirbelsäule ein Beweglichkeitsdefizit der Brustwirbelsäule kompensieren muss.

Einbeinstand und Gleichgewicht

Ein sicherer Einbeinstand muss mit geöffneten Augen für zehn Sekunden gehalten werden, ohne dass nennenswerte Kompensationsbewegungen erfolgen. Das zweite Bein wird in der Hüfte 90 Grad gebeugt. Überprüft wird das Zusammenspiel aus Propriozeption, Augenkontrolle und Gleichgewichtssinn.

Als nächstes wird die Position erneut mit geöffneten Augen eingenommen, bevor der Einbeinstand mit geschlossenen Augen für zehn Sekunden getestet wird. Hierbei sind Kompensationsbewegungen vollkommen normal, jedoch sollte das Spielbein nicht abgesetzt und es sollte im Standbein nicht gehüpft werden. Überprüft wird das Zusammenspiel aus Propriozeption und Gleichgewichtssinn.

Zuletzt stellt sich der Sportler mit geschlossenen Beinen auf zwei Aeropads oder alternative weiche Unterlagen und schließt die Augen. Diese Position sollte zehn Sekunden lang gehalten werden können. Wichtig dabei ist, den Sportler abzusichern, sollte er das Gleichgewicht verlieren und fallen. Überprüft wird in erster Linie der Gleichgewichtssinn ohne Unterstützung durch die Augen und mit deutlich reduzierter Propriozeption.

Fallen Defizite bei der Ausführung des Einbeinstandes auf, so wird der CTSIB-Test durchgeführt (siehe Kapitel Neuro-Screening).

Functional Movement Screen (FMS)

Ziel: Das Ziel des FMS ist eine 2 in jeder der sieben Übungen und damit eine Gesamtsumme von mindestens 14.

Durchführung: siehe Beschreibung in Kapitel 4

Interpretation:

- Treten Schmerzen beim FMS auf, müssen diese erst einmal therapeutisch abgeklärt werden, bevor ein weiteres Return-to-Sport-Screening erfolgt.
- Eine ausgeprägte Seitendifferenz, z. B. rechts eine 3 und links eine 1 bei der Überprüfung der Schultermobilität, stellt einen Risikofaktor dar. Ich selbst habe zahlreiche internationale Spitzensportler und Bundesligaspieler verschiedener Sportarten untersucht, die unverletzt eine solche Differenz aufweisen und gleichzeitig Höchstleistungen erbringen.
- Ein niedriger Wert im FMS sagt keine Verletzung voraus, er erhöht jedoch individuell unterschiedlich das Risiko. Vergleich: Ein hoher Blutdruckwert sagt auch keinen Herzinfarkt voraus.
- Grenzfälle: Nehmen wir beispielsweise einen Fußballspieler, der wegen einer Knieverletzung ein Return-to-Sport-Protokoll durchläuft und eine schmerzfrei verminderte Schulterbeweglichkeit aufweist: links 1 und rechts 2. Alle anderen Werte sind 2 oder 3.
- Das Protokoll für die untere Extremität kann grundsätzlich fortgesetzt werden. Das erfasste Defizit sollte jedoch mit korrigierenden Übungen adressiert und der Verlauf kontrolliert werden. Anders verhält es sich natürlich, wenn dieser Sportler ein Schwimmer oder Volleyballspieler ist.

Alternativ kann der **Selbst-Test** (S. 223) durchgeführt werden.

4.9 RETURN-TO-SPORT: UNTERE EXTREMITÄT

Überprüft wird die Leistungsfähigkeit des Sportlers in vier Stufen unterschiedlichen Schwierigkeitsgrades. Wird eine Stufe erfolgreich absolviert, so erhält der Sportler unmittelbar die Freigabe für die zugehörigen Belastungsformen bzw. Sportarten. Es wird dabei jedoch immer eine qualitative und eine quantitative Untersuchung durchgeführt. Der qualitative Test erfolgt dabei zuerst, um sicherzustellen, dass die geforderte Bewegung sauber ausgeführt werden kann, bevor sie belastet und auf Zeit ausgeführt wird. Diese Vorgehensweise reduziert das Risiko, dass sich ein Sportler im Rahmen eines Return-to-Sport-Protokolls verletzt.

Level 1: Beweglichkeit und grundlegende Stabilität

Beweglichkeit des oberen Sprunggelenks (OSG) in der geschlossenen Kette

Ziel: Seitengleiche schmerzfreie Beweglichkeit des OSG in Dorsalextension mit etwa 40°.

Durchführung:

1. Variante: Der Fuß zeigt mit der zweiten Zehe gerade nach vorne. Es wird ein Punkt eine Handbreit vor den Zehen bestimmt. Bei Dorsalextension im oberen Sprunggelenk in Richtung der zweiten Zehe sollte dieser Punkt erreicht oder überschritten werden. Verwendet wird die Handbreite des Sportlers. Die Ausführung erfolgt ohne Schuhe.
2. Variante: Es wird ein Winkelmesser oder ein Smartphone mit einer entsprechenden App am Schienbein des Sportlers angelegt.

Interpretation:

- Eine unzureichende Beweglichkeit im oberen Sprunggelenk ist ein wesentlicher Grund für gestörte Bewegungsmuster und Kompensationsbewegungen der unteren Extremität und wirkt sich darüber auch bis auf die Wirbelsäule aus. Daher hat das Erkennen und Therapieren einer Einschränkung der Sprunggelenksmobilität höchste Priorität.
- Die Angaben der Normwerte für die Beweglichkeit des oberen Sprunggelenks variieren von 30–45°. Die schmerzfreie Symmetrie zwischen links und rechts ist wesentlich. Die absolute Beweglichkeit sollte zwischen 30–45° liegen.
- Einschränkungen können durch Weichteile oder den Knochen an sich bedingt sein. Zeigt sich nach korrigierenden Übungen keinerlei Verbesserung der Beweglichkeit, so sollte eine Bildgebung (Röntgen oder MRT) erfolgen.

Tipps/Sicherheit:

- Die Ausführung erfolgt ohne Schuhe.
- Es sollten drei Versuche je Bein erfolgen.
- Achte darauf, dass sich das Knie in Richtung der zweiten Zehe gerade nach vorne bewegt. Ein Abweichen nach innen zur Großzehe verbessert die Beweglichkeit des OSG durch eine Knick-Senk-Fuß-Stellung.
- Sobald die Ferse den Boden verlässt, wird die Messung abgebrochen. Hilfreich kann es sein, ein Blatt Papier unter die Ferse zu legen und leicht daran zu ziehen. Auf diese Weise wird schon eine leichte Entlastung der Ferse direkt sichtbar.
- In der Konsequenz sollte bei eingeschränkter Beweglichkeit im oberen Sprunggelenk darauf geachtet werden, dass Kräftigungsübungen ohne Kompensation ausgeführt werden können. Beispiel: Kniebeugen mit erhöhten Fersen, Sumo Squat, Ausfallschritte.

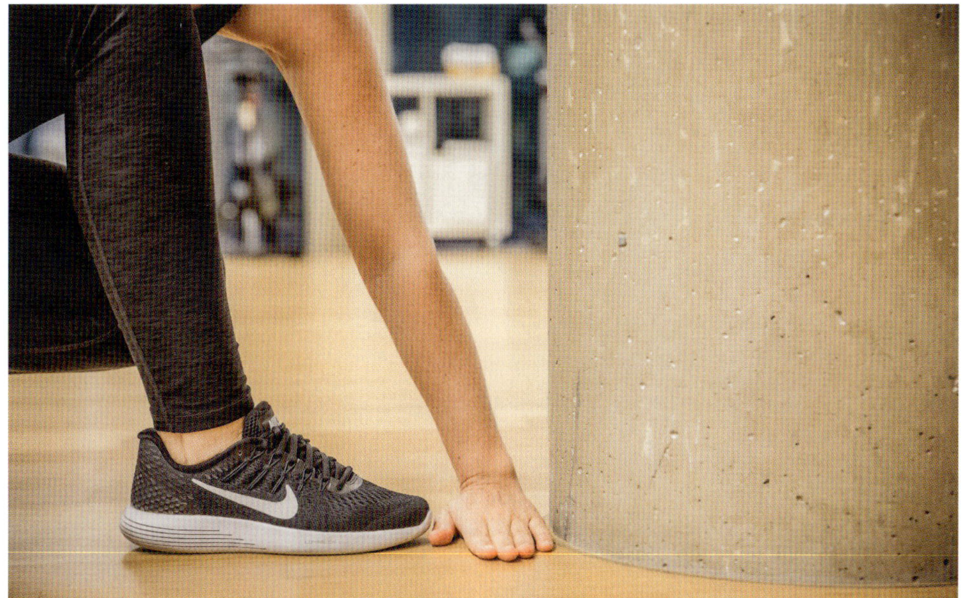

Abbildung 112: Die Mobilität des oberen Sprunggelenks kann sehr einfach und effektiv mit dem „Knie zur Wand"-Test überprüft werden. Der Abstand zwischen Zehenspitzen und Wand beträgt eine Handbreite. Das Knie soll die Wand berühren können, während der gesamte Fuß am Boden bleibt.

Einbeinige 45°-Kniebeuge

Ziel: Eine Kniebeuge auf einem Bein kann bis 45°-Beugung korrekt ausgeführt werden. Das ist ein geeigneter Test zur Überprüfung der Beinachsenstabilität im Stand.

Verbale Anweisung zur Durchführung:

- Stelle dich auf ein Bein und beuge das Spielbein.
- Führe eine einbeinige Kniebeuge bis zu einer Beugung von 45° im Kniegelenk aus.
- Wiederhole die Bewegung im Wechsel dreimal pro Bein.

Interpretation:

- Beide Beine werden getestet, das unverletzte zuerst.
- Eine einbeinige Kniebeuge kann bei komplett aufgesetztem Fuß mit 45°-Beugung im Kniegelenk ausgeführt werden.
- Das Knie wird in der Frontalebene über dem Fuß gehalten.

Tipps/Sicherheit:

- Beobachte die Ausführung jeweils von vorne und von der Seite.

Neuromuskulärer Screen der unteren Extremität

Ziel: Der Screen gibt Auskunft über die Stabilität und die motorische Kontrolle im Einbeinstand im Seitenvergleich. Die Norm- und Zielwerte basieren auf der Forschung des Y-Balance-Tests.

Verbale Anweisung zur Durchführung:

- Stelle dich einbeinig auf das Test-Kit (FMS/Y-Balance) oder alternativ auf eine Linie mit Längenangabe.
- Schiebe die Testbox ohne Schwung mit den Zehenspitzen so weit wie möglich nach vorne und komme zurück in die aufrechte Ausgangsposition, ohne deinen Fuß vorher abzusetzen.
- Dein ganzer Standfuß bleibt bei der Ausführung auf dem Boden.
- Führe drei gültige Versuche pro Seite im Wechsel aus.

Interpretation:

- Die Mindestlänge, die nach vorne erreicht wird, beträgt das Doppelte der Fußlänge des Athleten.
- Die Beine sollen bei der Bewegung nach vorne (anterior) eine Differenz von weniger als 4 cm aufweisen.

Tipps/Sicherheit:

- Das Bein, das gemessen wird, ist das Standbein.
- Der Sportler darf sich mit dem Spielbein nicht auf der Testbox abstützen.
- Wenn sich die Distanz während der drei Versuche pro Bein ständig verbessert, teste weiter, bis du keine Verbesserung mehr feststellst.
- Achte darauf, dass die Ferse des Standbeins am Boden bleibt.

Mögliche Sportarten nach Absolvierung von Level 1

Golf, Walken, Nordic Walking, Radfahren, Cross Trainer, Stepper, Gehen auf dem Laufband, Rudern. Krafttraining in der geschlossenen und offenen Kette ohne Sprünge.

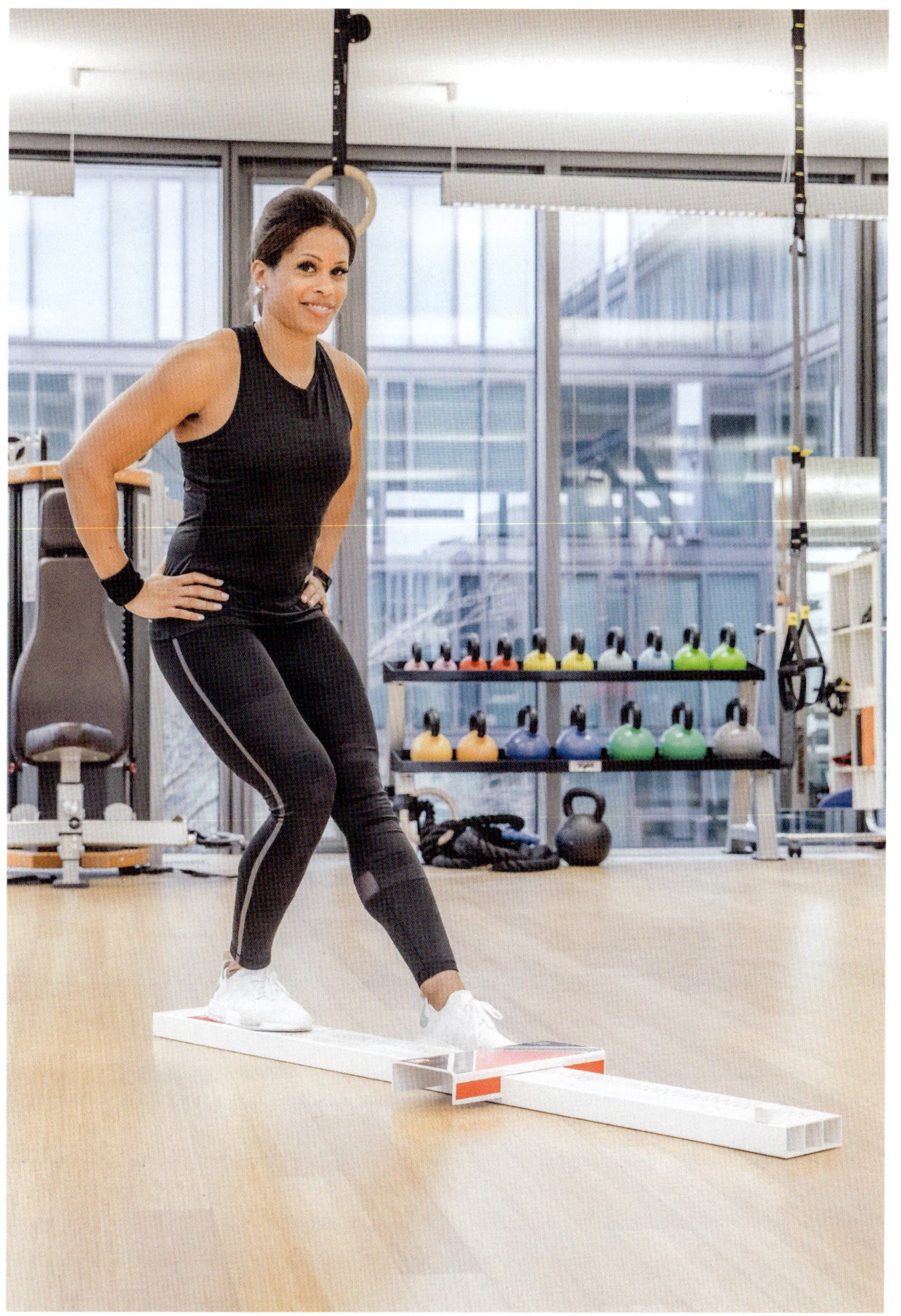

Abbildung 113: Neuromuskulärer Screen der unteren Extremität.

Level 2: frontale Bewegungen

Einbeiniger Sprung über ein Quadrat

Ziel: Das Knie wird bei einem einbeinigen Sprung in der Frontaleben kontrolliert.

Verbale Anweisung zur Durchführung:

- Starte im einbeinigen Stand mit den Zehen hinter der Startlinie.
- Führe einen einbeinigen Sprung aus und lande einbeinig mit der Ferse vor dem Quadrat.
- Führe den Sprung insgesamt dreimal im Wechsel links und rechts aus.

Interpretation:

- Die Distanz von 40 cm wird überbrückt und die Landung wird sicher gestanden.
- In der Frontalebene wird bei der Landung das Knie über dem Fuß gehalten.

Tipps/Sicherheit:

- Die Länge des Quadrates erfordert beim Sprung eine gewisse Mindesthöhe, daher wird auf eine zusätzliche Hürde verzichtet.
- Das Quadrat hat eine Kantenlänge von 40 Zentimetern. Drei Wiederholungen pro Bein.
- Variante: Bei sehr großen oder kleinen Sportlern kann als individuelles Maß auch die Schienbeinlänge verwendet werden. Dazu wird ohne Schuhe die Länge vom Boden bis zur Tuberositas tibiae gemessen. Die Tuberositas tibiae ist die knöcherne Austreibung am Schienbein unterhalb der Kniescheibe, an der auch die Patellasehne ansetzt.
- Achte darauf, dass der Boden trocken ist und keine erhöhte Rutschgefahr besteht.

Maximale Weite im einbeinigen Sprung-Test (Sprungkraft)

Ziel: Das Ziel des des maximalen Einbeinsprungs ist es, eine möglichst weite Distanz zu bewältigen und eine Seitendifferenz von weniger als 10 % zwischen den beiden Beinen zu haben.

Verbale Anweisung der Durchführung:

- Starte im einbeinigen Stand mit den Zehen hinter der Startlinie.
- Führe einen Sprung mit der maximalen Distanz aus und lande sicher auf beiden Beinen.
- Führe die Sprünge insgesamt dreimal im Wechsel links und rechts aus.

Interpretation:

- Das verletzte Bein soll mindestens 90 % der Sprungdistanz der gesunden Gegenseite erreichen.
- Eine Mindestweite kann nicht angegeben werden.

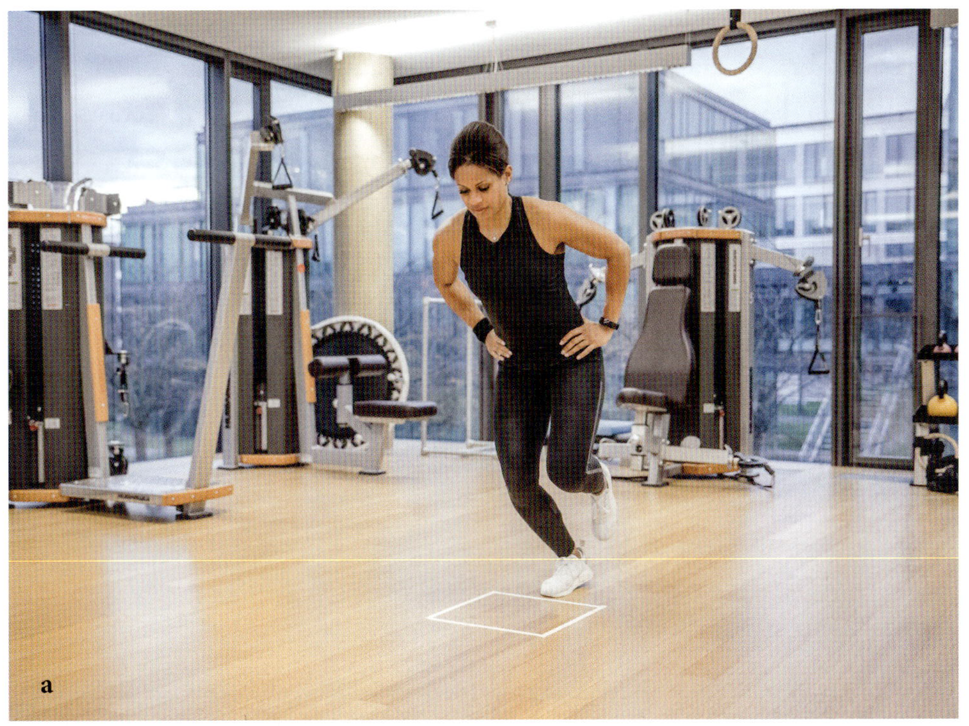

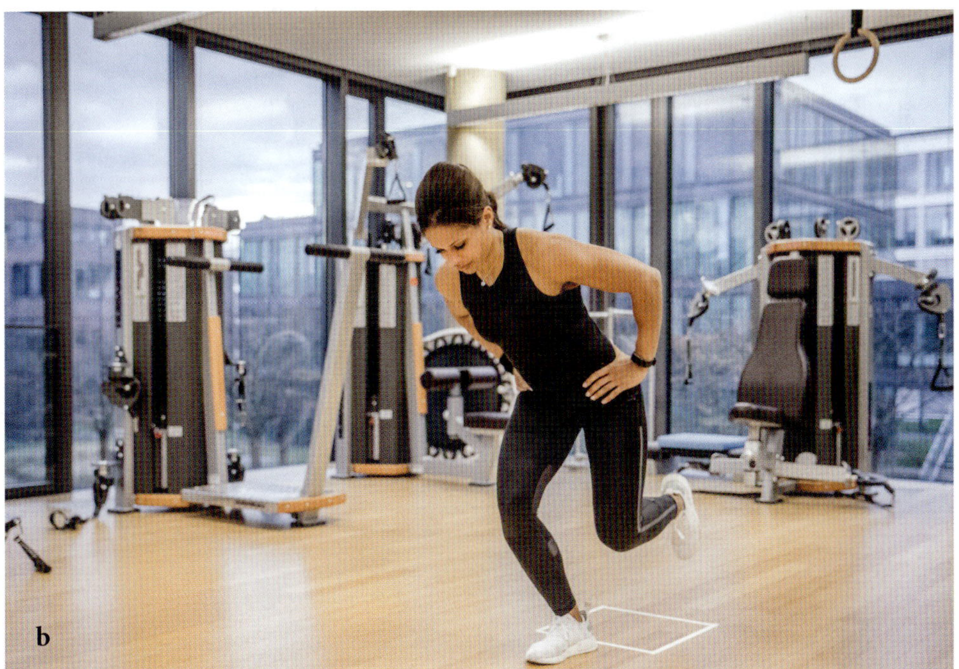

Abbildungen 114 a und b: Einbeiniger Sprung über ein Quadrat.

Tipps/Sicherheit:

- Es ist wichtig, den Sportler vorher zu fragen, ob er sich den Test zutraut. Ist der Sportler Sprünge nicht gewöhnt, so bitte ihn, zuvor probeweise mit 50 % und 75 % seiner möglichen Leistung zu springen.
- Miss die Distanz von der Startlinie bis zur Ferse, die der Startlinie nach der Landung am nächsten ist. Verliert der Athlet sein Gleichgewicht und fällt nach hinten, ist der Versuch ungültig und wird wiederholt.
- Achte darauf, dass der Boden trocken ist und keine erhöhte Rutschgefahr besteht.

Maximale Weite im einbeinigen Dreifachsprung-Test (Reaktivkraft)

Ziel: Das Ziel des einbeinigen Dreifachsprung-Tests ist es, eine möglichst weite Distanz zu bewältigen und eine Seitendifferenz von weniger als 10 % zu haben. Der Test überprüft die Fähigkeit des Athleten, gespeicherte kinetische Energie umzusetzen, und ist ein guter Indikator für die Kraft und Power der unteren Extremität.

Verbale Anweisung der Durchführung:

- Starte im einbeinigen Stand mit den Zehen hinter der Startlinie.
- Führe drei Sprünge über die maximale Distanz mit dem gleichen Bein ohne Pause aus.
- Die Arme können beliebig eingesetzt werden und die Landung erfolgt auf beiden Beinen.
- Die Durchführung erfolgt im Wechsel links rechts.

Interpretation:

- Das Ziel sind 20 % Steigerung der Sprungdistanz im Triple-Hop-Test im Vergleich zum Single-Hop-Test. Die Berechnung erfolgt nach folgender Formel: ((Triple Jump – Single Hop)/(2× Single Hop)) x 100
- Das verletzte Bein soll mindestens 90 % der Sprungdistanz der gesunden Gegenseite erreichen.

Tipps/Sicherheit:

- Vor dem eigentlichen Test sollte der Athlet 1–2 submaximale einbeinige Sprünge absolvieren.
- Achte darauf, dass der Boden trocken ist und keine erhöhte Rutschgefahr besteht.

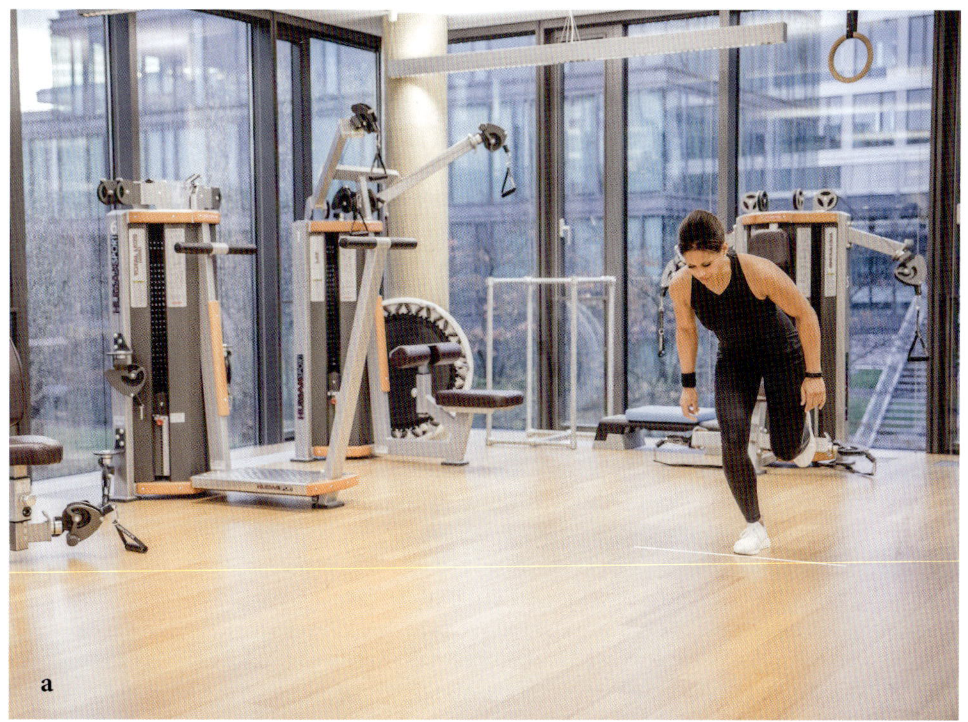

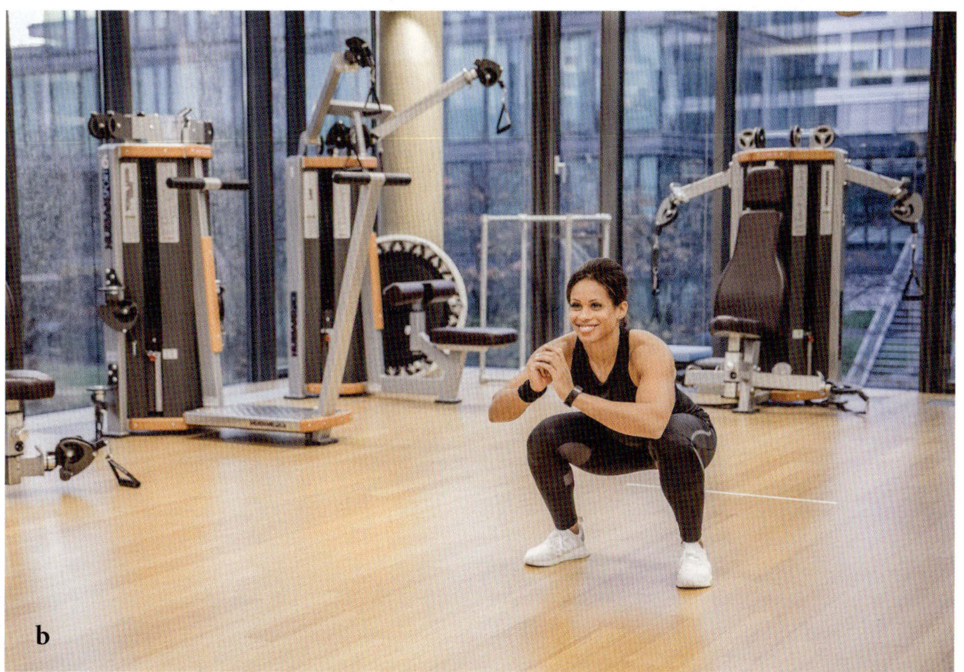

Abbildungen 115 a und b: Maximaler Einbeiniger Sprung mit beidbeiniger Landung.

Tragen

Ziel: Tragen von 50 % des eigenen Körpergewichtes verteilt auf beide Hände über 90 Sekunden.

Verbale Anweisung der Durchführung:

- Nimm die Gewichte vom Boden auf, indem du Hüfte und Knie beugst. Dein Rücken bleibt gerade.
- Halte die Arme dann gerade neben deinem Körper und gehe mit einer gleichmäßigen Geschwindigkeit in Form einer 8 um die beiden Markierungen herum.
- Der Test endet nach 90 Sekunden. Er wird vorher abgebrochen, wenn du das Gewicht fallen lässt oder wenn sich dein Gang oder die aufrechte Körperhaltung ändern.

Interpretation:

- Tragen ist eine fundamentale menschliche Aktivität. Eine Last technisch sauber zu tragen, erfordert eine gute Haltung, Balance und Kraftausdauer.
- Ein Mensch sollte in der Lage sein, mindestens 50 % seines eigenen Körpergewichtes verteilt auf zwei Arme über eine kurze Strecke von 50 Metern oder über 90 Sekunden zu tragen.
- Eine gebeugte Körperhaltung ist ein Abbruchkriterium.

Tipps/Sicherheit:

- Stelle zwei Gegenstände auf, um die der Athlet in Form einer 8 geht. Wechsle die Richtung nach 45 Sekunden.
- Der Sportler sollte mit einer gleichmäßigen Geschwindigkeit gehen und während der gesamten Durchführung die Wirbelsäule gerade halten.
- Falls die Gewichte zu schwer werden, sollten sie möglichst sanft mit einer Kniebeuge abgesetzt werden.
- Achte darauf, dass der Boden trocken ist und keine erhöhte Rutschgefahr besteht.

Mögliche Sportarten nach Erreichen von Level 2

Joggen oder Dribbeln mit einem Basketball et cetera. Grundsätzlich kommen alle Sportarten und Übungsformen in Frage, die im Wesentlichen in frontaler Richtung ohne Gegnerkontakt durchgeführt werden können.

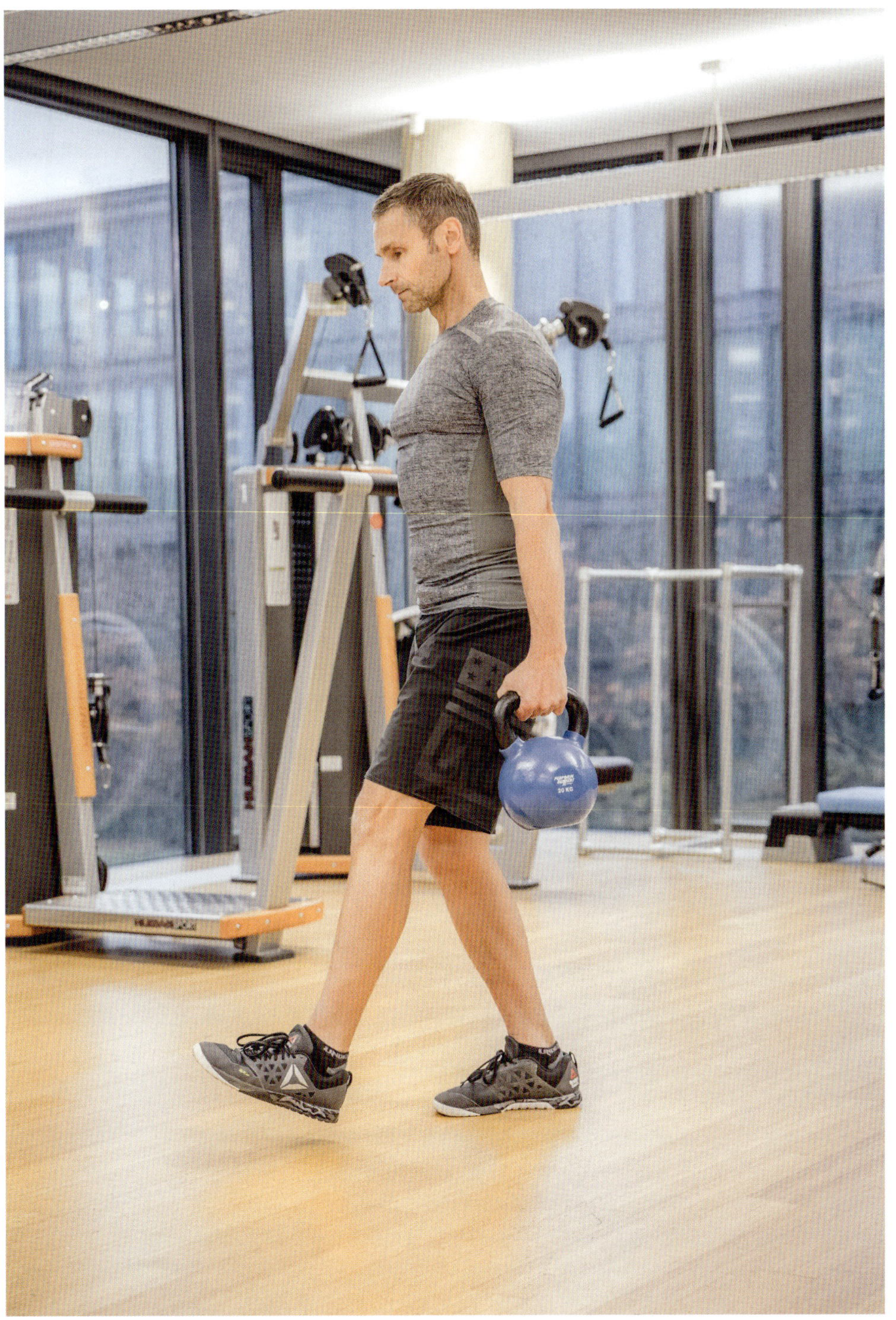

Abbildung 116: Tragen von 50 % des Körpergewichtes verteilt auf beide Arme.

Level 3: seitliche Bewegungen

Seitlicher einbeiniger Sprung-Test (Qualität)

Ziel: Das Knie wird bei einem einbeinigen seitlichen Sprung in der Frontaleben kontrolliert.

Verbale Anweisung zur Durchführung:

- Starte im einbeinigen Stand mit der Fußaußenkante neben der Seitenlinie des Quadrats.
- Führe mit dem Standbein einen einbeinigen Sprung aus und lande in einer leichten Kniebeuge einbeinig auf der anderen Seite des Quadrats.
- Die Arme können beliebig gehalten werden.
- Führe den Sprung insgesamt dreimal im Wechsel links und rechts aus.

Interpretation:

- Die Distanz von 40 cm wird überbrückt und die Landung wird sicher gestanden.
- In der Frontalebene wird bei der Landung das Knie über dem Fuß gehalten.

Tipps/Sicherheit:

- Beginne mit dem gesunden Bein.
- Die qualitativ saubere Ausführung des seitlichen Sprungs ist die Voraussetzung für die quantitative Überprüfung.
- Achte darauf, dass der Boden trocken ist und keine erhöhte Rutschgefahr besteht.

Seitlicher einbeiniger Sprung-Test auf Zeit (Quantität)

Ziel: Das Ziel des maximalen seitlichen einbeinigen Sprung-Tests ist eine möglichst schnelle Ausführung von zehn technisch sauberen Wiederholungen und eine Seitendifferenz von weniger als 10 %.

Verbale Anweisung zur Durchführung:

- Stelle dich auf ein Bein mit der Fußaußenkante neben der Seitenlinie des Quadrats
- Springe zehnmal ohne Pause und so schnell es möglich ist seitlich über das Quadrat und lande jeweils außerhalb der Begrenzung.
- Die Arme können beliebig gehalten werden.

Interpretation:

- Das verletzte Bein soll, verglichen mit dem gesunden Bein, nicht mehr als 10 % mehr Zeit für die zehn Wiederholungen benötigen.
- Wird das Spielbein abgesetzt, wird dieser Sprung nicht gewertet.

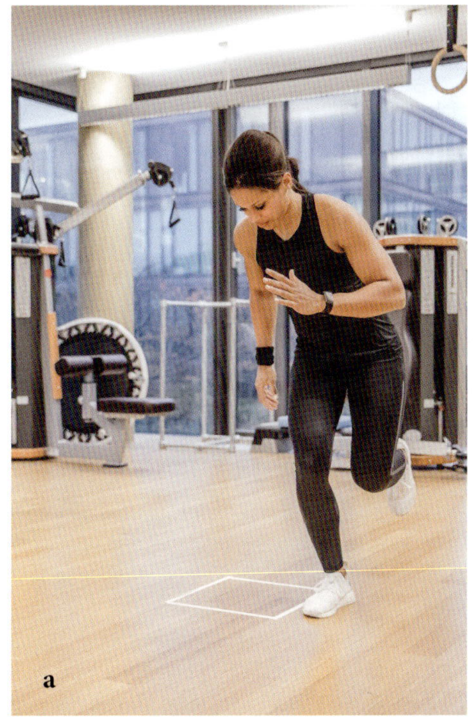

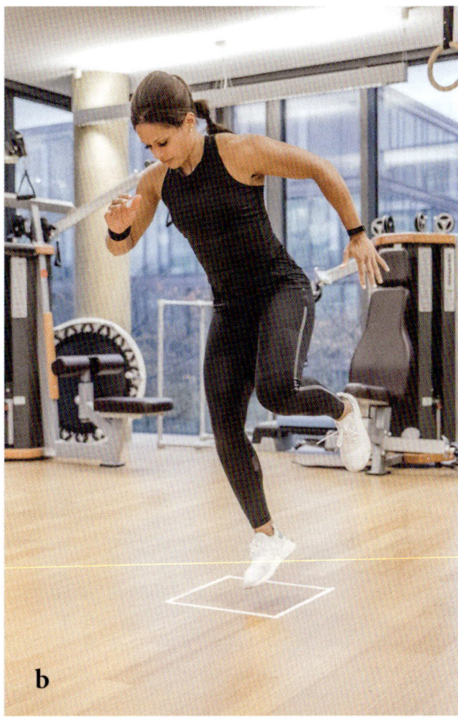

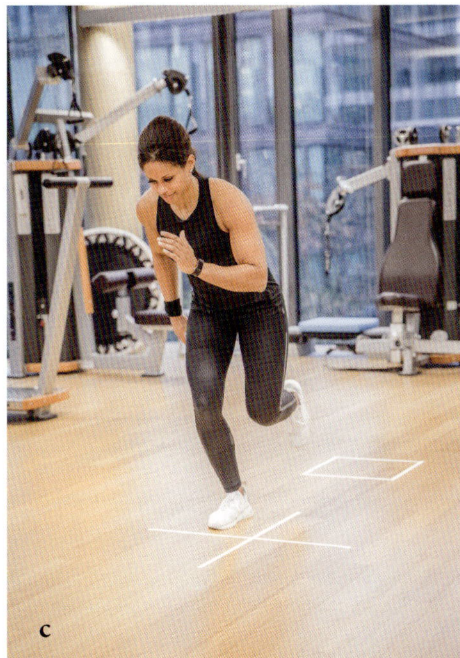

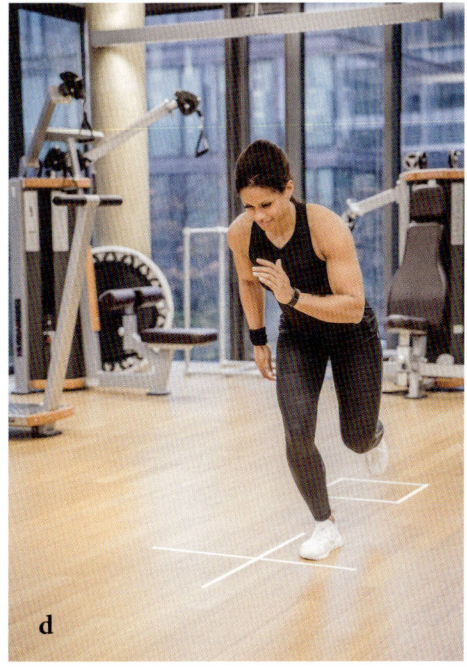

Abbildungen 117 a-d: Seitlicher Sprung über ein Quadrat oder ein Kreuz.

Tipps/Sicherheit

- Beginne mit dem gesunden Bein.
- Die qualitativ saubere Ausführung des seitlichen Sprungs ist die Voraussetzung für die quantitative Überprüfung.
- Achte darauf, dass der Boden trocken ist und keine erhöhte Rutschgefahr besteht.

Mögliche Sportarten nach Absolvierung von Level 3

Hierzu gehören Sportarten wie Tennis, die auch seitliche Bewegungen erfordern, jedoch noch keinen direkten Gegnerkontakt beinhalten.

Level 4 – Multidirektionale Bewegungen

Einbeiniger Sprung-Test im bzw. gegen den Uhrzeigersinn in und um ein Quadrat herum

Ziel: Schmerzfreie Ausführung in beide Richtungen mit sicherem Stand.

Verbale Anweisungen zur Durchführung:

- Stelle dich einbeinig mittig in das Quadrat.
- Springe zuerst nach vorne aus dem Quadrat und lande mit dem gesamten Fuß vor der Linie. Springe ohne Pause zurück in die Mitte des Feldes und dann im Uhrzeigersinn zur Seite nach rechts, anschließend wieder in die Mitte – nach hinten – in die Mitte – zur Seite nach links und wieder zur Mitte.
- Führe fünf Wiederholungen so schnell wie möglich aus.
- Anschließend wechselst du das Bein.
- Danach werden beide Beine im Wechsel, beginnend mit dem gesunden Bein, gegen den Uhrzeigersinn getestet.

Interpretation:

- Das verletzte Bein soll, verglichen mit dem gesunden Bein, nicht mehr als 10 % länger für die fünf Wiederholungen benötigen.
- Wird das Spielbein zwischendurch abgesetzt, startet die begonnene Runde erneut.

Tipps/Sicherheit

- Beginne mit dem gesunden Bein.
- Achte darauf, dass der Boden trocken ist und keine erhöhte Rutschgefahr besteht.

Mögliche Sportarten nach Absolvierung von Level 4

Mit Level 4 endet das allgemeine Return-to-Sport-Protokoll und der Sportler kann grundsätzlich wieder an allen Sportarten teilnehmen. Sollte es erforderlich sein, können jetzt weitere sportartspezifische Testverfahren durchgeführt werden.

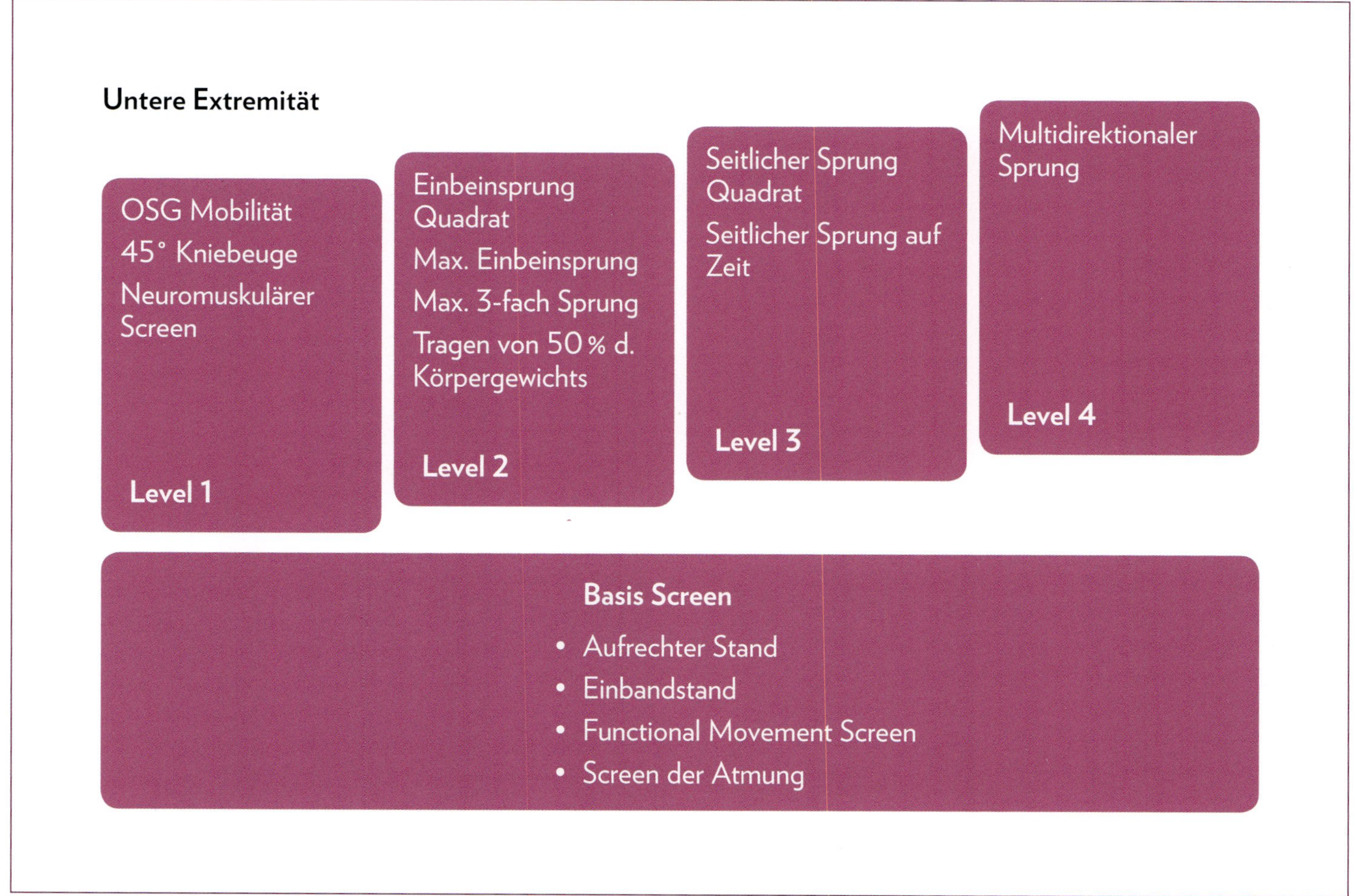

Abbildung 118: Level 1-4 Untere Extremität.

Übung	Beschreibung	Ergebnis	Material
Level 1			
OSG-Mobilität	35–45° Dorsalextension im Kniestand oder Knee- to-Wall		
Neuromuskulärer Screen untere Extremität	maximale Differenz < 4 cm links/rechtsMindestlänge 2× Fußlänge		Y-BT, Balance-Matte oder Alternative
45° Kniebeuge einbeinig	keine Achsabweichung in der Frontalebene		
Level 2			
1-beiniger Sprung frontal	Qualität der Ausführung ist entscheidend. Sicher gestandene Landung.		40 cm Quadrat/ Alternativ Kanten- länge = Schienbeinlänge des Sportlers
1-beiniger Sprung maximal weit	1-beiniger Absprung, Landung beidbeinig		Zentimetermaß
1-beiniger Drei- fach sprung	1-beiniger Absprung und Zwischensprünge, Landung beidbeinig		Zentimetermaß
Tragen von 50 % des Körper- gewichts	verteilt auf beide Arme, 60 Sekunden Fokus auf Körperhaltung		Gewichte
Level 3			
1-beiniger Sprung seitlich	Qualität der Ausführung ist entscheidend. Sicher gestandene Landung.		40 cm Quadrat
1-beiniger Sprung seitlich auf Zeit	10 Sprünge auf Zeit. Seitenvergleich		40 cm Quadrat, Stoppuhr
Level 4			
1-beiniger Sprung im Quadrat	5 Sprünge auf Zeit. Start im Quadrat. Sprung- richtung rechtes Bein mit Uhr, links gegenläufig. Seitenvergleich ist ent- scheidend.		40 cm Quadrat, Stoppuhr

Tabelle 16: Return-to-Sport – untere Extremität Level 1–4.

4.10 RETURN-TO-SPORT: OBERE EXTREMITÄT

Schaut man sich einmal die internationalen Richtlinien und Testverfahren für Return-to-Sport-Untersuchungen an, so fällt auf, dass es weitaus weniger Studien für die obere Extremität gibt, als für die untere. Von einem existierenden Standard kann bislang nicht die Rede sein. Die Dominanz der Beine bei Sportverletzungen ist sicherlich ein wichtiger Faktor für dieses Verhältnis. Durch die meist ausgeprägte Händigkeit findet man bei den Armen häufiger wesentliche Unterschiede in den Bereichen Kraft, Beweglichkeit und Koordination. Bei Sportarten, bei denen ein Schläger eingesetzt wird (Tennis, Golf, Eishockey et cetera), tritt der Unterschied zwischen dem spezialisierten und dem anderen Arm deutlich hervor. Eine Mehrbeweglichkeit des dominanten Arms wird in einigen Protokollen sogar als Normalkriterium gewertet. Die meisten Sportarten fordern hinsichtlich des Armeinsatzes auch eine „ganz oder gar nicht"-Entscheidung. Es werden oftmals mehrere Bewegungsrichtungen der Arme benötigt. Eine schrittweise Freigabe wie bei der unteren Extremität – erst nur die frontale Bewegungsrichtung, dann seitlich, dann multidirektional – ist beim Arm nur selten umsetzbar. Rudern ist ein Beispiel für eine zyklische Bewegung mit klar definiertem Bewegungsablauf ohne relevante Variation oder wesentliche Fremdeinwirkung.

Die Beweglichkeit und Haltung der Brust- und Halswirbelsäule sind integraler Bestandteil einer Return-to-Sport-Untersuchung des Arms. Das Schulterblatt gleitet über den knöchernen Brustkorb wie ein Surfer über eine Welle. Deshalb gibt der Brustkorb dem Schulterblatt durch seine Haltung und Beweglichkeit die Richtung vor, die es nehmen kann.

Die Gesamtbeweglichkeit des Schultergelenks wird bestimmt durch das eigentliche Schultergelenk (gleno-humeral), durch das Schultereckgelenk als einziger knöcherner Verbindung zum Brustkorb (arcromio-clavicular) und durch die Form und Haltung des knöchernen Brustkorbs (scapula-thorakal). Ellenbogengelenk und Handgelenk wiederum sind von der einwandfreien Funktion der Schulter abhängig.

Die Rumpfstabilität und die Kraft sind neben der Beweglichkeit zwei weitere grundlegende Kriterien, die überprüft werden müssen. Für die allgemeine Praxis stellen sie die Grundlage dar. Erweitert werden können sie nach sportartspezifischen Anforderungen. Vor allem ist hier das Werfen zu nennen. Dieses sollte vor einem RTS wieder schmerzfrei möglich sein.

Für die Schulter gibt es spezifische Fragebögen für spezielle Fragestellungen. Diese können im Rahmen eines RTS-Protokolls für die obere Extremität bewertet werden. Beispiel: Shoulder Instability – Return to Sport after Injury (SIRSI)-Skala (12 Fragen).

Empfehlen kann ich an dieser Stelle auch das Manual der Berufsgenossenschaft (VBG) zur Beurteilung der Spielfähigkeit nach Verletzungen der Schulter. Return to Competition – Beurteilung der Spielfähigkeit nach akuter Verletzung der Schulter (www.vbg.de).

Level 1: Mobilität und neuromuskuläre Kontrolle

Neuromuskulärer Screen (NMS) der oberen Extremität

Ziel: Der NMS ermöglicht eine Funktionsüberprüfung der oberen Extremität im Seitenvergleich. Die Norm- und Zielwerte basieren auf der Forschung des Y-Balance-Tests.

Verbale Anweisung zur Durchführung:

- Positioniere deine rechte/linke Hand auf dem Test-Kit mit dem Daumen an der roten Linie. Dein Körper befindet sich in einem 45°-Winkel zum Test-Kit. Deine Beine sind schulterbreit aufgesetzt.
- Schiebe die Testbox ohne Schwung mit den Fingerspitzen der freien Hand so weit wie möglich nach vorne und komme zurück in die Ausgangsposition, ohne deine Hand vorher abzusetzen.
- Deine abstützende Hand und die Beine bewegen sich nicht vom Boden weg.
- Führe drei gültige Versuche pro Seite im Wechsel aus.

Interpretation:

- Die Mindestlänge, die erreicht werden soll, beträgt das Doppelte der Fußlänge des Athleten.
- Die beiden Arme sollten eine Differenz von weniger als 4 cm aufweisen.

Tipps/Sicherheit:

- Verwende ein FMS- bzw. Y-Balance-Test-Kit oder alternativ eine Linie mit Längenangabe und eine geeignete Box.
- Zuordnung der Seiten: Der Arm, der gemessen wird, ist der sich abstützende Arm.
- Vor dem eigentlichen Testversuch kann der Sportler auf dem Boden 1–2 Probebewegungen ausführen, um ein Gefühl für die Bewegungsrichtung zu bekommen.
- Der Sportler darf sich mit der schiebenden Hand nicht auf der Testbox abstützen.
- Wenn sich die Distanz während der drei Versuche pro Hand ständig verbessert, teste so lange weiter, bis du keine Verbesserung mehr feststellst.

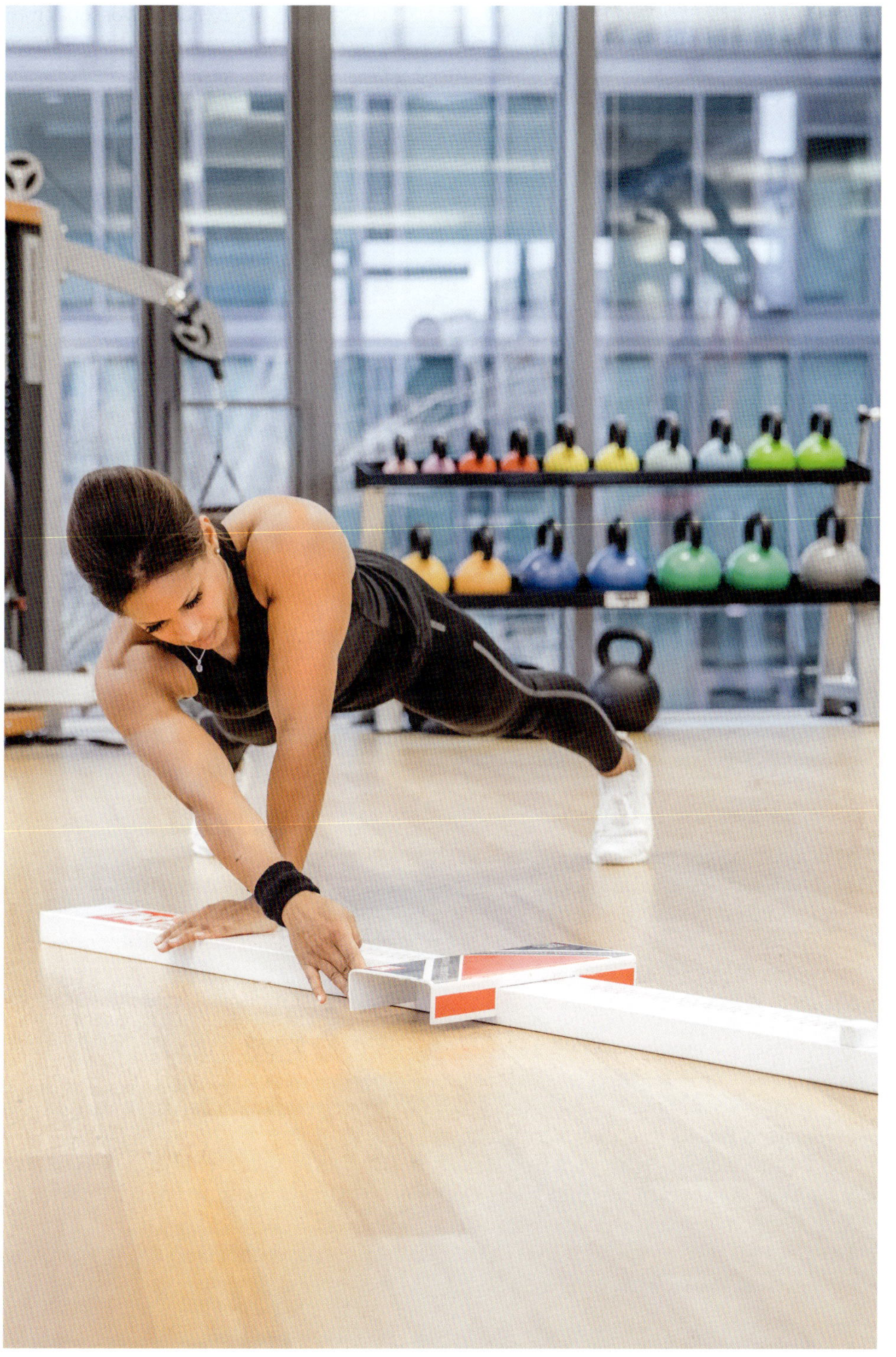

Überprüfung der Beweglichkeit

Eine ausreichende Mobilität und Kontrolle der Schulter sind die Grundlage für jede Belastung und werden deshalb zuerst abgefragt. Die Gesamtbeweglichkeit – die Total Range of Motion (TROM) – ist von entscheidender Bedeutung. Das gilt für die Schulter, Hals-, Brustwirbelsäule, Ellenbogen und Handgelenk.

Beweglichkeitsdefizite stellen einen relevanten Risikofaktor dar, vor allem bei Überkopf- und Wurfsportarten. Betonten möchte ich an dieser Stelle, dass die aktive kontrollierte Beweglichkeit entscheidend ist. Sportartspezifisch können bestimmte Bewegungsrichtungen verstärkt ausgebildet sein. Das gilt zum Beispiel für die Außenrotation der Schulter bei Wurfsportlern.

Beweglichkeit der Halswirbelsäule

Ziel: Normwertige Beweglichkeit der Halswirbelsäule in alle Richtungen.

Verbale Anweisung zur Durchführung:

- Stelle dich aufrecht hin, halte den Mund geschlossen und die Schultern entspannt.
- Führe dein Kinn zum Brustbein und richte deinen Kopf wieder auf.
- Lege deinen Kopf in den Nacken, schaue zur Decke und richte deinen Kopf wieder auf.
- Drehe deinen Kopf so weit es geht nach links und rechts.

Interpretation:

- Normwert Beugung: Das knöcherne Kinn berührt das knöcherne Brustbein.
- Normwert Streckung: Die Stirn des Sportlers ist parallel zur Decke und zum Boden. Zulässige Varianz 10°.
- Normwert Rotation: Die Mitte des Kinns kommt über das Schlüsselbein des Sportlers.
- Erreicht der Sportler auf beiden Seiten ohne Ausweichbewegungen die gewünschten Positionen, gilt der Test als bestanden.

Tipps/Sicherheit:

- Achte darauf, ob der Sportler sich bei der Durchführung sehr anstrengen muss.
- Als typische Kompensation bei Drehungen wird der Kopf oft geneigt. Dieser Versuch ist dann nicht gültig.
- Visualisiere dem Sportler Defizite durch das Anzeigen der Differenz zwischen erreichtem Punkt und dem Zielpunkt.
- Der Mund bleibt geschlossen und das Kinn wird nicht vorgeschoben.
- Eine Weichteilhemmung durch ein Doppelkinn gilt als nicht normal. Der Test kann jedoch weiter fortgesetzt werden.
- Die Bewegungen werden einmal in jede Richtung ausgeführt. Die Ausführung muss schmerzfrei sein.

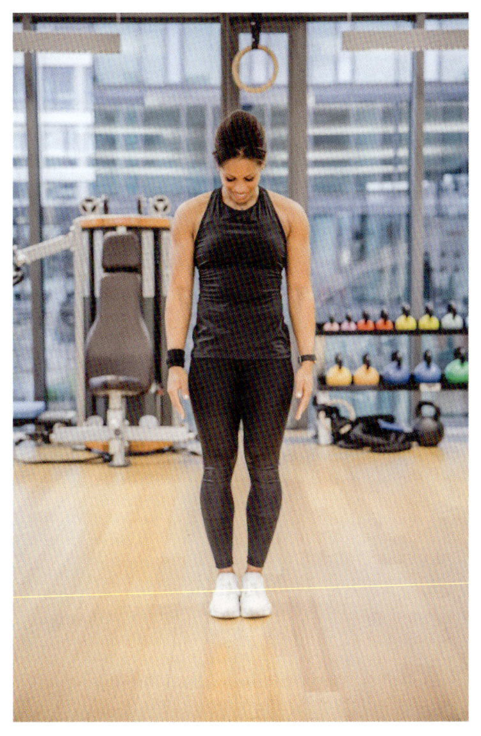

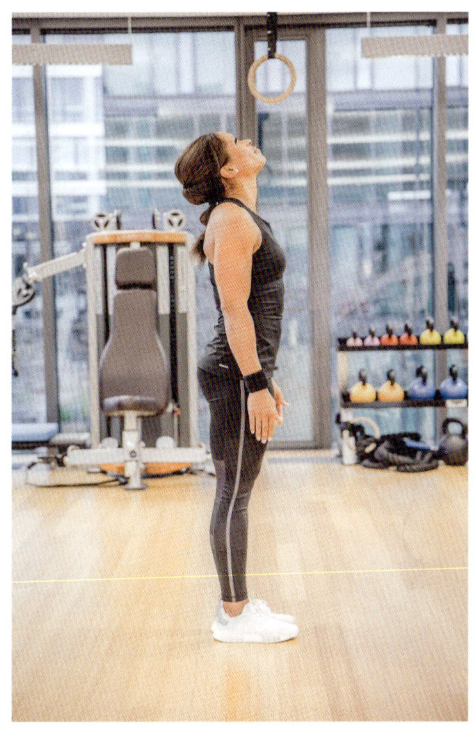

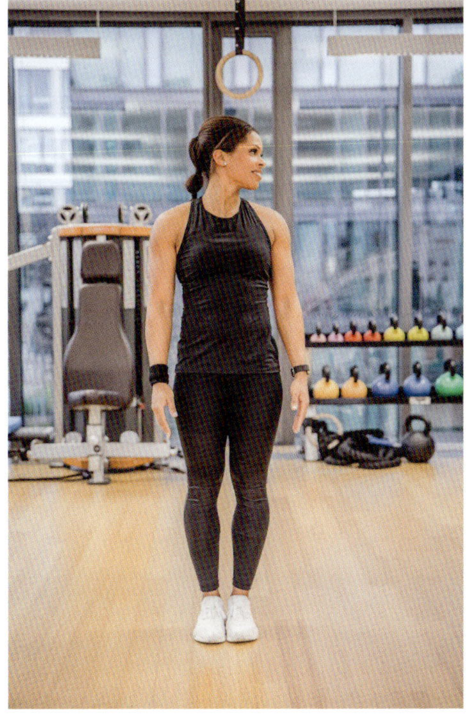

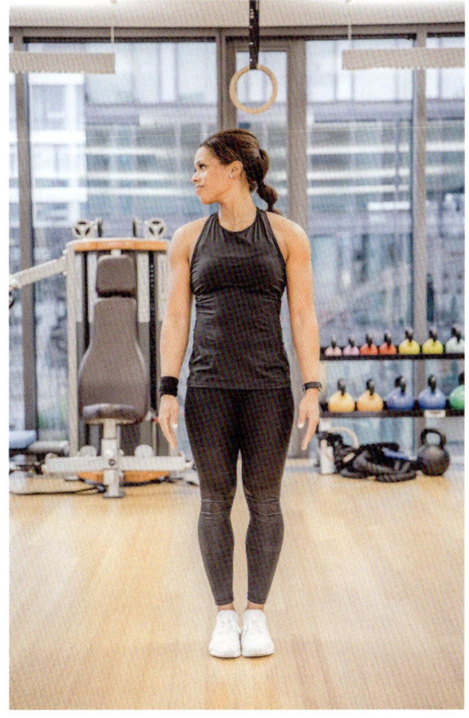

Beweglichkeit der Brustwirbelsäule in Rotation

Ziel: Freie Beweglichkeit der BWS in Rotation und Streckung.

Die Beweglichkeit der Brustwirbelsäule (BWS) ist entscheidend für die freie Beweglichkeit der Schulterblätter. Eingeschränkt sind am häufigsten die Streckung und die Rotation der BWS. Die Fähigkeit zur ausreichenden Streckung lässt sich sehr einfach an einer geraden Wand überprüfen.

Verbale Anweisungen zur Durchführung:

- Setze dich auf eine Bank und halte die Beine geschlossen.
- Lege dir einen Stab quer auf beide Schultereckgelenke und halte ihn parallel zum Boden.
- Rotiere nach links/rechts so weit es geht und halte den Stab weiterhin parallel zum Boden.
- Atme am Ende der Bewegung bewusst ein und aus und drehe dich noch etwas weiter, sofern möglich.

Interpretation:

- Die normale Beweglichkeit der Brustwirbelsäule beträgt seitengleich 50° in jede Richtung.
- Solange der Stab parallel zum Boden gehalten wird, werden Kompensationsbewegungen vermieden.
- Die Ausführung muss schmerzfrei sein.

Sicherheit/Tipps:

- Die Rotation der BWS vergleicht man am besten im Sitzen, da auf diese Weise eine Kompensationsrotation aus der Hüfte vermieden wird. Es können auch eine Faszienrolle oder ein Ball zwischen den Knien gehalten werden, um die Position beizubehalten.
- Den Rotationswinkel kann man mit einem Winkelmesser oder einer entsprechenden App auf dem Smartphone messen.

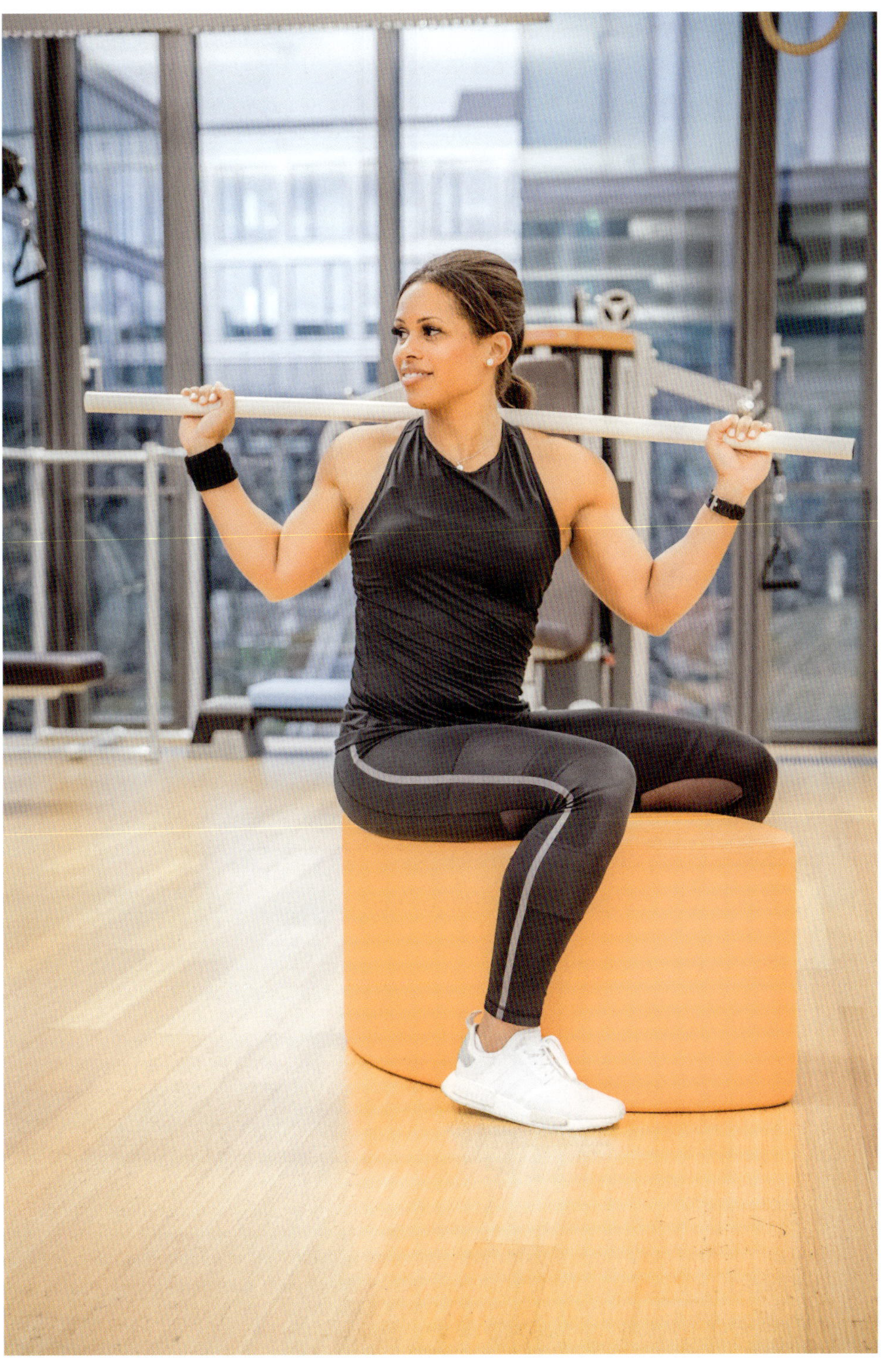

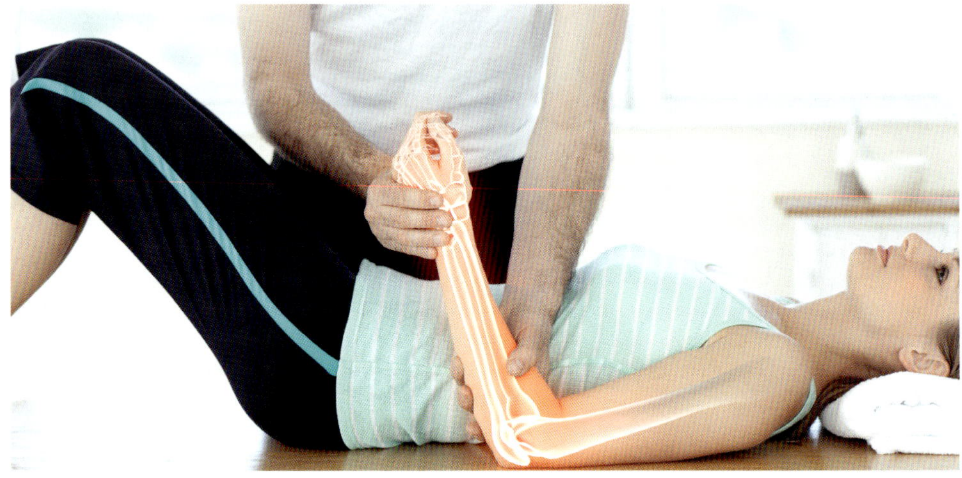

Aktive Beweglichkeit der Ellenbogen

Die Normbeweglichkeit des Ellenbogens beträgt …

… in Streckung 0-10° (bei Frauen) …

… in Beugung 140° …

… in Pronation 90° …

… in Supination 90° …

Aktive Beweglichkeit der Handgelenke

Ziel: Seitengleich aktive Mobilität der Handgelenke in Dorsalextension.

Verbale Anweisungen zur Durchführung:

- Halte deine Unterarme parallel, die Hände und die Fingerspitzen zeigen nach oben.
- Neige deine Hände nach außen.

Interpretation:

- Die Hände sollten symmetrisch aktiv bis 90° (Toleranz 80°) in Dorsalextension geführt werden. Die Finger bleiben dabei gestreckt.
- Die seitengleiche Beweglichkeit ist für viele drückenden Bewegungen wichtig (z. B. Liegestütz).

Tipps/Sicherheit:

- Eine Verkürzung der Beugemuskulatur ist sehr häufig. Lassen sich die Hände nur durch Druck in eine Dorsalextension von 80–90° führen, so besteht ein erhöhtes Risiko für einen Golfer-Ellenbogen (Epikondylitis humeri ulnaris).

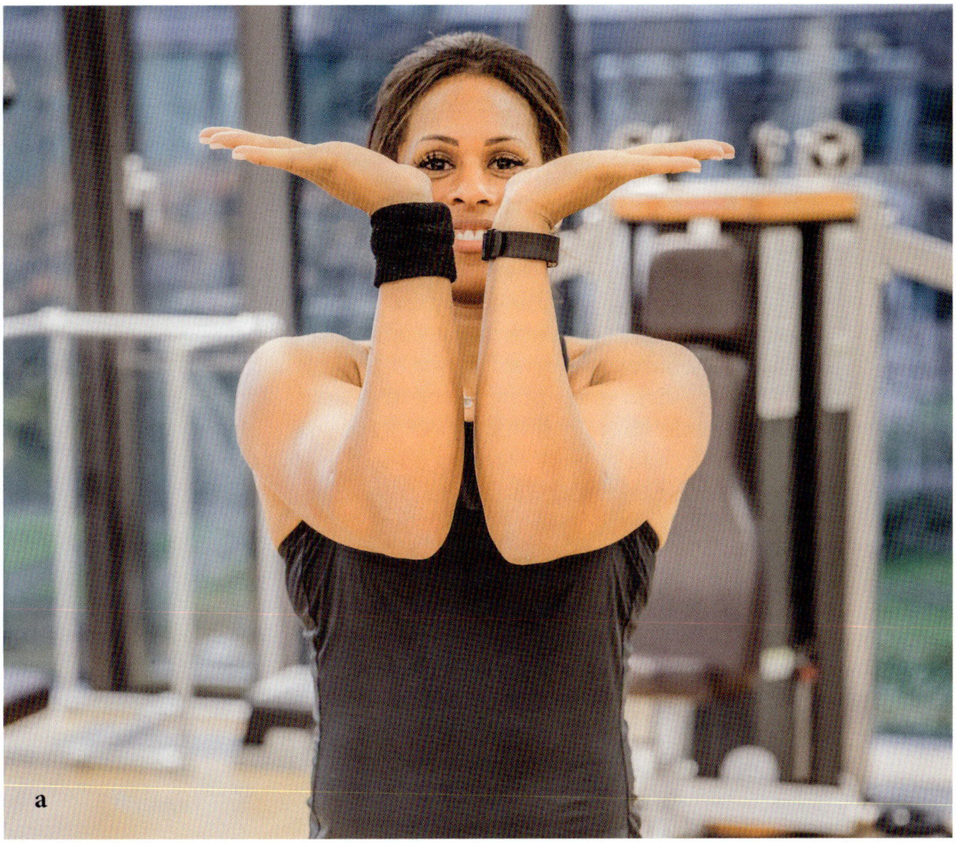

a

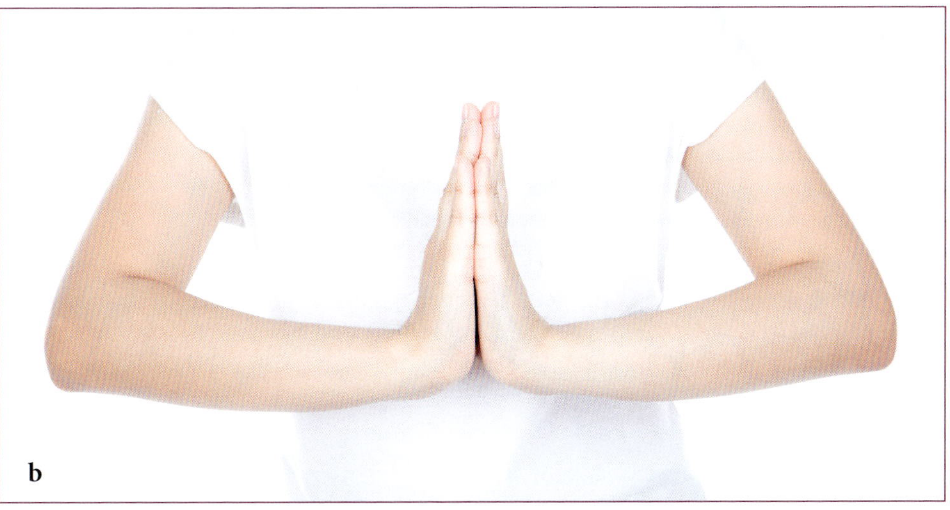

Abbildungen 119 a und b: Die aktive Beweglichkeit der Handgelenke ist für viele Sportarten von entscheidender Bedeutung, um eine Überlastung des Ellenbogens und der Schulter zu vermeiden.

Wall-Slide im Stand

Bei der Schulter setze ich einen funktionierenden Nacken- und Schürzengriff voraus. Die isolierte Testung der Bewegungsrichtung sollte in einer 90°-Abduktionsstellung des Arms mindestens 90° Außenrotation, 60° Innenrotation betragen, eine Flexion/Abduktion bis 180°.

Ziel: Symmetrisch freie aktive Beweglichkeit der Schultergelenke.

Verbale Anweisung zur Durchführung:

- Stelle dich ohne Schuhe mit dem Rücken an die Wand. Beide Fersen, Gesäß, Schultern und der Hinterkopf berühren die Wand. Die Arme hängen neben dem Körper herab und berühren mit den Handflächen die Wand.
- Beide Arme werden gleichzeitig mit permanentem Kontakt zur Wand seitlich angehoben und über den Kopf geführt, bis sie gerade nach oben zeigen. Auf Höhe der Schultern (90°) drehen sich die Hände, sodass der Handrücken die Wand berührt, ohne dass die Bewegung unterbrochen wird.

Interpretation:

- Es sollten optimal 180° mit einer Toleranz von -10° erreicht werden. Die Bewegung wird flüssig nach oben und wieder nach unten ausgeführt. Die Ausführung muss schmerzfrei sein.
- Die Symmetrie in der Mobilität und die absolute Beweglichkeit sind entscheidend.
- Gerade bei Überkopfsportarten (z. B. Tennis) und bei Gewichtsbelastung über Kopf (z. B. Schulterpresse) ist ein volles Bewegungsausmaß wichtig, da ansonsten häufig eine Kompensationsbewegung aus Neigung und Rotation des Oberkörpers oder eine Kompensation aus der Lendenwirbelsäule erfolgt.

Tipps/Sicherheit:

- Der Test ist alternativ auch in Rückenlage auf dem Boden möglich, falls keine geeignete Wand zur Verfügung steht.

Mögliche Sportarten nach Absolvierung von Level 1

Walken, Joggen, Rudern, gerätegestütztes Krafttraining, Pritschen/Baggern, Dribbeln, Tischtennis, Jonglieren, et cetera. Sportler aus Schläger- und Kontaktsportarten sowie mit Bewegungen, die frei ausgeführt werden und bei denen Kraftspitzen entstehen (Tennis, Hockey, Basketball, Kampfsportarten, Athletiktraining, Crossfit, et cetera), sollten Level 2 absolvieren.

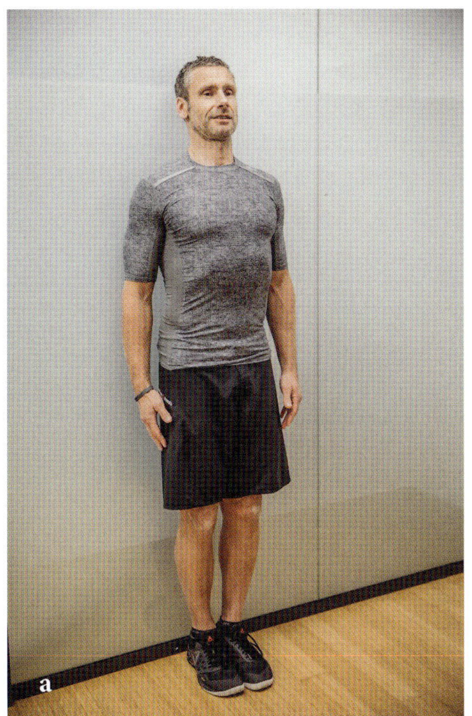

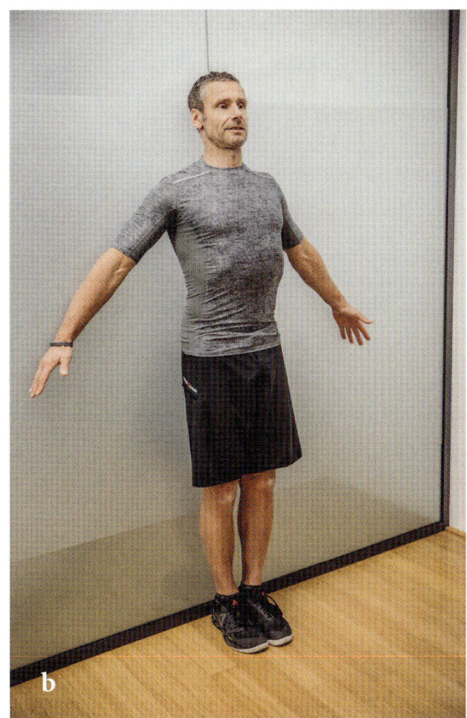

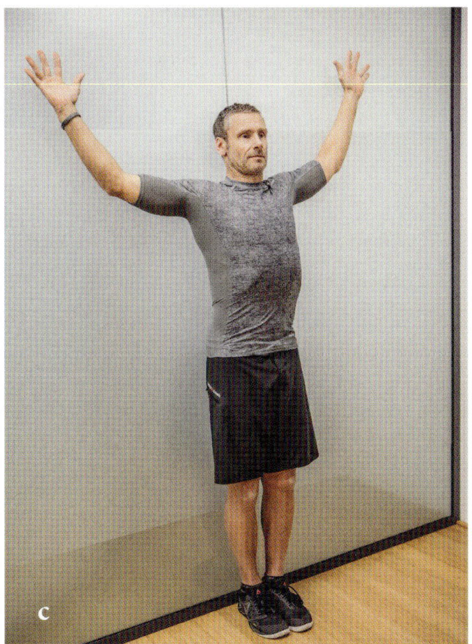

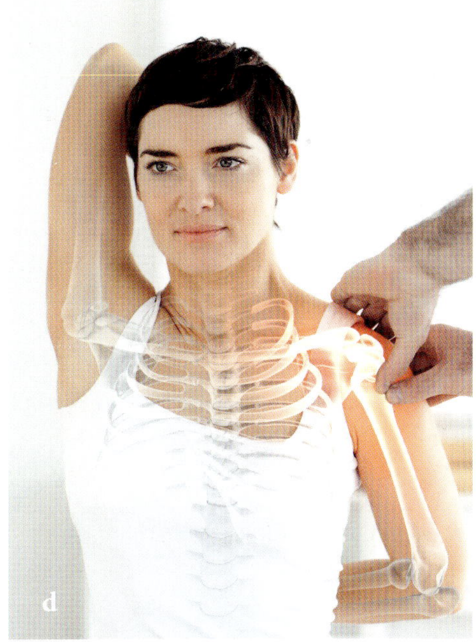

Abbildungen 120 a-d: Der Wall-Slide, Schürzen- und Nackengriff untersuchen die allgemeine Beweglichkeit des Schultergürtels und des Ellenbogens.

Level 2: Stabilität

Handwechsel im Liegestütz

Die Voraussetzung für diesen Test ist die saubere Ausführung von mindestens einem Liegestütz. Frauen können diesen Test in einem knienden Liegestütz absolvieren. Der Handwechsel im Liegestütz ist ein in der Literatur gut untersuchter Test für die dynamische Schulterstabilität.

Ziel: Die dynamische Schulterkontrolle wird im Seitenvergleich überprüft.

Verbale Anweisung zur Durchführung:

- Setze deine Hände in Liegestützposition auf die beiden Tapestreifen. Die Beine werden schulterbreit aufgesetzt.
- Berühre aus dieser Position innerhalb von 15 Sekunden mit deiner linken Hand die rechte und umgekehrt im Wechsel, so schnell es geht.
- Führe mit einer Pause von jeweils 45 Sekunden drei Durchgänge aus.

Interpretation:

- Zwei Tapestreifen werden parallel 90 cm voneinander entfernt auf den Boden geklebt. Bei besonders großen oder kleinen Sportlern kann die Armlänge als Abstand verwendet werden. Diese wird bei 90° ausgestreckten Armen zwischen dem Dornfortsatz des 7. Halswirbels und dem längsten Finger gemessen.
- Das Ziel sind mindestens 21 Wiederholungen in 15 Sekunden.
- Der Rumpf wird während der Ausführung stabil und in einer geraden Linie gehalten. Andernfalls zählen die Wiederholungen nicht.

Tipps/Sicherheit:

- Die Ausführung muss schmerzfrei sein.
- In der internationalen Literatur findet man diesen Test unter „Closed Kinetic Chain Upper Extremity Test“. Eine „geschlossene Kette“ bedeutet, dass Hand oder Fuß festen Kontakt mit einem nicht zu überwindenden Widerstand haben, das ist in der Regel der Boden oder ein fester Untergrund. Beispiel: Liegestütz, Kniebeuge. Eine „offene Kette“ liegt vor, wenn Hand und Fuß frei bewegt werden können. Beispiel: Bizeps-Curl oder Dribbeln eines Balls.
- Ergänzend kann ein Power Score errechnet werden. Er berücksichtigt das Gewicht von Armen. Kopf und Rumpf, Die Formel lautet: Power Score = Mittelwert aus 3 Versuchen × 68 % des Körpergewichtes / 15 Sekunden

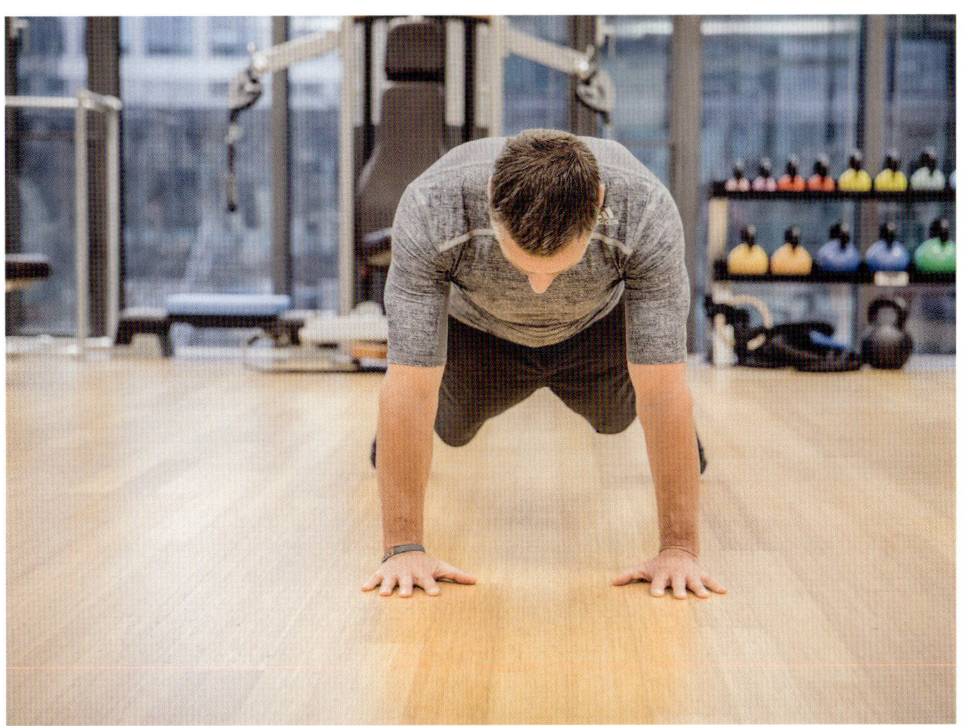

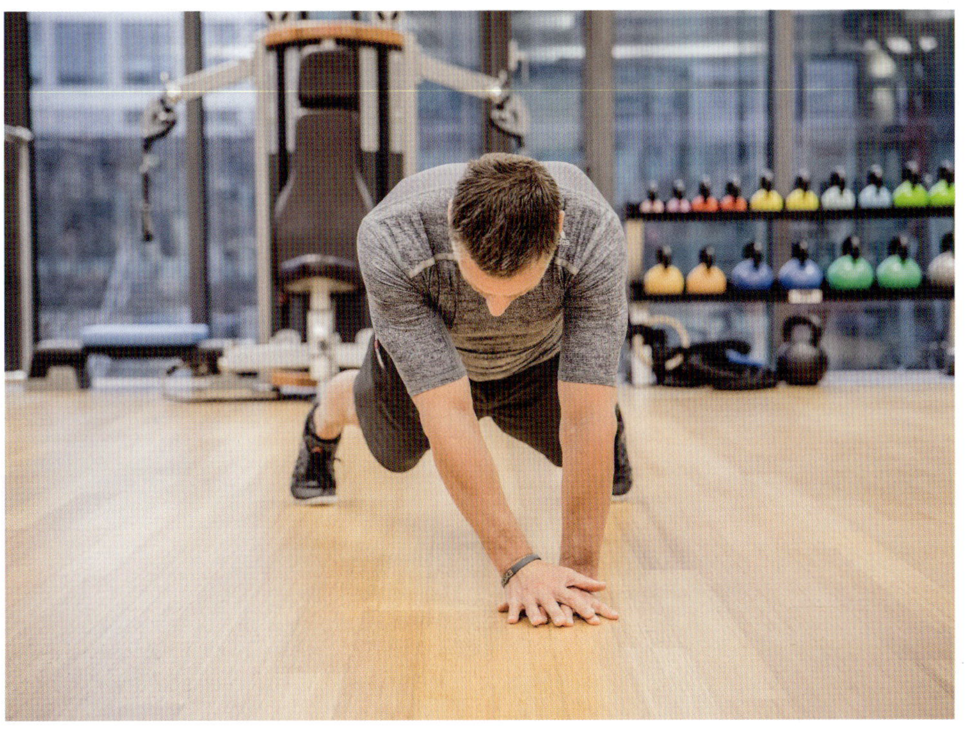

Rumpfstütz

Ziel: Der Rumpfstütz kann für 60 Sekunden in sauberer Technik gehalten werden.

Verbale Anweisung zur Durchführung:

- Du stützt dich auf deinen Ellenbogen ab. Diese sind unmittelbar unter deinen Schultern. Deine Beine sind geschlossen und gestreckt, die Zehen aufgesetzt. Der Körper bildet von den Fersen bis zu den Schultern eine Linie.

Interpretation:

- Die Position kann ohne Ausgleichsbewegungen gehalten werden.
- Der Sportler atmet regelmäßig und halt nicht die Luft an.
- Die Ausführung ist schmerzfrei möglich.

Tipps/Tricks:

- Du kannst einen kleinen Gymnastikball oder eine Faszienrolle auf dem unteren Rücken des Sportlers positionieren. So erkennst du Ausgleichsbewegungen besser.

Seitstütz

Ziel: Ein Seitstütz kann links und rechts für jeweils 30 Sekunden in sauberer Technik gehalten werden.

Verbale Anweisung zur Durchführung:

- Gehe in einen Seitstütz. Positioniere deinen Ellenbogen unter deiner Schulter. Das obere Bein wird vor dem unteren aufgesetzt. Die Zehen zeigen nach vorne. Der obere Arm stützt sich mit der Hand an der Hüfte ab und der Ellenbogen zeigt zur Decke.
- Eine fortgeschrittene Variante stellt der Wechsel von einer Seite zur anderen über den beidarmigen Frontstütz dar. Die Gesamtdauer sollte dann mindestens 60 Sekunden betragen.

Interpretation:

- Achte auf eine saubere Körperhaltung.
- Der Seitstütz soll beidseits 30 Sekunden gehalten werden können.

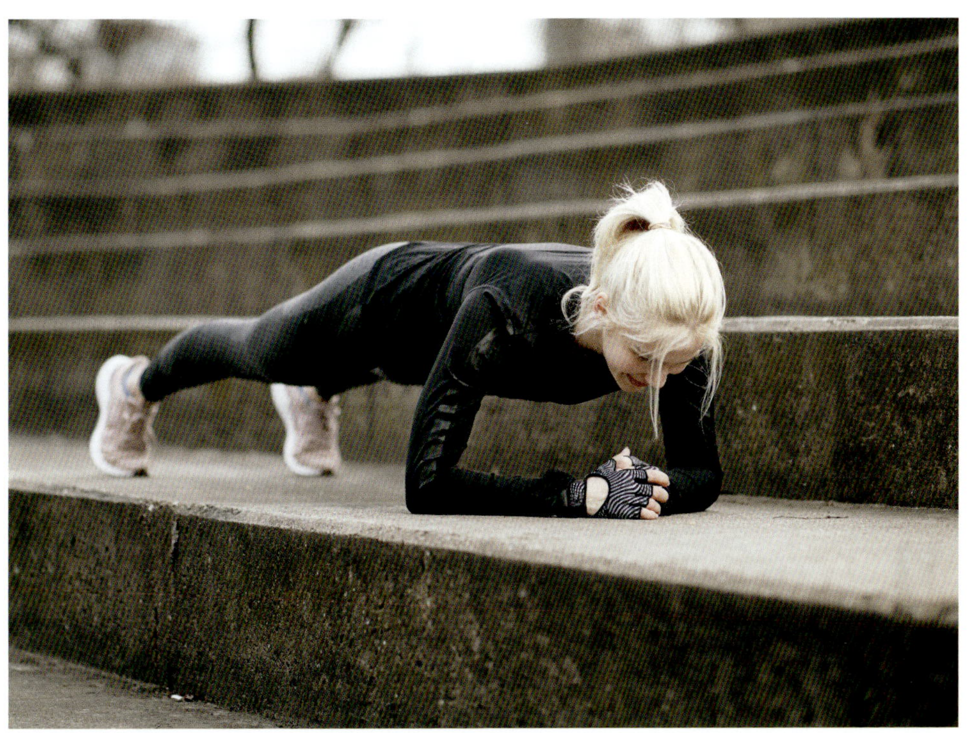

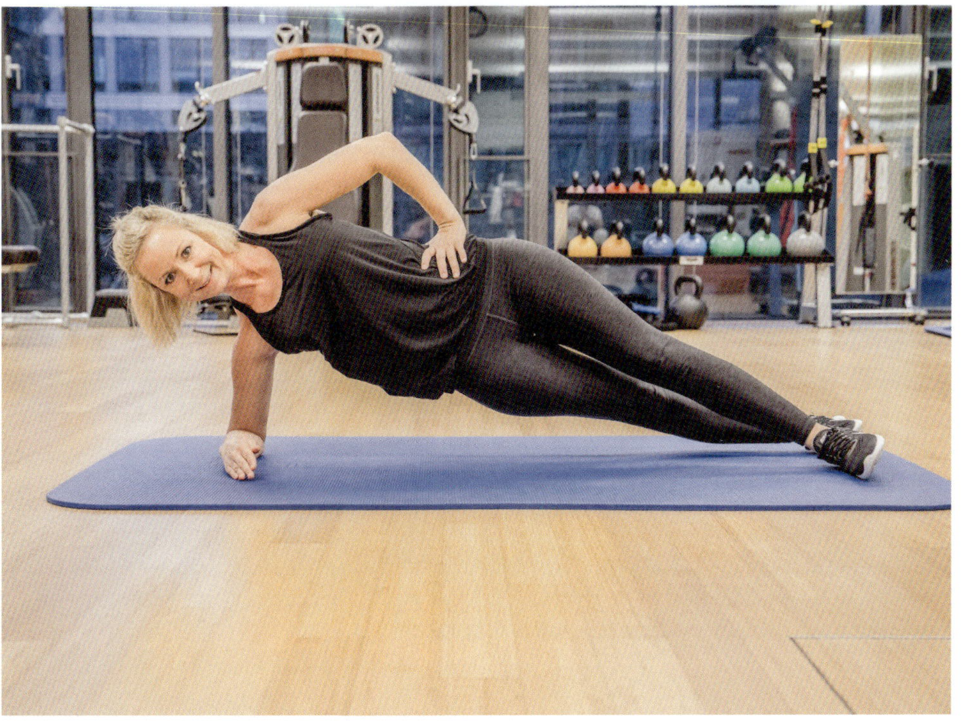

- Die Ausführung ist schmerzfrei möglich.

Handkraftmessung

Ziel: Vergleich der Handkraft im Seitenvergleich in verschiedenen Positionen.

Verbale Anweisung zur Durchführung:

- Im Stand wird in jeweils drei Positionen die Handkraft getestet.
- Halte den ausgestreckten Arm seitlich am Körper und greife so stark wie möglich zu. Führe drei Versuche aus und wechsle dann die Hand.
- Halte den Arm seitlich am Körper mit 90° gebeugtem Ellenbogen und greife so stark wie möglich zu. Führe drei Versuche aus und wechsle dann die Hand.
- Halte den Arm über Kopf. Die Schulter bleibt in neutraler Position. Greife so stark wie möglich zu. Führe drei Versuche aus und wechsle dann die Hand.

Interpretation:

- Das Ziel ist eine Symmetrie beider Hände mit einer Toleranz von circa 10 % in jeder untersuchten Richtung.

Tipps/Sicherheit:

- Führe die Testung der Griffkraft vor den tragenden Testverfahren durch, um eine vorzeitige Ermüdung zu vermeiden. Treten bei der Handkraftmessung Schmerzen auf, werden die Trage-Tests nicht durchgeführt.
- Es gibt auch umfangreiche Tabellen mit Normwerten, aufgeteilt nach Geschlecht und Lebensalter. Die Normwerte beziehen sich in der Regel auf eine Untersuchung im Sitzen. Die Handkraft ist im Durchschnitt im Stand bei gleicher Armhaltung höher als im Sitzen. Das Erreichen eines bestimmten Kraftwertes ist meiner Ansicht nach zweitrangig für eine Return-to-Sport-Entscheidung.
- Interessant ist bei dieser Prüfung, ob ein Sportler die Kraft auch da entwickeln kann, wo er sie benötigt. Das kann je nach Sportart auch über dem Kopf notwendig sein, wie beispielsweise beim Tennisaufschlag.
- Meiner Ansicht nach gehört die Messung der Griffkraft als fünfter Punkt zu den grundlegenden Vitalparametern Herzfrequenz, Blutdruck, Temperatur und Atemfrequenz. Sie sollte deshalb auch im Rahmen eines sportmedizinischen Checks erfasst und im Verlauf verglichen werden. Studien zeigen, dass die Griffkraft als genereller Hinweis auf die gesamte körperliche Konstitution gelten kann. In den letzten Jahren konnte sogar ein statistischer Zusammenhang zwischen Griffkraft und Lebenserwartung ermittelt werden. Weitere Korrelationen bestehen zwischen der durchschnittlichen Aufenthaltsdauer in Krankenhäusern, dem Auftreten von Diabetes Typ II und weiteren Erkrankungen. Insgesamt kann man davon ausgehen, dass die Kraft der Hände ein Indikator für die gesamte körperliche Konstitution ist. Deshalb erfolgt auch die regelmäßige Messung im Rahmen der Return-to-Sport-Untersuchung.

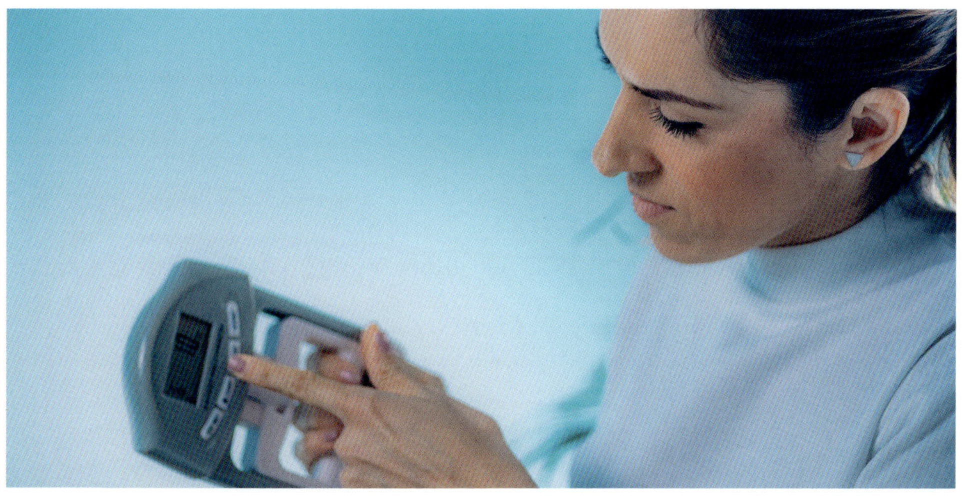

Alter	Mann			Frau		
	schwach	normal	stark	schwach	normal	stark
10–11	< 12,6	12,6–22,4	> 22,4	< 11,8	11,8–21,6	> 21,6
12–13	< 19,4	19,4–31,2	> 31,2	< 14,6	14,6–24,4	> 24,4
14–15	< 28,5	28,5–44,3	> 44,3	< 15,5	15,5–27,3	> 27,3
16–17	< 32,6	32,6–52,4	> 52,4	< 17,2	17,2–29,0	> 29,0
18–19	< 35,7	35,7–55,5	> 55,5	< 19,2	19,2–31,0	> 31,0
20–24	< 36,8	36,8–56,6	> 56,6	< 21,5	21,5–35,3	> 35,3
25–29	< 37,7	37,7–57,5	> 57,5	< 25,6	25,6–41,4	> 41,4
30–34	< 36,0	36,0–55,8	> 55,8	< 21,5	21,5–35,3	> 35,3
35–39	< 35,8	35,8–55,6	> 55,6	< 20,3	20,3–34,1	> 34,1
40–44	< 35,5	35,5–55,3	> 55,3	< 18,9	18,9–32,7	> 32,7
45–49	< 34,7	34,7–54,5	> 54,5	< 18,6	18,6–32,4	> 32,4
50–54	< 32,9	32,9–50,7	> 50,7	< 18,1	18,1–31,9	> 31,9
55–59	< 30,7	30,7–48,5	> 48,5	< 17,7	17,7–31,5	> 31,5
60–64	< 30,2	30,2–48,0	> 48,0	< 17,2	17,2–31,0	> 31,0
65–69	< 28,2	28,2–44,0	> 44,0	< 15,4	15,4–27,2	> 27,2
70–99	< 21,3	21,3–35,1	> 35,1	< 14,7	14,7–24,5	> 24,5

Tabelle 17: Dargestellt ist die Verteilung der maximalen Handkraft nach Geschlecht. Die Handkraft der Männer ist im Vergleich der Geschlechter durchschnittlich 40 % kräftiger. Durchschnittlich ist die rechte Hand bei Männern und Frauen 3–5 % kräftiger. Bei Frauen verringern sich die maximalen Werte statistisch ab dem 60. Lebensjahr, bei Männern circa 10 Jahre früher. Die absoluten Kraftwerte variieren je nach Studiengruppe enorm.

Tragen mit beiden Armen

Ziel: Tragen von 50 % des eigenen Körpergewichtes verteilt auf beide Hände über 60 Sekunden

Verbale Anweisung der Durchführung:

- Nimm die Gewichte vom Boden auf, indem du Hüfte und Knie beugst. Dein Rücken bleibt dabei gerade.
- Halte die Arme dann gerade neben deinem Körper und gehe mit einer gleichmäßigen Geschwindigkeit.
- Der Test endet nach 60 Sekunden. Er wird vorher abgebrochen, wenn du die Gewichte fallen lässt oder wenn sich dein Gang oder die aufrechte Körperhaltung ändern.

Interpretation:

- Tragen ist eine fundamentale menschliche Aktivität. Eine Last technisch sauber zu tragen, erfordert eine gute Haltung, Balance und Kraftausdauer.
- Der Sportler sollte in der Lage sein, mindestens 50 % seines eigenen Körpergewichtes, verteilt auf zwei Arme, über eine Dauer von 60 Sekunden zu tragen.
- Ein Verlust der aufrechten Körperhaltung oder ein unsicheres Gangbild sind Abbruchkriterien.

Tipps/Sicherheit:

- Der Sportler sollte mit einer gleichmäßigen Geschwindigkeit gehen und während der gesamten Durchführung die Wirbelsäule gerade halten.
- Falls die Gewichte zu schwer werden, sollten sie möglichst sanft mit einer Kniebeuge abgesetzt werden.
- Achte darauf, dass der Boden trocken ist und keine erhöhte Rutschgefahr besteht.

Einarmiges Tragen über dem Kopf

Ziel: Einarmiges Tragen über Kopf im Vergleich über 60 Sekunden.

Verbale Anweisungen zur Durchführung:

- Hebe das gewählte Gewicht einhändig mit einem Ausfallschritt oder einer Kniebeuge auf und bringe es mit gestrecktem Arm in einer technisch sauberen Bewegung über den Kopf.
- Halte deinen Arm gerade gestreckt, ohne im Ellenbogengelenk zu überstrecken.
- Achte darauf, dass deine Schulter unten bleibt, der Abstand zwischen Schulter und Ohr also möglichst groß ist.
- Gehe mit normalem Schritttempo durch den Raum.

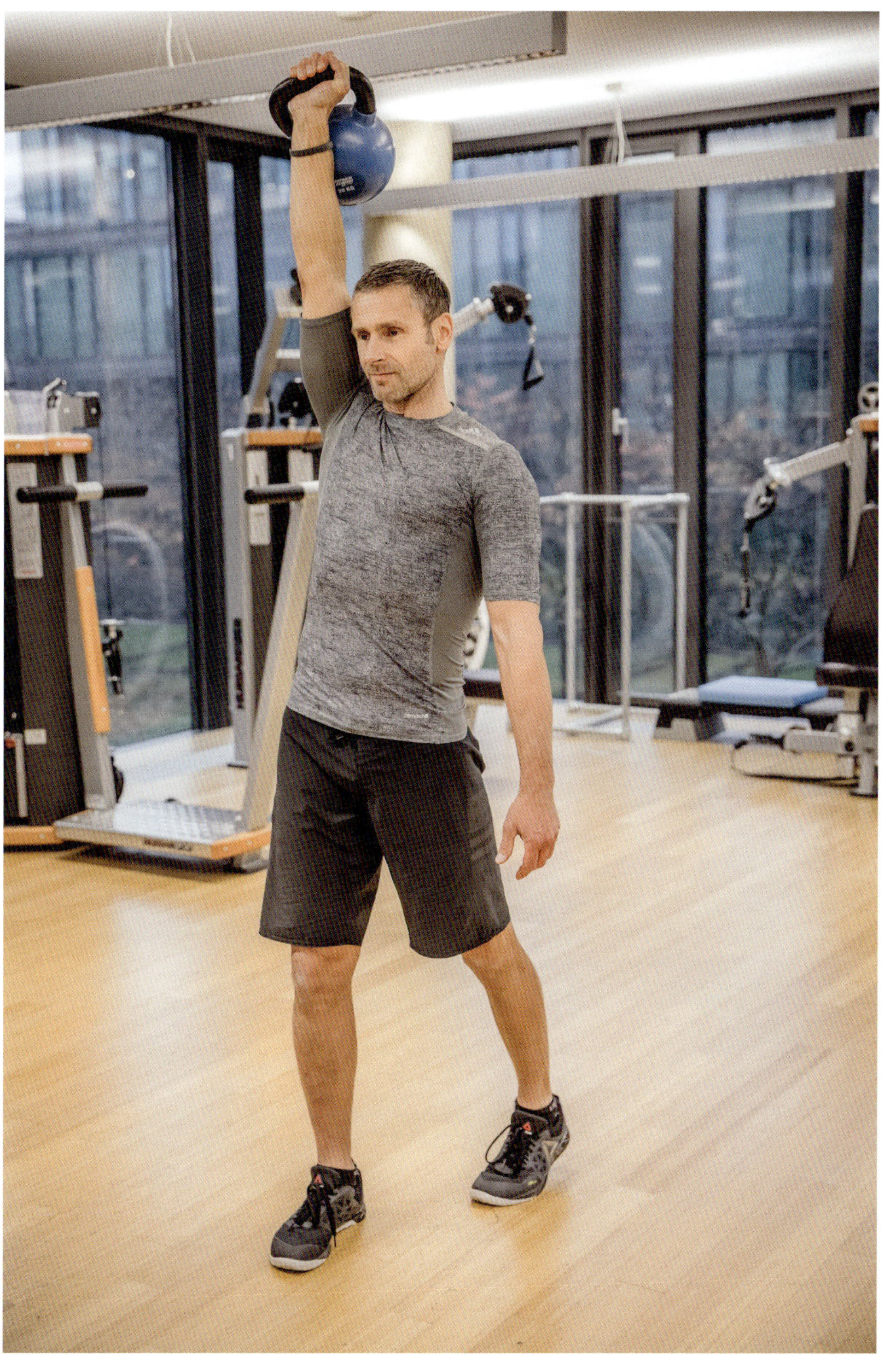

Interpretation:

- Tragen ist eine fundamentale menschliche Aktivität. Eine Last technisch sauber zu tragen, erfordert eine gute Haltung, Balance und Kraftausdauer.
- Es existieren keine allgemein anerkannten Richtwerte dafür, wieviel ein Mensch einarmig über Kopf tragen können sollte. Für mich überwiegen daher der qualitative Aspekt – also wie gut geht es überhaupt – und die Symmetrie. Für Frauen verwende ich Gewichte von 4–8 kg, für Männer von 8–12 kg.
- Einarmig sollte das gewählte Gewicht 60 Sekunden mit dem gestreckten Arm mit normalem Schritttempo über Kopf getragen werden.
- Eine gebeugte Körperhaltung ist ein Abbruchkriterium.

Tipps/Sicherheit:

- Der Sportler sollte mit einer gleichmäßigen Geschwindigkeit gehen und während der gesamten Durchführung die Wirbelsäule gerade halten.
- Falls das Gewicht zu schwer wird, sollte es mithilfe der freien Hand möglichst sanft abgesetzt werden.
- Achte darauf, dass Schmuck das Tragen über Kopf nicht behindert.
- Achte darauf, dass der Boden trocken ist und keine erhöhte Rutschgefahr besteht.

Optional: Werfen

Der Wurfarm des Sportlers ist vollumfänglich beweglich. Er benötigt wieder eine hergestellte Rotationskraft mit einem Verhältnis von Außen- zu Innenrotation von mindestens 70 %. Die Wurfbewegung muss schmerzfrei möglich sein.

Als Testsituation bieten sich sportartspezifische Situationen an. Würfe werden in der Distanz und in der Geschwindigkeit schrittweise gesteigert.

Mögliche Sportarten nach Absolvierung von Level 2

Schlägersportarten, Kontaktsportarten und Bewegungen, die frei ausgeführt werden und bei denen Kraftspitzen entstehen sollten: Tennis, Hockey, Kampfsportarten, Athletiktraining, Crossfit et cetera.

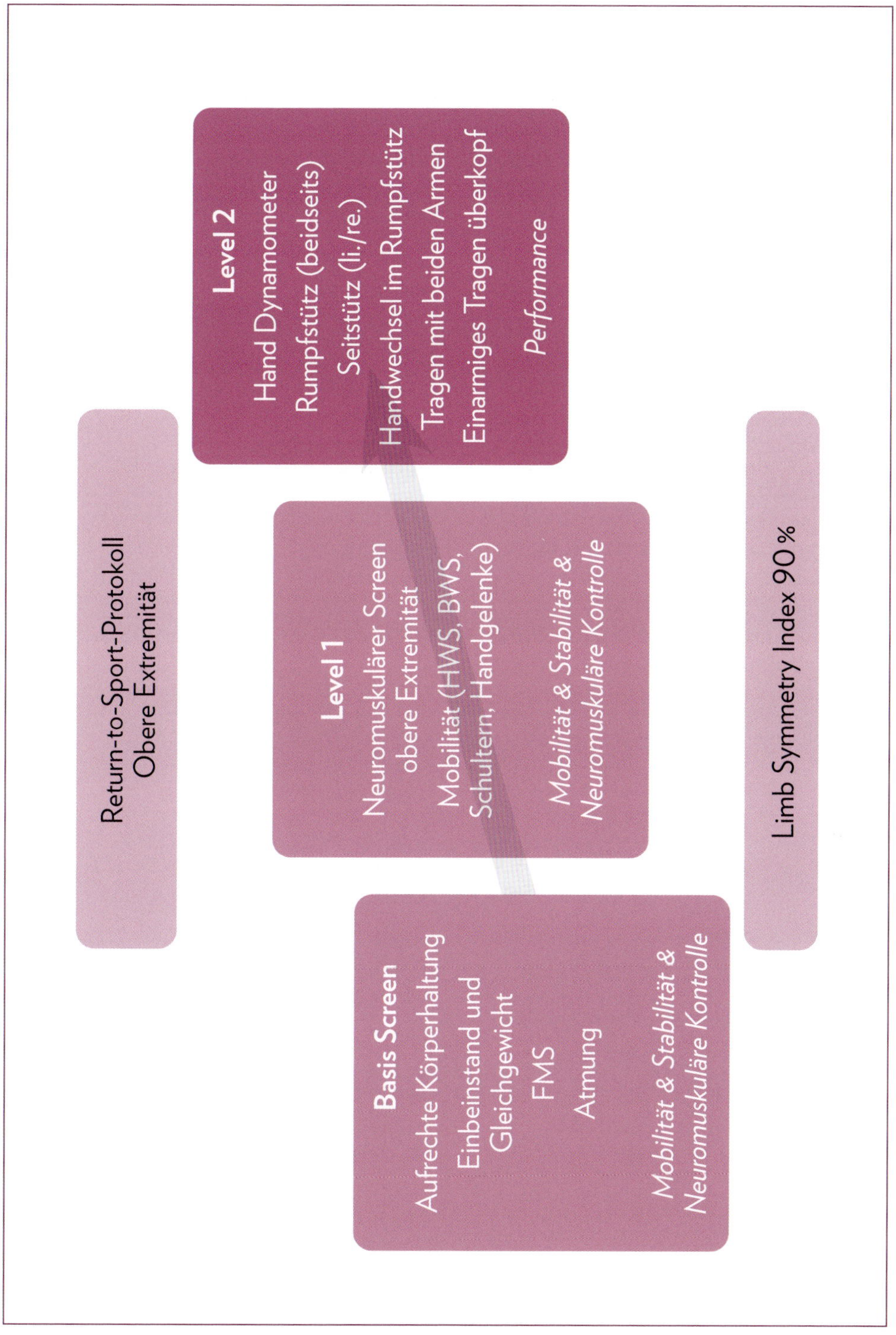

Return-to-Sport-Protokoll
Obere Extremität

Basis Screen
Aufrechte Körperhaltung
Einbeinstand und Gleichgewicht
FMS
Atmung

Mobilität & Stabilität & Neuromuskuläre Kontrolle

Level 1
Neuromuskulärer Screen obere Extremität
Mobilität (HWS, BWS, Schultern, Handgelenke)

Mobilität & Stabilität & Neuromuskuläre Kontrolle

Level 2
Hand Dynamometer
Rumpfstütz (beidseits)
Seitstütz (li./re.)
Handwechsel im Rumpfstütz
Tragen mit beiden Armen
Einarmiges Tragen überkopf

Performance

Limb Symmetry Index 90 %

Abbildung 121: Return-to-Sport-Protokoll – Obere Extremität.

Übung	Beschreibung	Ergebnis	Material
Level 1			
Mobilität HWS	seitliche Rotation, bis das Kinn über dem Schlüsselbein ist. Beidseits.	funktioniert/ funktioniert nichtschmerzfrei/ schmerzhaft	
Mobilität BWS	50 Rotationen im Sitzen. Beidseits.	funktioniert/ funktioniert nichtschmerzfrei/ schmerzhaft	Stab
Mobilität Handgelenke	80–90° Dorsalextension. Beidseits.	funktioniert/ funktioniert nichtschmerzfrei/ schmerzhaft	
Neuromuskulärer Screen obere Extremität	Differenz < 4 cm. keine Mindestlänge vorgegeben.	möglich/nicht möglich Schmerzen?	Balance-Matte, Zentimetermaß oder Alternative
Level 2			
Krafttest der Hände	Seitendifferenz weniger 10°		Handydynamometer
Rumpfstütz	30 Sekunden	möglich/nicht möglich Schmerzen?	Stoppuhr
Seitstütz links/ rechts	30 Sekunden	möglich/nicht möglich Schmerzen?	Stoppuhr
Handwechsel im Rumpfstütz	3× 15 Sekunden, 45 Sekunden Pause.Mindestens 21 Wiederholungen	möglich/nicht möglich Schmerzen?	Zentimetermaß, Klebestreifen, Stoppuhr
Tragen von 50 % des Körpergewichts	Verteilt auf beide Arme, 60 Sekunden	möglich/nicht möglich Schmerzen?	Gewichte
1-armiges Tragen eines Gewichtes über Kopf	60 Sekunden rechts/links	möglich/nicht möglich Schmerzen?	Gewichte, Stoppuhr

Tabelle 18: Return-to-Sport – Obere Extremität Level 1–2.

Beweglichkeit der Schulter	
Anteversion	bis 90° im Schultergelenk, ene Elevation bis maximal 170° unter Mitwirkung der Gelenke des Schultergürtels. Eine vollständige Elevation auf 180 ° durch Streckung der Wirbelsäule möglich.
Retroversion	bis maximal 50°
Abduktion	bis 90° im Schultergelenk, mit Beteiligung des Schultergürtels und der Wirbelsäule bis 180°
Adduktion	bis 45°
Innenrotation	bis 30° mit körperanliegendem Oberarm
Außenrotation	bis 60° mit körperanliegedem Oberarm
Beweglichkeit des Ellenbogens	
Flexion	Eine Flexion im Ellenbogengelenk kann bis zu 150° durchgeführt werden. Bei Kindern und Frauen kann eine Überstreckbarkeit von circa 10° bestehen.
Pronation/Supination	Eine Pronation/Supination wird bei einem Winkel von 80°-90° getestet. Bei Drehung des Radius bewegt sich das Caput radii im Humeroradialgelenk mit.
Beweglichkeit des Handgelenks	
Dorsalextension	40-60° (max. 85°). Diese ist besonders bei drückenden Bewegungen relevant.
Palmarflexion	50-60° (max. 80°)
Ulnarabduktion	30-40°
Radialabduktion	20-30°

Tabelle 19: Es soll nach Möglichkeit eine gleich freie Beweglichkeit in Schulter-, Ellenbogen- und Handgelenken erzielt werden. Bei betont einarmigen Sportarten kann ein Unterschied auftreten. Dieser sollte wenn möglich nicht mehr als 10% im Seitenvergleich betragen. Ist zum Beispiel auf Grund einer früheren Verletzung oder sonstigen anatomischen Normvariante kein Ausgleich möglich, so sollte bewusst darauf geachtet werden möglich Überlastungen durch funktionelle Ketten durch Training und Therapie auszugleichen.

4.11 RETURN-TO-SPORT: WIRBELSÄULE

Rückenbeschwerden sind die unangefochtene Nummer Eins bei den Beschwerden des Bewegungsapparates. Häufiger als Unfälle sind Über- und Fehlbelastungen in Beruf, Alltag und Freizeit. Bei Letzterem gibt es in der Regel drei wesentliche Ursachen und damit auch Stellschrauben für die Therapie: eine strukturelle, eine funktionelle und eine psychische Komponente. Ebenso wie bei den Return-to-Sport-Protokollen der oberen und unteren Extremität überprüft man im Folgenden die funktionelle Komponente. Die ausreichende Wiederherstellung der strukturellen Ursachen obliegt dem Arzt, wobei insbesondere beim Rücken bestimmte Schädigungen dauerhaft verbleiben werden. Die Sportfähigkeit ist in vielen Fällen aber nur bedingt oder gar nicht beeinträchtigt. Das gilt beispielsweise für Vorwölbungen oder Vorfälle von Bandscheiben, die keine neurologischen Ausfälle oder Schmerzen verursachen. Zur Überprüfung der mentalen Komponente eigenen sich verschiedene Fragebögen. Zur Überprüfung der mentalen Komponente eignen sich verschiedene Fragebögen. Ein häufig verwendeter Bogen ist in Tabelle 20 abgebildet.

Unser vorwiegend sitzender Lebensstil birgt zudem das hohe Risiko, dass ohne einen dauerhaften Ausgleich viele chronische Beschwerden des Rückens wieder und wieder auftreten. Die Return-to-Sport-Kriterien können also gleichzeitig in der Prävention von Rückenbeschwerden eingesetzt werden. In der Literatur gibt es kaum Veröffentlichungen und erst recht keinen Konsens zum Thema Return-to-Sport nach Rückenbeschwerden. Eine aktuelle Metaanalyse im British Journal of Sports Medicine untersuchte 2021 die verschiedenen konservativen Behandlungsmethoden, die bei der Behandlung von Rückenschmerzen bei Sportlern eingesetzt werden (Br J Sports Med. 2021 Jun; 55 (12): 656-662). Letztlich ist unklar, welche Methoden generell am besten wirken. Es gibt eine ältere Veröffentlichung aus 2013, die sich speziell mit dem Thema RTS nach Rückenschmerzen bei Golfern beschäftigt (Rehabilitation of low back pain in golfers: from diagnosis to return to sport, Sports Health. 2013 Jul; 5 (4): 313-9). Zusammengefasst sind Bewegungsmuster, muskuläre Dysbalancen und die Schwungtechnik entscheidende Kriterien für ein Return-to-Sport-Protokoll. Viele der in dieser Publikation aufgeführten Tests setze ich im Folgenden auch ein. Dazu gehören unter anderem die Brücke mit Beinwechsel, der Seitstütz, der Vierfüßlerstand.

Die jahrzehntelangen Untersuchungen von Prof. Stuart McGill konnten belegen, dass die Kraftausdauer im Bereich der Rumpfmuskulatur wichtiger ist als die Maximalkraft. Das Kraftverhältnis der Rumpfmuskulatur sollte ausgeglichen sein, sowohl zwischen der Vorder- und Rückseite, als auch zwischen linker und rechter Körperhälfte.

Oswestry Low Back Pain	
Sitzen	
Ich kann in jedem Stuhl solange sitzen, wie ich will.	
Ich kann nur in meinem Lieblingsstuhl so lange sitzen, wie ich will.	
Schmerz hindert mich am Sitzen von mehr als 1 Stunde.	
Schmerz hindert mich am Sitzen von mehr als 1/2 Stunde.	
Schmerz hindert mich am Sitzen von mehr als 10 Minuten.	
Schmerz verhindert jegliches Sitzen.	
Stehen	
Ich kann so lange stehen, wie ich will, ohne zusätzliche Schmerzen.	
Ich kann so lange stehen, wie ich will, aber es bereitet mir zusätzliche Schmerzen.	
Schmerz hindert mich daran, länger als 1 Stunde zu stehen.	
Schmerz hindert mich daran, länger als 1/2 Stunde zu stehen.	
Schmerz hindert mich daran, länger als 10 Minuten zu stehen.	
Schmerz verhindert jegliches Stehen.	
Schlafen	
Schmerz hindert mich daran, gut zu schlafen.	
Ich kann nur gut mit Tabletten schlafen.	
Selbst wenn ich Tabletten nehme, schlafe ich weniger als 6 Stunden.	
Selbst wenn ich Tabletten nehme, schlafe ich weniger als 4 Stunden.	
Selbst wenn ich Tabletten nehme, schlafe ich weniger als 2 Stunden.	
Schmerz hindert mich an jeglichem Schlaf.	
Sozialleben	
Mein Sozialleben ist normal und verursacht keine zusätzlichen Schmerzen.	
Mein Sozialleben ist normal, aber es steigert die Schmerzintensität.	
Schmerz hat keinen signifikanten Effekt auf mein Sozialleben, außer bei sportlichen Betätigungen, z. B. Tanzen usw.	
Schmerz beschränkt mein Sozialleben, und ich gehe nicht mehr oft aus.	
Schmerz beschränkt mein Sozialleben auf zu Hause.	
Ich habe aufgrund meines Schmerzes kein Sozialleben.	
Mobilität	
Ich kann ohne Schmerz überall hinfahren.	
ich kann überall hinfahren, aber dies verursacht zusätzliche Schmerzen.	
Schmerzen sind schlimm, aber ich schaffe Fahrten über 2 Stunden.	
Schmerz beschränkt meine Fahrt auf weniger als 1 Stunde.	
Schmerz beschränkt mich auf kurze notwendige Fahrten von weniger als 30 Minuten.	
Schmerz verhindert Fahrten außer zum Arzt oder Krankenhaus.	
Interpretation der Auswertung **0 bis 20 %:** Minimale Einschränkung: Der Patient kann die meisten Alltagsaktivitäten bewältigen. Empfehlung und Beratung hinsichtlich korrektem Heben, Sitzen und Bewegung notwendig, darüber hinaus ist für gewöhnlich keine Behandlung indiziert. **21 bis 40 %:** Moderate Einschränkung: Der Patient erfährt schmerzhafte Bewegungseinschränkungen beim Sitzen, Heben und Stehen. Reisen und das soziale Leben sind schwieriger zu bewältigen, unter Umständen besteht eine Arbeitsunfähigkeit. Körperpflege, sexuelle Aktivität und Schlaf sind nicht wesentlich beeinträchtigt, der Patient kann für gewöhnlich konservativ behandelt werden. **41 bis 60 %:** Ernsthafte Einschränkung: Schmerz bleibt das Hauptproblem in dieser Patientengruppe, jedoch sind auch die Aktivitäten des täglichen Lebens beeinträchtigt. Diese Patienten benötigen ausführliche Diagnostik und detaillierte Untersuchungen. **61 bis 80 %:** Schwere Behinderung: Der Rückenschmerz wirkt sich negativ auf alle Aspekte des Lebens des Patienten aus. Entschiedenes Einschreiten ist erforderlich. **81 bis 100 %:** Diese Patienten sind entweder bettlägerig oder übertreiben ihre Symptome.	

Tabelle 20: Owestry Low Back Pain.

Zusätzlich ist die effektive neuromuskuläre Ansteuerung von entscheidender Bedeutung. Bin ich nicht in der Lage, die vorhandene Muskulatur zum richtigen Zeitpunkt zu aktivieren, können trotz ausreichender Kraftausdauer und Maximalkraft Fehlbelastungen und Schmerzen auftreten. Eine der einfachsten Möglichkeiten, diese Ansteuerung ohne hohe Belastung zu überprüfen, sind Rollmuster.

Mein im Folgenden aufgeführtes Return-to-Sport-Protokoll ist grundlegender Natur und bildet die Basis für weitere sportartspezifische Untersuchungen.

Level 1: Rollen und Mobilität

Das Rollen des unteren Körpers gehört zu den primitiven – im Sinne von grundlegenden – Bewegungsmustern. Voraussetzung ist eine gute neuromuskuläre Ansteuerung der Rumpfmuskulatur. Weitere Erläuterungen zum Training des Rollens findest du im Übungskapitel. Die Übungen zur Mobilität ergänzen die schon im Basis-Screen überprüften Körperregionen. Teilweise kommt es zu Überschneidungen mit dem Protokoll „Return-to-Sport der oberen Extremität".

Rollen mithilfe des Beins

Ziel: Rotation des gesamten Körpers von der Rücken- in die Bauchlage durch isolierte Ansteuerung eines Beins und der Rumpfmuskulatur.

Verbale Anweisung zu Durchführung:

- Du liegst auf dem Rücken, deine Arme sind über dem Kopf ausstreckt, deine Beine liegen hüftbreit auseinander, deine Zehen zeigen nach außen.
- Du beugst ein Hüft- und Kniegelenk und führst dein Bein auf die gegenüberliegende Seite. Dein Oberkörper folgt passiv der Rollbewegung des Unterkörpers.
- Anschließend wird die Bewegung umgekehrt durchgeführt, indem du deinen Unterschenkel in umgekehrter Richtung zurückführst und dich wieder auf den Rücken drehst. Der Oberkörper folgt wieder dem Zug des Unterkörpers.
- Wechsle danach die Seite.

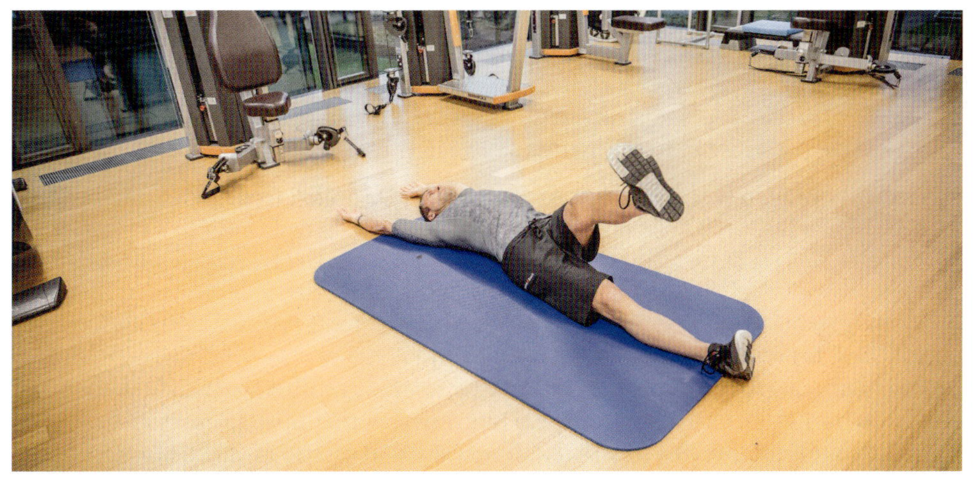

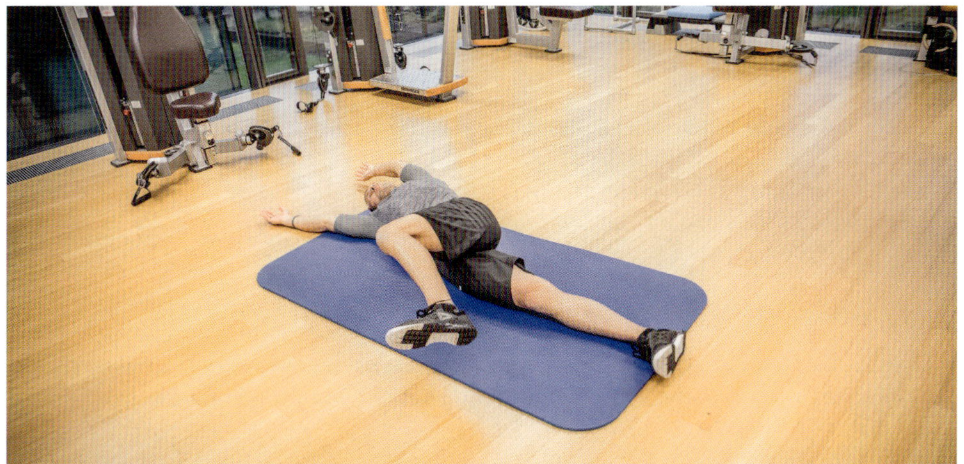

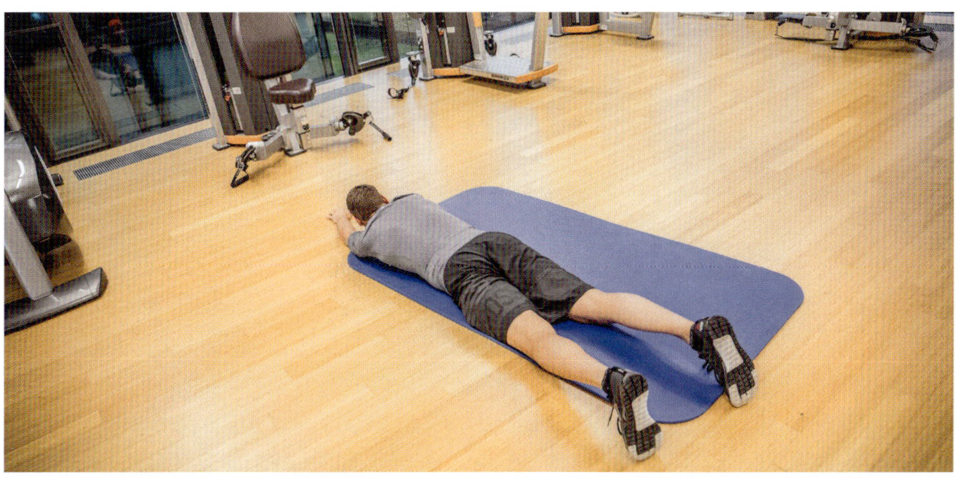

Rollen mithilfe des Arms

Ziel: Rotation des gesamten Körpers von der Rücken- in die Bauchlage durch isolierte Ansteuerung eines Arms und der Rumpfmuskulatur.

Verbale Anweisung zu Durchführung:

- Du liegst auf dem Rücken, deine Arme sind über dem Kopf ausgestreckt, deine Beine liegen hüftbreit auseinander, deine Zehen zeigen nach außen.
- Du hebst isoliert deinen linken Arm an, sodass er zur Decke zeigt. Dann hebst du deinen Kopf, schaust in deine eigene Hand und führst den Arm in einem Bogen auf die gegenüberliegende Seite. Dein Unterkörper folgt passiv der Rollbewegung des Oberkörpers.
- Anschließend wird die Bewegung umgekehrt durchgeführt, indem du deinen Arm in umgekehrter Richtung in einem großen Bogen zurückführst, dabei wieder den Kopf anhebst und dich auf den Rücken drehst. Der Unterkörper folgt wieder dem Zug des Oberkörpers.
- Wechsle danach die Seite.

Interpretation:

- Insgesamt werden vier Bewegungen ausgeführt: Linker Arm von der Rücken- in die Bauchlage (1) und umgekehrt (2). Rechter Arm von der Rücken- in die Bauchlage (3) und umgekehrt (4)
- Entscheidend sind wie immer die Fragen „Geht es?“ und „Wie sieht die Bewegung im Seitenvergleich aus?“

Tipps/Tricks:

- Lege als Untersucher deine Hände unter die Fersen des Sportlers. So spürst du am besten, ob er seine Beine zur Unterstützung bei der Rotation einsetzt.

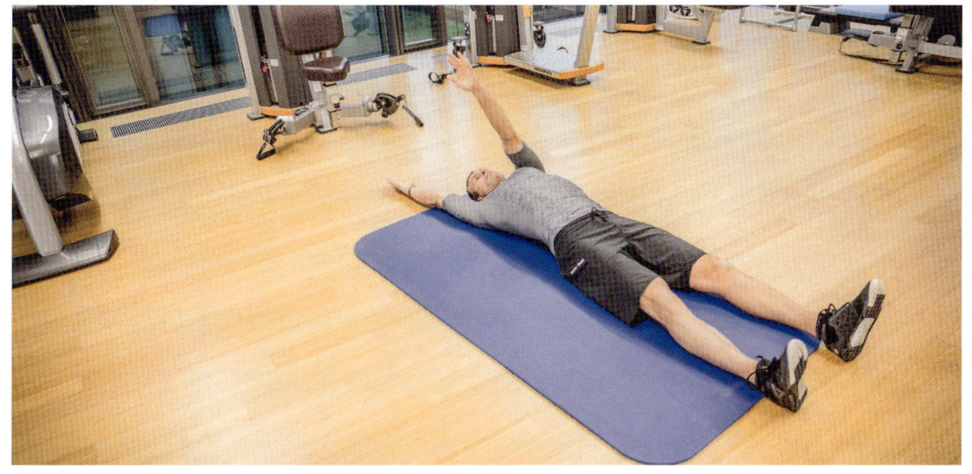

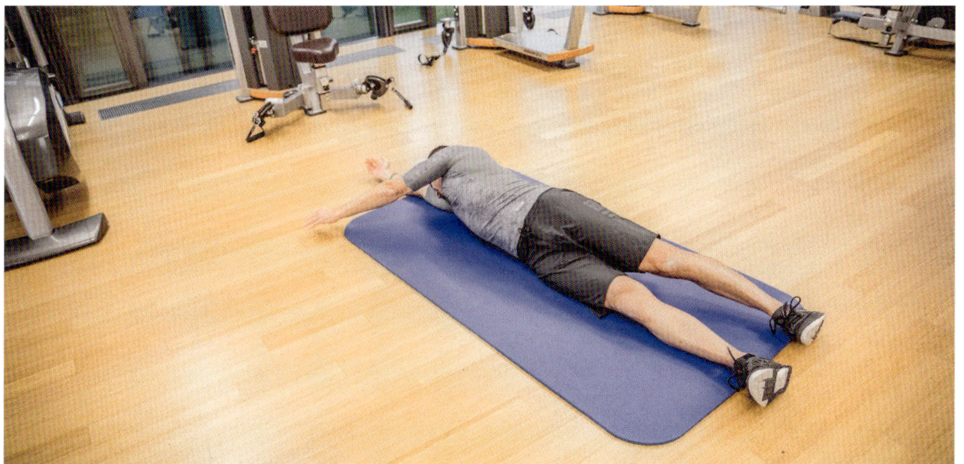

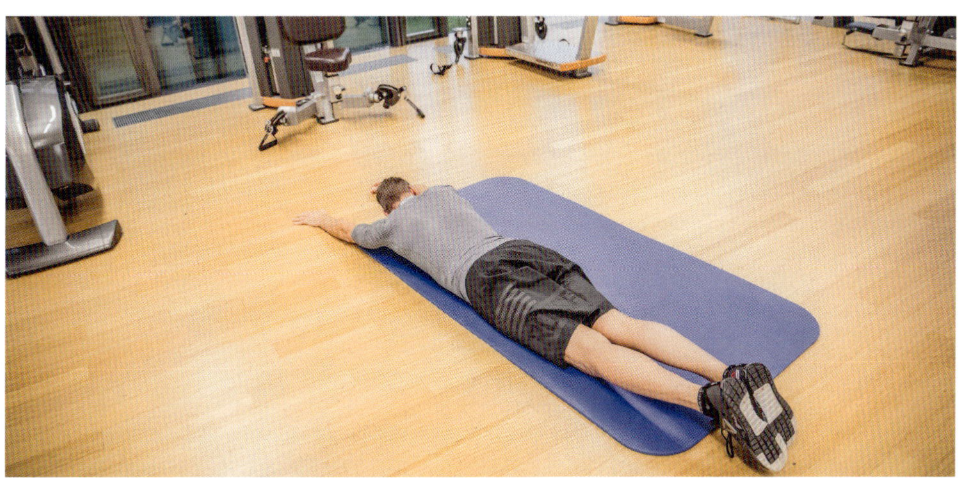

Beweglichkeit der Halswirbelsäule

Identisch zur Überprüfung der Halswirbelsäule bei der Return-to-Sport-Untersuchung der oberen Extremität.

Finger-Boden-Abstand (multisegmentale Flexion der Wirbelsäule)

Ziel: Aus dem aufrechten Stand soll mit den Fingerspitzen durch eine Flexion nach vorne bei gestreckten Beinen der Boden berührt werden können.

Verbale Anweisung zur Durchführung:

- Du hältst deine Beine gerade und geschlossen, beugst dich nach vorne und berührst mit den Fingerspitzen den Boden vor deinen Zehen.

Interpretation:

- Die Fingerspitzen berühren den Boden, die Beine bleiben gestreckt und geschlossen.
- Es findet eine Gewichtsverlagerung des Beckens nach hinten statt.
- Die Wirbelsäule weist eine gleichmäßige Krümmung auf.
- Die Bewegung sollte ohne übermäßige Anstrengung ausgeführt werden könne.
- Das Steißbein weist einen Winkel von weniger als 70° auf.

Tipps/Tricks:

- Fahre mit deiner Hand die gesamte Wirbelsäule entlang und spüre, ob es Stellen mit einer besonders ausgeprägten Krümmung oder umgekehrt flache Stellen ohne Krümmung gibt.

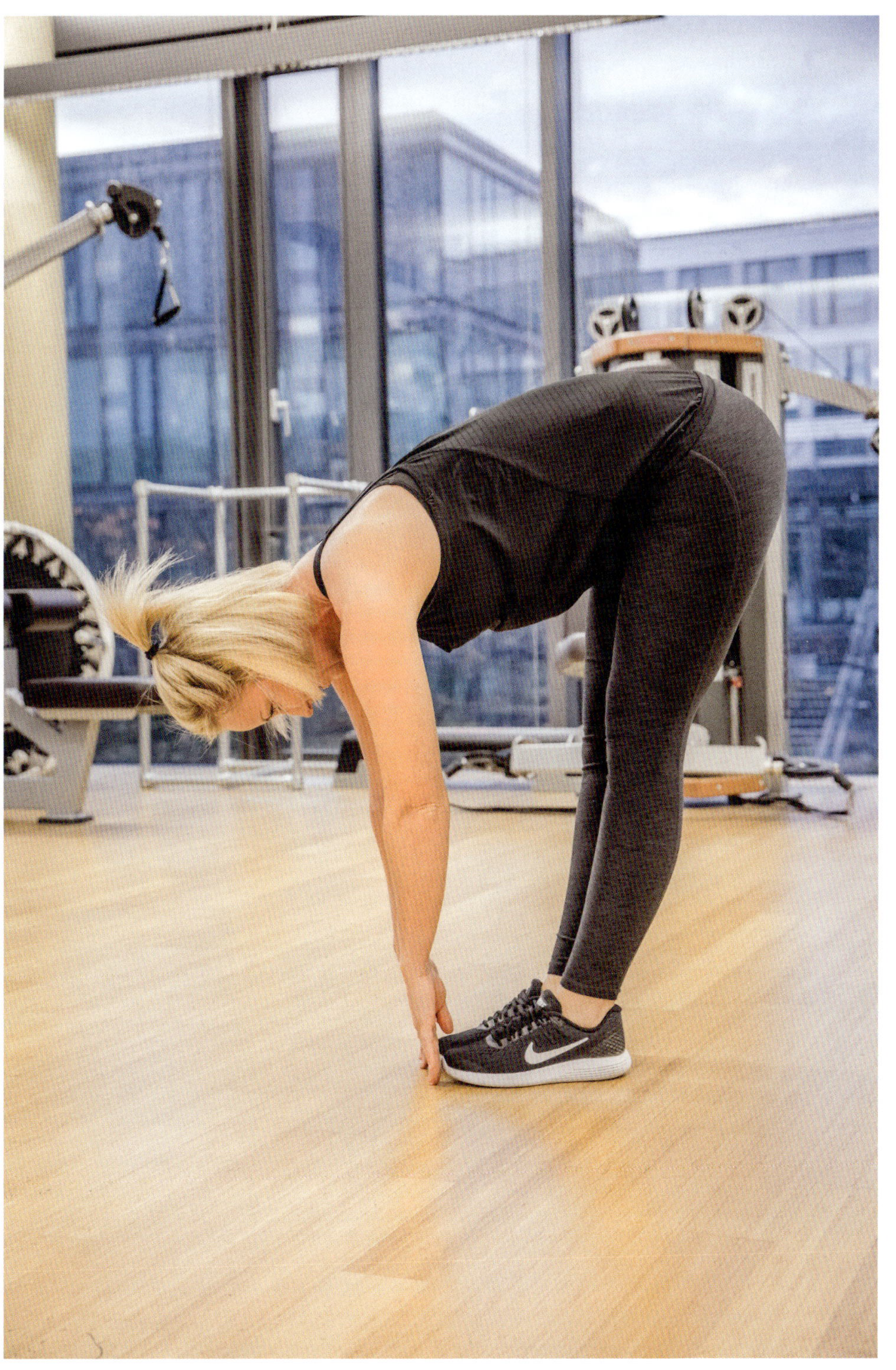

Multisegmentale Rotation der Wirbelsäule

Ziel: Im aufrechten Stand soll bei geschlossenen und gestreckten Beinen eine Gesamtrotation des Schultergürtels von 100° nach links und nach rechts erreicht werden.

Verbale Anweisung zur Durchführung:

- Stehe aufrecht mit geschlossenen Beinen, rotiere um deine eigene Achse und schaue nach hinten.
- Vermeide Beugungen und behalte deine Höhe.

Interpretation:

- Normwertig ist eine Rotation um 100°–50° aus dem Becken und 50° aus der Wirbelsäule. Bei 100° Rotation siehst du die hintere Schulter auch auf der Seite, in die der Sportler sich dreht. Bei 90° verschwindet die hintere Schulter genau hinter der vorderen.
- Typische Kompensationen erfolgen durch Beugung der Knie und Ausweichbewegungen der Wirbelsäule und des Beckens.
- Die Bewegung wird ohne Schwung oder besondere Anstrengung/Anhalten der Luft ausgeführt.

Tipps/Tricks:

- Stelle dich genau hinter den Patienten, um die Rotation beurteilen zu können.
- Bist du dir unsicher, ob die Wirbelsäule 50° Rotation erreicht, so kannst du diese mit einer Rotation im Sitzen mit geschlossenen Beinen isoliert überprüfen.
- Diese Überprüfung kann der Sportler auch einfach als Selbsttest mit dem Rücken zum Spiegel ausführen.

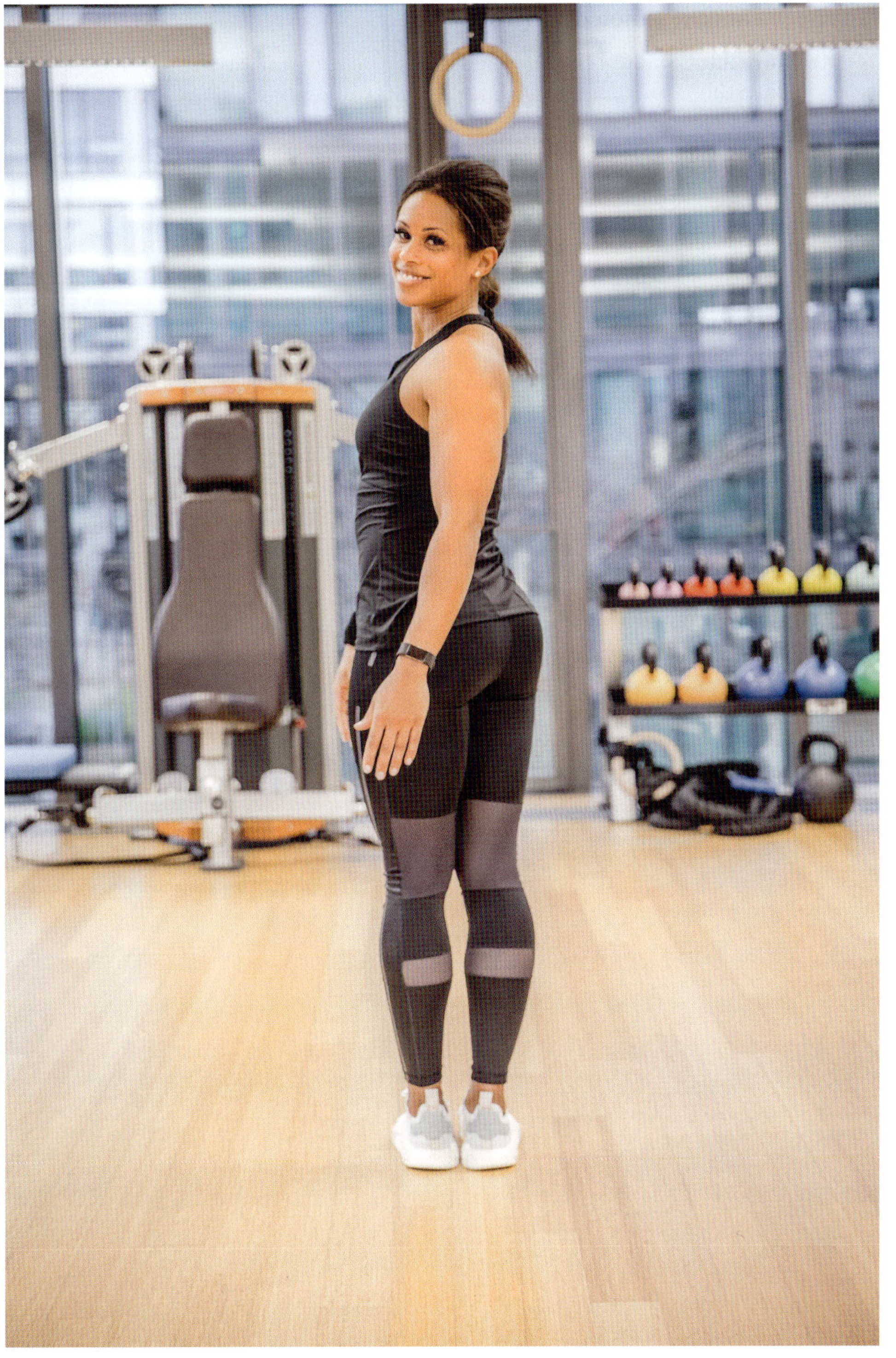

Level 2: Kraftausdauer

Frontstütz

Ziel: Der Frontstütz kann für 60 Sekunden in sauberer Technik gehalten werden.

Verbale Anweisung zur Durchführung:

- Du stützt dich auf deinen Ellenbogen ab. Diese sind unmittelbar unter deinen Schultern. Deine Beine sind geschlossen und gestreckt, die Zehen aufgesetzt. Der Körper bildet von den Fersen bis zu den Schultern eine Linie.

Interpretation:

- Die Position kann ohne Ausgleichsbewegungen gehalten werden.
- Der Sportler atmet regelmäßig und hält nicht die Luft an.
- Die Ausführung ist schmerzfrei möglich.

Tipps/Tricks:

- Du kannst einen kleinen Gymnastikball oder eine Faszienrolle auf dem unteren Rücken des Sportlers positionieren. So erkennst du Ausgleichsbewegungen besser.

Beckenlift

Ziel: Der Beckenlift kann für 60 Sekunden in sauberer Technik gehalten werden.

Verbale Anweisung zur Durchführung:

- Setze deine Füße hüftbreit etwa eine Fußlänge vor deinem Gesäß auf, hebe deine Zehen an, sodass dein Gewicht auf deinen Fersen liegt und hebe dein Becken an, bis dein Köper von den Knien bis zu den Schultern eine gerade Linie bildet.
- Die Arme liegen flach parallel neben dem Körper.

Interpretation:

- Die Position kann ohne Ausgleichsbewegungen eine Minute lang gehalten werden.
- Die gewählte Ausführung testet vor allem die Kraft der Gesäßmuskulatur und weniger der Oberschenkelrückseite.
- Die Ausführung ist schmerzfrei möglich.

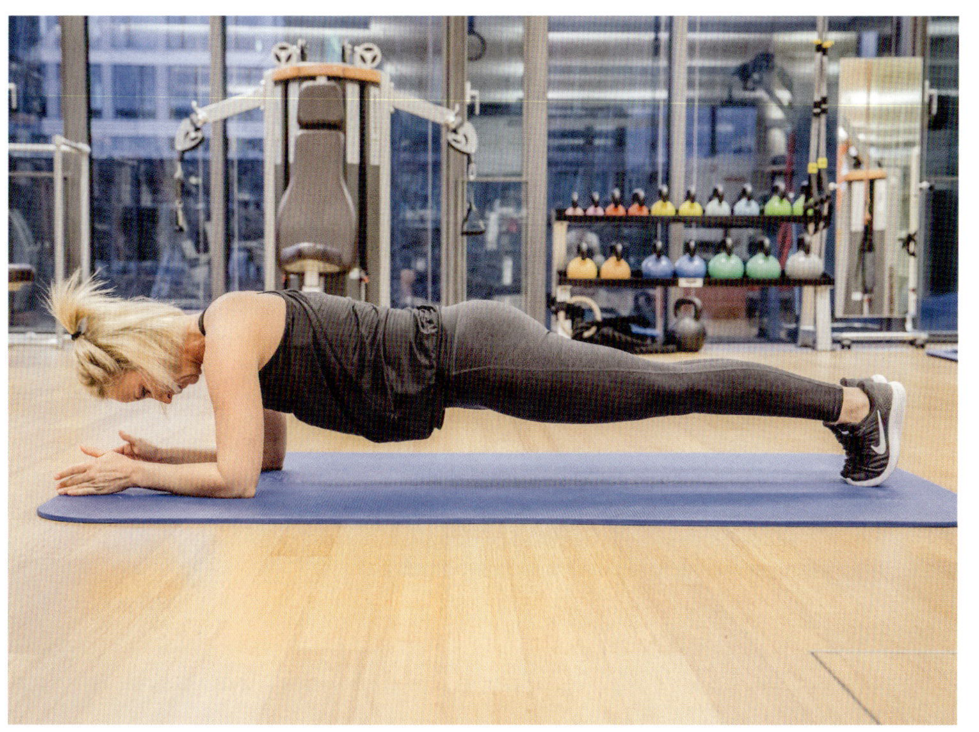

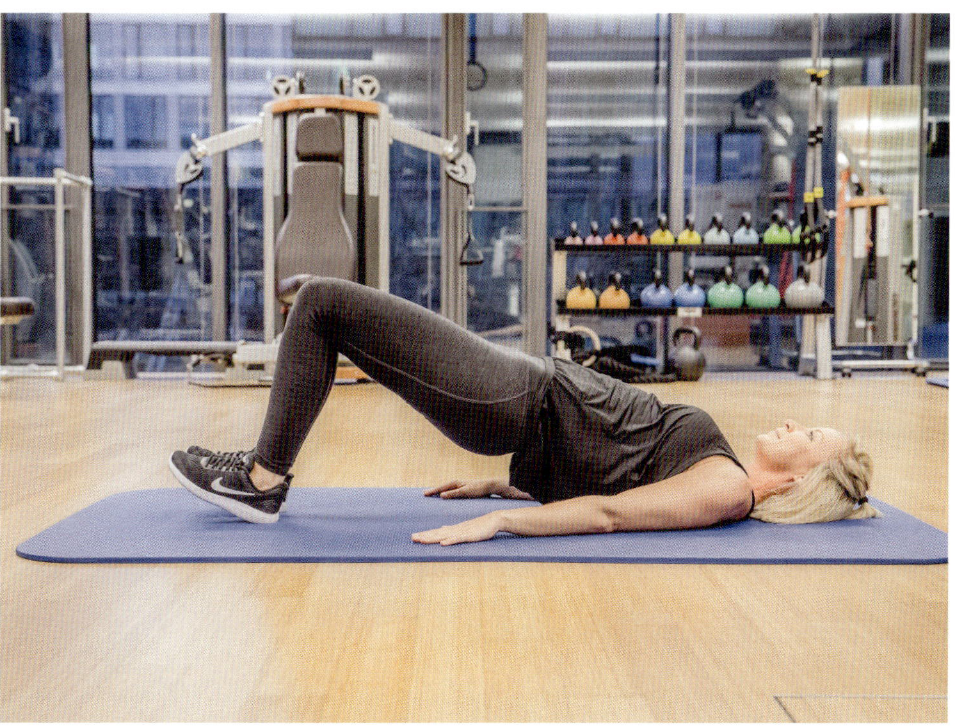

Seitstütz

Ziel: Ein Seitstütz kann links und rechts für jeweils 30 Sekunden in sauberer Technik gehalten werden.

Verbale Anweisung zur Durchführung:

- Gehe in einen Seitstütz. Positioniere deinen Ellenbogen unter deiner Schulter. Das obere Bein wird vor dem unteren aufgesetzt. Die Zehen zeigen nach vorne. Der obere Arm stützt sich mit der Hand an der Hüfte ab und der Ellenbogen zeigt zur Decke.
- Eine fortgeschrittene Variante stellt der Wechsel von einer Seite zur anderen über den beidarmigen Frontstütz dar. Die Gesamtdauer sollte dann mindestens 60 Sekunden betragen.

Interpretation:

- Achte auf eine saubere Körperhaltung.
- Der Seitstütz soll beidseits 30 Sekunden gehalten werden können.
- Die Ausführung ist schmerzfrei möglich.

Vierfüßler

Voraussetzung ist die korrekte Ausführung des Hand- und Armwechsels im Vierfüßlerstand.

Ziel: Im Vierfüßlerstand für 60 Sekunden kontralaterale Beuge-/Streckbewegungen durchführen.

Verbale Anweisung zur Durchführung:

- Gehe in den Vierfüßlerstand. Die Knie sind hüftbreit unmittelbar unter den Hüftgelenken. Die Arme sind gestreckt unter den Schultern.
- Strecke den linken Arm und das rechte Bein. Die Finger sind nach vorne gestreckt und der Fuß wird im oberen Sprunggelenk maximal gestreckt, sodass die Zehen in Richtung des Kniegelenks zeigen.
- Halte deinen Oberkörper stabil und berühre mit deiner offenen Hand dein Kniegelenk unter deinem Körper.
- Nach einer Minute Pause wechselst du anschließend die Seite.

Interpretation:

- Dieses Bewegungsmuster (Rotationsstabilität) überprüft die Kraftausdauer in einem kontralateralen Muster.
- Es sollten 10 Wiederholungen oder mehr je Seite erreicht werden. Die Wiederholungen sollten auf beiden Seiten bis auf 10 % identisch sein.
- Achte darauf, dass keine Ausgleichsbewegungen erfolgen.
- Die Ausführung ist schmerzfrei möglich.

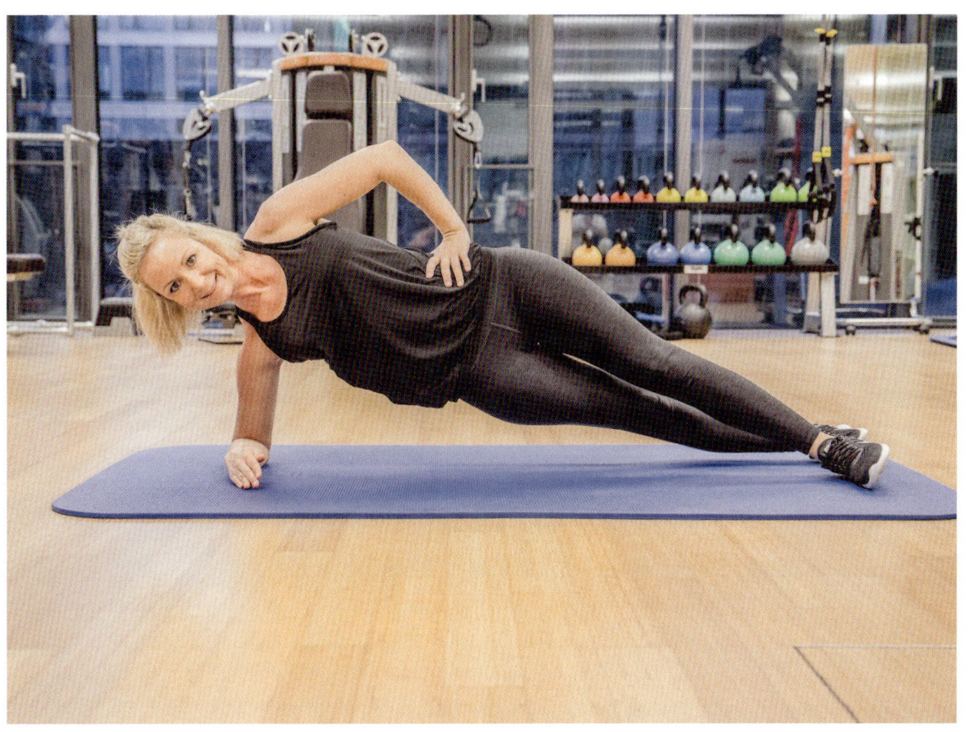

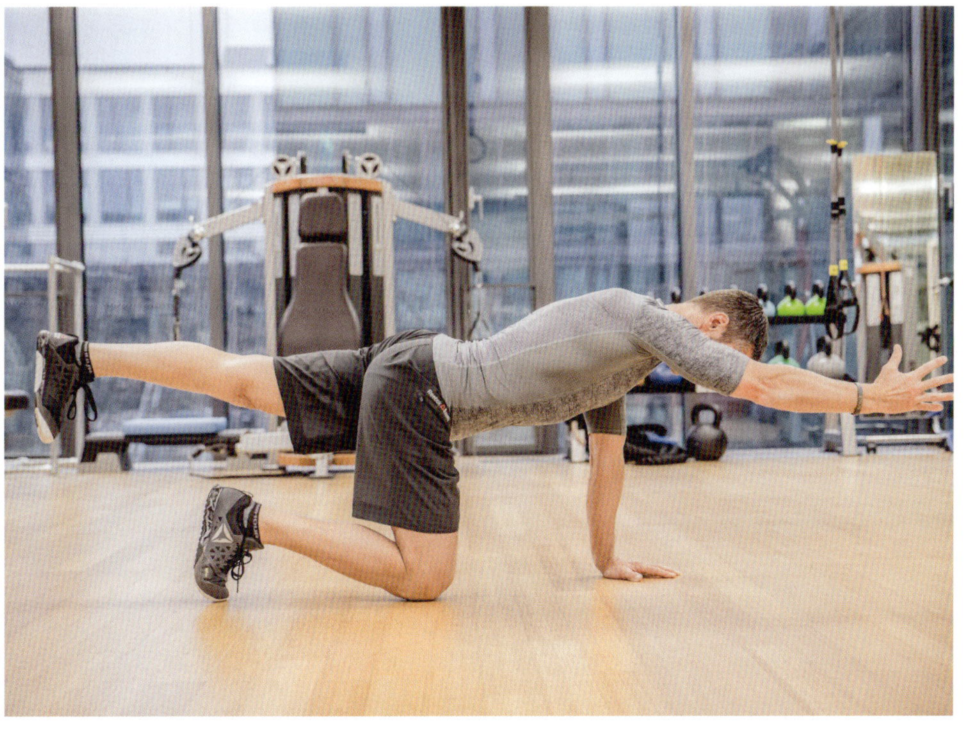

Tipps/Tricks:

- Du kannst einen kleinen Gymnastikball oder eine Faszienrolle auf dem unteren Rücken des Sportlers positionieren. So erkennst du Ausgleichsbewegungen besser.

Handwechsel im Rumpfstütz

Die Ausführung ist identisch zur Ausführung im Rahmen des Return-to-Sport-Protokolls der oberen Extremität.

Beinwechsel im Beckenlift

Ziel: Die dynamische Schulterkontrolle wird im Seitenvergleich überprüft.

Verbale Anweisung zur Durchführung:

- Setze deine Füße hüftbreit etwa eine Fußlänge vor deinem Gesäß auf und hebe dein Becken an, bis dein Köper von den Knien bis zu den Schultern eine gerade Linie bildet.
- Strecke aus dieser Position innerhalb von 15 Sekunden deine Beine im Wechsel abwechselnd aus, so schnell es geht. Behalte dabei die Streckung in der Hüfte und im Oberkörper und damit den Abstand zum Boden bei.
- Führe mit einer Pause von jeweils 45 Sekunden drei Durchgänge aus.

Interpretation:

- Das Ziel sind mindestens 21 Wiederholungen in 15 Sekunden.
- Der Rumpf wird während der Ausführung stabil und in einer geraden Linie gehalten. Andernfalls zählen die Wiederholungen nicht.
- Die Ausführung ist schmerzfrei möglich.

Tipps/Sicherheit:

- Die Ausführung gleicht dem Handwechsel im Rumpfstütz.

Tragen

Die Ausführung ist identisch zur Ausführung im Rahmen des Return-to-Sport-Protokolls der oberen Extremität.

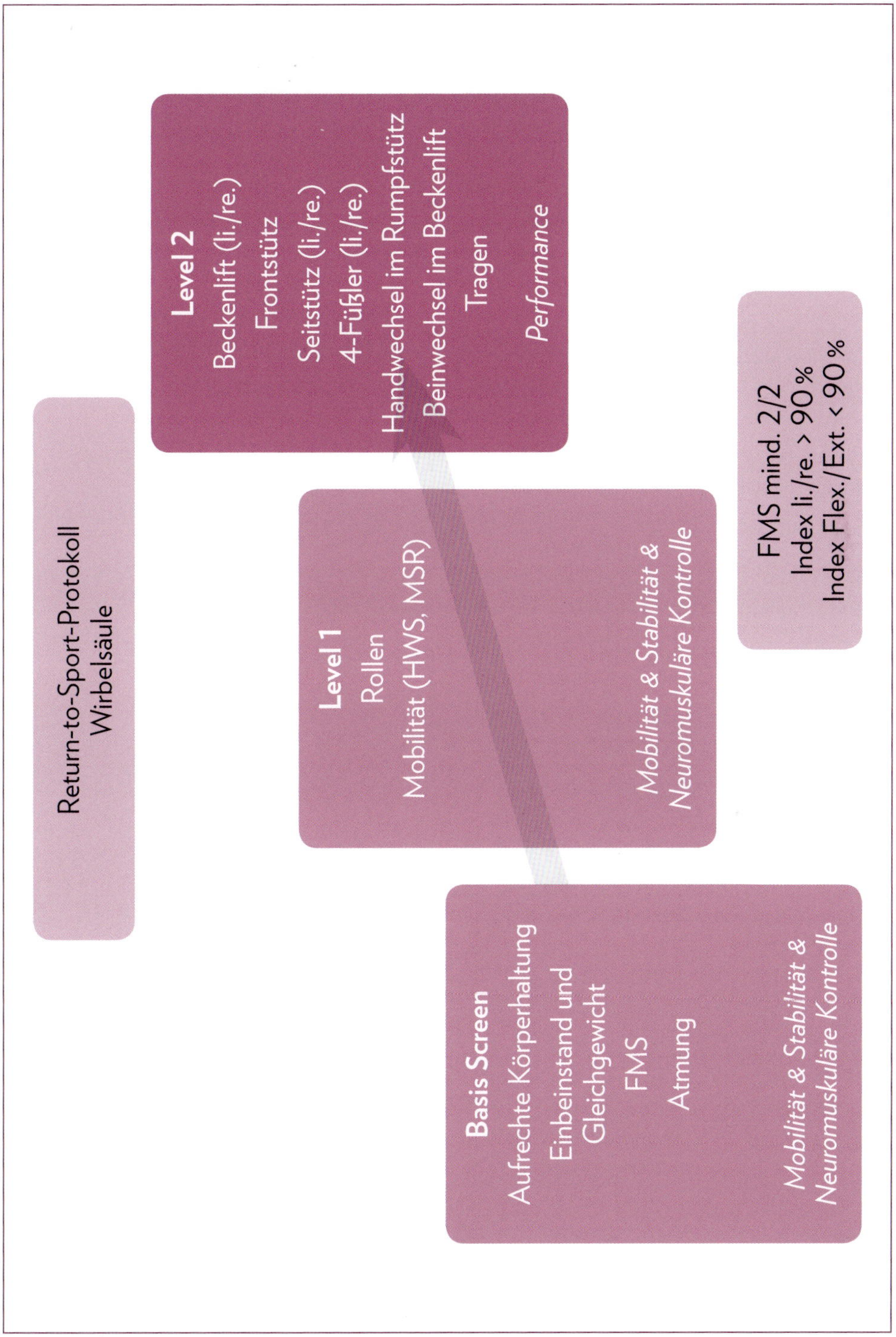

Return-to-Sport-Protokoll Wirbelsäule

Basis Screen
Aufrechte Körperhaltung
Einbeinstand und Gleichgewicht
FMS
Atmung

Mobilität & Stabilität & Neuromuskuläre Kontrolle

Level 1
Rollen
Mobilität (HWS, MSR)

Mobilität & Stabilität & Neuromuskuläre Kontrolle

Level 2
Beckenlift (li./re.)
Frontstütz
Seitstütz (li./re.)
4-Füßler (li./re.)
Handwechsel im Rumpfstütz
Beinwechsel im Beckenlift
Tragen

Performance

FMS mind. 2/2
Index li./re. > 90 %
Index Flex./Ext. < 90 %

Abbildung 121: Return-to-Sport-Protokoll Wirbelsäule.

Übung	Beschreibung	Ergebnis	Material
Level 1			
Mobilität HWS	seitliche Rotation, bis das Kinn über dem Schlüsselbein ist	funktioniert/ funktioniert nicht- schmerzfrei/schmerzhaft	
Mobilität multiseg mentale Flexion	Finger-Boden-Abstand 0 cm	funktioniert/ funktioniert nicht- schmerzfrei/schmerzhaft	
Mobilität multisegmentale Rotation	100°-Rotationen beidseits im Stand	funktioniert/ funktioniert nicht- schmerzfrei/schmerzhaft	
Rollmuster Bauch–Rücken	8 Varianten, jeweils startend mit Arm und Bein aus beiden Positionen	funktioniert/ funktioniert nicht- schmerzfrei/schmerzhaft	Matte
Level 2			
Beckenlift	60 Sekunden halten		Stoppuhr
Frontstütz	60 Sekunden halten		Stoppuhr
Seitstütz links/ rechts	jeweils 30 Sekunden halten		Stoppuhr
Vierfüßlerstand	60 Sekunden Wiederholungen mit ständigem Seitenwechsel		Stoppuhr, Matte
Handwechsel im Rumpfstütz	3× 15 Sekunden, 45 Sekunden Pause. Mindestens 21 Wiederholungen		Zentimetermaß, Klebestreifen, Stoppuhr
Beinwechsel im Beckenlift	60 Sekunden saubere Ausführung ist entscheidend. Keine Mindestwiederholung		Stoppuhr
Tragen von 50 % des Körpergewichts	60 Sekunden rechts/ links		Gewichte

Tabelle 21: Return-to-Sport – Wirbelsäule Level 1–2.

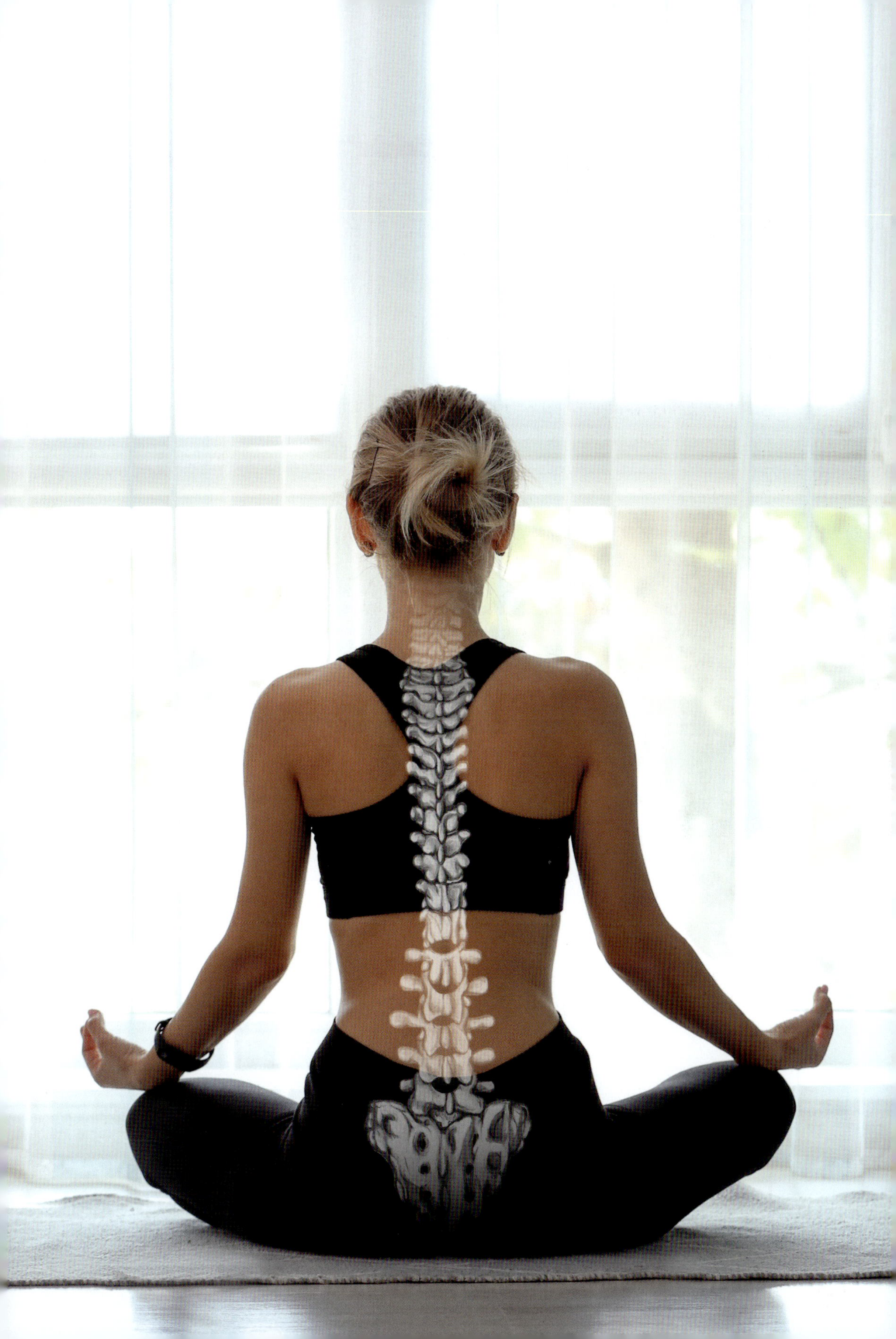

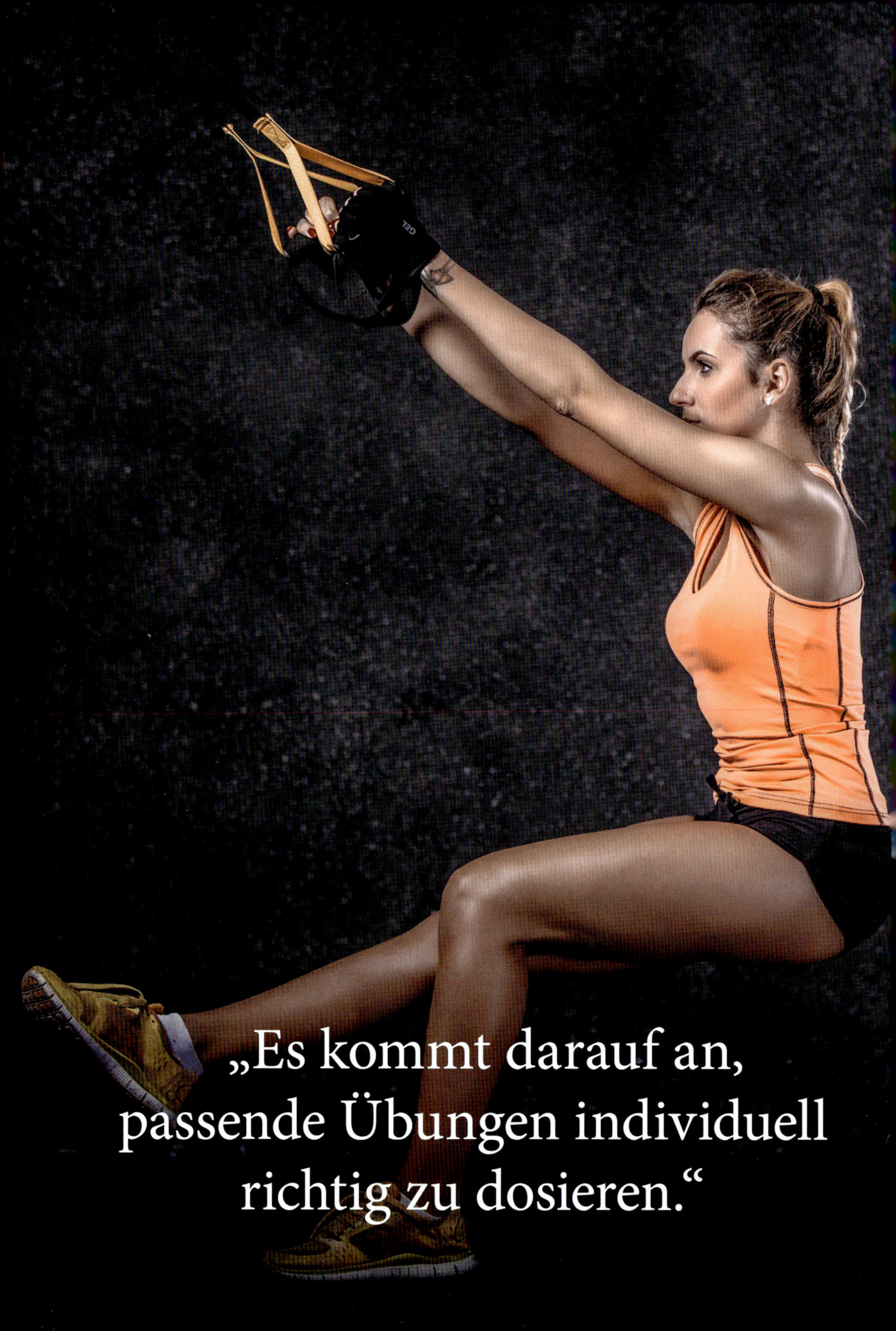
„Es kommt darauf an,
passende Übungen individuell
richtig zu dosieren.“

5. Grundlegende Übungen des funktionellen Trainings

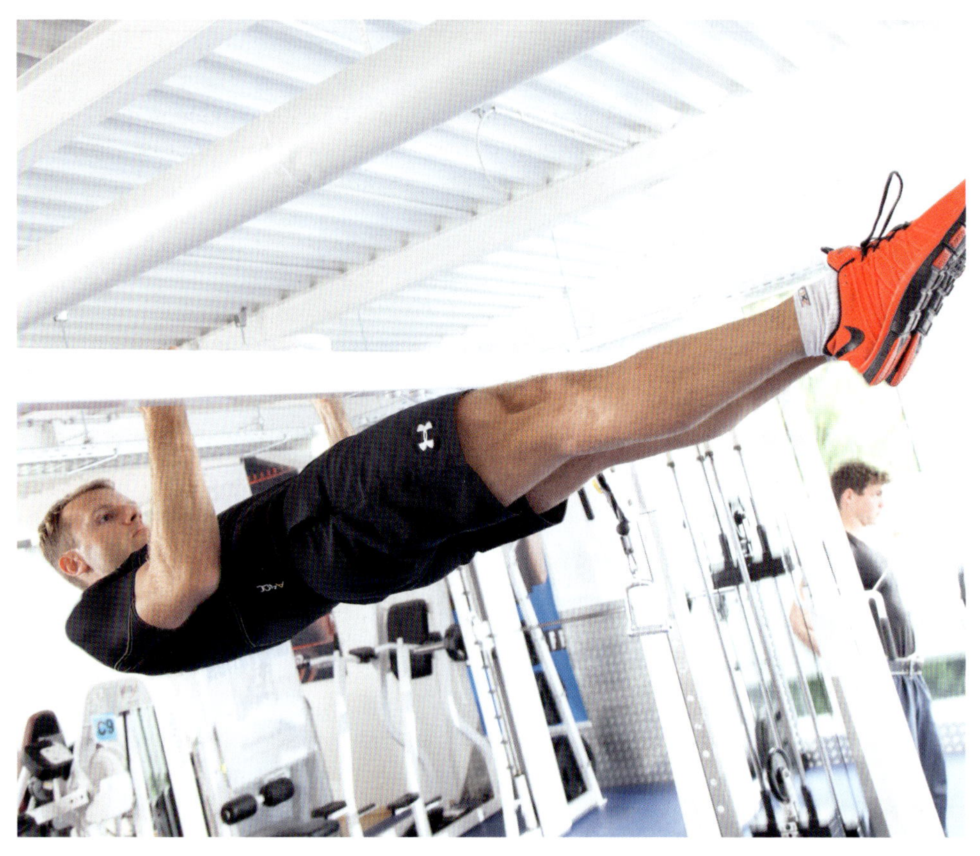

„Die Dosierung einer funktionellen Übung erfolgt über die geeignete Regression und Progression.“

Wissenswertes vorab

- Bewegung ist eines der effektivsten Medikamente überhaupt. Genau wie ein Medikament muss auch eine Übung richtig dosiert werden. Daher ist die Kenntnis geeigneter Regressionen und Progressionen einer Übung entscheidend.
- Übungen sollen zuerst einmal keinen weiteren Schaden anrichten, Bewegungsmuster korrigieren und danach die Leistung steigern.
- Beim verbalen Coaching einer Übung sollten Formulierungen positiv sein und auf das Ergebnis abzielen.
- Wesentliche Bausteine eines korrigierenden Trainingseinheit sind Atmung, Warm-up, Mobilität und Kräftigung.

Im letzten Kapitel führe ich einige der für mich grundlegenden funktionellen Übungen auf, mit denen ich über die Jahre gute Trainingserfolge erzielen konnte. Es ist nicht die Menge an Übungen, die einen guten Trainer oder Therapeuten auszeichnet, sondern die Fähigkeit, passende Übungen individuell richtig zu dosieren. Zu erkennen, welche Regression oder Progression den Sportler oder Patienten am schnellsten einen Schritt weiterbringt, unterscheidet einen überdurchschnittlichen von einem durchschnittlichen Therapeuten. Es geht im funktionellen Training nicht darum, den Athleten körperlich bis an seine Grenze zu führen, sondern ihn besser zu machen. Eine Übung kann gleichermaßen zur Rehabilitation, zur Prävention und zur Leistungssteigerung eingesetzt werden – es kommt auf die Dosis an. In regelmäßigen Abständen sollte der Trainer erneut das testen, was er verbessern möchte – Mobilität, Stabilität, Bewegungskontrolle. Ist die Auswahl der hier vorgestellten Übungen umfassend? Nein! Gibt es weitere gute Übungen? Ja, sogar hunderte! Vor allem auf verletzungsspezifische oder sportartspezifische Übungen kann ich in diesem Kapitel verständlicherweise nicht eingehen, es würde schlichtweg den Rahmen sprengen. Meine Sammlung erhebt keinen Anspruch auf Vollständigkeit. Sie zeigt den systematischen Einsatz einer Regression und Progression wichtiger Basis-Übungen – nicht mehr und nicht weniger. Gemäß dem bekannten Merksatz, „die Bedeutung der Kommunikation liegt beim Empfänger", gehe ich auch darauf ein, wie ich einen Sportler möglichst optimal verbal coache. Kommunikation findet bei einem Return-to-Sport auf drei Ebenen statt: zwischen Therapeut bzw. Trainer und Sportler, zwischen Trainer und Therapeut und im Gespräch des Sportlers mit sich selbst. Gehen die Beteiligten nicht auf diese Aspekte ein, so bleibt eine Intervention – sei es eine Therapie oder ein Training – hinter ihren Möglichkeiten.

Abschließen möchte ich diese Einleitung mit einem meiner Leitsätze:

„Wenn Bewegung eines der effektivsten Medikamente ist, dann sollte auch eine Dosierung von Bewegung so sorgfältig erfolgen wie die Verordnung eines Medikaments."

5.1 KOMMUNIKATION

Paul Watzlawik betonte, „dass man nicht nicht kommunizieren kann, wenn zwei Menschen zusammentreffen". Kommunikation ist deshalb ein wesentlicher Schlüssel für den Erfolg einer Therapie oder eines Trainings. Drei Ebenen sind relevant. Die Kommunikation des Trainers mit dem Sportler (1), die innere Stimme des Sportlers im Gespräch mit sich selbst (2), und die Abstimmung zwischen Arzt, Therapeut und Trainer über den Sportler (3).

Schlüssel für ein erfolgreiches verbales Coaching des Sportlers

Anweisungen durch Trainer und Betreuer gehören zur Bewegungskorrektur, doch sie müssen richtig eingesetzt werden. „Drück das Knie mehr nach außen!" „Halte den Rücken gerade!" „Halte die Hüfte parallel zum Boden!". Wer zu viele Anweisungen gibt, also überkorrigiert, verwirrt den Sportler, stört seine Konzentration und verhindert, dass er die Bewegungen und seine innere Wahrnehmung davon richtig verarbeitet. Denn jede Bewegung, insbesondere jede neue oder ungeübte Bewegung, erfordert Aufmerksamkeit. Beim Spazierengehen auf einem vertrauten Weg kann man sich noch entspannt mit einem Freund unterhalten. Läuft man jedoch eine unbekannte Strecke mit unebenem Boden durch den Wald, muss man sich viel stärker auf das Laufen konzentrieren. Instruktionen eines Trainers fordern ebenso die Aufmerksamkeit des Sportlers wie die Umgebung und die Bewegung selbst. Die Aufmerksamkeit des Sportlers folgt dabei einer Prioritätenliste: Spricht ihn der Trainer häufig mit seinem Namen an, wird der Sportler unwillkürlich seine Aufmerksamkeit darauf lenken, was der Trainer sagt, und nicht darauf, was er gerade tut oder was gerade in seinem Körper geschieht. Das ist natürlich, denn jeder Mensch reagiert mit einer hohen Priorität auf seinen eigenen Namen.

Ich versuche bei der Auswahl korrigierender Übungen darauf zu achten, dass die gewünschte Bewegungsausführung für den Sportler, wenn möglich, den einfachsten Weg darstellt. Auf diese Weise reduziert sich der notwendige Umfang der Anweisungen deutlich.

Ein sehr passender Merksatz aus dem englischsprachigen Raum lautet:

"Let the drill do the talking and the athlete do the walking."

Um die Schulterblattkontrolle zu üben und gleichzeitig eine aufrechte Körperhaltung zu trainieren, nutze ich gerne den „Farmer's Walk" mit einer Kettlebell. Dabei wird eine Kettlebell oder eine Kurzhantel mit gerade nach oben gestrecktem Arm über der Schulter getragen, der Sportler geht dabei durch den Raum oder steigt eine Treppe auf und ab.

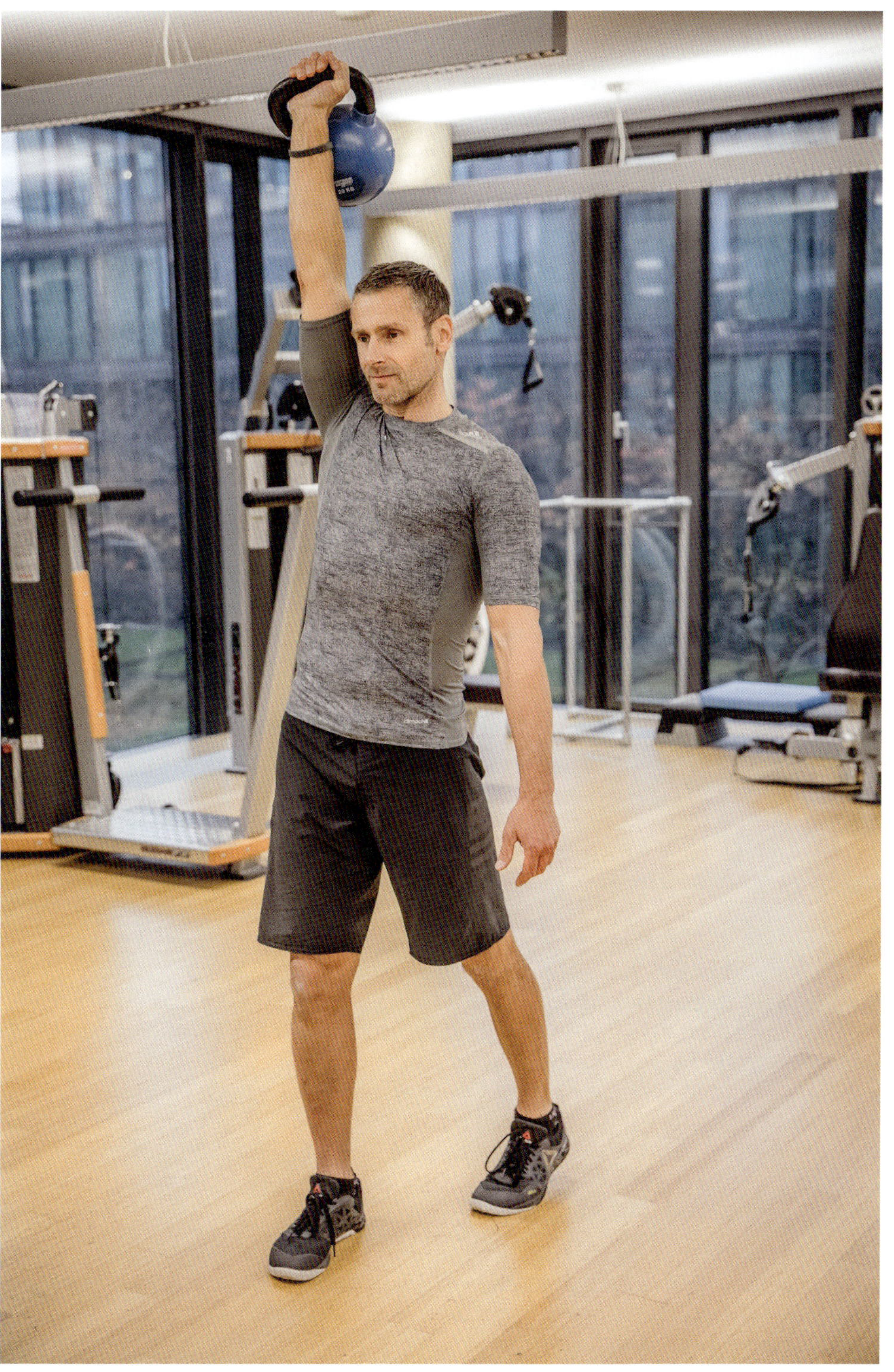

Optimalerweise hält er dabei die Kettlebell/Hantel gerade über der Schulter. Jede Abweichung aus dieser Position verändert den Hebelarm, der biomechanisch auf die Schulter wirkt und erschwert damit die Übung deutlich. Die Kettlebell coacht in diesem Fall den Sportler, da die einfachste Ausführung die gewünschte darstellt.

Wichtig: Am Ergebnis orientierte Formulierungen

Die Anweisungen des Trainers sollten sich immer auf das Ergebnis richten. „Halte die Hantel genau über deiner Schulter!" Der Fokus des Coachings liegt außerhalb des Körpers bei der Hantel und nicht bei der Hand selbst („external cueing").

Ein gutes Beispiel hierfür ist das Tragen eines vollen Suppentellers oder einer randvoll gefüllten Tasse.

Positive Formulierungen mit einem externen Fokus:

- „Achte darauf, dass der Spiegel im Teller/in der Tasse gerade bleibt."
- „Halte das Tablett gerade!"

Negative Formulierung mit einem internen Fokus:

- „Nicht wackeln! Halte deine Hand ruhig!"

Positive Formulierungen

Die Rückmeldungen an den Sportler sollten in doppelter Hinsicht positiv sein. Inhaltlich im Sinne eines Lobes und ohne Negationen, also ohne das Wort „nicht". Unser Unterbewusstsein nimmt ein „nicht" nicht wahr!

Die Variablen des Trainers umfassen zusätzlich die Gestaltung der Umgebung, des Untergrundes und die Körperposition. So können Freiheitsgerade gezielt beeinflusst werden und der Sportler wird in eine gewünschte Position gebracht, ohne diese mit vielen Worten beschreiben zu müssen.

Feedback

Ein wesentlicher Bestandteil des verbalen Coachings ist das Feedback an den Sportler. Es sollte grundsätzlich positiv formuliert, wohl dosiert und möglichst wenig redundant sein. „Du hast den Korb getroffen", ist für einen Basketball-Spieler offensichtlich. „Du hast den zehnten Korb in Folge getroffen", ist jedoch ein neuer Aspekt. Verschiedene Studien sind zu dem Ergebnis gekommen, dass es bei wiederholten Bewegungen ausreichend ist, etwa jede dritte Bewegungsausführung zu coachen. Erfahrene Sportler mit einem guten Körpergefühl können auch eigenständig ein spezifisches Feedback abfragen.

Quantitativ sollte das Feedback zu Beginn einer Übung oder eines Trainings intensiver sein, da zu diesem Zeitpunkt die verfügbare Aufmerksamkeit größer ist. Je weiter der Sportler körperlich und mental ermüdet, desto weniger Aufmerksamkeit bleibt für ein Coaching und Feedback.

Schlüssel des verbalen Coachings

- Variiere die Umgebung und die Körperposition bewusst und schaffe geeignete Freiheitsgrade für die geplante Bewegung.
- Nutze 1–2 fokussierte Anweisungen. Weniger ist mehr!
- Limitiere ein Übercoaching. 30 % Feedback sind ausreichen
- Verwende positives Coaching ohne Redundanz mit höherer Intensität zu Beginn des Trainings.
- Richte deine Anweisungen auf das Ergebnis (externer Fokus).

Kommunikation Arzt – Physiotherapeut – Trainer

Die Abstimmung zwischen den Betreuern stellt eine Kommunikation über den Sportler dar und wird nur dann erfolgreich verlaufen, wenn sie auf Augenhöhe zwischen den Beteiligten erfolgt.

„Ich habe sechs Wochen Sportpause vom Arzt bekommen." Mit dieser Information meldet sich der Sportler bei seinem Trainer zurück, nachdem er verletzungsbedingt seinen betreuenden Arzt aufgesucht hat. Kommuniziert wird im Alltag meistens, was vermieden werden sollte oder es wird direkt pauschal eine Sportpause verordnet.

Ich halte es aus Sicht des Sportmediziners für ganz entscheidend, gemeinsam mit dem Sportler und dem Trainer festzulegen, welche Einschränkungen die Verletzung nach sich zieht. Ebenso wichtig ist es aber auch, festzulegen, was der Sportler aktiv trainieren kann und sollte: ressourcenorientierte statt defizitorientierter Kommunikation. Die entscheidende Voraussetzung dafür ist eine umfassende Diagnostik und eine gemeinsame Sprache zwischen allen Beteiligten. Was schmerzhaft und aktuell nicht möglich ist, erzählt einem der verletzte Sportler schon von alleine und leitet den Arzt symptomorientiert auf seine Hauptbeschwerden. Das Gespräch zwischen Arzt und Sportler, die körperliche Untersuchung und eine Bildgebung liefern dann die Diagnose und führen zu der akut notwendigen Therapie. Aus meiner Sicht sollte jedoch auch sobald wie möglich eine Bewegungsanalyse erfolgen, um die Bewegungsmuster des Sportlers zu analysieren. Auf diese Weise kann man einen effektiven Kompass zur Trainingssteuerung erhalten. Die Differenzierung von Bewegungen nach den beiden Kriterien „Schmerz" und „Funktion" hilft den behandelnden und betreuenden Spezialisten dabei, Bewegungen und Übungen zu bestimmen, die schmerzfrei Dysfunktionen trainieren.

Ein Austausch zwischen Arzt, Physiotherapeut und Trainer sollte auf Augenhöhe erfolgen, da jeder in seinem Einflussbereich gleichermaßen für die Wiederherstellung des Sportlers verantwortlich ist. Arroganz und Prestigedenken in jede Richtung dient dem jeweiligen Ego des Spezialisten, weniger dem Behandlungserfolg des Patienten.

Voraussetzung für eine Begegnung auf Augenhöhe ist die Bereitschaft, sich ständig weiterzuentwickeln und die Fähigkeit, konstruktive Vorschläge der Kollegen anzunehmen.

5.2 ÜBUNGSVERZEICHNIS

Programm-Design – Was gehört zu einem optimalen Trainingsplan? Optimalerweise berücksichtigt jeder Trainingsplan mehrere Bereiche. Ich habe ausgeführt, wie wichtig die Atmung ist, weswegen sie – wenn auch nur kurz – am Anfang des Trainings stehen sollte. Ein gezieltes Warm-up oder ein Ausdauertraining bereiten den Körper auf die folgende Belastung vor. Ein Beweglichkeitstraining adressiert relevante Defizite und komplexe Übungen trainieren grundlegende Bewegungsabläufe. Anschließend werden gezielte Kräftigungsübungen durchgeführt und bei Bedarf kann abschließend noch einmal gedehnt werden. Die folgenden Übungen enthalten, soweit sinnvoll, eine Regression und Progression. Auf diese Weise kann jeder Sportler den passenden Schwierigkeitsgrad für den Einstieg wählen. Zur leichteren Auffindbarkeit sind sie im Folgenden kategorisiert und mit den zugehörigen Seitenzahlen aufgeführt. Eine weitere kostenfreie und seriöse Quelle ist die Übungsbibliothek („Exercise Library") auf der Website www.functionalmovement.com. Besonders hilfreich ist dort die Filterfunktion nach Ausgangsposition und Bewegungsmuster.

In Kapitel 2 verweise ich bei der Erläuterung der verschiedenen Verletzungen auf besonders geeignete Übungen aus dem nun folgenden Kapitel. Auch ohne eine Verletzung gibt es bestimmte Bereiche, die bei den meisten Menschen trainiert werden können. Das sind insbesondere die Mobilität der Sprung- und Hüftgelenke und der Brustwirbelsäule sowie die Kräftigung der Fuß-, Hüft- und Rückenmuskulatur. Zudem profitieren vor allem Sportler vom Training der komplexen Bewegungsmuster zu Verbesserung der neuromuskulären Ansteuerung. Beim Design jedes Trainingsplans gilt zuerst die Regel aus dem Functional Movement System: „Protect – Correct – Develop".

Schädliche Übungen, Bewegungsmuster und Verhaltensweisen müssen gemieden, Defizite behoben werden, und dann können auf dieser Grundlage eine Kräftigung und Leistungssteigerung erfolgen.

5.3 ATMUNG

Eine kontrollierte Atmung ist eine wesentliche Voraussetzung für die korrekte Durchführung funktioneller Mobilisation und Übung. Die Atemübungen können auch unabhängig von einem Training zur Stressreduktion im Alltag angewendet werden. Über die Atmung wird der Körper mit dem lebenswichtigen Sauerstoff versorgt. Jeder, der leistungsbezogen ohne externe Luftzufuhr Strecken- oder Tieftauchen trainiert hat, kennt die enorme Bedeutung einer optimalen Atmung. Die Atmung ist aber nicht nur für unsere Energiegewinnung notwendig, sondern bietet auch eine Möglichkeit, unser vegetatives Nervensystem zu beeinflussen und auf diesem Weg unseren Stresslevel zu senken. Die beschriebenen Atemübungen aktivieren

5.9	Funktionelle Übungen von Kopf bis Fuß	394
5.9.1	Krabbeln mit den Zehen	394
5.9.2	Kniestand – zwei- auf einbeinig	394
5.9.3	Kniestand	394
5.9.4	Frontstütz	398
5.9.5	Beckenlift	398
5.9.6	Seitstütz	398
5.9.7	Gray-Cook-Brücke	400
5.9.8	Vierfüßlerstand	402
5.9.9	Hamstring-Übungen	403
5.9.10	Standwaage	404
5.9.11	Kreuzheben (Sumo Squat)	404
5.9.12	Kreuzheben einbeinig	406
5.9.13	Kettelbell Swing	408
5.9.14	Miniband Hüfte	408
5.9.15	Ausfallschritt nach hinten	410
5.9.16	Multidirektionelle Kniebeugen	412
5.9.17	Sprungübungen im Quadrat	412
5.9.18	Core-Training auf dem Gymnastikball	414
5.9.19	Schulterstabilisierung in Rücklage	414
5.9.20	Miniband Schulteruhr	415
5.9.21	Primal Push-up	416
5.9.22	Liegestütz	417
5.9.23	Einarmiges Rudern mit Kettlebell	418
5.9.24	Klimmzug	418
5.9.25	Halo	420
5.9.26	Farmers Walk mit Kettlebell	420
5.9.27	Medizinballwürfe	422

Tabelle 22: Übungsverzeichnis.

den Parasympathikus, den „Ruhe- und Entspannungsnerv“, der als Gegenspieler des Sympathikus, des „Arbeitsnervs“, dient. Der Parasympathikus ist verantwortlich für Erholung, Entspannung und Regeneration.

Unser Atemrhythmus besteht aus drei Phasen: Inspiration (Einatmung), Postinspiration und Exspiration (Ausatmung). Bei der Einatmung kontrahiert sich das Zwerchfell. In der Postinspirations-Phase beginnt eine passive Ausatmung, die dann während der eigentlichen Ausatmung aktiv durch eine Kontraktion der exspiratorischen Muskulatur (z. B. Bauchmuskulatur) verstärkt wird. Eingeatmet wird bei fast allen Übungen durch die Nase. Die Ausatmung kann durch die Nase oder den Mund erfolgen. Atmet man durch die Nase aus, behält man mehr Wärme im Körper. Das kann jeder einfach testen, indem man einmal durch die Nase und einmal durch den Mund in die eigene Hand ausatmet. Bei Atemübungen, die eine Hyperventilation beinhalten, atmet man eher durch den Mund aus.

Vor der Progression einer Übung durch eine Veränderung der Position, z. B. ein Wechsel aus den Knien zum Stehen, sollten ein paar tiefe Atemzüge in der neuen Position erfolgen, bevor diese belastet wird. Bei Atemübungen kann der Fokus auf den verschieden Phasen der Atmung liegen. Zusätzlich kann man das Tempo variieren und bewusst in verschiedene Richtungen atmen. Abwechslung gibt es genug. Aus persönlicher Erfahrung kann ich die verschiedenen Atemübungen von Wim Hof empfehlen. Mittels App, Internet oder Kursen sind sie schnell erlernt und bieten einen einfachen Einstieg in das Thema Atemtraining.

Ein spannendes Buch rund um das Thema Atmung ist „Breath“ von James Nestor.

90/90-Atmung

Der Sportler liegt auf dem Rücken und hat die Beine im 90°-Winkel in der Hüfte und den Knien gebeugt. Die Füße sind an der Wand aufgesetzt. Eine Hand liegt flach auf dem Bauch, die andere auf dem Brustbein. Hals- und Lendenwirbelsäule befinden sich in einer neutralen Haltung.

- Einatmung durch die Nase für 3–4 Sekunden. Zuerst in den Bauch, dann in den Brustkorb
- Kurze Pause
- Ausatmung über die Nase für 4–6 Sekunden. Zuerst aus dem Brustkorb, dann aus dem Bauch
- Pause für 2–3 Sekunden
- Wiederholung des letzten Zyklus für mehrere Atemzüge

Varianten

Beide Hände werden seitlich an den Brustkorb angelegt und bei der Einatmung auseinandergeschoben. Die Konzentration liegt dann auf der seitlichen Brustatmung.

Anstatt mit den Händen des Sportlers kann der Trainer die Atmung auch mit seinen eigenen Händen führen, um dabei ein Feedback zu erhalten.

Crocodile Breath

Der Sportler liegt auf dem Bauch, die Hände befinden sich unter der Stirn und sind mit den Handflächen zum Boden und übereinander angeordnet. Der ganze Körper liegt flach und entspannt auf dem Boden. Die Einatmung erfolgt erst in den Bauch, der dabei aktiv gegen den Boden gedrückt wird, dann in den Brustkorb. Die Übung soll sich so anfühlen, als drücke man den Bauchnabel in den Boden. Trainiert wird auf diese Weise die Zwerchfellatmung.

- Die Einatmung erfolgt durch die Nase, die Ausatmung kann durch Nase oder Mund erfolgen.
- Atemrhythmus wie oben

Varianten

Ein Trainer kann seine Hände gezielt auflegen und damit die Atmung steuern. Eine andere Möglichkeit, ein Biofeedback zu geben, sind kleine Gewichtsscheiben oder Sandsäcke auf der Lendenwirbelsäule und dem Brustkorb, dann hat der Sportler die Möglichkeit, diese kleinen Gewichte gezielt anzusteuern.

Progression der Atemübungen

Sobald die Atemübungen gut beherrscht werden, kann während der Ausführung der funktionellen Übungen die Atmung erschwert werden. Dazu gibt es auf dem Markt zahlreiche Atemtrainer. Diese werden in den Mund genommen und erhöhen den Atemwiderstand. Der Sportler fokussiert sich automatisch mehr auf den Atem. Eine einfache und kostengünstige Variante ist die Atmung durch mehrere Strohhalme während der Übungsausführung.

Die Herzfrequenz von Sportlern wird standardmäßig erfasst, Atmung und Atemfrequenz werden jedoch nur selten aufgezeichnet und zur Trainingssteuerung genutzt. Bei der Ausführung intensiver Kraftübungen (Kniebeugen, Bankdrücken, et cetera) wird die Atmung oft gecoacht. Die richtige Atmung ist ein Qualitätskriterium, ebenso wie die richtige Ausführungsgeschwindigkeit oder die korrekte Bewegungsausführung.

Man kann nicht managen, was man nicht misst – diese Grundregel lässt sich auch bei der Atmung anwenden. Skalierbar ist eine Verbesserung der Atmung auf verschiedene Arten. Die Zwischenrippenmuskulatur, die für die Ausdehnungsfähigkeit des Brustkorbs verantwortlich ist, lässt sich mit einem simplen Maßband kontrollieren. Legt man dieses um die weiteste Ausdehnung des knöchernen Brustkorbs und misst die Differenz zwischen maximaler Aus- und Einatmung, so gewinnt man einen Ausgangswert, der als Referenz für weitere Messungen im Verlauf dient. Eine Verbesserung dieses Wertes bedeutet eine verbesserte Öffnung des Brustkorbs. Eine Verbesserung der Zwerchfellatmung kann auf diese Weise natürlich nicht bestimmt werden. Das funktionelle Lungenvolumen lässt sich selbstverständlich mit einer professionellen Lungenfunktion überprüfen und ebenfalls im Verlauf vergleichen.

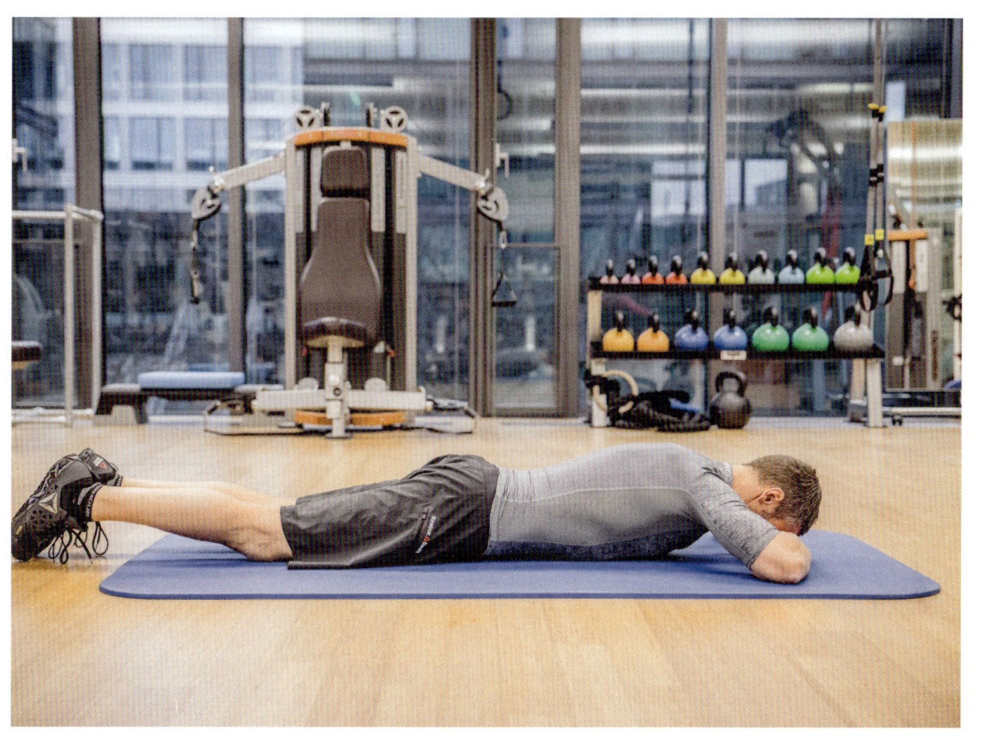

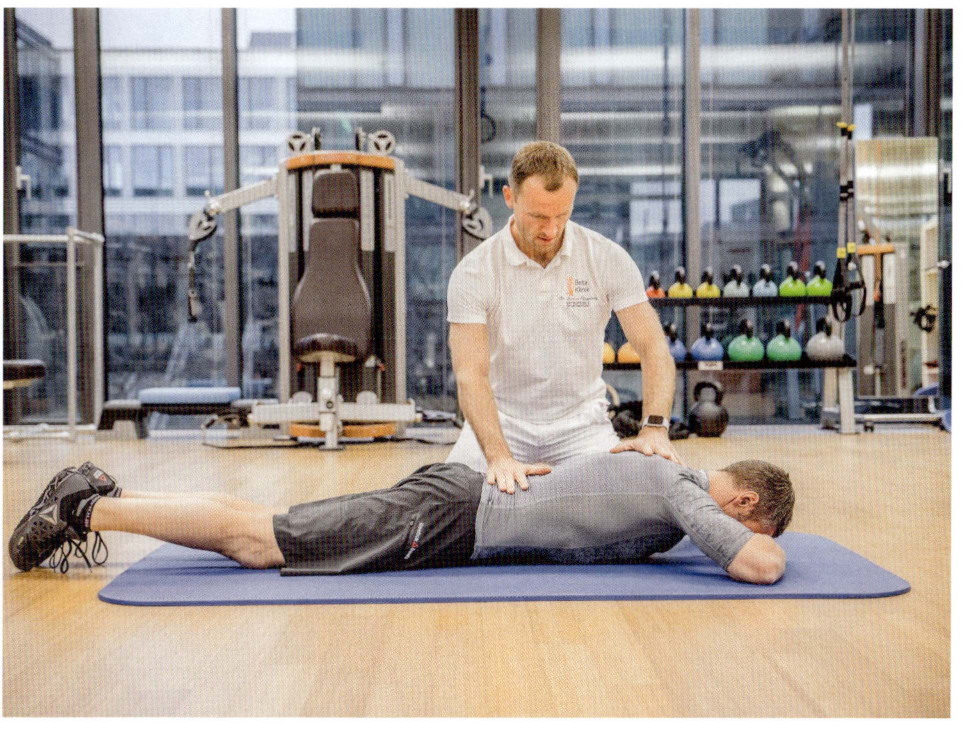

Coaching der Atmung

Einfache Übungen richten zuerst einmal den Fokus auf unterschiedlichen Arten des Einatmens. Neben der Unterscheidung in Brust- und Bauch- bzw. Zwerchfell-Atmung ist es auch möglich, bei der Brustatmung vermehrt in die Seite, nach vorne zur Brust hin und in den Rücken einzuatmen. Man fordert den Sportler auf, seine Hände seitlich an den Brustkorb zu legen, auszuatmen und die Hände dann möglichst weit auseinanderzuschieben, sodass sie sich wie zwei Aufzugtüren öffnen.

In einem zweiten Schritt lässt man den Sportler eine Hand auf das Brustbein und eine Hand auf den Rücken in gleicher Höhe legen und fordert ihn erneut auf, die Hände möglichst weit voneinander zu entfernen.

Einen direkten praktischen Nutzen kann man dem Sportler bei verschiedenen Kraftübungen präsentieren. Führe ich beispielsweise einen Seitstütz aus, ist es deutlich angenehmer, über das Zwerchfell oder in Richtung Brust zu atmen, als in die Seite, die unter permanenter Spannung steht.

Coachen kann man die Atmung natürlich einerseits verbal, andererseits auch taktil über das Auflegen der Hände – sowohl der des Sportlers, als eben auch der des Trainers. Gerade bei neuen Übungen ist es sinnvoll zu überprüfen, ob der Sportler die Ausführung „erträgt“ oder „beherrscht“. Ein wesentlicher Aspekt des Beherrschens einer Übung ist auch die entspannte und gleichmäßige Atmung. Ein Anhalten der Luft ist schon eine Form der Kompensation. Ist dies der Fall, so sollte eine Reduktion der Belastung erfolgen – sei es durch ein Reduzieren des Trainingsgewichtes bzw. eine Assistenz oder durch ein Vereinfachen der Ausgangsposition.

Dabei erfolgt eine progressive Steigerung aus dem Liegen über den Vierfüßlerstand, den Kniestand, den beidbeinigen Stand und schließlich den Einbeinstand.

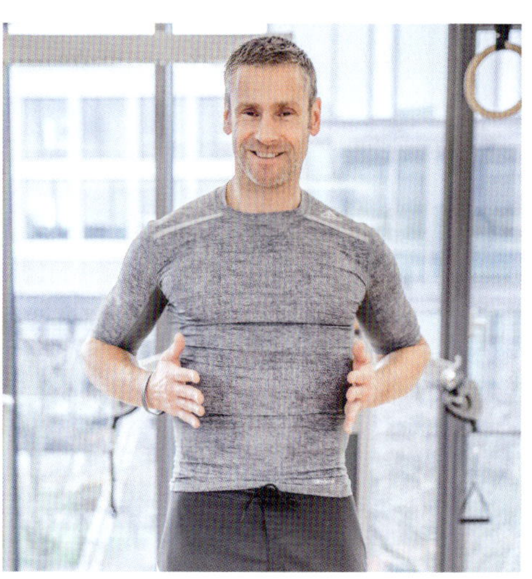

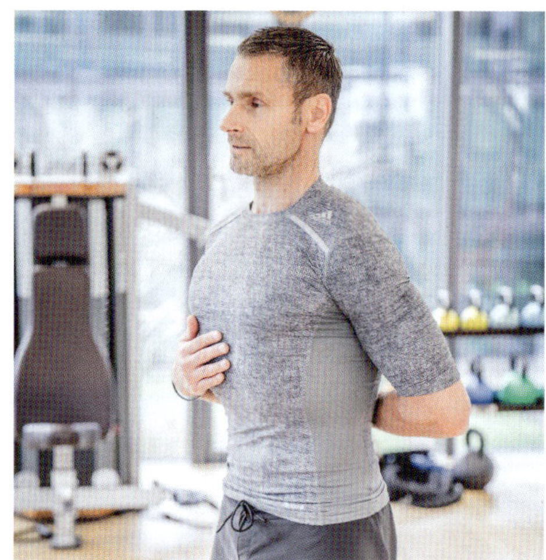

5.4 GRUNDLEGENDE BEWEGUNGSMUSTER

„Primitive“ Bewegungsmuster beschreiben Bewegungen, die im Rahmen der üblichen Entwicklung von jedem Menschen erlernt werden. Das umfasst also zu rollen, sich vom Boden abzudrücken (Push-up), zu krabbeln und sich auf allen Vieren fortzubewegen. Im Rahmen der körperlichen Entwicklung dominiert bei Babys anfänglich eine beinahe uneingeschränkte Mobilität. Mit fortschreitender Entwicklung lernen kleine Kinder, ihren Bewegungsapparat zu stabilisieren, um dann komplexere Bewegungen zu erlernen.

Ein Überprüfen und Trainieren dieser grundlegenden Bewegungsmuster kann gerade nach Verletzungen relevant sein, um höhergradige motorische Funktionen wieder zu verbessern. Um primitive Bewegungsmuster adäquat ausführen zu können, müssen vor allem die stabilisierende und reflexhaft arbeitende Haltemuskulatur angesprochen werden. Voraussetzung ist auch hier wieder eine ausreichende Stabilität. Die reine Kraft der Haltemuskulatur ist gar nicht so entscheidend. Ein gutes Timing und eine effektive Koordination zwischen den Muskelgruppen sind ebenso entscheidend, damit die Haltemuskulatur ihrer eigentlichen Aufgabe nachkommen kann. Bei unzureichender Funktion wird der Körper Defizite durch Ausgleichsbewegungen anderer Muskelgruppen kompensieren. Der Körper aktiviert zusätzliche Muskelgruppen für Aufgaben, für die sie eigentlich nicht vorgesehen sind. Damit wird eine Grundlage für eine Fehl- und Überbelastung dieser Muskulatur gelegt. Ein weiteres Training wird den Sportler kräftigen, jedoch nicht das zugrundeliegende Defizit beseitigen. Er wird in seiner Dysfunktion fitter (“to put fitness to dysfunction”). Deshalb ist es so entscheidend, für eine nachhaltige Verbesserung der Bewegungsqualität an den grundlegenden Bewegungsmustern zu arbeiten.

Zuerst rollen, dann stabilisieren

Zieht man sich zuerst die Hose oder die Schuhe an? Es hat sich bewährt, erst die Hose anzuziehen. Bei den grundlegenden Bewegungsmustern ist die Bewegungsqualität entscheidender als die Quantität. Das Bewegungsmuster „Rollen“ kommt auch in der Entwicklung des Kindes vor dem Robben, Krabbeln (Vierfüßlerstand), Aufrichten und Laufen. Es ist die Grundlage für weiterführende Bewegungsmuster und deshalb auch die Grundlage einer weiteren Untersuchung bei Auffälligkeiten in einem Screen.

Für beide Aspekte grundlegender Bewegungsmuster – Qualität und Stabilität – lautet die erste Frage immer: „Geht es?“ – Ist die Ausführung möglich?

Die zweite Frage lautet dann „Wie ist der Seitenvergleich?“ – Liegt eine Asymmetrie vor?

Rollen des Unterkörpers

Das Rollen der unteren Körperhälfte gehört zu den primitiven Bewegungsmustern, verbessert die Hüftgelenkmobilität und sollte mühelos beidseits ausgeführt werden können. Der Sportler liegt auf dem Rücken, die Arme sind über dem Kopf ausgestreckt, die Beine sind hüftbreit auseinander, die Zehen zeigen nach außen. Hüft- und Kniegelenk werden gebeugt und das Bein wird auf die gegenüberliegende Seite geführt. Der Oberkörper folgt passiv der Rollbewegung des Unterkörpers. Anschließend wird die Bewegung umgekehrt durchgeführt, indem der Unterschenkel wieder zurückgedreht wird. Der Oberkörper folgt dann dem Zug des Unterkörpers.

Regression

Falls eine Rollbewegung nur unter Zuhilfenahme des Oberkörpers durchgeführt werden kann, wird die Strecke verringert, indem aus einer gestützten seitlichen Position gestartet wird. Dazu kann ein Bein unterpolstert werden. Alternativ kann der Trainer oder Therapeut die Ausführung assistierend durch Druck und Zug unterstützen.

Rollen des Oberkörpers

Das Rollen des Oberkörpers zeigt uns Asymmetrien und Defizite im Bereich der primitiven Bewegungsmuster auf. Der Sportler liegt auf dem Rücken, die Beine hüftbreit auseinander, Arme über dem Kopf. Ein Arm greift über den Körper zur gegenüberliegenden Seite. Der Kopf bleibt am Boden, wobei er sich dreht und die Augen der Hand hinterher schauen. Die Beine bleiben entspannt liegen. Zur Kontrolle kann der Trainer oder Therapeut seine Hände unter die Fersen des Sportlers legen, um zu spüren, ob die Beine aktiv in den Boden gedrückt werden. Der zunehmende Zug des Arms führt dann auch die Beine und den Kopf ganz auf die gegenüberliegende Seite in eine Bauchposition. Aus der Bauchlage kann die Bewegung genau umgekehrt wieder in die Ausgangsposition zurückgeführt werden. Kopf und Augen folgen immer der Hand.

Dosierung: mindestens fünf Rollbewegungen in die schwächste Richtung

Regression

Der Sportler liegt auf dem Rücken, die Beine schulterbreit auseinander, Arme über dem Kopf. Mehrere Matten, Aeropads oder sonstige Kissen liegen zur Hälfte unter Rücken und Gesäß. Zu Beginn wird der Kopf angehoben, der Sportler schaut zur abfallenden Seite und führt einen Arm über den Körper. Die untere Körperhälfte bleibt ruhig liegen und folgt passiv der Rollbewegung. Die Kissen/Matten erleichtern den Start und das Bewegungsmuster „Rollen“, indem sie das Gefühl vermitteln „bergab zu rollen“. Sobald die Rollbewegung erfolgreich ist, wird die Unterstützung zunehmend verringert.

Progression

Nicht vorgesehen.

Core-Aktivierung zu Beginn

Vier wesentliche stabilisierende Übungen, die einfach, schnell und beinahe überall überprüft werden können, sind:

- Einbeinige Brücke, beidseitig statisch (z. B. 30 Sekunden) und dynamisch ausgeführt (z. B. 20 Wiederholungen)
- Seitstütz, beidseitig ausgeführt und auf Haltung und Haltedauer getestet. Dauer 30–45 Sekunden. Abhängig vom Leistungslevel des Sportlers ist eine Ausführung auf den Knien oder mit getreckten Beinen möglich. Der Seitstütz testet die Kapazität, weniger die Bewegungsqualität.
- Einbeiniger Liegestütz (jeweils ein Bein angehoben), wird auf Haltung und Wiederholungszahl getestet. Zwischen dem Test der beiden Seiten sollte eine Pause liegen.
- Vierfüßlerstand: Mit einer Faszienrolle auf dem unteren Rücken werden gleichzeitig ein Arm und das gegenüberliegende Bein angehoben. Körperhaltung und Wiederholungen werden verglichen.

Die Muster werden auf qualitative Ausführung und Kapazität, also auf die Anzahl der Wiederholungen, überprüft. Sollten deutliche qualitative oder quantitative Unterschiede bestehen, können diese im weiteren Verlauf des Trainings ausgeglichen werden.

Die Haltemuskulatur wird bei den meisten der im Folgenden dargestellten korrigierenden Übungen unbewusst parallel trainiert. Mit einem Screen und den oben beschriebenen vier einfachen Übungen kann zuvor festgestellt werden, ob sie der Sportler adäquat ansteuert.

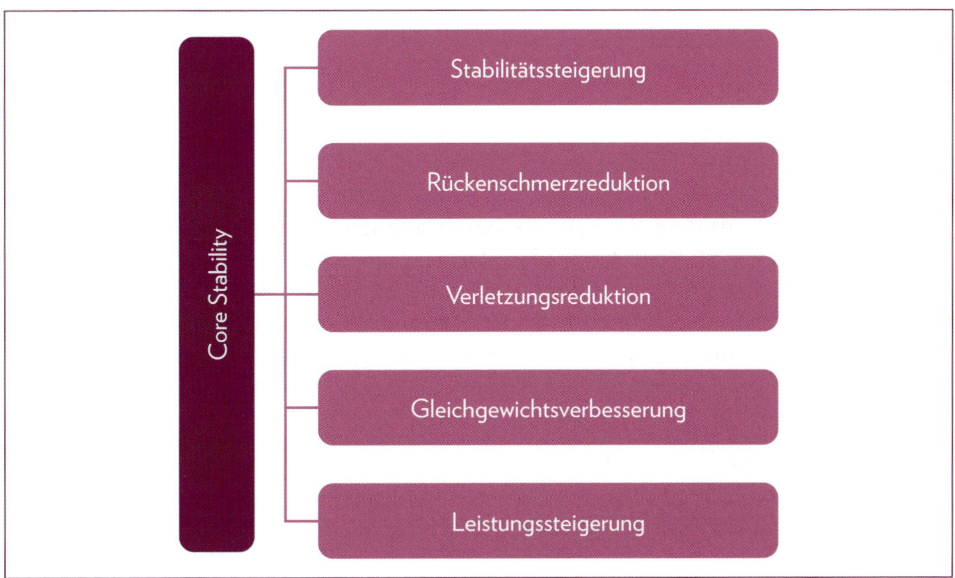

Abbildung 122: Core Stability.

5.5 WARM-UP

Ein Warm-up hat mehrere wichtige Aufgaben: Die Erhöhung der Körpertemperatur, die Verbesserung der Durchblutung, die Verbesserung der Gelenkbeweglichkeit und die mentale Vorbereitung.

Erhöhung der Körpertemperatur: Durch Bewegung wird Wärme produziert, die die Körpertemperatur erhöht. Eine erhöhte Körpertemperatur wiederum erhöht die Flexibilität des Bindegewebes und der Muskeln, was das Verletzungsrisiko reduziert.

Verbesserung der Durchblutung: Durch die Erhöhung der Körpertemperatur wird auch die Durchblutung verbessert, was dazu führt, dass mehr Sauerstoff und Nährstoffe zu den Muskeln transportiert werden. Das unterstützt den Energieumsatz und reduziert das Risiko von Muskelermüdung.

Verbesserung der Gelenkbeweglichkeit: Ein Warm-up hilft dabei, die Gelenkflüssigkeit zu erhöhen und dadurch die Gelenkbeweglichkeit zu verbessern. Das reduziert das Risiko von Gelenkverletzungen und sorgt für eine bessere Beweglichkeit.

Mentale Vorbereitung: Ein Warm-up kann auch helfen, sich mental auf die bevorstehende körperliche Aktivität vorzubereiten. Es gibt dem Sportler Zeit, sich auf seine Ziele zu konzentrieren und sich auf die bevorstehende Aktivität zu fokussieren.

Insgesamt kann ein Warm-up also dazu beitragen, das Verletzungsrisiko zu reduzieren, die körperliche Leistung zu verbessern und die mentale Vorbereitung auf eine Aktivität zu unterstützen.

Ein Warm-up bietet die Chance einen Ausgleich zum dem stundenlangen Sitzen zu schaffen, das den Alltag der meisten Menschen prägt. Sich nach einem langen Tag im Büro sitzend auf dem Radergometer aufzuwärmen, vergibt diese Chance.

Seilspringen

Springen auf der Stelle mit oder ohne Seil, z. B. als Jumping Jack („Hampelmann") in den verschiedenen Varianten ist eine hervorragende Übung zum Warm-up, als Ausdauertraining oder als korrigierende Übung. Seilspringen trainiert beinahe den gesamten Körper, insbesondere die Unterschenkel- und Fußmuskulatur, treibt den Kreislauf nach oben und verbessert Koordination und Gleichgewichtssinn. Überlastungen sind – insbesondere, wenn ohne Schuhe trainiert wird – deutlich unwahrscheinlicher als beim Joggen mit optimal gepolsterten Schuhen.

Steht man mit geschlossenen Füßen auf dem Seil, so sollten beide Hände bei gebeugten Unterarmen etwa auf Höhe der Brust/Achsel liegen. Dann ist die Seillänge gut eingestellt. Zum Einstieg empfehle ich 1–2 Minuten Seilspringen im Wechsel mit einer Minute Pause. Das Ganze mindestens dreimal.

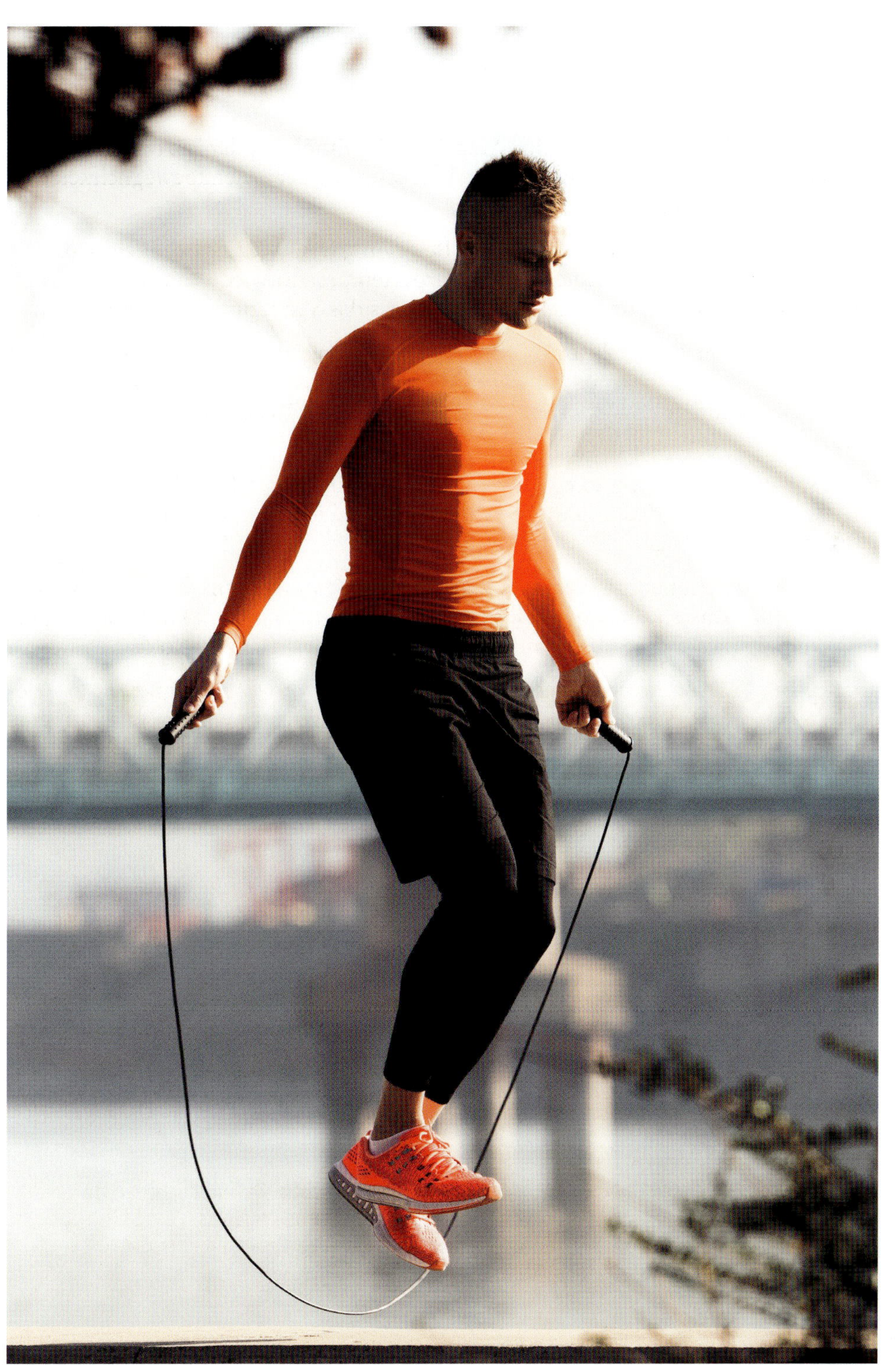

Progression

Ein wechselseitiges oder gleichzeitiges Anziehen der Knie zur Brust oder der Fersen zum Gesäß sind eine gängige Form der Steigerung. Weitere Möglichkeiten sind Doppelsprünge, bei denen das Seil während eines Sprungs zwei Mal unter dem Körper durchgeführt wird. Eine weitere Form der Steigerung ist ein Überkreuzen der Arme. Es ist auch möglich, mit dem Seilschwung zu laufen.

Funktionelles Warm-up

Das perfekte Warm-up gibt es nicht. Bestimmte Kriterien sollten erfüllt sein, um es möglichst effektiv zu gestalten. So sollten alle großen Gelenke und Muskelgruppen seitengleich mobilisiert und der Kreislauf aktiviert werden. Das Warm-up bereitet den Körper auf die anschließende Belastungsphase vor und fokussiert die Gedanken auf das Training. Die Fokussierung erfolgt über die kontrollierte Atmung und das bewusste Spüren des eigenen Körpers. Ein weiterer wesentlicher Aspekt des Warm-ups ist die Verletzungsprävention.

Die im Folgenden präsentierte Übungsreihe richtet den Fokus des Sportlers auf seinen Körper. Die Ausführung der Übungen spiegelt ihn unmittelbar seine Symmetrie, Mobilität und Stabilität wider. Bei der Auswahl der Übungen habe ich auf grundlegende Bewegungsmuster zurückgegriffen, wie sie auch im Functional Movement Screen (FMS) und beim Selective Functional Movement Assessment (SFMA) überprüft werden. Der Sportler, ein Trainer oder ein Therapeut, können schon während des Warm-ups feststellen, ob ausreichende Mobilität und Stabilität vorhanden sind. Das vorgestellte Warm-up ersetzt selbstverständlich keinen professionellen Screen, schafft aber beim Athleten und beim Trainer das Bewusstsein für Mobilität, Stabilität und Symmetrie zu Beginn des Trainings.

Eingangs in diesem Buch habe ich auf die Studienlage hingewiesen, nach der ein Hauptrisikofaktor für Verletzungen beim Sport vorausgegangene Verletzungen sind. Bestimmte grundlegende Bewegungsmuster sollten deshalb als „Bewegungshygiene“ möglichst jeden Tag geübt werden. Das kann auf die unterschiedlichsten Arten erfolgen (Gymnastik, Yoga, Body Art et cetera).

Die meisten nicht traumatischen (unfallbedingten) Bewegungseinschränkungen und Überlastungsschäden haben sich über Monate und Jahre eingestellt. Daher ist es unrealistisch, eine anhaltende Korrektur binnen weniger Trainingseinheiten oder Tage zu erwarten. Die Trainingsregel „form follows function“ gilt auch im Hinblick auf die Mobilität – „mobility follows function“. Es ist entscheidend, dass ein Training bestimmter grundlegender Bewegungsmuster so selbstverständlich ist wie das tägliche Zähneputzen. Ein bewegungsarmer Alltag schafft Verkürzungen/Verklebungen, Stabilitätsdefizite und eine reduzierte Mobilität. Eine tägliche Mindestdosis an

Mobilisation führt zu einer verbesserten Beweglichkeit, Stabilität und motorischen Kontrolle. Eine positive tägliche Routine führt zu positiven Resultaten und umgekehrt. Das gleiche Grundprinzip verfolgt man auch bei der Ernährung, wenn unter anderem auf eine Mindestmenge an Obst und Gemüse geachtet wird, z. B. Nimm 5 am Tag ("Take 5 a day").

Die Bewegungsabfolge ist variabel erweiterbar oder kann bei Bedarf auch gekürzt werden. Ebenso kann der Schwierigkeitsgrad dem Leistungslevel des Sportlers angepasst werden. Entscheidend ist die Routine. Gute Bücher zur Macht der positiven Routinen sind beispielsweise „Die 1%-Methode" und „Atomic Habits", beide von dem Autor James Clear.

„Exzellenz ist kein einmaliger Akt, sondern eine Gewohnheit." (Aristoteles)

Ausführung mit oder ohne Schuhe/Bandagen?

Sofern möglich, empfehle ich die Ausführung der Übungen im Warm-up ohne Schuhe. Schuhe, ähnlich wie Bandagen, ermöglichen häufig erst die Ausführung einer Übung, indem sie Defizite in der Stabilität kompensieren, wenn es der Körper nicht schafft. Sie nehmen dem Körper damit stückweise die Möglichkeit der Selbstlimitierung – ohne Schuhe oder Bandage wäre die Bewegung nicht möglich und damit auch keine Überbelastung. Der Schuh oder eine Bandage stellen damit eine Form der Regression dar. Eine Ausnahme bilden natürlich medizinisch ausdrücklich verordnete Bandagen.

Beispiel

Für einen Zeitraum von 6–8 Wochen nach Rekonstruktion eines vorderen Kreuzbandes wird Patienten häufig eine Orthese zur Stabilisierung verordnet, die außerdem auch noch eine vorübergehende Limitierung in der Bewegung aufweist. Meistens Extension/Flexion 0°-0°-90°, die Beugung ist also bei 90° limitiert. Eine solche Orthese muss selbstverständlich während der verordneten 6–8 Wochen getragen werden.

Progression und Regression des Warm-ups mit einem Stab

Ich verwende optional einen einfachen Stock, um die Hand- und Armposition besser kontrollieren zu können und dem selbstständig trainierenden Sportler eine unmittelbare Rückmeldung zu seiner Bewegungsqualität zu ermöglichen. Der Stab kann auch alternativ zum Abstützen verwendet werden, um bei unzureichender Balance Stabilität zu geben. Er dient sowohl der Regression als auch der Progression der Übungen.

Grundposition im Stand

Aufrechter, hüftbreiter Stand. Deine Fußaußenkanten sind parallel oder maximal 10° nach außen rotiert. Deine Arme greifen supiniert (Handflächen nach oben) und schulterbreit einen Stock und führen diesen vor deinen Bauchnabel. Falls du keinen Stock verwendest, liegen die Arme seitlich am Körper an und die Daumen zeigen nach vorne. Du ziehst deine Schulterblätter nach hinten unten und richtest deine Wirbelsäule auf. Stelle dir vor, dass am höchsten Punkt deines Kopfes ein Faden befestigt ist, an dem du in die Länge gezogen wirst. Du „schraubst" deine Füße nach innen in den Boden, indem du den Druck von der Ferse über die Außenkante auf das Großzehengrundgelenk aufbaust. Durch die daraus resultierende Anspannung des Fußgewölbes wird das Fußlängsgewölbe aufgerichtet. Du spürst eine Anspannung im Gesäß und eine Aufrichtung des Beckens. Dein unterer Rücken wird entspannt. Idealerweise wird das Warm-up ohne Schuhe ausgeführt.

Du atmest tief und regelmäßig durch die Nase ein und durch Mund oder Nase aus. Du betonst die Zwerchfellatmung, indem du zuerst in den Bauch und dann in den Brustkorb einatmest. Achte auf eine anhaltend leichte Grundspannung im Bauch. Führe zu Beginn mindestens zehn ruhige und kontrollierte Atemzüge durch. Verwendest du den Stock und hältst ihn in supponiertem Griff vor deinem Bauchnabel, so gibt er dir auch ein Feedback zu deinem Atemrhythmus. In dieser Position sind die drei quer verlaufenden Ebenen im Körper parallel ausgerichtet: der Mundboden, das Zwerchfell und der Beckenboden. Auf die Ausrichtung wird auch bei allen folgenden Positionen geachtet. Diese Ebenen können gegeneinander verdreht und parallel beliebig im Raum positioniert werden. Nur so ist eine optimale Reiz- und Kraftübertragung möglich.

Merke

Du musst zuerst gut stehen und atmen können, bevor du komplexe Bewegungen ausführst.

Schultermobilisation

Als erstes erfolgt im aufrechten Stand eine Mobilisation der Schulter in einer Kombination aus Innen- und Außenrotation, Adduktion und Abduktion. Die offenen Hände führst du im Wechsel hinter den Rücken, soweit es bei aufrechter Körperhaltung geht, zum jeweils gegenüberliegenden Schulterblatt. Es ist insbesondere darauf zu achten, dass der Kopf gerade gehalten wird und keine Beugebewegung nach vorne ausführt. Die Bewegung wird mindestens dreimal pro Seite wiederholt. Die Einatmung erfolgt, wenn die Arme seitlich ausgestreckt werden, die Ausatmung, während du die Arme hinter den Rücken führst. Variante mit einem Stab: Wird ein Stab verwendet, so wird dieser zuerst mit einer Hand hinter dem Rücken im Bereich der Lendenwirbelsäule gehalten. Der Kopf, der Nacken und das Steißbein haben Kontakt zum Stab. Die freie Hand wird im Wechsel dreimal hinter den Nacken und hinter die Lendenwirbelsäule geführt.

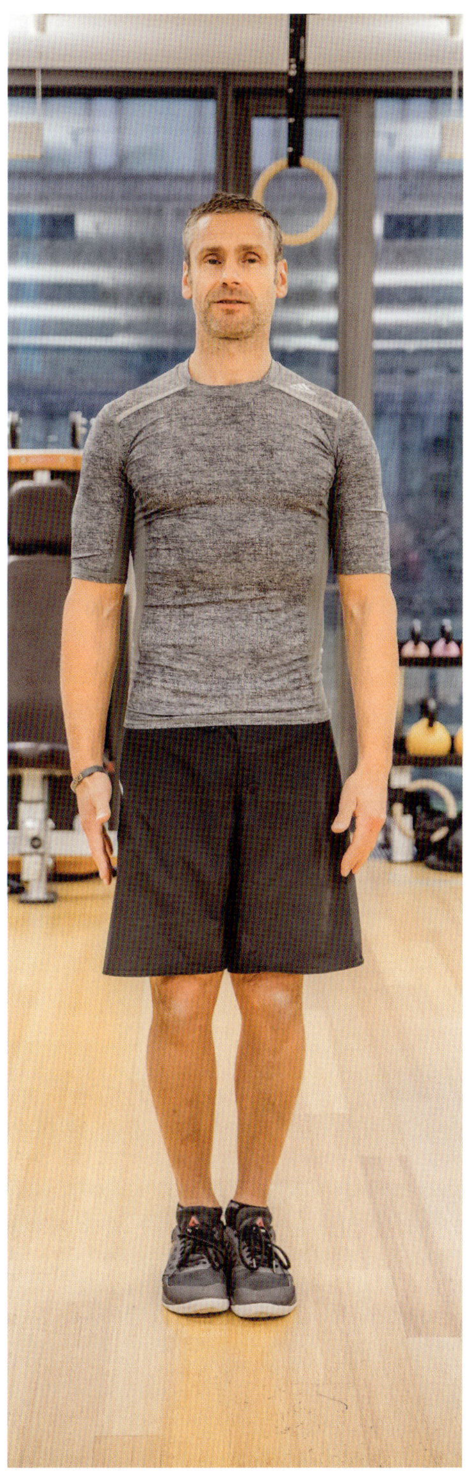

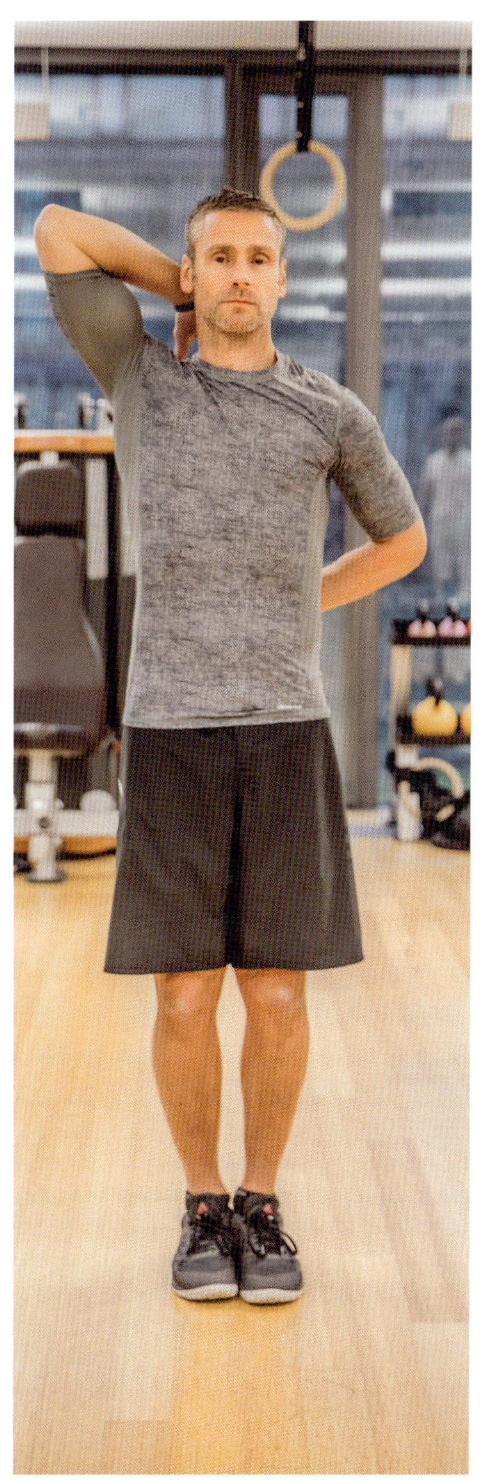

Ausfallschritt nach hinten

Aus dem aufrechten Stand setzt du mit der Einatmung dein Bein hüftbreit ungefähr eine Beinlänge nach hinten auf den Ballen. Das vordere Knie geht dabei leicht nach vorne außen in Richtung der Fußaußenkante. Das Gewicht ist etwa 50:50 verteilt. Du verschraubst weiterhin dein Fußlängsgewölbe und führst die Arme möglichst gestreckt über den Kopf. Die Ellenbogen sind dabei parallel. Während du den Körperschwerpunkt absenkst, streckst du die Arme nach oben und hältst die Wirbelsäule aufrecht. In dieser Position atmest du aus, ein und wieder aus.

Aufrichten

Aus dem Ausfallschritt richtest du dich mit der Einatmung auf und hebst das gebeugte Knie 90/90 vor der Brust an. Der Oberschenkel befindet sich im 90°-Winkel zum Rumpf und der Unterschenkel wiederum im 90°-Winkel zum Oberschenkel. Den Fuß überstreckst du im oberen Sprunggelenk, indem du den Fuß Richtung Kniegelenk ziehst, dabei jedoch die Zehen leicht anziehst. Den Stock führst du zeitgleich wieder bei unverändert supiniertem Griff vor den Bauchnabel.

Ausfallschritt nach hinten mit Rotation

Mit der Einatmung gehst du wie zuvor in einen Ausfallschritt und streckst die Arme mit parallelen Ellenbogen parallel zum Boden nach vorne. Mit der Ausatmung rotierst du mit den gestreckten Armen parallel zum Boden so weit wie möglich über das Standbein nach außen. Hier atmest du ein, aus und ein. Mit der Ausatmung drehst du dich wieder zurück in die Ausgangsposition und richtest dich mit der nächsten Einatmung wieder auf.

Aufrichten

Aus dem Ausfallschritt richtest du dich wie zuvor mit der Einatmung auf. Du atmest aus, ein und aus.

Ausfallschritt seitlich

Das Standbein wird etwas gebeugt und das angehobene Bein mit der Einatmung seitlich in einem parallelen Ausfallschritt aufgesetzt. Die Fußaußenkanten setzt du parallel auf. Das Gewicht verlagerst du auf das aufgesetzte Bein. Das Kniegelenk geht dabei wieder leicht nach außen in Richtung des kleinen Zehs. Beide Fersen bleiben am Boden. Die Arme werden mit supiniertem Griff parallel nach vorne gestreckt. In dieser Position wird tief aus-, ein- und wieder ausgeatmet. Dann richtest du dich mit der nächsten Einatmung wieder auf und kommst in die Ausgangsposition zurück.

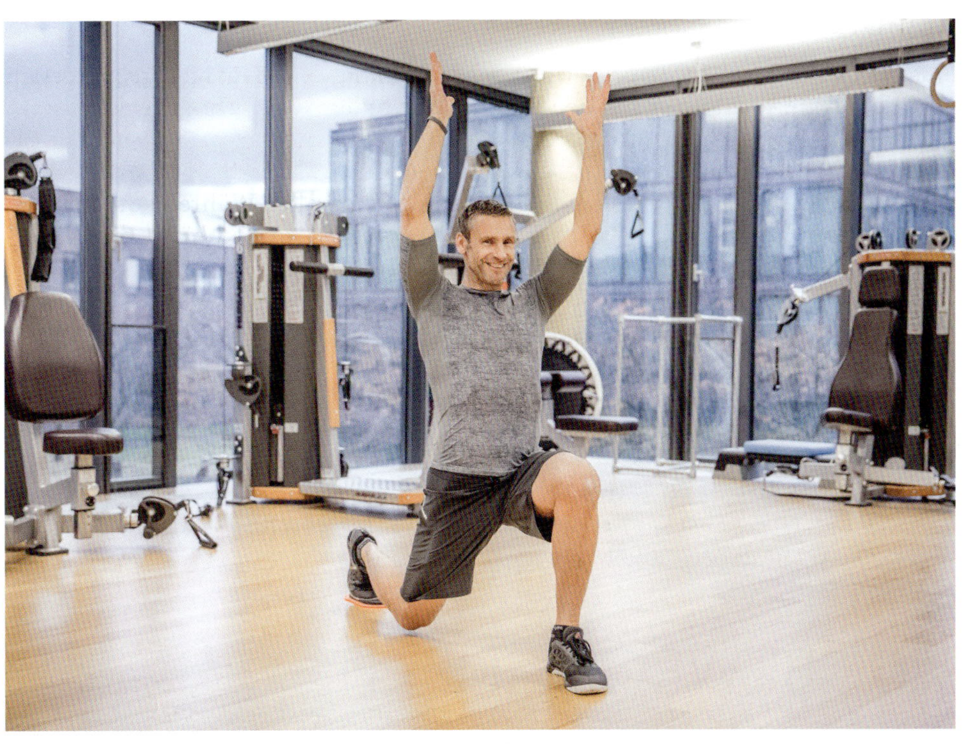

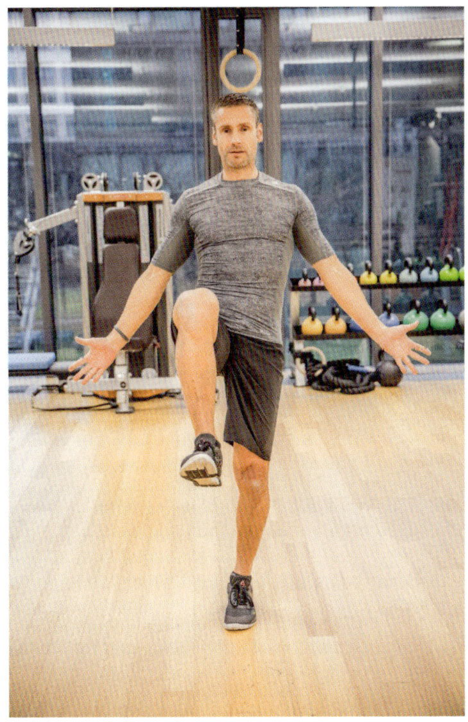

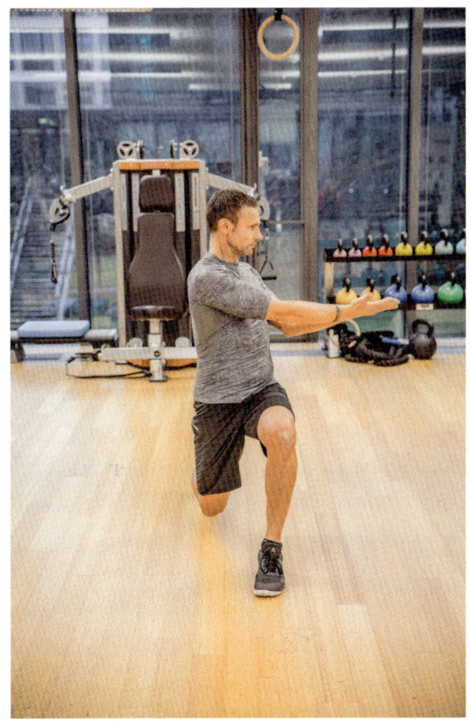

Überkopfkniebeuge

Schließlich nimmst du beide Arme gerade über den Kopf und führst aus dem schulterbreiten Stand eine tiefe Überkopfkniebeuge durch. Deine Handflächen zeigen nach vorne. Die Oberschenkel sollten parallel zum Boden oder tiefer sein. Die Fersen bleiben am Boden. Hände, Schultern und Knie bleiben in einer Linie. Anschließend führst du den gleichen Bewegungsablauf für das andere Bein durch.

Optionale Erweiterung am Boden

Eine multisegmentale Flexion der Wirbelsäule fehlt in diesem Warm-up ebenfalls. Bei einer Ausführung ohne Stab kann sich der Sportler am Ende nach vorne beugen, die Hände auf den Boden aufsetzen und nach vorne bis in die Liegestützposition wandern. Hier lassen sich bei Bedarf weitere Mobilisierungsübungen einbauen (z. B. ein Ausfallschritt zum Öffnen der Hüfte et cetera). Anschließend wandert der Sportler wieder zurück und richtet sich auf. Wenn möglich, sollten die Beine beim Ab- und Aufrollen gestreckt bleiben. Falls eine eingeschränkte Mobilität das erfordert, werden die Knie selbstverständlich gebeugt.

5.6 BEWEGLICHKEIT – UNTERE EXTREMITÄT

Die meisten Menschen widmen den Füßen im Alltag zu wenig Aufmerksamkeit. Durch das Tragen von Schuhen in beinahe allen Lebenslagen verkümmern die Fußmuskeln. Der Mensch hat über 70.000 Rezeptoren im Fuß, die mit normalem Schuhwerk nicht im ausreichenden Maß stimuliert werden. Der Fuß verliert an Mobilität und Kraft. Der Vorfuß, und insbesondere das Großzehengrundgelenk, benötigen Mobilität, das Fußlängsgewölbe und die Fußmuskeln benötigen Stabilität und das obere Sprunggelenk wiederum Mobilität.

Die in unseren Breitengeraden am häufigsten auftretende Fehlstellung ist ein Knick-Senk-Fuß. Dabei sinkt das Fußlängsgewölbe ein und das Körpergewicht verlagert sich mehr nach innen (medial). Biomechanisch blockiert eine solche Fußstellung (Pronation) die Mobilität der meisten gelenkigen Verbindungen im Fuß. Es lastet mehr Druck auf dem großen Zeh und die Belastung steigt für die gesamte mediale Achse des Beins. Das wiederum ist die Ursache für viele aufsteigende funktionelle Beschwerden.

Der zweite wesentliche Grund für aufsteigende Beschwerden ist eine eingeschränkte Dorsalextension im oberen Sprunggelenk. Der Normwert dafür liegt bei 35–40°. Ich empfehle, diese Beweglichkeit regelmäßig im Seitenvergleich zu überprüfen und Defizite auszugleichen.

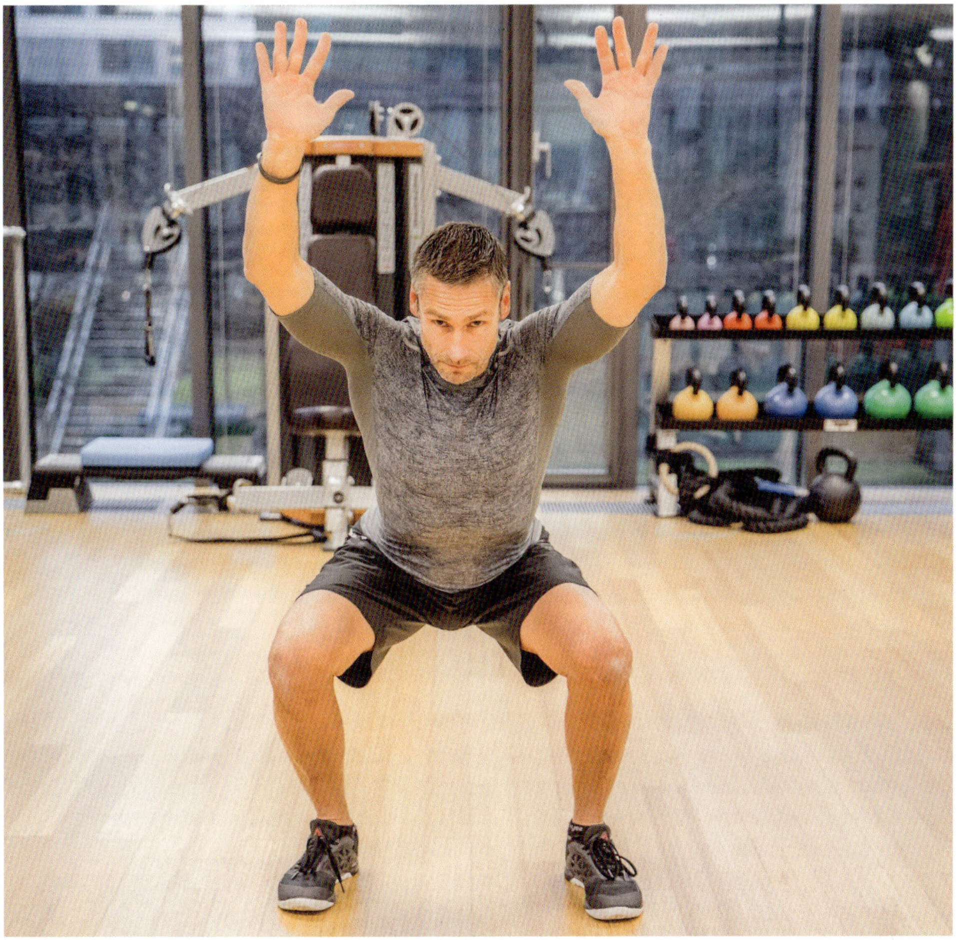

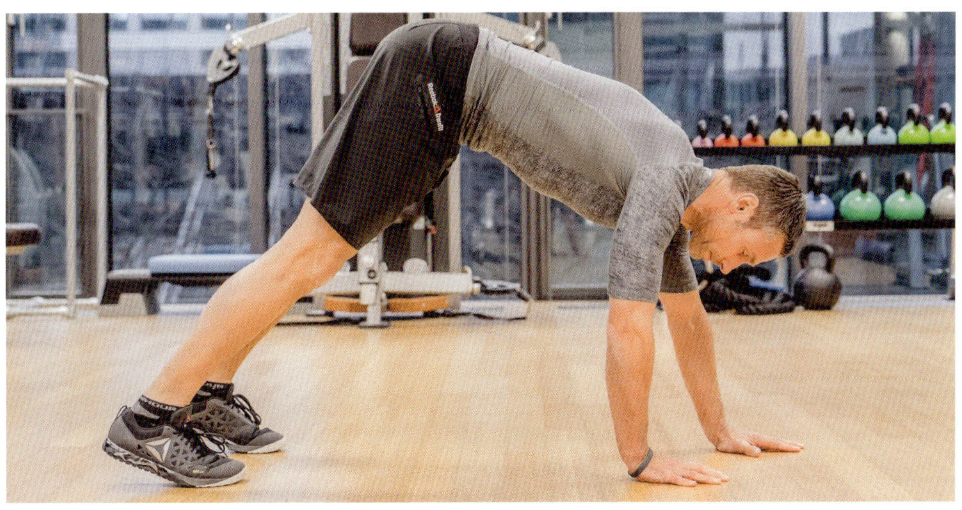

Ausrollen der Fußsohle

Eine der einfachsten Mobilisierungsübungen für die Plantarfaszie und das Fußlängsgewölbe ist das Ausrollen des Fußes über einen kleinen Ball. Hierzu bieten sich Faszienbälle, Lacrosse-Bälle oder feste Tennisbälle an.

Ausrollen der Wade bzw. Unterschenkel

Mit einem geeigneten Ball oder einer Faszienrolle wird die Unterschenkel-Rückseite zuerst über die gesamte Länge ausgerollt, bevor anschließend gezielt besonders verklebte und schmerzhafte Stellen adressiert werden. Typischerweise sind bei den meisten Menschen der innere Anteil der Wade (medialer Musculus gastrocnemicus) und der muskulotendinöse Übergang zwischen Wadenmuskulatur und Achillessehne am häufigsten verklebt. Die Behandlung mit einer Rolle sollte mindestens über einen Zeitraum von zwei Minuten erfolgen.

Mit einem Ball oder einer Faszienrolle wird anschließend die Unterschenkel-Vorderseite seitlich neben dem Schienbeinknochen über die gesamte Länge ausgerollt. Ein direktes Rollen über Knochen sollte vermieden werden. Die Behandlung mit einer Rolle sollte mindestens über einen Zeitraum von zwei Minuten erfolgen.

Mobilisation der hinteren Kette (umgekehrtes V)

Verwendet man einen größeren Ball oder eine Faszienrolle, streckt den Fuß und die Zehen Richtung Knie (Dorsalextension) und beugt das Hüftgelenk bei geradem Kniegelenk, so ist eine Dehnung der gesamten hinteren Kette zu spüren. Diese Übung veranschaulicht schön die Faszien-Verbindung zwischen Fuß und Rücken.

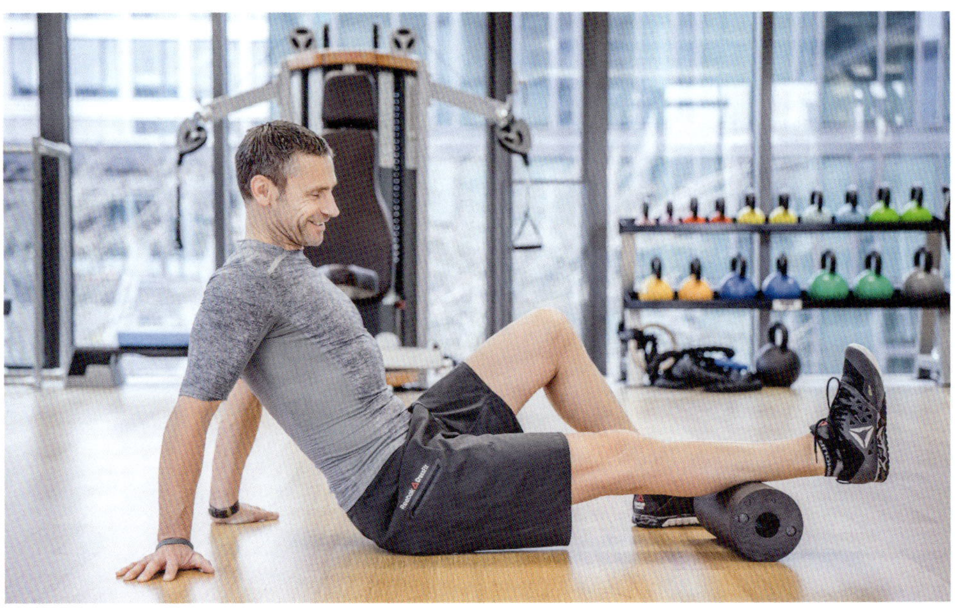

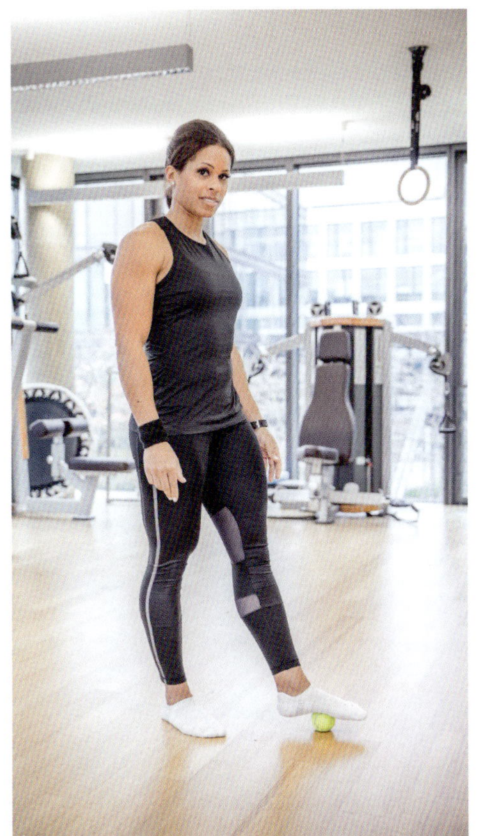

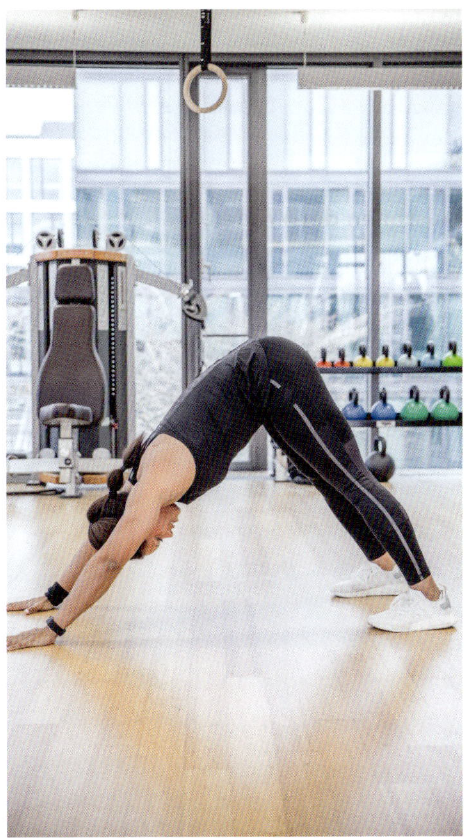

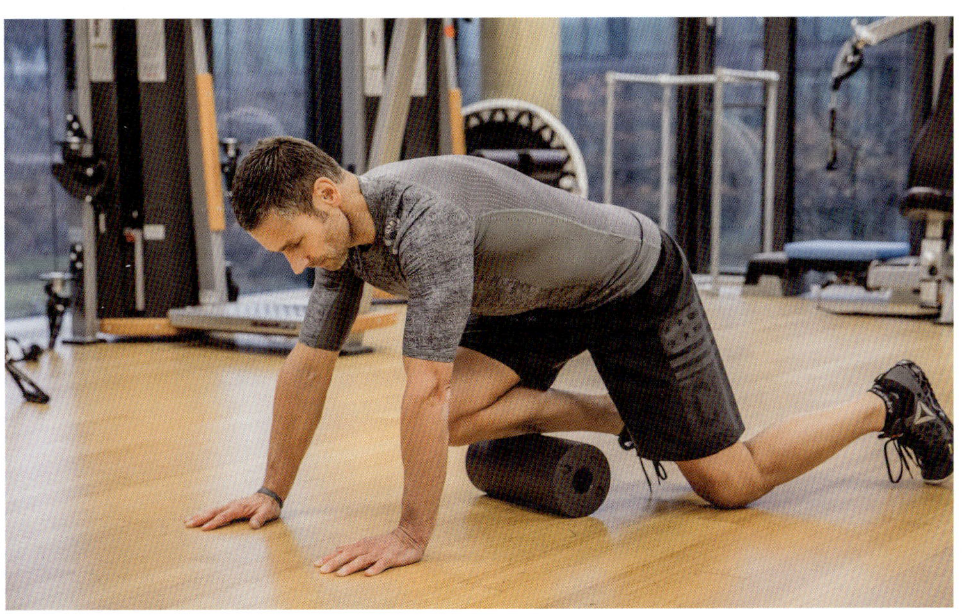

Mobilisation der Zehen und des Vorfußes

Greife im Sitzen mit deinen Fingern zwischen die Zehen, sodass die Finger jeweils an der Basis zwischen zwei Zehen liegen. Führe anschließend mit dem Handgelenk wechselseitig kreisende Bewegungen durch. Schuhe komprimieren die Zehen von beiden Seiten und von vorne. Diese Mobilisation gleicht dies aus. Bewege anschließend jede Zehe einmal durch, beuge und strecke sie, so weit es geht und ziehe einmal in Längsrichtung daran. Führe das Ganze anschließend auf der anderen Seite durch. Stehe aber zuvor einmal auf und spüre den Unterschied zwischen beiden Füßen. Achte auf eine Asymmetrie zwischen den Zehen im Seitenvergleich, insbesondere im Großzehengrundgelenk.

Mobilisation des Sprunggelenks

Die Bewegungen sollen jeweils mindestens 30 Sekunden durchgeführt werden.

Plantarflexion/Dorsalextension

Lege aus einer Liegestützposition ein Bein auf Höhe der Achillessehne über das andere und bewege das Gesäß nach hinten über die Fersen. Dabei werden die Arme nach vorne gestreckt. Auf dem Weg nach vorne zurück in die Liegestützposition wird der Fuß soweit wie möglich gestreckt.

Supination

Im aufrechten Stand wird der Fuß „übersupiniert“ und vorsichtig mehr Gewicht auf die Außenkante verlagert. Wandere danach in supinierter Stellung die Außenkante entlang nach vorne zu den Zehen und nach hinten zur Ferse.

Pronation

Aus dem aufrechten Stand wird ein Bein in einem seitlichen Ausfallschritt aufgesetzt. Mit einer sanften Bewegung wird der mediale Fußrand in Pronation mobilisiert.

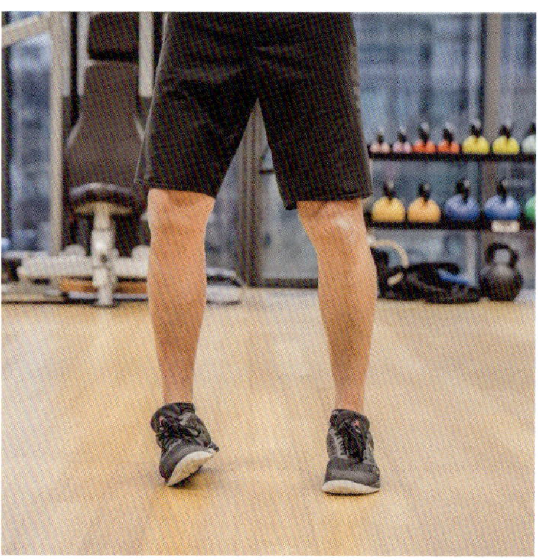

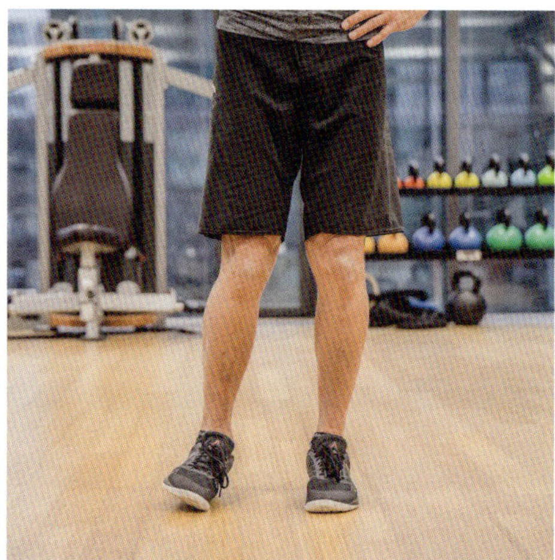

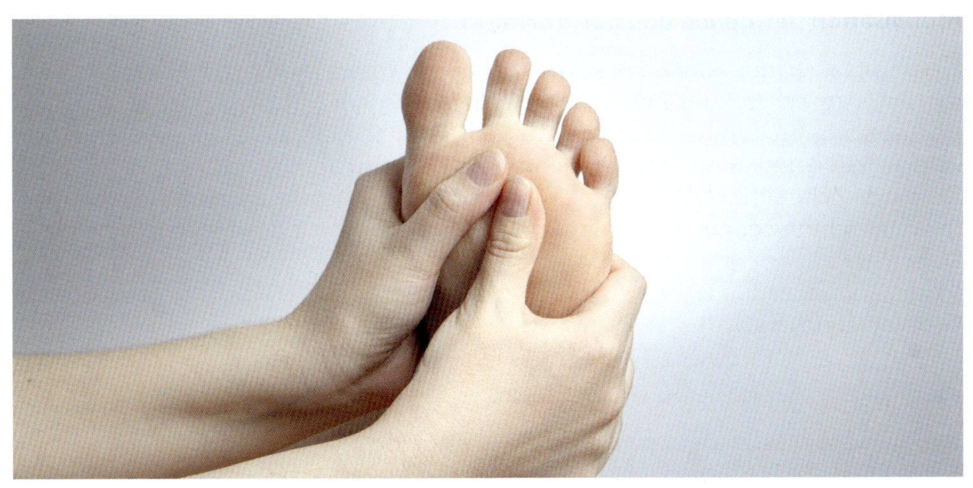

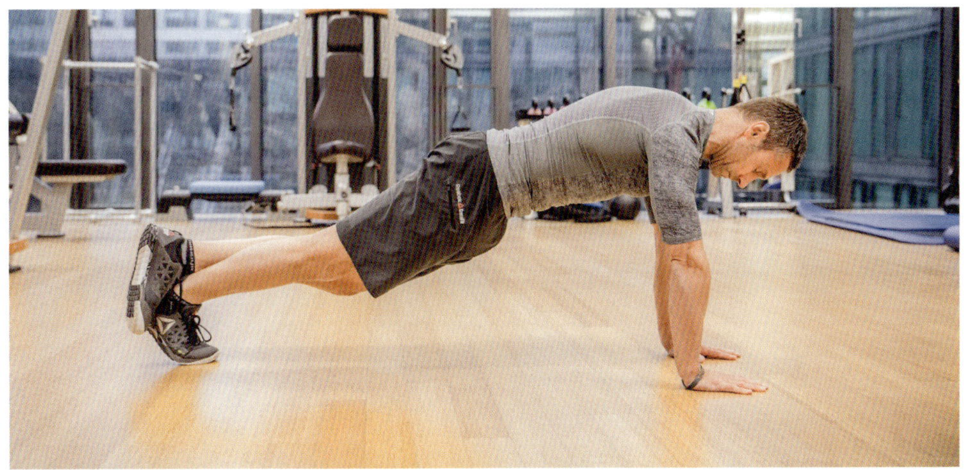

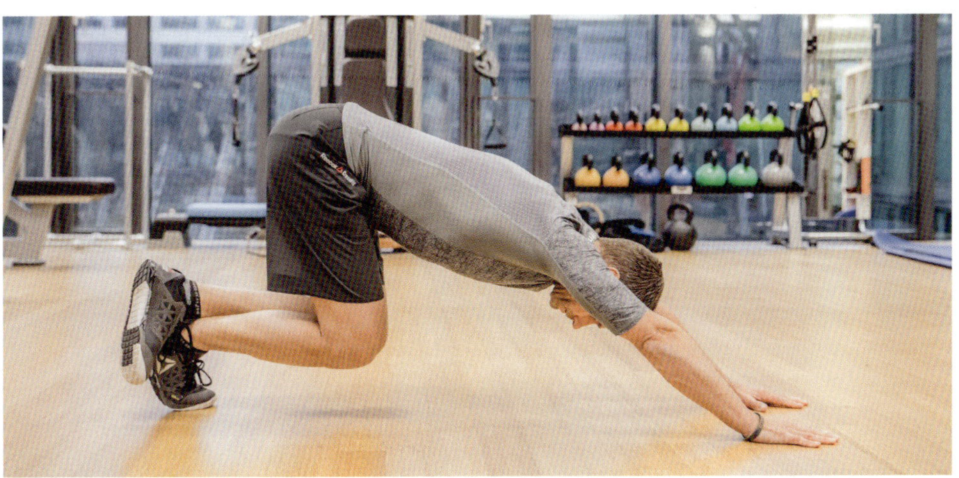

Flossing des Sprunggelenks und der Wade

Am Sprunggelenk habe ich persönlich auch gute Erfahrungen mit der Anwendung eines Flossing-Tapes gemacht. Die Anlage erfolgt immer von körperfern hin zur Körpermitte, also am Sprunggelenk vom Mittelfuß Richtung Kniegelenk. Bei Beschwerden im Bereich der Wade wird nach dem gleichen Prinzip vorgegangen.

Sinnvolle Übungen mit angelegtem Flossing-Tape sind die oben aufgeführten Mobilisierungsübungen für das Sprunggelenk, wie auch klassische Dehn- und Kräftigungsübungen für die Wade, z. B. eine Dehnung der Wade an einer Treppenstufe kombiniert mit einer Streckung der Wade.

Mobilisation des OSG mit einem Stock

Ein Unterschenkel wird in einem 90°-Winkel auf dem Boden positioniert. Ein Stock wird außen am Fuß neben den Grundgelenken der Zehen senkrecht aufgesetzt. Der Fuß wird wieder in den Boden verschraubt und das Knie seitlich am aufgesetzten Stock vorbeigeführt. Die Ferse bleibt dabei am Boden. Die Bewegung wird mit der Atmung koordiniert – Ausatmung in die Mobilisation. Einatmung, wenn der Unterschenkel wieder in eine Senkrechte zurückgeführt wird. Eine normale Beweglichkeit ist gegeben, wenn die Kniespitze bei maximaler Beugung etwa eine Handbreite über die Zehenspitzen reicht.

Mobilisation des OSG mit einem Mini- oder Superband

Der Sportler kniet sich hin und legt das Miniband um das obere Sprunggelenk und Kniegelenk. Beginnend mit einem 90 Grad aufgesetzten Unterschenkel, beugt der Sportler das Knie wieder nach außen vorne – so weit, wie die Ferse am Boden bleibt, und verschraubt dabei seinen Fuß im Boden. Ergänzend kann ein Stab neben dem Grundgelenk des kleinen Zehs aufgesetzt werden. Das Knie wird außen am Stab vorbeigeführt.

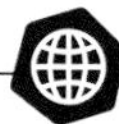

Surftipp

Zur Reduktion von Verletzungen im Fußballspiel im Allgemeinen hat die FIFA ein gut durchdachtes Programm entwickelt und passenderweise „Die 11+" genannt. Das Programm wurde von einer internationalen Expertengruppe entwickelt. Seine Wirksamkeit in der Verletzungsprophylaxe wurde wissenschaftlich nachgewiesen. Spieler von Teams, die „11+" mindestens zweimal pro Woche absolvierten, erlitten nach Angaben der FIFA 30–50 % weniger Verletzungen. Unter folgendem Link sind weitere Informationen verfügbar: https://www.dfb.de/fileadmin/_dfbdam/16988-Elf-Plus-Manual-Deutsch.pdf

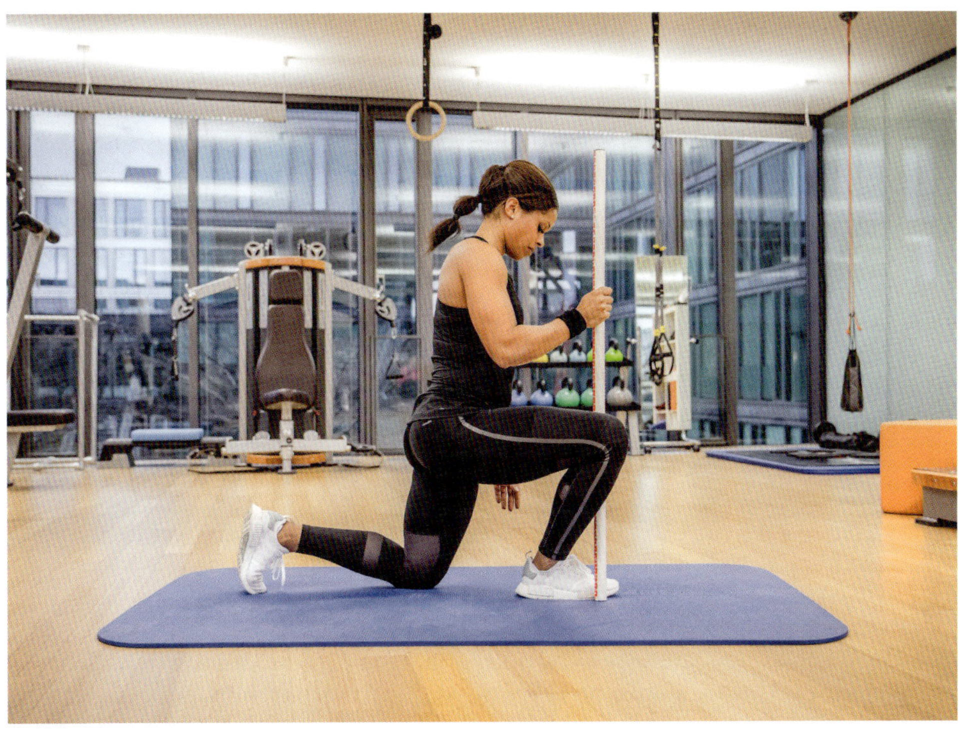

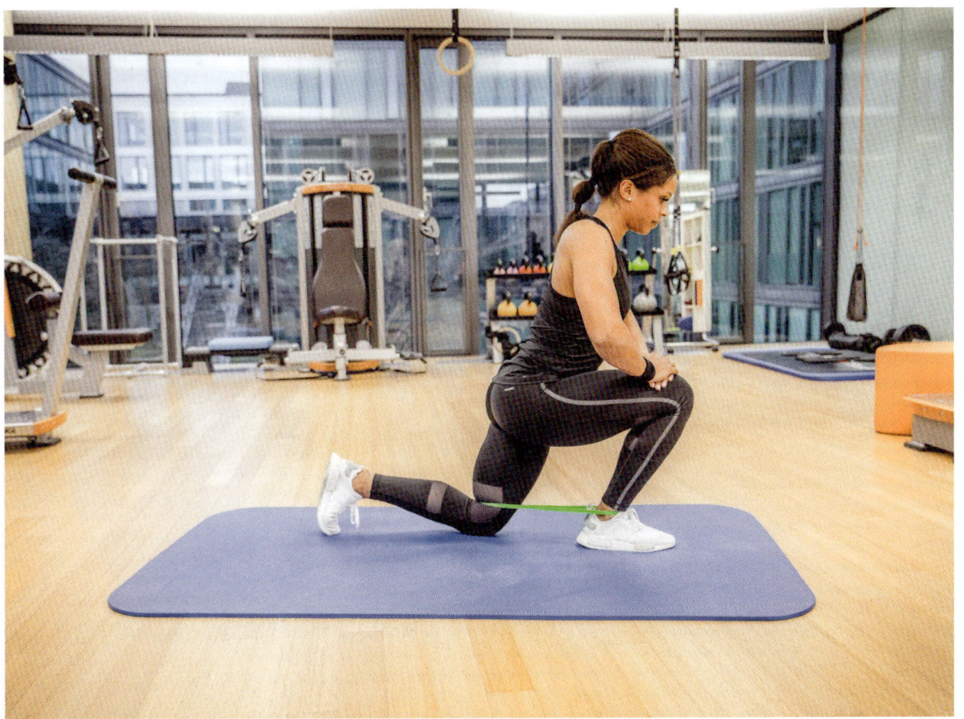

Push-up Walk

Aus dem schulterbreiten Stand beugt sich der Sportler so weit es geht nach vorne, bis die Hände den Boden berühren. Falls nötig, werden die Knie gebeugt. Das Gewicht wird vermehrt auf die Hände verlagert und der Sportler geht mit den Händen bis in die Liegestützposition. Der Rücken wird gerade gehalten und ein Hohlkreuz wird vermieden. Anschließend geht er mit den Händen zurück bis zu den Füßen und richtet sich wieder auf.

Regression

1. Reduktion der Wegstrecke: Die Bewegung kann aus der Hocke begonnen werden, falls die multisegmentale Flexion der Wirbelsäule einen limitierenden Faktor darstellt. Ebenso kann die Strecke nach vorne reduziert werden.
2. Eine gute Regression stellt auch die Übung Primal Push-up mit Schulter-Tap dar.

Progression

1. Die Hände können auch über die Liegestützposition nach vorne wandern und/ oder seitlich nach links und rechts.
2. Aus der Liegestützposition sind viele weitere Übungen kombinierbar: Liegestütz, umgekehrtes V, Cobra, Ausfallschritt et cetera. Je nach Zielsetzung kann eine individuelle Choreografie funktioneller Übungen zusammengestellt werden.
3. Bei der Ausführung kann eine Gewichtsweste getragen werden.

Brezel

Die „Brezel" ist eine komplexe Mobilisierung des Quadrizeps, der Hüfte, des Musculus piriformis, der Gutealmuskulatur, des unteren Rückens, der Brustwirbelsäule und der Schulter. Der Sportler liegt auf der Seite, das obere Bein ist im Hüft- und Kniegelenk 90° gebeugt, das untere Bein ist gestreckt. Der Kopf kann auf einem gefalteten Handtuch oder einem Aeropad abgelegt werden. Der untere Arm greift das gebeugte obere Knie. Die obere Hand greift das unten liegende Bein mit der Handfläche nach oben am Sprunggelenk. Falls diese Ausführung zu schwierig ist, kann entweder ein Band oder ein Handtuch um das Sprunggelenk gelegt und gegriffen werden.

Der Sportler atmet tief und regelmäßig und rotiert mit der Ausatmung das obere gebeugte Knie Richtung Boden. Wichtig ist es, beide Schultern am Boden zu halten. Das obere Knie kann auf ein oder mehrere Aeropads, Handtücher oder einen flexiblen Ball gedrückt werden, falls der Boden nicht erreicht wird.

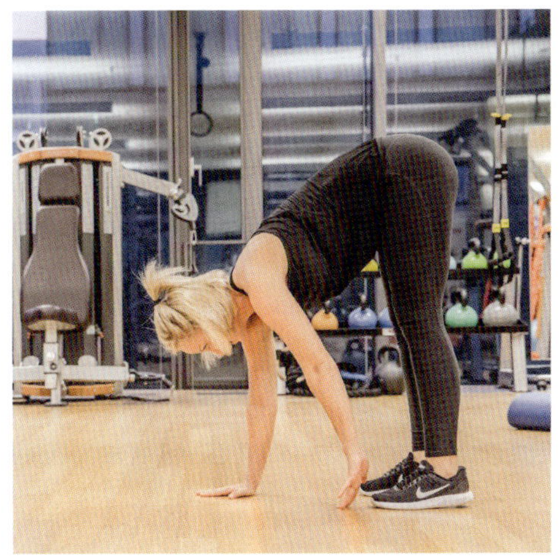

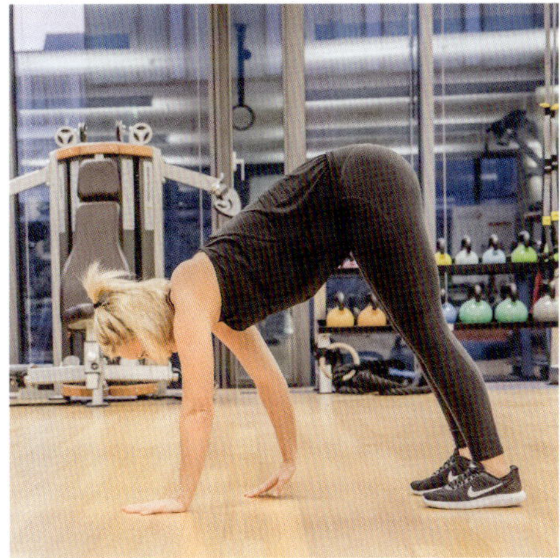

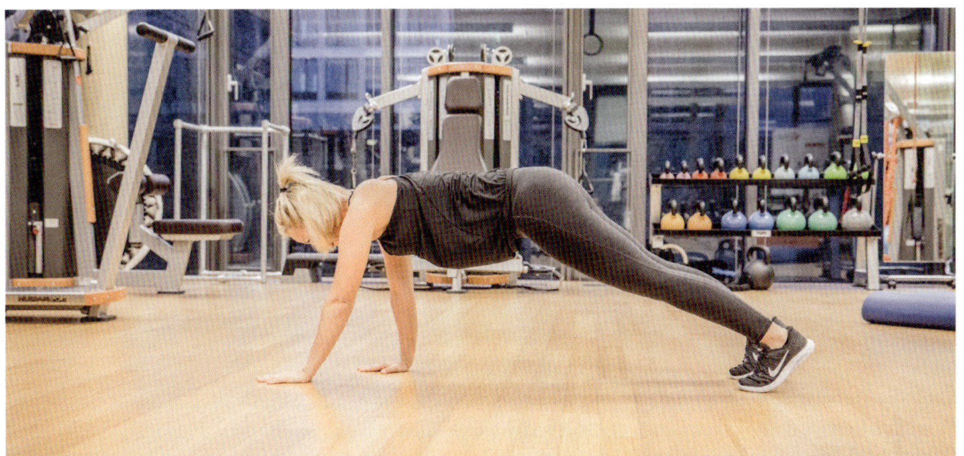

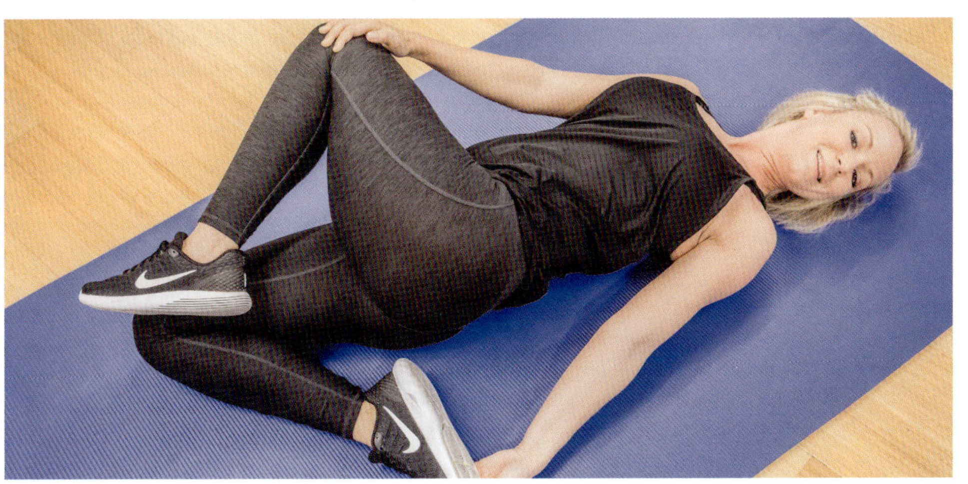

Standwaage mit Stab

Diese Übung verbessert die Mobilität in der Hüfte und der gesamten Oberschenkel-Rückseite. Zur Korrektur und Limitierung wird ein Stab oder eine leichte Langhantel aus dem Group-Fitness-Bereich genutzt. Diese wird gerade hinter dem Rücken gehalten, sodass Hinterkopf, der Übergang der Hals- zur Brustwirbelsäule und das Steißbein anliegen (drei Kontaktpunkte). Eine Hand greift die Stange mit einer Abduktion und Außenrotation auf Höhe des Halses, während die andere Hand mit einer Adduktion und Innenrotation die Stange im LWS-Bereich greift. Das Standbein ist das Bein auf jener Seite, auf der der Arm im Lendenwirbelsäulenbereich greift. Jetzt beugt sich der Sportler bei leicht gebeugtem Standbein in der Hüfte nach vorne, hebt das Spielbein gerade nach hinten oben an und geht in eine Standwaagen-Position. Der Stab liegt durchgehend an den drei Kontaktpunkten an. Bei dieser Ausführung limitiert der Stab Ausweichbewegungen der Wirbelsäule in Extension und Flexion. Die am häufigsten zu beobachtende Ausweichbewegung erfolgt in der Hüfte, die dann zur Seite des Spielbeins geöffnet wird.

Variante Hüfte

Aus diesem Grund verwende ich den Stab auch zu einer zweiten Korrekturübung mit dem Ziel, während der Hüftbeugung eine zum Boden parallele Hüfthaltung zu erzielen. Der Stab wird quer vor der Hüfte gehalten, sodass knöcherner Kontakt mit dem Becken besteht (Spina iliaca anterior superior). Alternativ kann der Stab bei adipösen Sportlern auch quer auf dem Steißbein angelegt werden (Spina iliaca posterior superior). Dieser knöcherne Kontakt wird während der gesamten Ausführung gehalten.

Ausrollen des Hüftbeugers

Der Sportler liegt mit nach vorne ausgestreckten Armen auf dem Bauch. Die Beine liegen hüftbreit mit dem Fußrücken auf dem Boden. Er positioniert einen Lacrosse- oder Faszienball mittig zwischen Bauchnabel und Spina iliaca anterior superior (SIAS). Mit der Einatmung wird der Oberkörper leicht aufgerichtet und die Hände und die Fußrücken werden flach in den Boden gepresst. Diese Position wird für mehrere tiefe Atemzüge gehalten. Der Ball wird bewusst in den Boden gedrückt.

Progression

Das hintere Bein kann auf der Seite des Balls gestreckt von Boden angehoben werden.

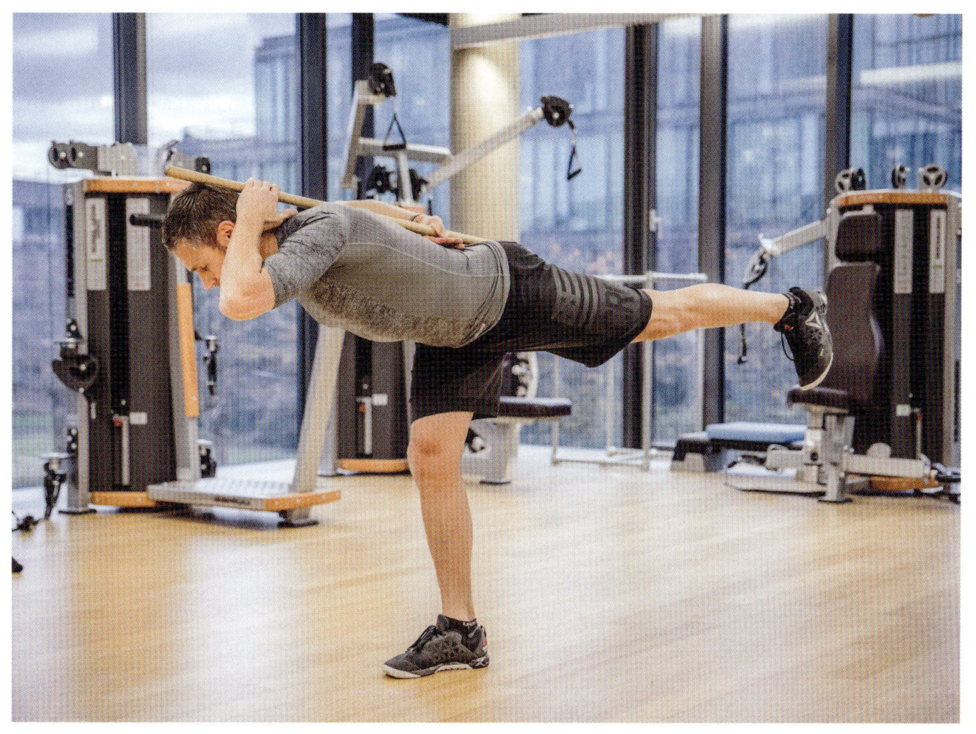

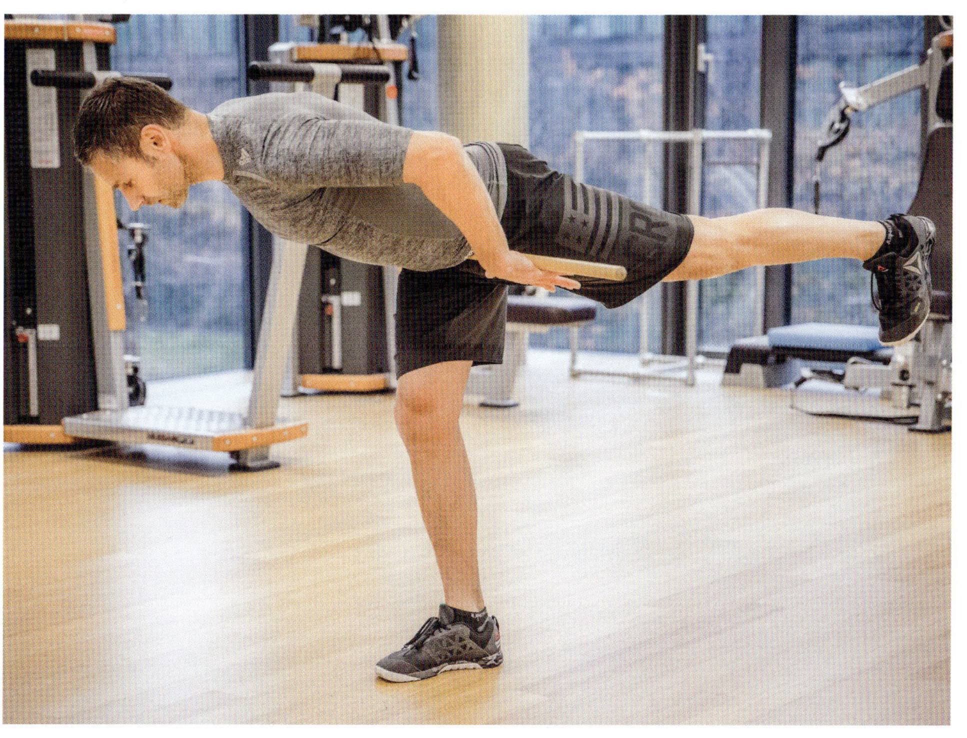

Ausrollen des Tractus iliotibialis

Der Sportler legt im Sitzen sein ausgestrecktes Bein mit der Außenseite auf eine quer am Boden liegende Faszienrolle. Das zweite Bein ist angewinkelt und aufgestellt. Eine oder beide Hände stützen sich am Boden ab. Der Sportler rollt nun den Tractus iliotibialis von knapp oberhalb des Knies bis zur Hüfte über die volle Länge aus. Anschließend konzentriert er sich auf die Bereiche, die am stärksten verspannt sind. Das Bein kann dabei leicht etwas um die eigene Längsachse rotieren, um die Faszie aus unterschiedlichen Richtungen zu bearbeiten. Dauer: insgesamt mindestens zwei Minuten.

Progression

Beide Beine werden übereinander gelegt, sodass der Druck auf den unten aufliegenden Tractus iliotibialis weiter verstärkt wird.

Hüftöffnung

Der Sportler macht einen Ausfallschritt mit dem linken Bein und setzt die rechte Hand mit gespreizten Fingern daneben schulterbreit auf. Die Beine stehen hüftbreit. Die linke Hand wird vor der rechten Hand aufgesetzt. Das linke Knie zieht nach vorne außen, während gleichzeitig die rechte Ferse nach hinten zieht. Das rechte Knie wird gestreckt, das Becken angehoben und es wird bewusst eine kontinuierliche Spannung zwischen vorderem Knie und hinterer Ferse aufgebaut. Die Position sollte 90–120 Sekunden pro Seite gehalten werden.

Alternativen

Die nicht abstützende Hand kann gerade nach vorne oder auch gerade nach oben gestreckt werden. Wird die Hand nach oben gestreckt, rotiert der Oberkörper so weit, dass beide Hände in einer vertikalen Linie übereinander sind.

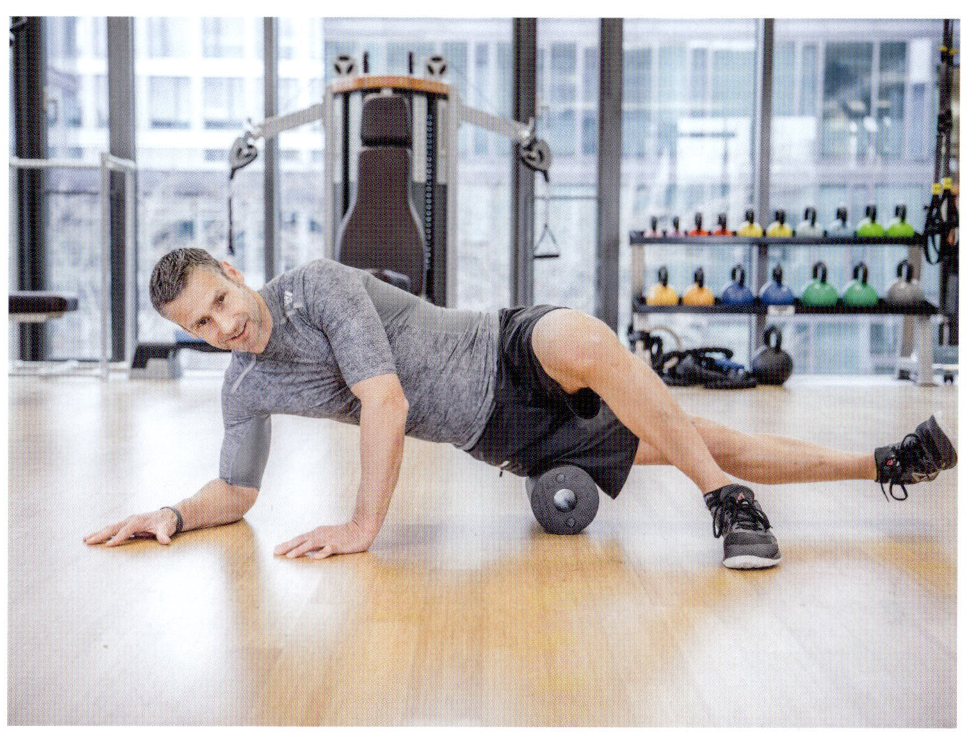

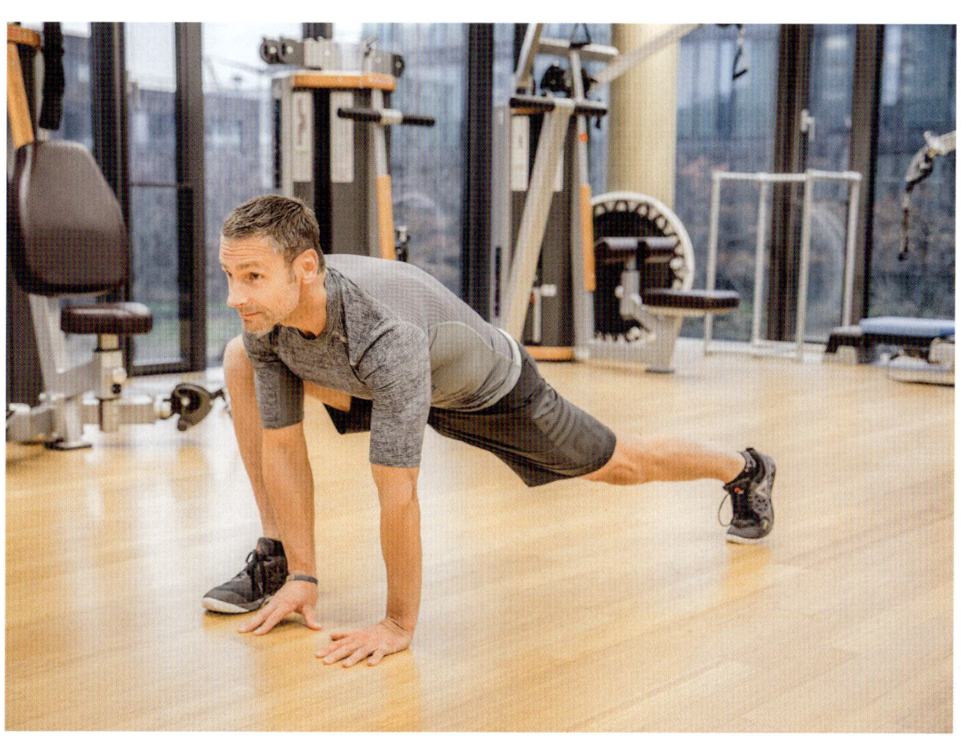

Mobilisation der Hüfte

Der Sportler nimmt einen beidbeinigen Kniestand ein. Bei Bedarf kann er sich zum Beispiel auf ein Balance Pad knien. Er hält eine Kettlebell mit beiden Händen hinter dem Rücken und rotiert mit dem Oberkörper so weit es geht nach links und rechts, idealerweise mit der Ausatmung. Beide Hüften werden bei dieser Übung in Innen- und Außenrotation unter axialem Druck mobilisiert. Sollte diese Übung dem Sportler Beschwerden bereiten, so empfehle ich das genaue Gegenteil, also eine Mobilisation unter Zug. Eine einfache weitere Möglichkeit besteht darin, ein Superband oder die Fußfessel eines Kabelzugs am Sprunggelenk zu befestigen und im Sitzen das gestreckte Bein in Innen- und Außenrotation zu mobilisieren.

Regression

1. Sollte das Knien auf einer Seite nicht möglich sein, so kann die Übung auch aus dem einbeinigen Kniestand ausgeführt werden.
2. Eine weitere Vereinfachung besteht darin, das Gewicht vor dem Körper zu halten.

Progression

Steigendes Gewicht.

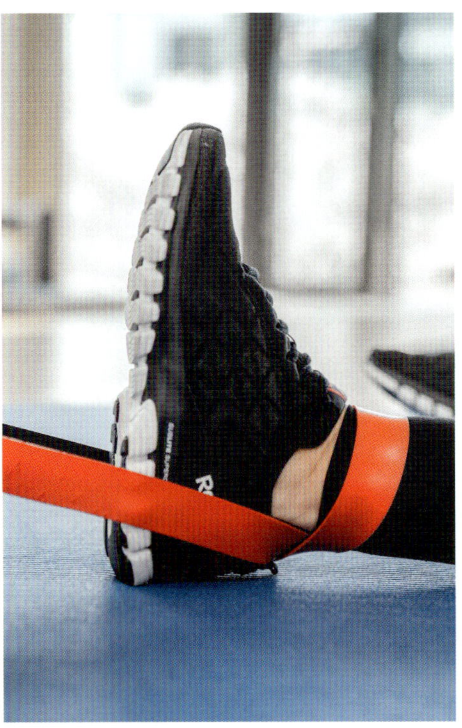

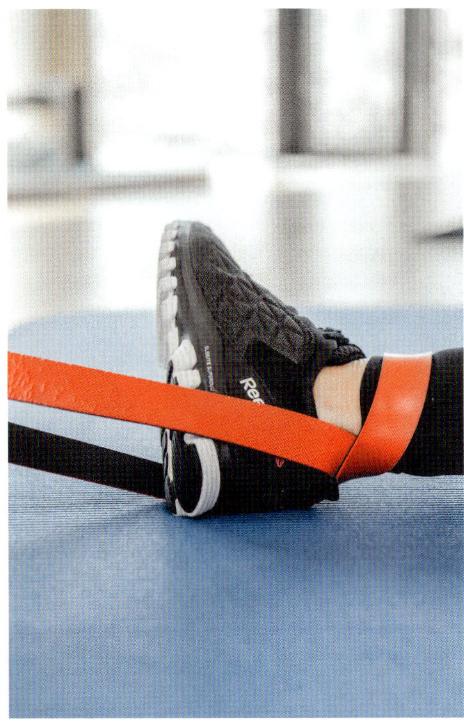

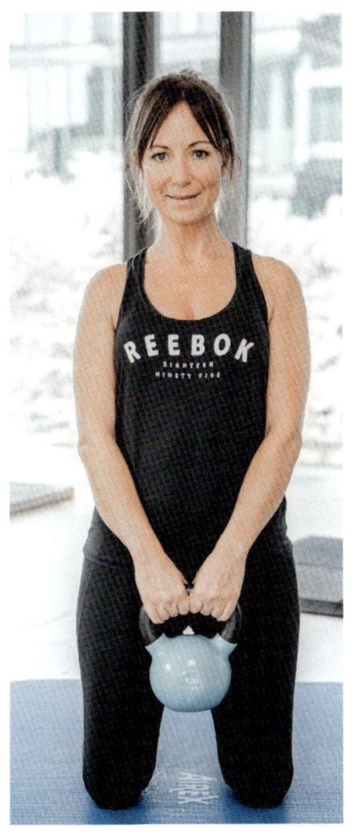
REEBOK

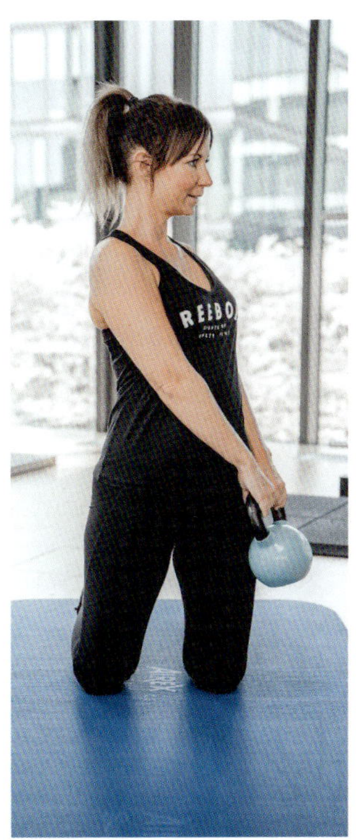

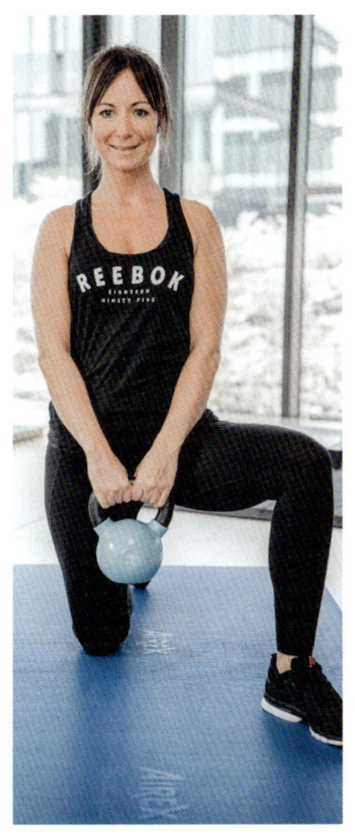
REEBOK

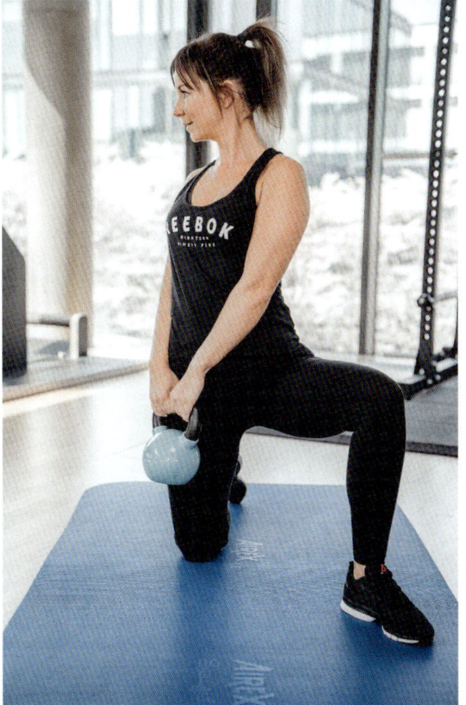

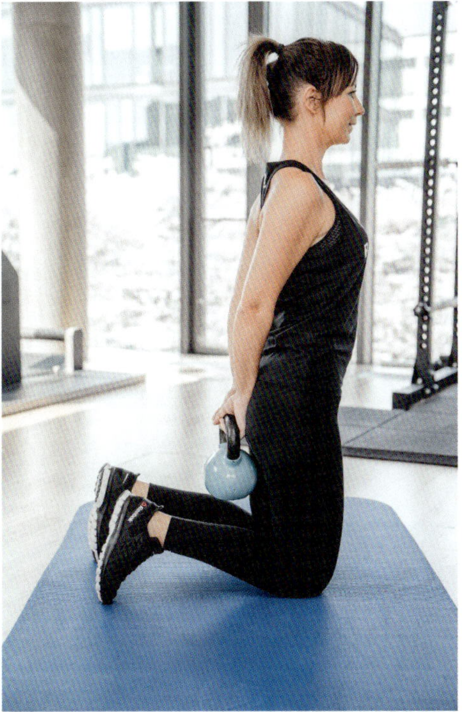

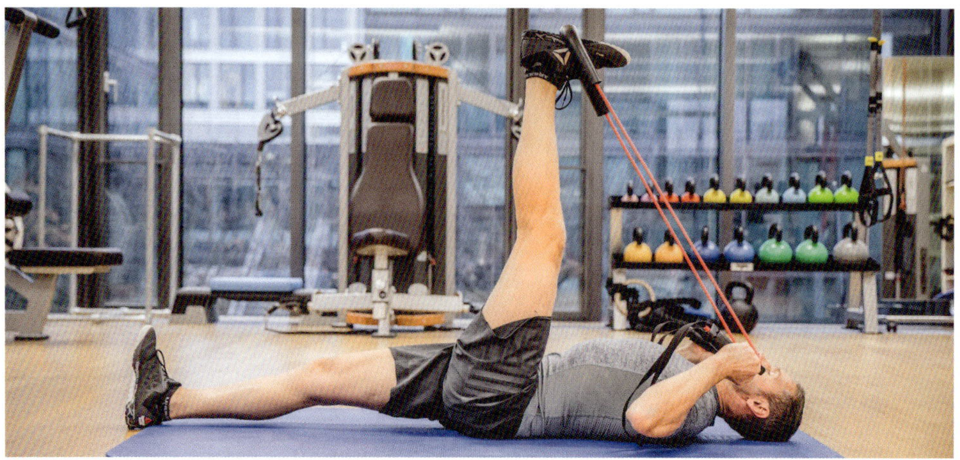

ASLR

Der Sportler liegt auf dem Rücken, hat ein Bein gerade nach oben gestreckt und zieht es mit einem Gray-Cook-Band, Tube oder Superband zu sich. Das andere Bein wird in der Hüfte gebeugt und gestreckt. Alternativ kann das nach oben gestreckte Bein auch in einem Türrahmen angelegt oder fixiert werden.

Eine Alternative zur verstärkten Core-Aktivierung ist der zeitgleiche Zug mit beiden Armen in Rückenlage an einem Gray-Cook-Band oder an einem Seilzug.

Regression

Übung wie oben beschrieben mit einem Bein fixiert am Türrahmen. Das andere Bein wird unterstützt durch ein Tube – gehalten vom Sportler oder vom Trainer – in der Hüfte gebeugt und nach oben geführt.

Progression

Aufrechter Stand. Beide Hände greifen ein Tube oder einen Seilzug. Ein Bein wird in der Hüfte gebeugt, während gleichzeitig beide Arme gestreckt nach unten gezogen werden.

5.7 BEWEGLICHKEIT – OBERE EXTREMITÄT

Die Voraussetzung für eine gute Beweglichkeit unserer Arme und Schulterblätter als funktionelle Einheit bilden eine ausreichende Beweglichkeit der Halswirbelsäule (HWS) und der Brustwirbelsäule (BWS). Das Schulterblatt gleitet über unsere Rippen wie ein Surfbrett über eine Welle. Eine vermehrte Neigung der Brustwirbelsäule nach vorne – dies wird verstärkte Kyphose genannt – verhindert die volle

Streckung unseres Arms nach oben. Diese ist für viele Sportarten und Übungen essentiell. Denk nur einmal an den Aufschlag beim Tennis, den Block beim Volleyball oder die Schulterpresse. Die heutzutage häufige Sitzposition und die ständige Nutzung unseres Handys sind dafür verantwortlich, dass eine eingeschränkte Beweglichkeit der BWS die Nummer eins der Bewegungseinschränkungen im Bereich des Oberkörpers darstellt.

Mobilisation der BWS/HWS

Die Mobilisation der Hals- und Brustwirbelsäule ist bei den meisten sitzend tätigen Personen, aber auch bei vielen Sportlern, defizitär. Faszienrolle oder Doppelbälle sind hervorragend für eine Mobilisation geeignet. Die Halswirbelsäule wird am einfachsten mobilisiert, indem eine Faszienrolle wie ein Nackenkissen in Rückenlage unter den Hals gelegt wird. Anschließend wird die Halswirbelsäule (HWS) gebeugt, leicht überstreckt und nach links und rechts rotiert. Schmerzhafte Punkte können durch kleine Bewegungen über der betroffenen Region erfolgreich behandelt werden.

Zur Mobilisation der Brustwirbelsäule (BWS) wird die Faszienrolle im mittleren BWS-Bereich positioniert, die Füße werden aufgesetzt, das Gesäß etwas angehoben und die Wirbelsäule in Längsrichtung ausgerollt. Die Behandlungsdauer sollte mindestens eine Minute betragen, optimalerweise so lange, bis Spannung und Schmerz spürbar nachlassen.

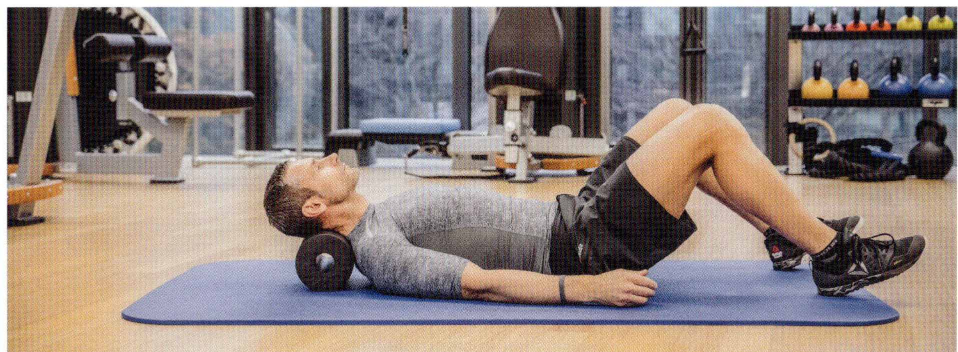

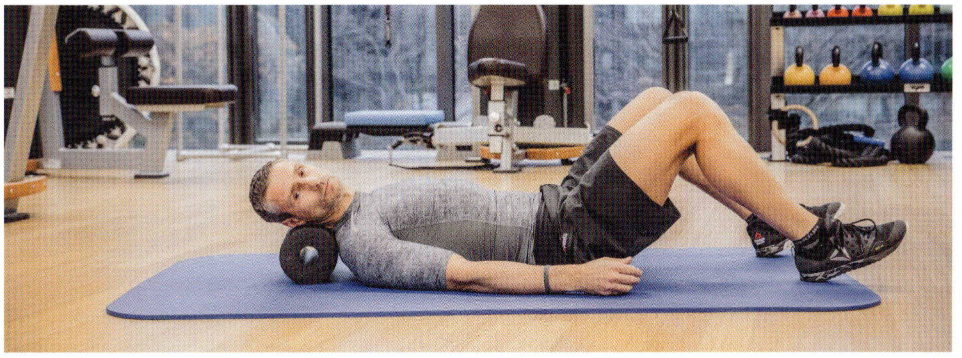

Mobilisation der BWS im Vierfüßlerstand

Die Übung dient der Verbesserung der Mobilität im Bereich der Brustwirbelsäule. Der Sportler startet im Vierfüßlerstand. Eine Hand befindet sind mit gestrecktem Ellenbogen unmittelbar unter der Schulter. Die andere Hand wird mit gespreizten Fingern in den Nacken gelegt. Die Wirbelsäule wird in einer neutralen Position gehalten. Zum Start rotiert der gebeugte Ellenbogen nach oben in die freie Richtung. Die Augen führen die Bewegung. Die stützende Hand wird in den Boden gedrückt, um die Rotation zu verstärken.

Die gleiche Bewegung wird mit dem nach unten und innen rotierten Arm durchgeführt. Die Hand liegt dabei im Bereich der Lendenwirbelsäule und die Handfläche zeigt nach oben. Für den Trainer oder Therapeuten ist es interessant, die linke und rechte Seite in ihrem Bewegungsradius zu vergleichen.

Dosierung: Mindestens zehn Wiederholungen pro Seite.

Mobilisation der BWS im Sitzen oder im Stand mit Rotation und Neigung

Eine der effektivsten Mobilisationsübungen für die Brustwirbelsäule kann einfach im Stand ausgeführt werden. Beide Hände in den Nacken legen, die Ellenbogen so weit es geht öffnen und zu einer Seite rotieren. Sobald es nicht weiter geht, den Ellenbogen der rotierenden Seite nach unten neigen und in dieser Position zweimal tief einatmen. Die Augen blicken in Richtung des geneigten Ellenbogens. Anschließend wieder gerade aufrichten und etwas weiter rotieren. Auch wenn es vorher nicht möglich war, so geht es danach meistens schon. Diesen Ablauf zweimal wiederholen und dann auf die andere Seite wechseln.

Diese Übung stellt eine der effektivsten Mobilisationen für die BWS dar, die ich kenne.

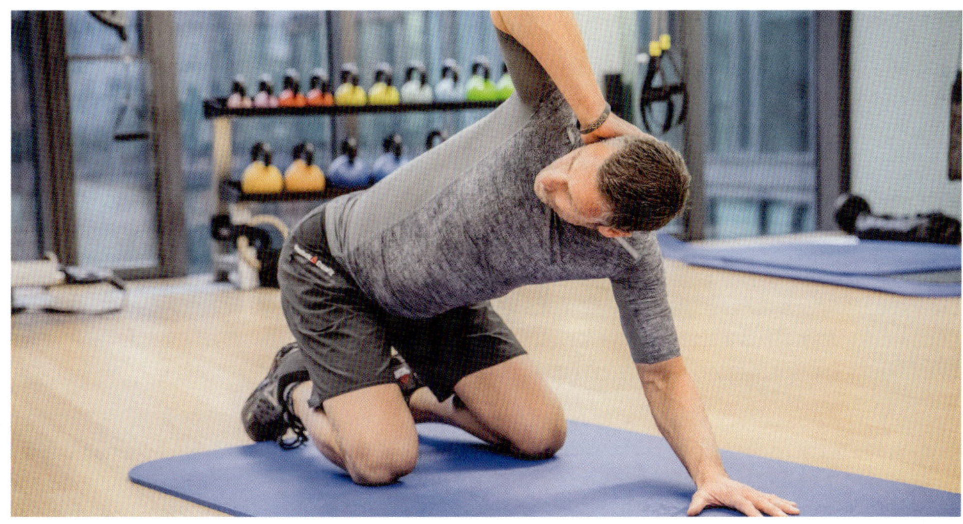

Abbildung 123: Bei der Mobilisation der HWS und BWS ist darauf zu achten, dass keine Schmerzen an der Wirbelsäule selbst auftreten. Eine zum Teil auch deutlich spürbare Druckbelastung der Muskulatur ist wiederum gewünscht.

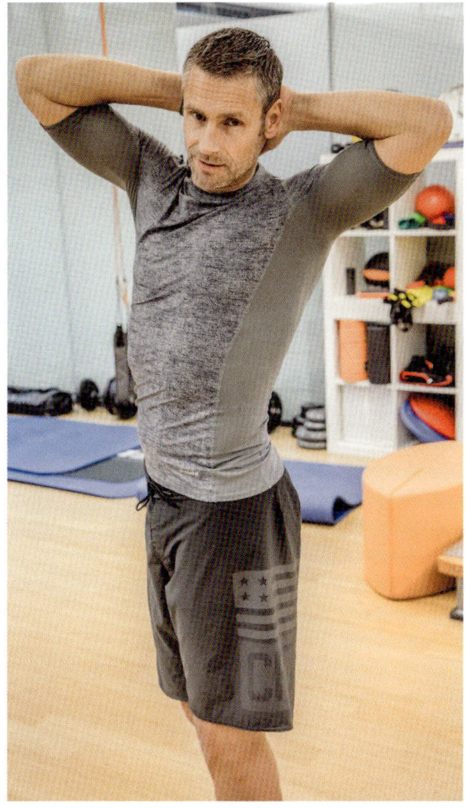

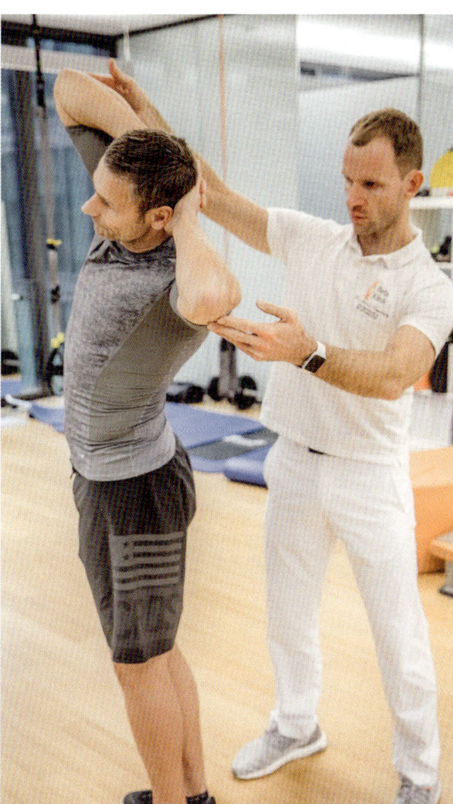

Wall Slide

Der Sportler steht mit dem Rücken aufrecht an einer Wand. Die Fersen, das Gesäß und der Hinterkopf berühren die Wand. Die Arme und die Hände liegen an der Wand an, die Handflächen zeigen nach vorne. Ohne den Körper zu bewegen oder die Arme von der Wand zu nehmen, werden die Arme die Wand entlang nach oben über den Kopf geführt. Verlieren die Arme oder Ferse/Gesäß/Kopf den Wandkontakt, endet die Bewegung. Die Arme werden zurückgeführt und die Bewegung startet erneut.

Hinweis: Die gleiche Übung lässt sich auch in Rückenlage am Boden ausführen. Ist die Hals- oder Brustwirbelsäule deutlich eingeschränkt, muss in Rückenlage häufig der Hinterkopf unterpolstert werden.

Winkle in Rückenlage dein rechtes Bein 90 Grad in der Hüfte an und ziehe es mit der linken Hand zur gegenüberliegenden Seite. Dabei bleiben beide Schultern am Boden. Der andere Arm liegt mit der Handfläche nach unten neben dem Körper auf dem Boden. Mit der Einatmung gleitest du jetzt mit dem rechten Arm über den Boden bogenförmig so weit nach oben, wie du durchgehend Bodenkontakt halten kannst. Bei 90 Grad rotierst du deine Handfläche nach oben. Der Kopf schaut dabei zu deiner rechten Seite.

Mobilisation Schulter

Als erstes erfolgt im aufrechten Stand eine Mobilisation der Schulter in einer Kombination aus Innen- und Außenrotation, Adduktion und Abduktion. Die offenen Hände führst du im Wechsel hinter den Rücken, so weit es bei aufrechter Körperhaltung geht, zum jeweils gegenüberliegenden Schulterblatt. Es ist insbesondere darauf zu achten, dass der Kopf gerade gehalten wird und keine Beugebewegung nach vorne ausführt. Die Bewegung wird mindestens dreimal pro Seite wiederholt. Die Einatmung erfolgt, wenn die Arme seitlich ausgestreckt werden, die Ausatmung, während du die Arme hinter den Rücken führst.

Variante mit einem Stab: Wird ein Stab verwendet, so wird dieser zuerst mit einer Hand hinter dem Rücken im Bereich der Lendenwirbelsäule gehalten. Der Kopf, der Nacken und das Steißbein haben Kontakt zum Stab. Die freie Hand wird im Wechsel dreimal hinter den Nacken und hinter die Lendenwirbelsäule geführt.

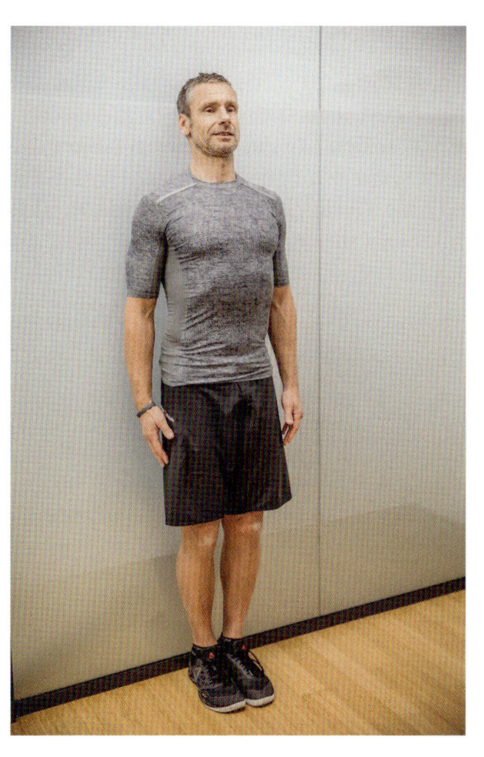

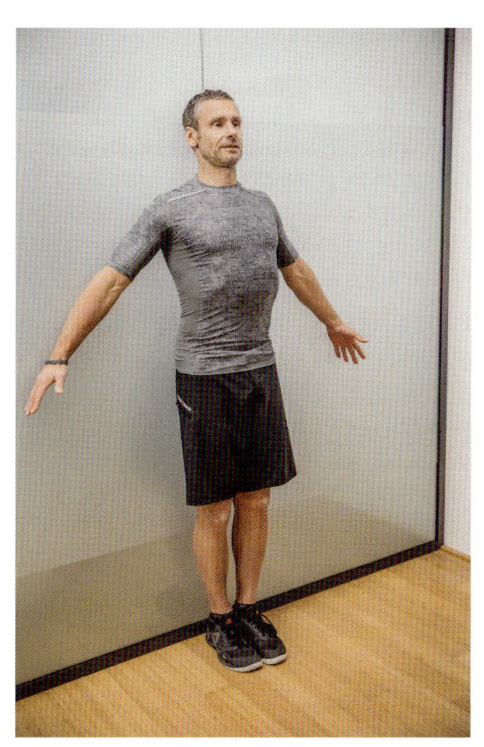

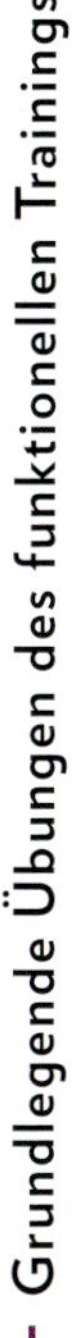

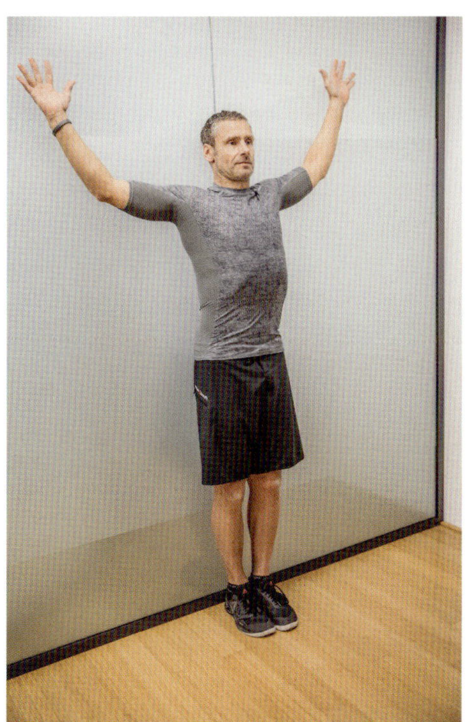

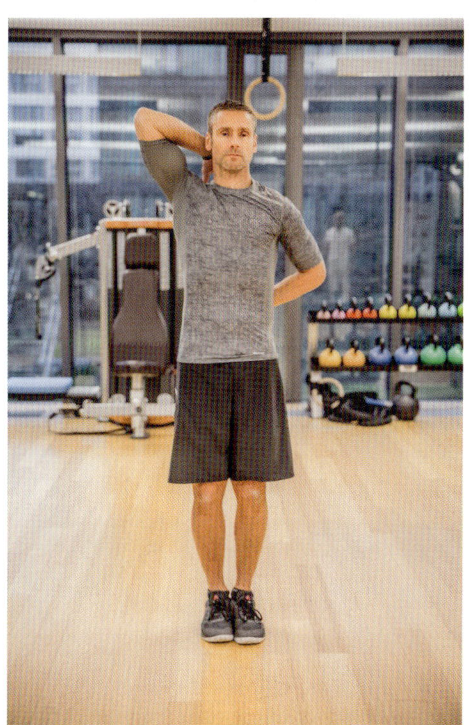

Kombinierte Innen-/Außenrotation hinter dem Rücken

Der Sportler steht aufrecht. Zur Korrektur und Limitierung wird ein Stab oder eine leichte Langhantel aus dem Group-Fitness-Bereich genutzt. Diese wird gerade hinter dem Rücken gehalten, sodass der Hinterkopf, der Übergang der Hals- zur Brustwirbelsäule und das Steißbein anliegen (drei Kontaktpunkte). Eine Hand greift den Stab entweder mit einer Abduktion und Außenrotation (Aro) auf Höhe des Halses oder mit einer Adduktion und Innenrotation (Iro) im LWS-Bereich. Der andere Arm führt dann eine Kombination aus Außen- und Innenrotation im Wechsel aus.

Ohne einen Stab werden beiden Arme gleichzeitig in der Kombination Iro–Aro im Wechsel hinter den Körper geführt. Der Kopf wird dabei gerade gehalten und nicht geneigt.

Dosierung: Mindestens zehn Wiederholungen zu jeder Seite. Einatmung bei seitlichem Ausstrecken des/der Arme. Ausatmung bei Iro–Aro.

Hinweis: Ist keine Stange verfügbar, kann die Übung auch in Bauchlage am Boden durchgeführt werden. Ein Ausweichen des Kopfes nach vorne wird dadurch verhindert.

Faszienrolle oder -ball der Schulter

Es gibt einige wesentliche Triggerpunkte, die bei Sportlern und Patienten mit Schulterbeschwerden regelmäßig schmerzhaft verspannt sind und häufig eine Bewegungseinschränkung zur Folge haben. Dazu gehören vor allem Punkte im Bereich des M. pectoralis minor auf der Vorderseite des Körpers, in der Rotatorenmanschette auf der Rückseite und unter dem Arm seitlich im M. latissimus dorsi. Diese Punkte können mit einem Faszienball oder einer Rolle am Boden oder an der Wand/im Türrahmen behandelt werden. Die Behandlungsdauer sollte mindestens eine Minute betragen, optimalerweise so lange, bis Spannung und Schmerz spürbar nachlassen.

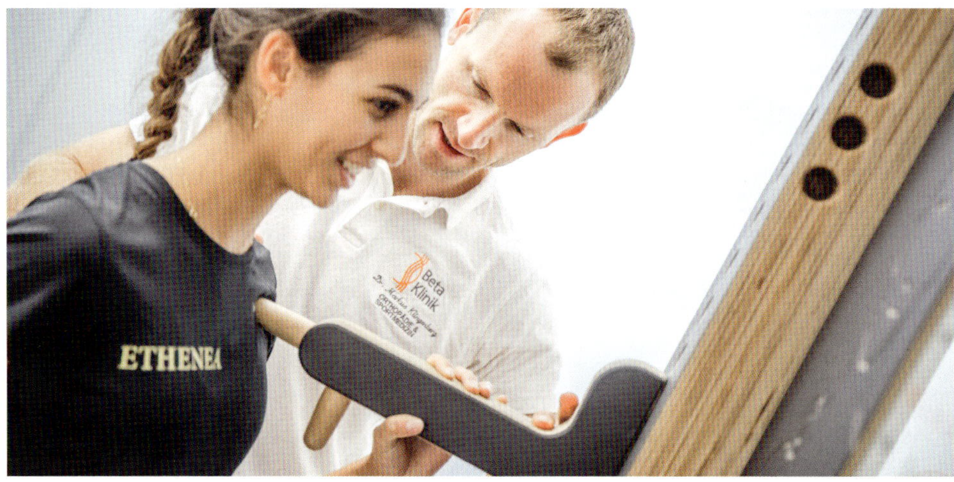

Abbildung 124: Es gibt zahlreiche Möglichkeiten, Triggerpunkte zu behandeln: Triggerbälle sowie -rollen mit und ohne Vibration. Hier ist die Triggerwand der Firma FIVE abgebildet.

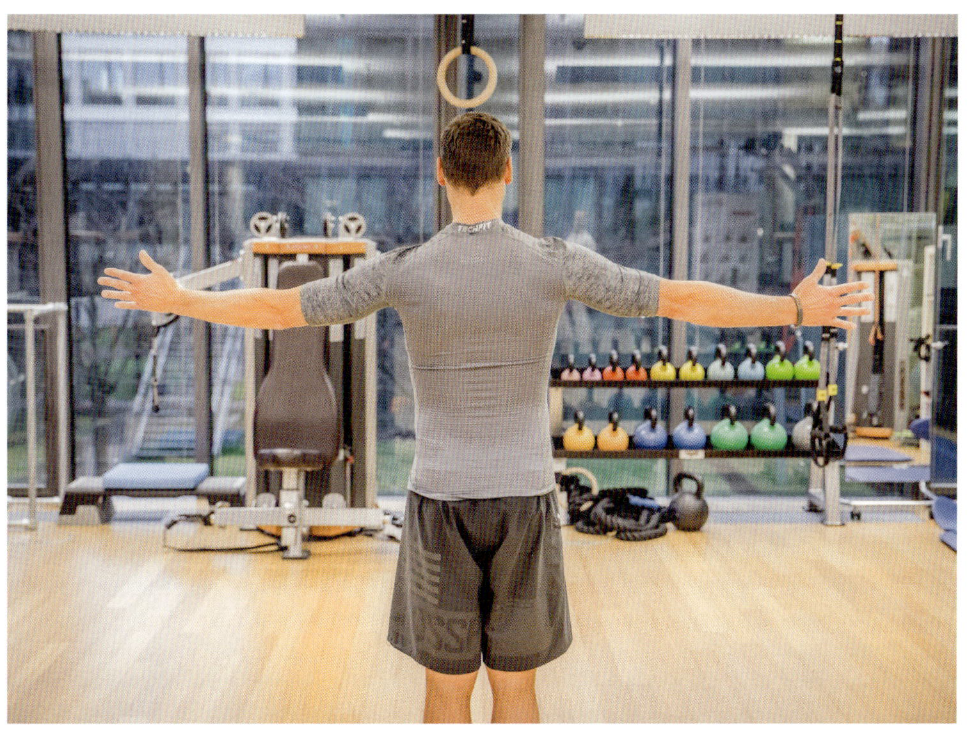

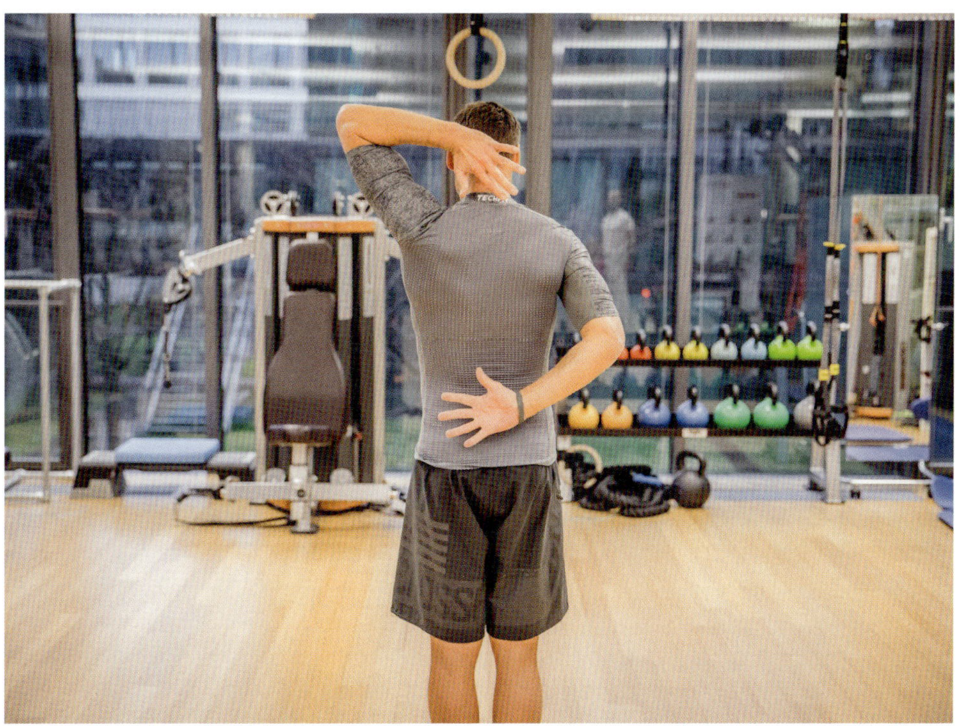

Mobilisation der Unterarme und der Handgelenke

Die meisten Tätigkeiten im Alltag beanspruchen vorwiegend die Unterarmbeuger, die vor allem für die Greifbewegungen verantwortlich sind. Ob man nun schreibt, tippt, etwas trägt oder jemandem die Hand schüttelt – jene Bewegungen, die die meist Kraft beanspruchen, erfordern eine Anspannung der Beuger (lat. Flexoren). Eine Dehnung und Mobilitätssteigerung der Handgelenke ist deshalb hilfreich für die Vermeidung von Sehnenreizungen und als Vorbereitung für funktionelle Kräftigungsübungen. Die Behandlungsdauer sollte mindestens eine Minute betragen, optimalerweise so lange, bis Spannung und Schmerz spürbar nachlassen.

Faszienrolle Unterarm

Der Sportler sitzt an einem stabilen Tisch und rollt seine Unterarmmuskulatur über einer kleinen Faszienrolle oder einem Ball aus. Alternativ kann natürlich auch eine zylinderförmiger Gegenstand wie eine Dose oder eine Flasche verwendet werden. Beim Ausrollen der Muskulatur über die gesamte Länge werden bei vorbestehenden Schmerzen einige schmerzhafte Verhärtungen auffallen. Diese werden dann punktuell behandelt. Die zweite Hand kann dabei gezielt Druck auf den eigenen Arm ausüben. Eine sehr sinnvolle therapeutische Kombination ist ein zusätzliches Flossing der Unterarme oder des Ellenbogens bei Tennis-/Golfer-Ellenbogen. Die Behandlungsdauer sollte mindestens 1 Minute betragen, optimalerweise so lange, bis Spannung und Schmerz spürbar nachlassen.

Teetassen-Übung

Der Sportler steht aufrecht und balanciert einen Ball auf der Handfläche bei supiniertem und im Ellenbogen 90 Grad gebeugten Unterarm. Dann führt er die Hand nach außen oben und über den Kopf, während die Augen dem Ball folgen und die Handfläche permanent nach oben zeigt. Die Hand wird komplett um den Körper herum geführt, bis sie wieder ihre Ausgangsposition erreicht, ohne dass der Ball herunterfällt oder festgehalten werden muss.

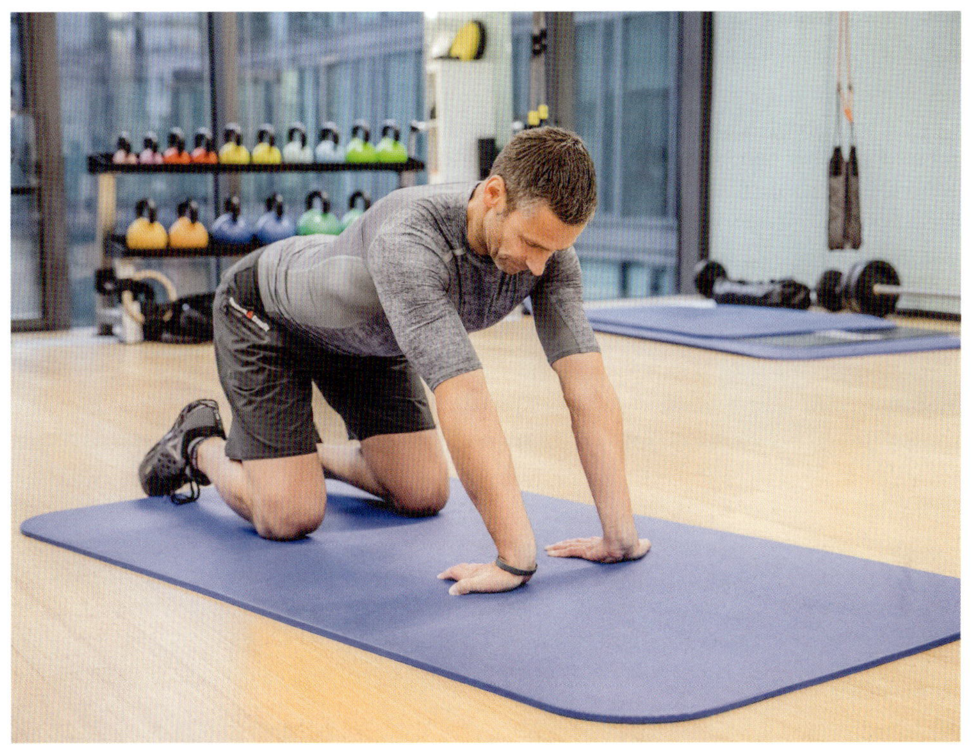

Abbildung 125: Bei dieser Dehnung bietet es sich an, während der Dehnung wiederholt die Finger für ca. 5 Sekunden in den Boden zu drücken und damit die Unterarmbeuger anzuspannen und anschließend die Dehnung wieder zu verstärken (postisometrische Dehnung).

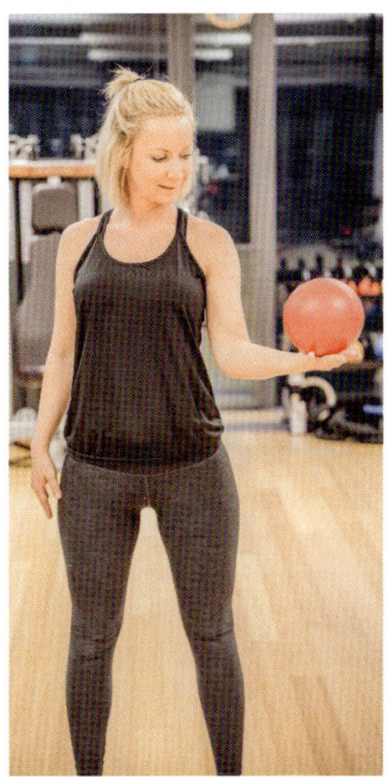

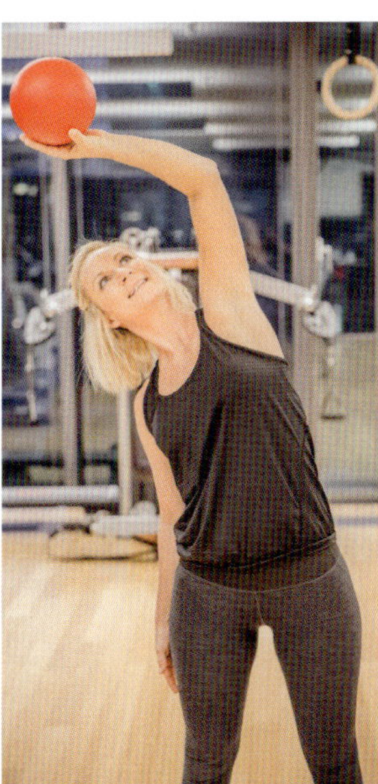

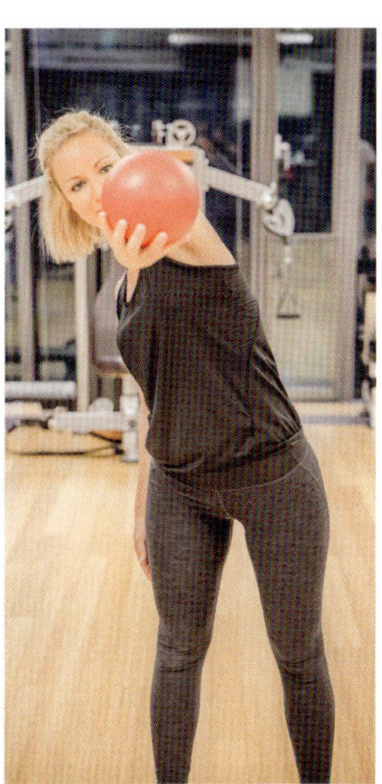

5.8 NEUROMUSKULÄRE ANSTEUERUNG

Die neuromuskuläre Ansteuerung bezieht sich auf die Fähigkeit des Nervensystems, die Muskeln zu kontrollieren und zu koordinieren. Dabei werden elektrische Impulse von den Nerven an die Muskeln weitergeleitet, um die Kontraktion der Muskelfasern zu stimulieren und so Bewegungen zu ermöglichen.

Eine effektive neuromuskuläre Ansteuerung ist wichtig für eine gute Koordination, Stabilität und Kraftentwicklung bei sportlichen Aktivitäten sowie für alltägliche Bewegungen. Probleme mit der neuromuskulären Ansteuerung können zu einer eingeschränkten Beweglichkeit, Kraftverlust und einem erhöhten Verletzungsrisiko führen.

Rollen, Krabbeln, Balancieren und Übergangbewegungen wie der Get Up bieten eine einfache low-tech Möglichkeit für eine Diagnostik und Korrektur unserer Bewegungssteuerung.

Rollmuster

Das Rollen der unteren Körperhälfte gehört zu den primitiven – im Sinne von grundlegenden – Bewegungsmustern. Voraussetzung ist eine gute neuromuskuläre Ansteuerung der Rumpfmuskulatur. Weitere Erläuterungen zum Training des Rollens findest du im Übungskapitel. Die Übungen zur Mobilität ergänzen die schon im FMS überprüften Körperregionen. Teilweise kommt es zu Überschneidungen mit dem Protokoll Return-to-Sport der oberen Extremität.

Rollen mithilfe des Beins

Ziel: Rotation des gesamten Körpers von der Rücken- in die Bauchlage durch isolierte Ansteuerung eines Beins und der Rumpfmuskulatur

Verbale Anweisung zu Durchführung:

- Du liegst auf dem Rücken, die Arme sind über dem Kopf ausstreckt, die Beine liegen hüftbreit auseinander, die Zehen zeigen nach außen.
- Du beugst ein Hüft- und Kniegelenk und führst dein Bein auf die gegenüberliegende Seite. Dein Oberkörper folgt passiv der Rollbewegung des Unterkörpers.
- Anschließend wird die Bewegung umgekehrt durchgeführt, indem du den Unterschenkel in umgekehrter Richtung zurückführst und dich wieder auf den Rücken drehst. Der Oberkörper folgt wieder dem Zug des Unterkörpers.
- Wechsle danach die Seite.

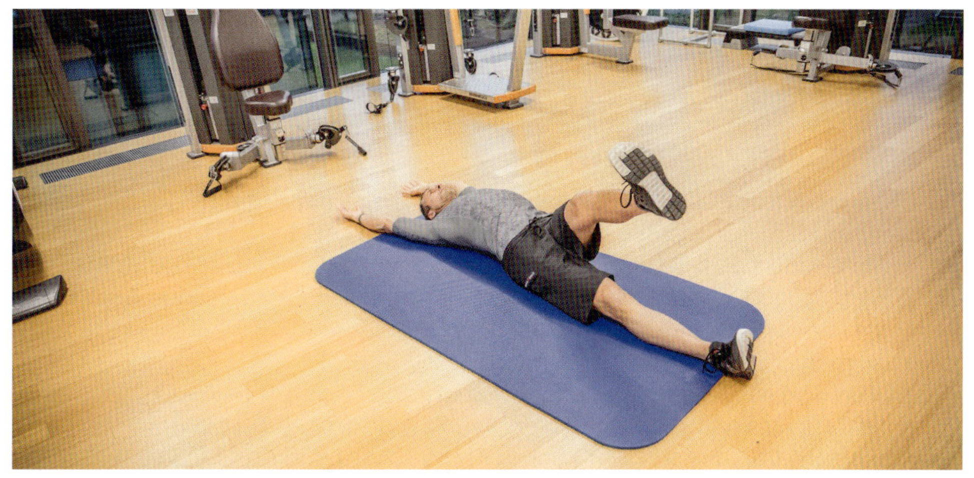

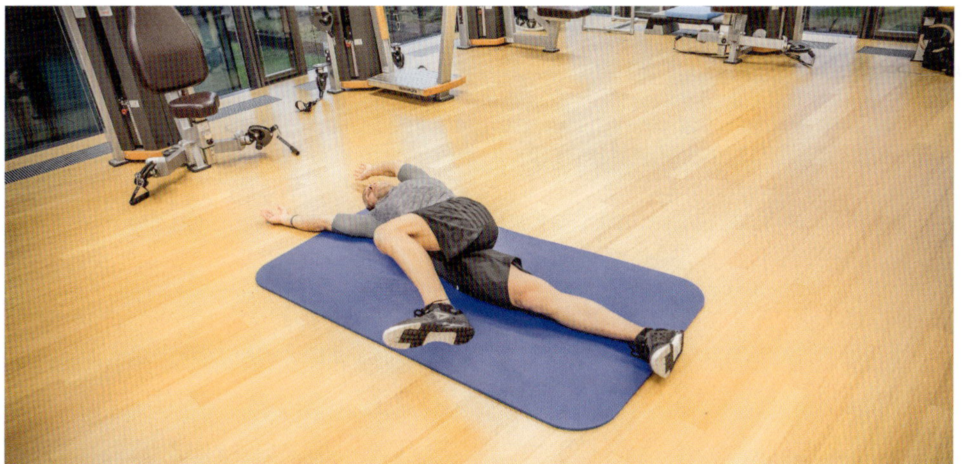

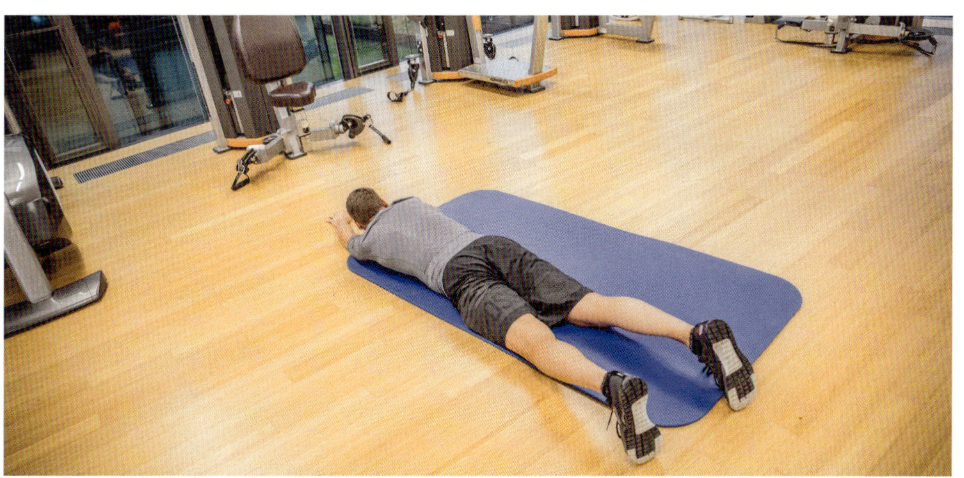

Rollen mithilfe des Arms

Ziel: Rotation des gesamten Körpers von der Rücken- in die Bauchlage durch isolierte Ansteuerung eines Arms und der Rumpfmuskulatur.

Verbale Anweisung zu Durchführung:

- Du liegst auf dem Rücken, die Arme sind über dem Kopf ausgestreckt, die Beine liegen hüftbreit auseinander, die Zehen zeigen nach außen.
- Du hebst isoliert deinen linken Arm an, sodass er zur Decke zeigt. Dann hebst du den Kopf, schaust in deine eigene Hand und führst den Arm in einem Bogen auf die gegenüberliegende Seite. Dein Unterkörper folgt passiv der Rollbewegung des Oberkörpers.
- Anschließend wird die Bewegung umgekehrt durchgeführt, indem du den Arm in umgekehrter Richtung in einem großen Bogen zurückführst, dabei wieder den Kopf anhebst und dich auf den Rücken drehst. Der Unterkörper folgt wieder dem Zug des Oberkörpers.
- Wechsle danach die Seite.

Interpretation:

- Insgesamt werden vier Bewegungen ausgeführt: Linker Arm von der Rücken- in die Bauchlage (1) und umgekehrt (2). Rechter Arm von der Rücken- in die Bauchlage (3) und umgekehrt (4).
- Entscheidend sind wie immer die Fragen „Geht es?“ und „Wie sieht die Bewegung im Seitenvergleich aus?“

Tipps/Tricks:

- Lege als Untersucher deine Hände unter die Fersen des Sportlers. So spürst du am besten, ob er seine Beine zur Unterstützung bei der Rotation einsetzt.

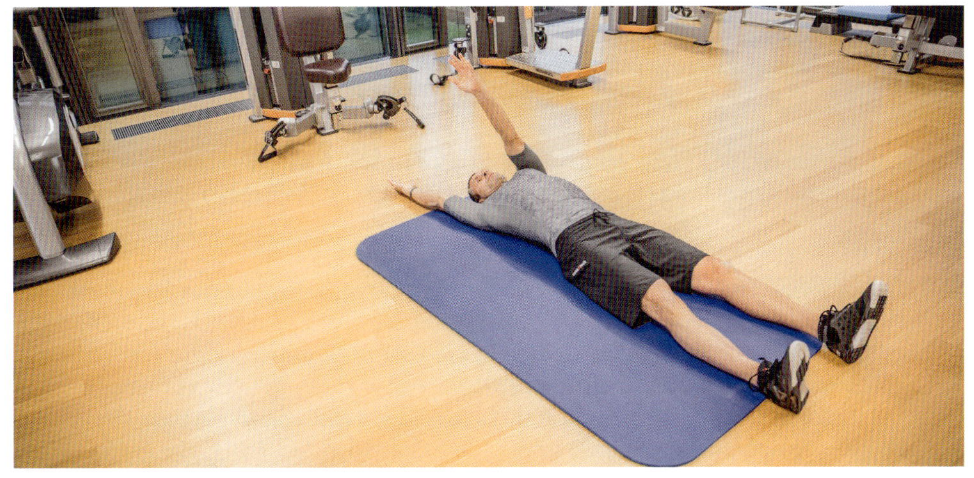

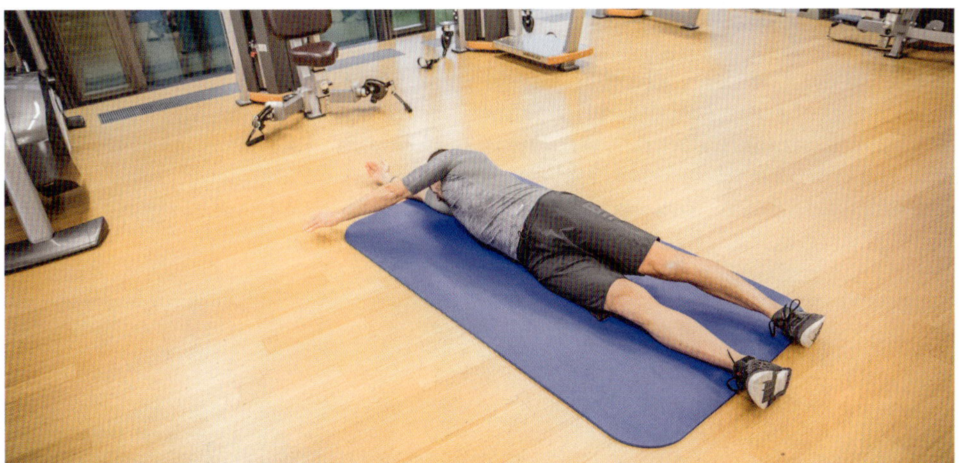

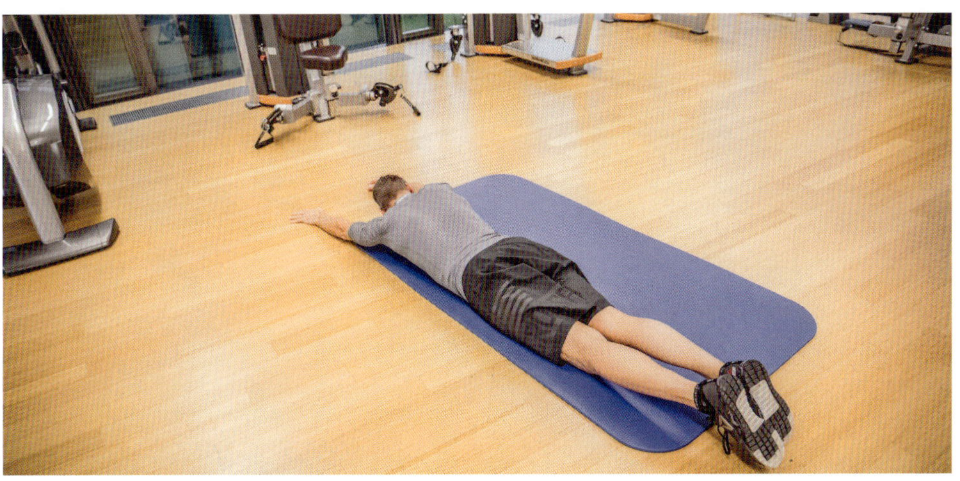

Krabbeln

Krabbeln gehört zu den grundlegenden Bewegungsmustern, die wir alle einmal erlernt haben. Es ist erstaunlich, wie viele Erwachsene Schwierigkeiten haben, wieder zu krabbeln. Zu Beginn ist es oft ausreichend, einen Sportler eine gerade Strecke krabbeln zu lassen. Die Steigerung besteht dann in seitlichem Krabbeln, gefolgt von einem Quadrat, das in beide Richtungen vorwärts und rückwärts (!) gekrabbelt wird.

Progression

Die einfachste Steigerung der Belastung besteht darin, während des Krabbelns die Knie vom Boden abzuheben. Eine weitere Option wäre, ein gerolltes Handtuch, einen Faszienball oder eine Flasche im LWS-Bereich zu positionieren, die während des Krabbelns nicht herabfallen sollen. Auf diese Weise muss der Rumpfbereich noch besser stabilisiert werden. Einen zusätzlichen Widerstand schafft ein Superband, das während des Krabbelns um Hände und Knie gelegt wird.

Balancieren

Wie man das Gleichgewicht hält, lernen wir schon als Baby: erst im Sitzen, dann beim Krabbeln und schließlich im Stand. Viele Situationen im Alltag, Beruf und beim Sport erfordern ebenfalls ein gutes Gleichgewicht. Es braucht nicht unbedingt eine Slackline, oft reicht schon ein Tau oder ein wenige Zentimeter hoher Holzbalken. Vorwärts gehen, rückwärts gehen, die Augen schließen sind ein guter Anfang. Die Schwierigkeit der Übungen ist natürlich nach oben offen.

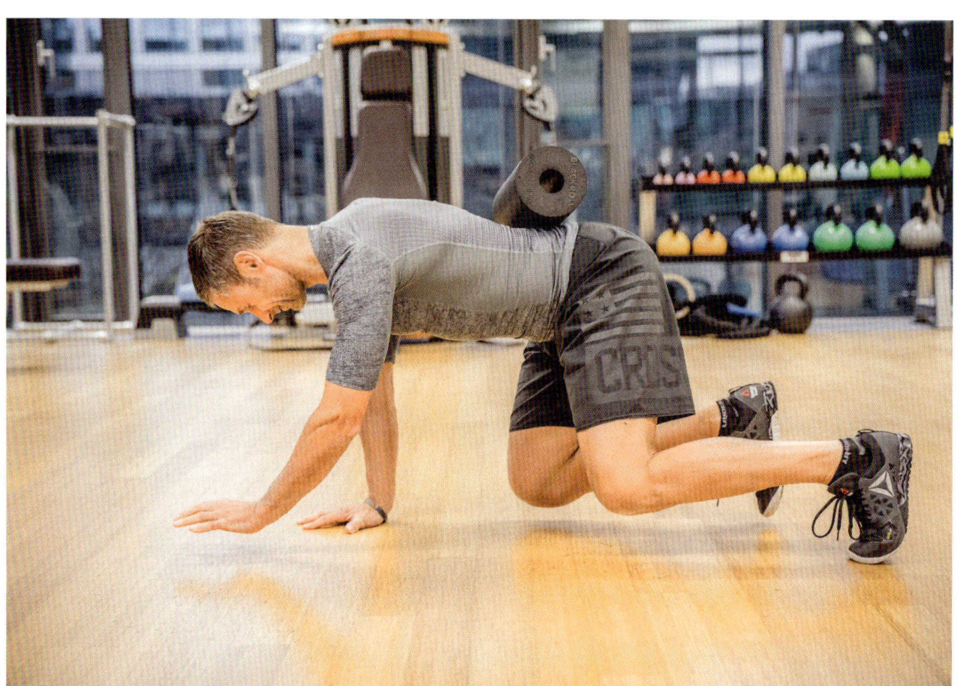

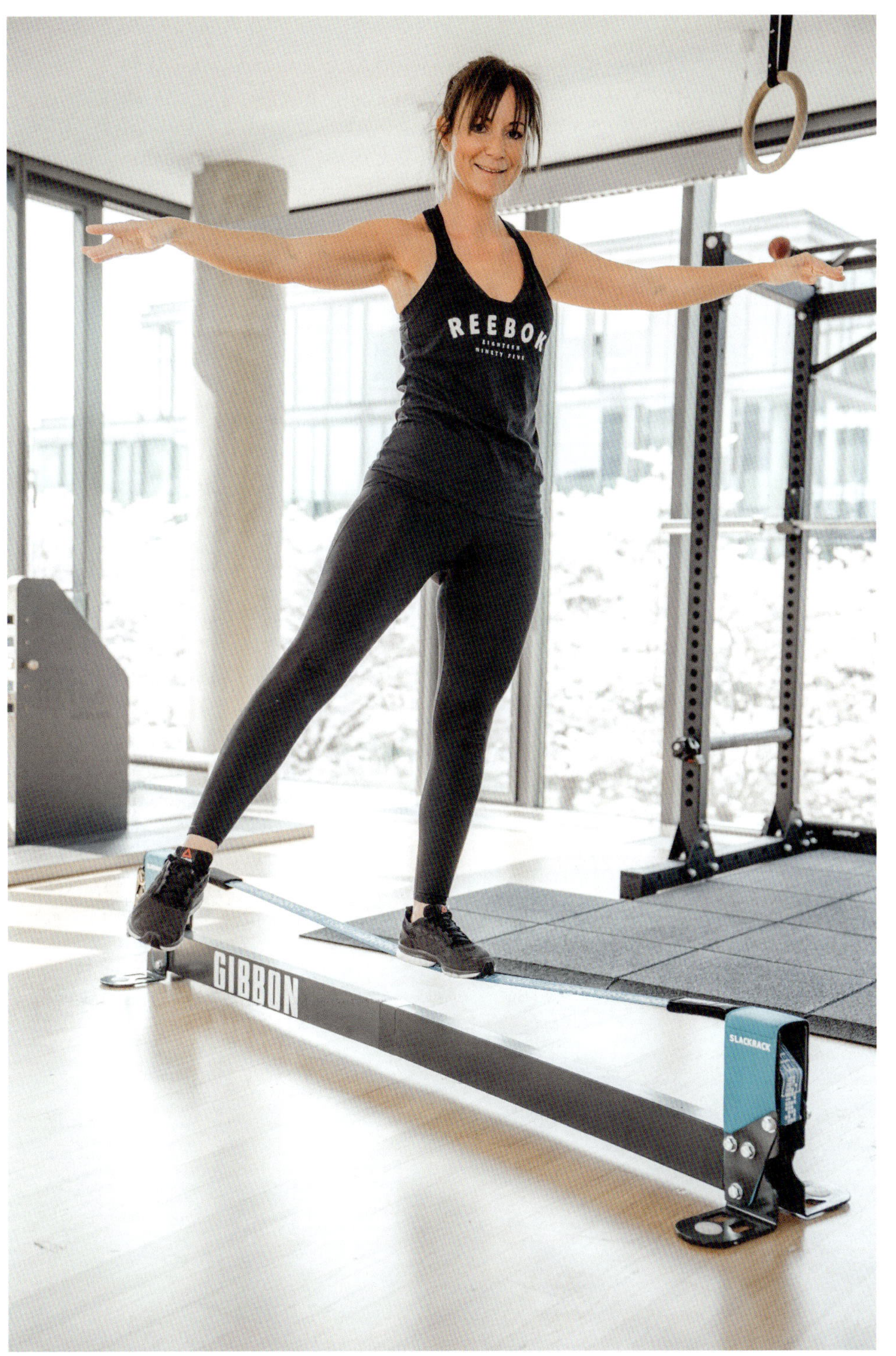
REEBOK
GIBBON
SLACKRACK

Get-up

Der Get-up gehört zu den komplexen Standardübungen des Functional Trainings. Es werden vier grundlegende Positionen durchlaufen: Rückenlage, Vierfüßlerstand, Kniestand und aufrechter Stand. Es gibt ganze Artikel und Übungs-DVDs alleine zum Get-up. Zuerst wird die Bewegungsabfolge ohne Gewicht oder nur mit einem symbolischen Gewicht wie einem Trainingsschuh auf der Faust durchgeführt.

Aus der Rückenlage wird ein Arm gerade zur Decke gestreckt. Das Schultergelenk wird bewusst stabilisiert. Über den zur anderen Seite auf dem Boden ausgestreckten Arm rollt sich der Sportler aus der Rumpfmuskulatur auf und stützt sich mit dem Ellenbogen des am Boden liegenden Arms ab. Gleichzeitig wird das Bein auf der Seite des nach oben ausgestreckten Arms angewinkelt.

Im nächsten Schritt streckt der Sportler den aufgesetzten Arm und hebt das Becken vom Boden ab. Im dritten Schritt wird das nach vorne ausgestreckte Bein unter dem Körper nach hinten durchgeführt, sodass sich der Sportler mit einer Hand einem Fuß und einem Knie am Boden abstützt, während der andere Arm weiterhin zur Decke gestreckt wird. Kopf und Augen sind dem Gewicht zugewandt.

Im vierten Schritt setzt der Sportler das kniende Bein mit dem Fuß auf und kommt über eine Kniebeuge in den Stand. Das Gewicht wird weiterhin gerade über den Kopf nach oben gestreckt gehalten. Letztlich arbeitet sich der Sportler aus dem Liegen um den nach oben gestreckten Arm hoch in den Stand. Abschließend wird diese Bewegung umgekehrt ausgeführt, bis der Sportler wieder in der Ausgangsposition angekommen ist.

Regression

Ausführung der Get-up-Teilbewegungen.

Progression

1. Einsatz eines zusätzliches Trainingsgewichts, z. B. eine Kettlebell.
2. Ausführung mit geschlossenen Augen.

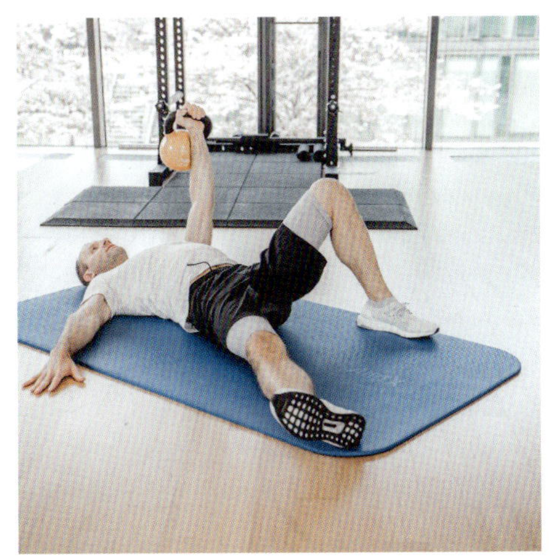

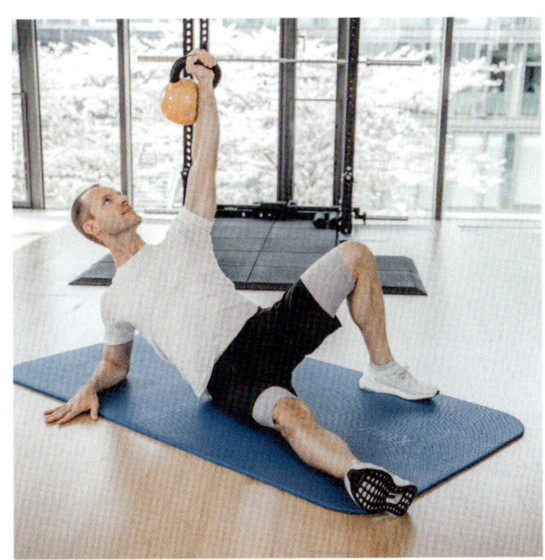

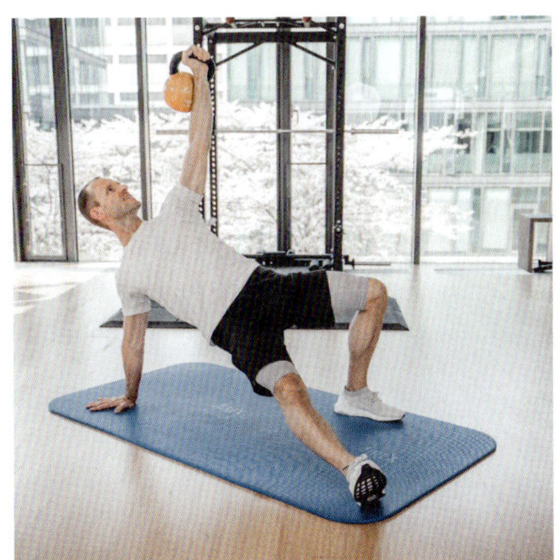

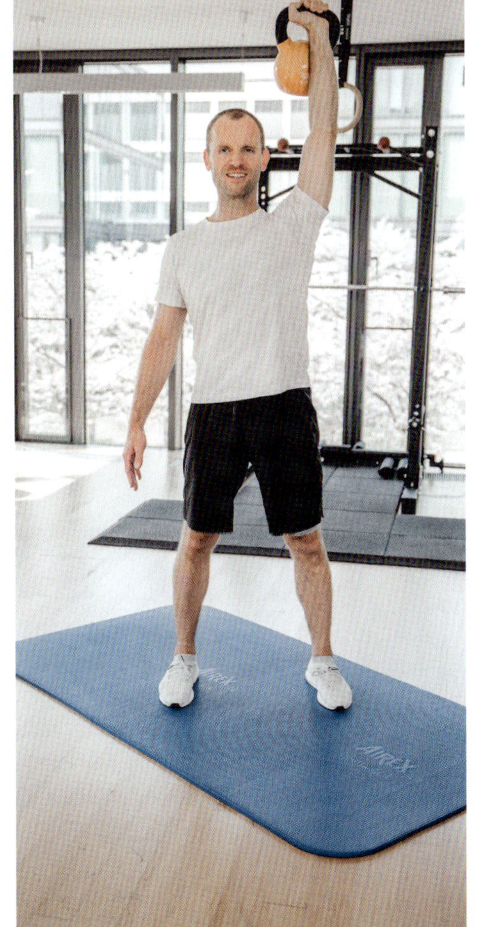

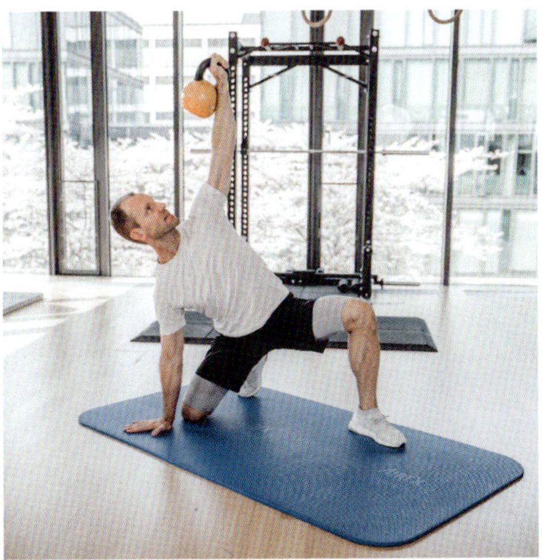

Chop

Der Chop ist eine komplexe Übung, bei der die technisch saubere Ausführung im Vordergrund steht. Benötigt wird ein Super- oder Gray-Cook-Band oder ein Seilzug. Die Zugrichtung verläuft von oben nach unten. Aus dem einfachen hüftbreiten Kniestand greift der Sportler das Band, ein Seil oder einen Stab und zieht den Gegenstand zuerst zur Brust und drückt ihn dann zur gegenüberliegenden Seite nach unten vom Körper weg. Der Kopf und die Augen können der Bewegung folgen. Anschließend wird die Bewegung umgekehrt ausgeführt.

Regression

1. Doppelter Kniestand für mehr Stabilität.
2. Aufteilung des Bewegungsablaufs: Zuerst nur ziehen, dann nur drücken.

Progression

1. Einbeiniger Kniestand „inline“, sodass Fuß und Knie auf einer Linie stehen.
2. Ausführung in der Ausfallschrittposition.
3. Ausführung im Einbeinstand.
4. Erhöhung des Gewichts.

Lift

Der Lift ist eine komplexe Übung, bei der die technisch saubere Ausführung im Vordergrund steht. Benötigt wird ein Super- oder Gray-Cook-Band oder ein Seilzug. Die Zugrichtung verläuft von unten nach oben. Aus dem einfachen hüftbreiten Kniestand greift der Sportler das Band, ein Seil oder einen Stab und zieht den Gegenstand zuerst zur Brust und drückt ihn dann zur gegenüberliegenden Seite nach oben vom Körper weg. Der Kopf und die Augen können der Bewegung folgen. Anschließend wird die Bewegung umgekehrt ausgeführt.

Regression

1. Doppelter Kniestand für mehr Stabilität.
2. Aufteilung des Bewegungsablaufs: zuerst nur Ziehen, dann nur drücken.

Progression

1. Einbeiniger Kniestand „inline“, sodass Fuß und Knie auf einer Linie stehen.
2. Ausführung in der Ausfallschrittposition.
3. Ausführung im Einbeinstand.
4. Erhöhung des Gewichts/Widerstands.

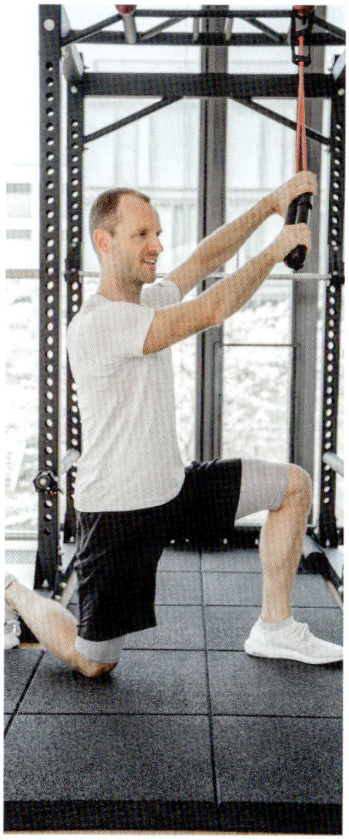

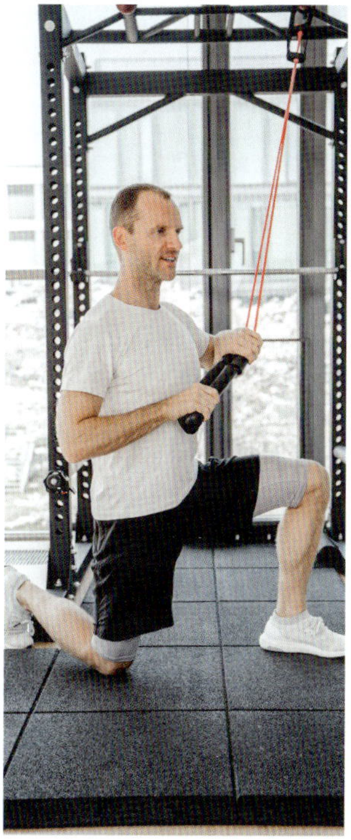

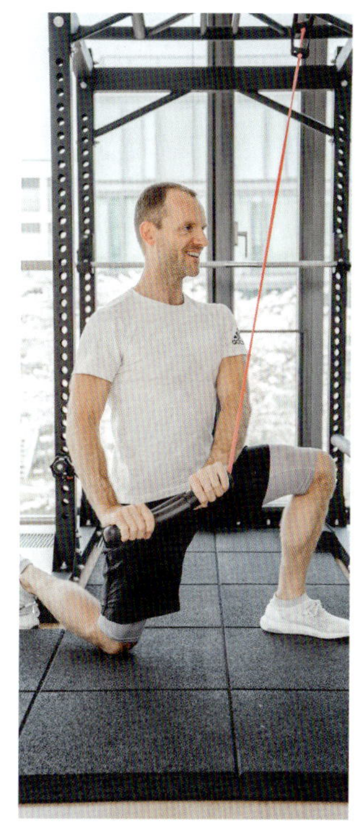

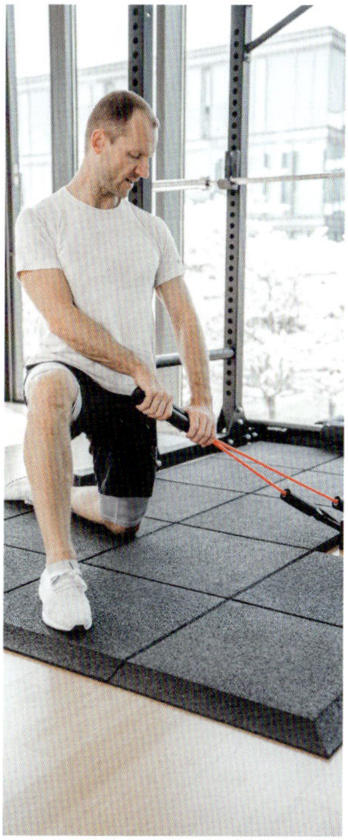

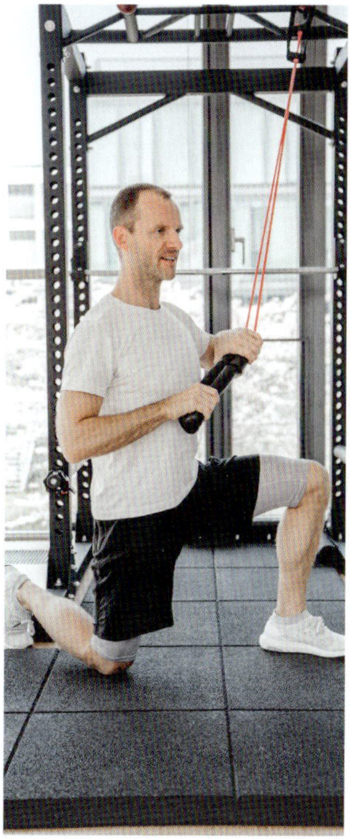

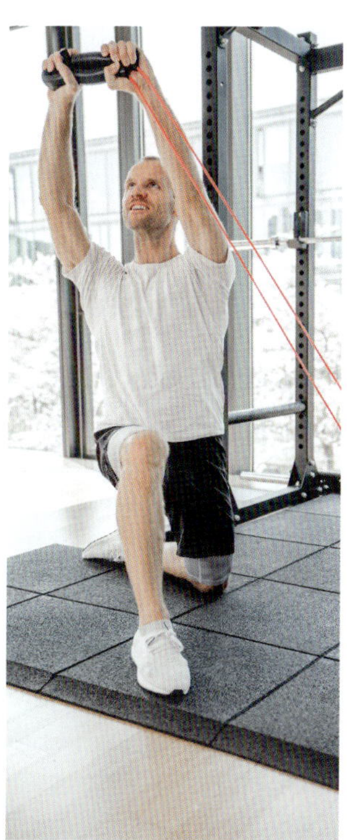

5.9 FUNKTIONELLE ÜBUNGEN VON KOPF BIS FUSS

Die in diesem Kapitel aufgeführten Übungen sind Beispiele. Eine Übung ist immer dann geeignet, wenn sie erfolgreich eine Funktion verbessert und keine Struktur schädigt. Die folgenden Übungen sind meiner Erfahrung nach häufig wirksam und einfach umzusetzen. Die Übungen trainieren die Mobilität, Stabilität und verbessern die motorische Kontrolle.

Optimalerweise wird ein Sportler erst durch einen ausgebildeten Trainer, Physiotherapeuten oder Arzt untersucht und gescreent, damit die Übungen möglichst effektiv ausgewählt und in ein Gesamtkonzept eingebunden werden können. Sofern bei der Ausführung der Übungen keine Schmerzen auftreten, ist eine Durchführung möglich.

Für viele der Übungen wird eine Progression aufgeführt, mit der der Anspruch der Übung gesteigert werden kann. Die Basisübung sollte korrekt 15–20 Mal ausgeführt werden können, bevor die Schwierigkeit erhöht wird. Die qualitativ hochwertige Ausführung hat immer Vorrang vor einer Steigerung der Wiederholungen oder einer Steigerung des Widerstands. Es gilt der Grundsatz „Qualität vor Quantität“!

Krabbeln mit den Zehen

Der Sportler steht aufrecht ohne Schuhe auf einem relativ glatten Boden. Mit den Zehen greift der Sportler in den Boden und zieht den Fuß über eine Anspannung des Fußlängsgewölbes nach vorne. Er versucht, aktiv seinen Fuß zu „verkürzen“, während er sich nach vorne zieht. Eine Dosierung ist über die Dauer der Belastung (zum Beispiel 60 Sekunden) oder über eine definierte Strecke möglich. Beides kann beliebig gesteigert werden.

Regression

Der Sportler steht aufrecht und greift mit den Zehen ein Handtuch, das auf dem Boden liegt, hebt es mit einer Beugung in Knie- und Hüftgelenk hoch, nimmt es in die Hand und wirft es wieder auf den Boden.

Kniestand – zwei- auf einbeinig

Der Sportler befindet sich in einem aufrechten Kniestand mit beiden Knien auf dem Boden oder einer Matte/Aeropad. Die Hände halten einen Stab quer über die Schultern im Nacken, sind alternativ hinter dem Nacken verschränkt oder in die Hüften gestemmt. Das Körpergewicht wird auf ein Knie verlagert, das andere Knie wird ohne Ausgleichbewegungen im Oberkörper oder im Sprunggelenk in der Hüfte gebeugt und gerade nach vorne in den hüftbreiten einbeinigen Kniestand geführt.

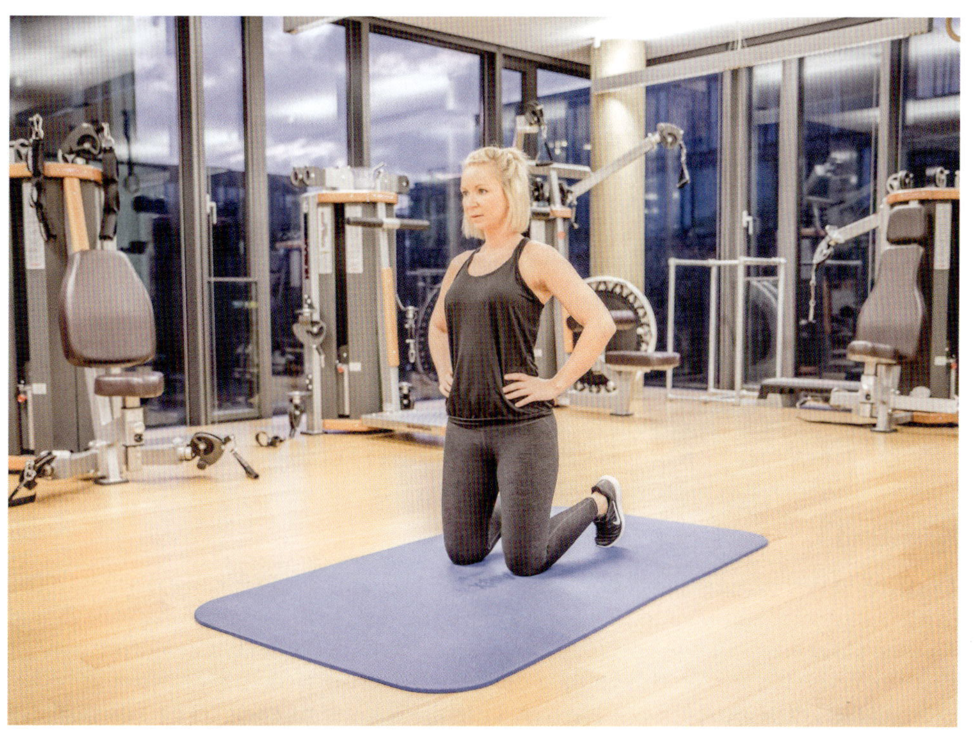

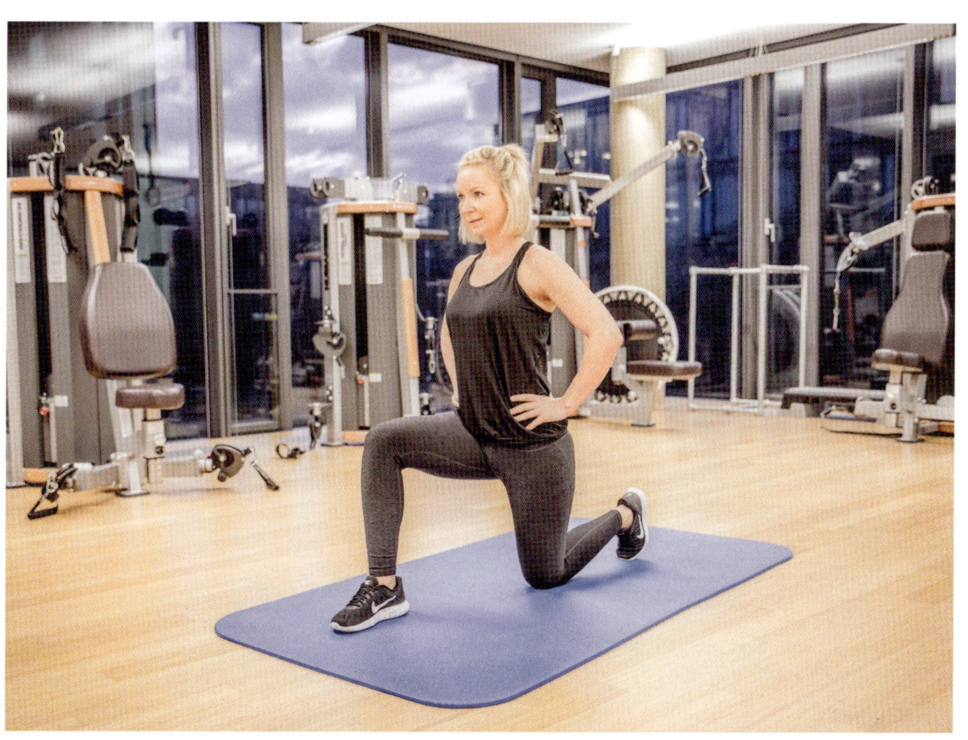

Wird ein Stab im Nacken gehalten, so sind daran Ausweichbewegungen sehr gut erkennbar.

Die Übung kann und sollte insbesondere zur Prävention oder in der Therapie nach Sprunggelenkverletzungen durchgeführt werden. Da kaum Last auf dem eigentlichen Sprunggelenk liegt, kann diese Technik sehr früh eingesetzt werden.

Regression

Der Stab kann mit gestrecktem Arm vor dem Körper gehalten und senkrecht zur Stabilisierung auf den Boden aufgesetzt werden. Der Fuß wird dann mittig neben dem Stab aufgesetzt und das Knie zur Mobilisation außen am Stab vorbeigeführt.

Progression

Das Spielbein wird in einen einbeinigen Kniestand „inline" geführt. Von vorne betrachtet, befinden sich hinteres Knie und vorderer Fuß auf einer Linie.

Kniestand

Der Kniestand ist eine hervorragende Übung zur aktiven Dehnung der gesamten Vorderseite und damit gerade für häufig sitzend tätige Menschen geeignet. Die Zehen können aufgesetzt oder gestreckt abgelegt werden. Beim Aufsetzen der Zehen erhöht sich im Vergleich der Ausführungen der Druck auf die Knie. Der Körper wird bei gestreckter Hüfte durch Beugung der Knie nach hinten geneigt. Die Position der Arme dient der Regression und Progression der Übung. Als Startposition empfehle ich, die Hände auf den Hüften aufzusetzen. Die Position sollte zwischen 30 und 60 Sekunden gehalten werden. Es können 2–3 Sätze durchgeführt werden. Es ist natürlich möglich, während der Belastung durch eine Veränderung der Armposition mit zunehmender Ermüdung die Übung zu vereinfachen. Wichtig ist es, während der gesamten Belastungsdauer regelmäßig zu atmen.

Regression

Aufsetzen beider Hände parallel der Lendenwirbelsäule mit den Fingern Richtung Gesäß oder auf den Fersen. Diese Position entspricht dem Kamel im Yoga. Die Dehnung ist vergleichsweise intensiver, die Kraftbelastung geringer.

Progression

1. Die Arme werden gekreuzt vor der eigenen Brust gehalten.
2. Die Hände werden wie bei einem Nackengriff seitlich am Kopf gehalten. Dadurch wird der Hebelarm ungünstiger und die Übung anstrengender.
3. Die Arme werden wie ein V nach oben gestreckt.

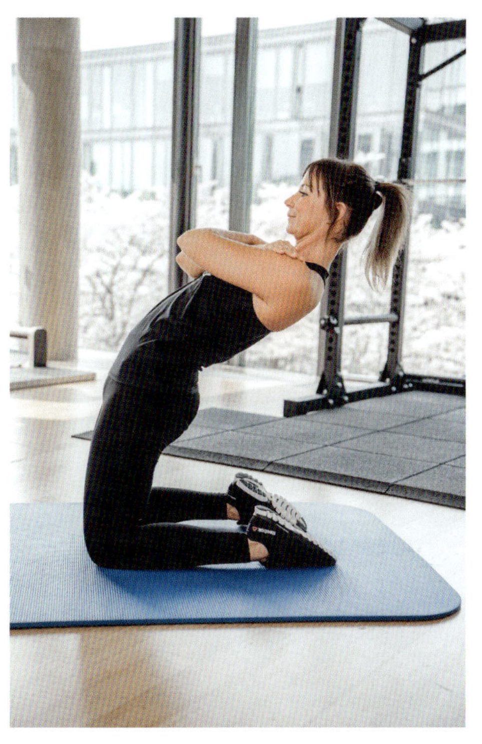
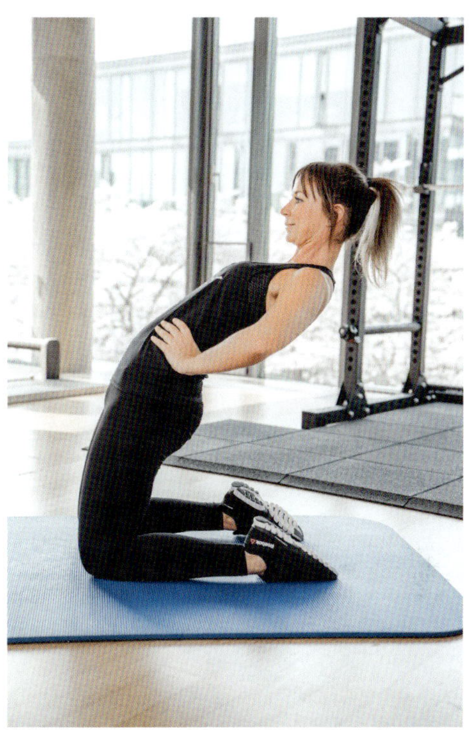
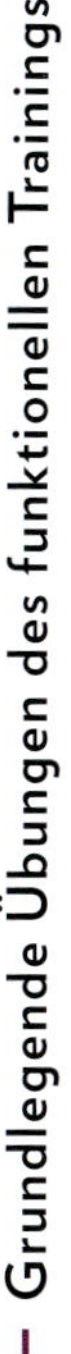

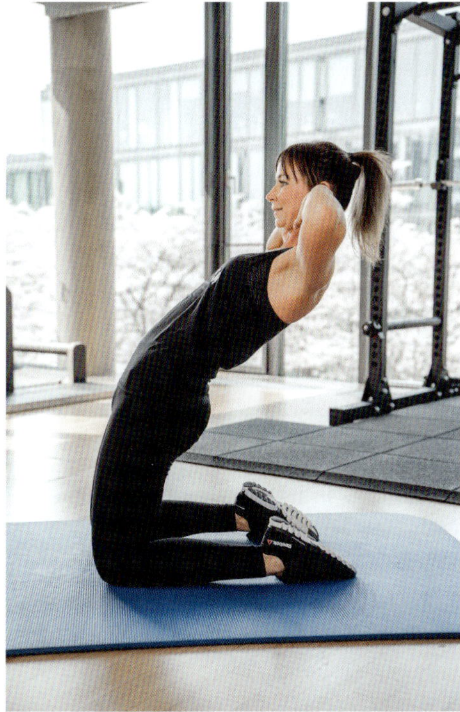
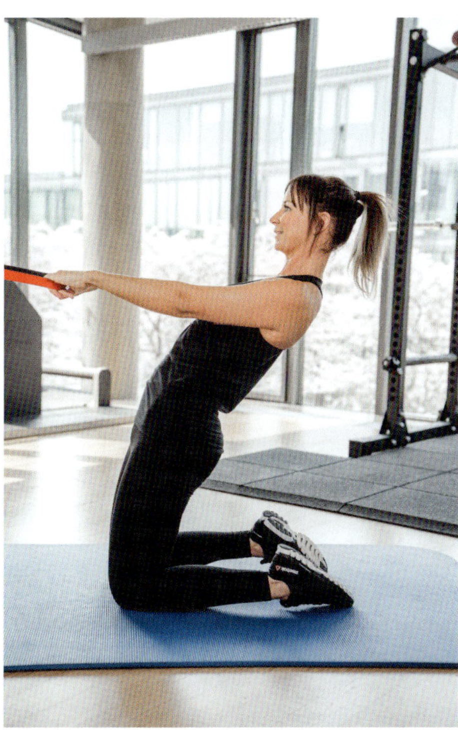

Frontstütz

Der Frontstütz ist eine der grundlegenden Kräftigungsübungen für den Rumpf und deshalb auch Bestandteil des Wirbelsäulenscreens. Das grundlegende Ziel ist es, die Pose in sauberer Technik für 60 Sekunden zu halten. Du stützt dich auf deinen Ellenbogen ab. Diese sind unmittelbar unter deinen Schultern platziert. Die Beine sind geschlossen und gestreckt, die Zehen aufgesetzt. Der Körper bildet von den Fersen bis zu den Schultern eine Linie.

Progression

1. Du hebst einen Arm, ein Bein oder beides über Kreuz an.
2. Du positionierst einen Ball oder eine Faszienrolle auf deinem unteren Rücken und hältst diese dort während der gesamten Ausführung.
3. Du stützt dich auf einer instabilen Unterlage wie einem Gymnastikball oder Aeropad ab.

Regression

Die Knie werden abgelegt.

Beckenlift

Der Beckenlift ist eine der grundlegenden Kräftigungsübungen für den Rumpf und deshalb auch Bestandteil des Wirbelsäulenscreens. Das grundlegende Ziel ist es, die Übung in sauberer Technik 60 Sekunden lang zu halten. Die Füße werden hüftbreit etwa eine Fußlänge vor deinem Gesäß aufgesetzt. Die Zehen werden angehoben, sodass das Gewicht auf deinen Fersen liegt. Das Becken wird angehoben, bis der Köper von den Knien bis zu den Schultern eine gerade Linie bildet. Die Arme liegen flach parallel neben dem Körper.

Progression

1. Bei angehobenem Becken können die Füße abwechselnd angehoben werden. Anschließend können die Unterschenkel im Wechsel gestreckt werden.
2. Ein Bein kann nach oben gestreckt gehalten werden.
3. Eine Kettlebell kann mit beiden Händen auf dem Bauch gehalten werden.
4. Ein Miniband kann um die Ober- oder Unterschenkel gelegt werden.

Seitstütz

Der Seitstütz ist eine der grundlegenden Kräftigungsübungen für den Rumpf und deshalb auch Bestandteil des Wirbelsäulenscreens. Das grundlegende Ziel ist es, die Übung in sauberer Technik für 30 Sekunden zu halten.

Der Ellenbogen wird unter der Schulter positioniert. Das obere Bein wird vor dem unteren aufgesetzt. Die Zehen zeigen nach vorne. Der obere Arm stützt sich mit der Hand an der Hüfte ab und der Ellenbogen zeigt zur Decke.

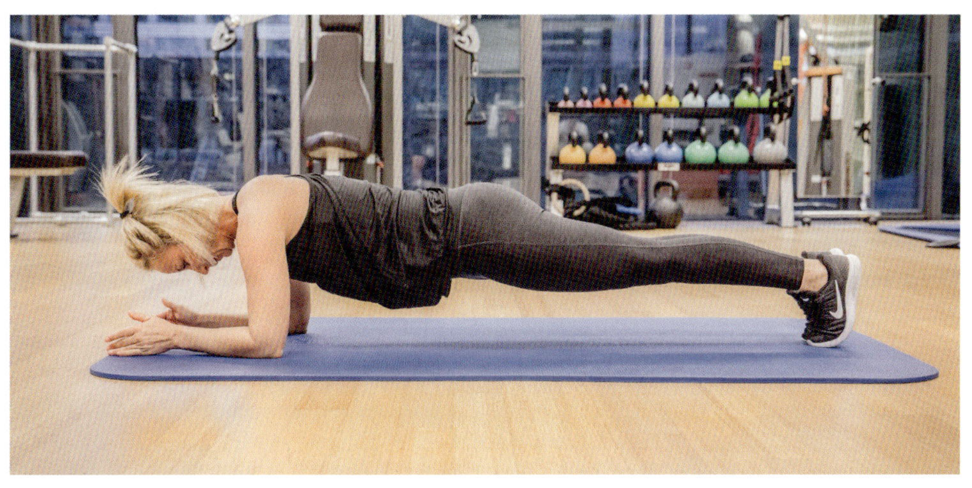

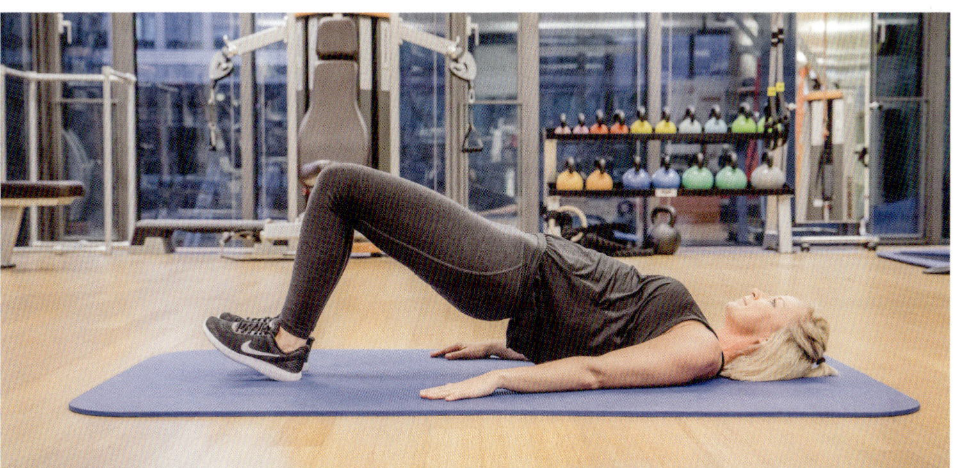

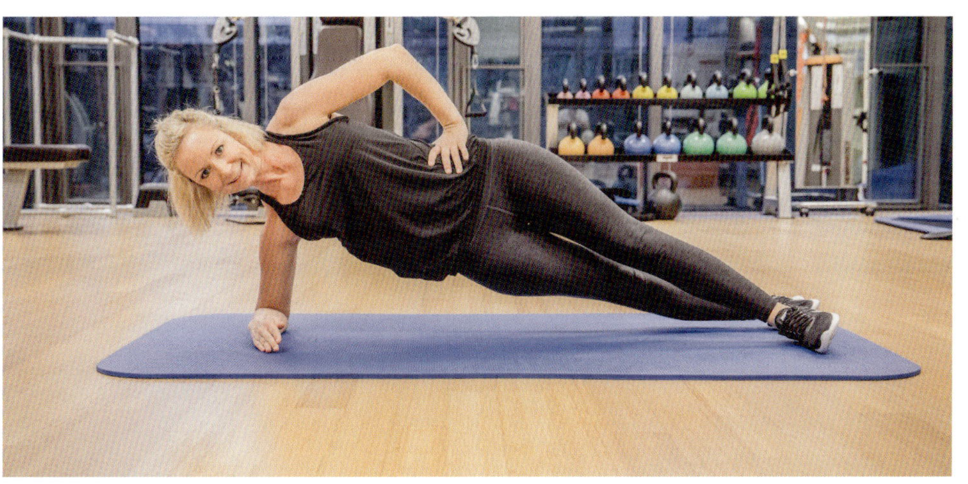

Progression

1. Das obere Bein kann gebeugt oder gestreckt angehoben werden.
2. Das obere Knie und der Ellenbogen des oberen Arms werden mit der Ausatmung zusammengeführt.
3. Zwischen den Oberschenkeln kann man ein Miniband auf Spannung halten.

Regression

Die Übung kann auf den Knien mit abgelegten Unterschenkeln ausgeführt werden.

Gray-Cook-Brücke

Der Sportler liegt auf dem Rücken, beide Fersen werden unterhalb der Knie aufgesetzt. Beide Ellenbogen werden in den Boden gedrückt, die Hände zeigen nach oben, die Finger sind gespreizt. Der untere Bauch wird angespannt und das Becken sowie die Wirbelsäule angehoben, bis der Rücken gerade gestreckt ist.

Regression

1. Ist der Sportler noch nicht in der Lage, die Übung frei durchzuführen, z. B. nach Implantation einer Hüftgelenkprothese, so können 1–2 Aeropads oder eine gerollte Matte unter das Gesäß gelegt werden, um den Abstand zum Boden und damit die Wegstrecke zu verkürzen.
2. Ein zweiter Sportler oder Trainer legt ein kräftiges Superband um das Gesäß des Sportlers und unterstützt dessen Bewegung nach oben.

Progression

1. Die gleiche Übung wird im Ausführungstempo verlangsamt und mit einem Atemzug kombiniert – zehn Sekunden wird das Becken mit der Einatmung gehoben und anschließend über zehn Sekunden kontrolliert gesenkt.
2. Ein Miniband wird knapp oberhalb der Knie um die Oberschenkel gelegt. Die Beine werden wieder hüftbreit aufgesetzt. Während das Becken angehoben wird, erfolgt so eine zusätzliche statische Anspannung der Hüftaußenrotatoren.
3. Ein Knie wird gebeugt zur Brust gezogen und die Übung wird einbeinig ausgeführt. Um die Position zu kontrollieren, kann ein Tennis- oder Faszienball über der Hüfte zwischen Oberschenkel und Bauch eingeklemmt werden.
4. Das zuvor gebeugte Kniegelenk wird gestreckt und zeigt gerade nach oben. Ein Tube-/Gray-Cook-Band/Superband wird um den nach oben gestreckten Fuß gelegt und mit den Händen festgehalten. Wird das Becken jetzt gehoben, arbeitet der Sportler nicht nur gegen die Schwerkraft, sondern auch gegen das Band.

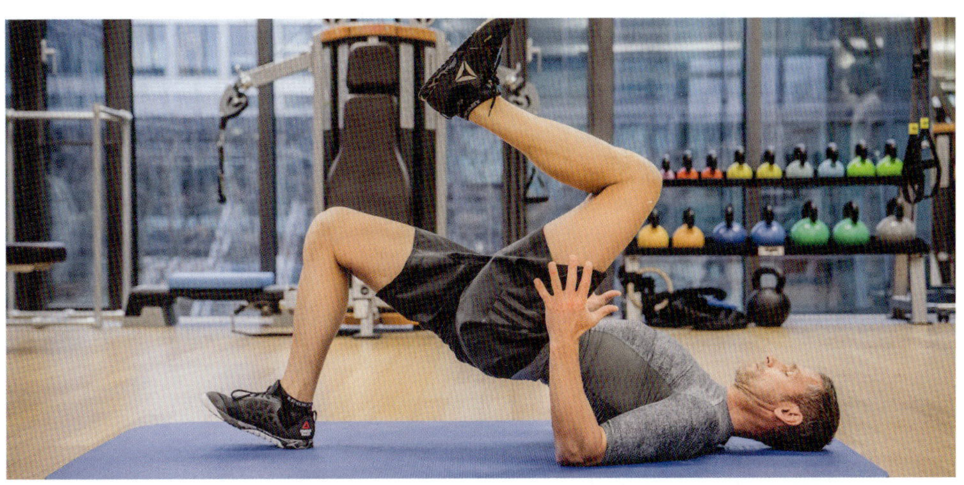

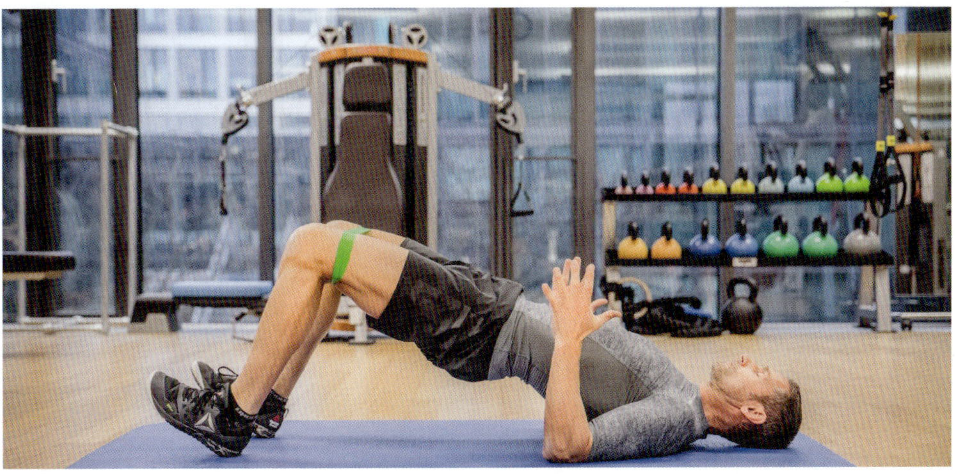

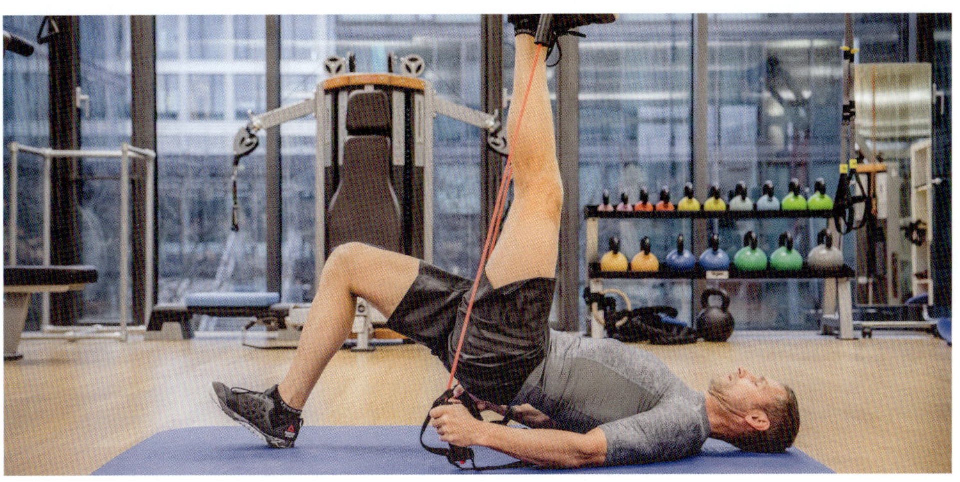

Vierfüßlerstand

Der Sportler befindet sich im Vierfüßlerstand. Die Schultern sind genau über den Händen, das Hüftgelenk befindet sich unmittelbar über den Kniegelenken. Der Rücken ist in Neutralposition. Eine Faszienrolle, ein Stab, eine Wasserflasche o.ä. wird quer über der Lendenwirbelsäule platziert und darf bei der Übungsausführung nicht herabfallen. Der Sportler bewegt jetzt die Hüfte nach hinten und hält dabei die Wirbelsäule in Neutralposition, ohne die Lendenwirbelsäule aufzurollen. Die Hüfte wird bei dieser Bewegung mobilisiert und der Lendenwirbelbereich stabilisiert.

Progression

Als fortgeschrittene Variante kann sich der Sportler mit einem Gymnastikball hinter dem Gesäß vor einer Wand positionieren und diesen bei Zurückführen der Hüfte komprimieren. Gleichzeitig kann ein Arm nach vorne ausgestreckt werden. Um dabei den Oberkörper in Neutralposition zu halten, kann die Faszienrolle längs über die Wirbelsäule gelegt werden.

Verbesserung des Finger-Boden-Abstandes

Diese Übung verbessert die Wahrnehmung für eine korrekte Hüftbeugung und eine Gewichtsverlagerung zwischen Fersen und Zehen, wie sie beispielsweise beim Kreuzheben oder bei Kniebeugen notwendig ist. Durch eine optimale Hüftbeugung kann der untere Rücken entlastet werden.Der Sportler steht aufrecht mit geschlossenen Füßen und die Zehen sind erhöht, z. B. mit einer Gewichtsscheibe. Zwischen den Knien wird eine Faszienrolle oder ein Handtuch positioniert und durch Anspannung der Adduktoren dort gehalten, ohne die Fußposition zu ändern. Der untere Rücken ist entspannt. Der Sportler streckt seine Arme mit nach vorne zeigenden Handflächen so weit es geht nach oben. Der Bauch wird zeitgleich angespannt und dabei eingezogen so weit es geht, während weiter ein- und ausgeatmet wird. Sobald diese Position entspannt für ein paar Atemzüge gehalten werden kann, beugt sich der Sportler nach vorne und berührt mit den Fingern die Zehenspitzen. Falls die Zehen noch nicht mit den Fingerspitzen erreicht werden können, die Knie stärker zusammenpressen und den Bauch anspannen. Falls die Zehen weiterhin nicht erreicht werden, beugt der Sportler seine Knie etwas, bis die Fingerspitzen den Boden erreichen.

Anschließend kehrt der Sportler in die Ausgangsposition zurück und streckt die Arme wieder über den Kopf. Die Handflächen zeigen weiterhin nach vorne und der Bauch wird angespannt. Die Bewegung wird wiederholt und es wird versucht, die Knie etwas mehr zu strecken, wenn sie zuvor gebeugt waren.

In einer zweiten Phase wird die gleiche Bewegung aus einer anderen Position heraus ausgeführt. Dieses Mal werden die Fersen zwei bis drei Zentimeter erhöht (Handtuch, Gewichtsscheibe, et cetera). Häufig wird eine verstärkte Spannung im Bereich des unteren Rückens und in der Oberschenkel-Rückseite verspürt. Die Knie sollten so gerade wie möglich gehalten werden, ohne überstreckt zu werden. Nach ein paar Wiederholungen in beiden Positionen wird überprüft, ob sich der Finger-Boden-Abstand des Sportlers verbessert hat. Voraussetzung für eine Kniebeuge mit Gewichtsbelastung ist ein Finger-Boden-Abstand von 0 cm.

Hamstring-Übungen

Prävention ist besser als Therapie – Nordic Hamstring Exercise, Extender, Diver und Glider

Seit Jahren existiert ein einfaches Präventionsprogramm bestehend aus der Nordic Hamstring Exercise, die, regelmäßig angewendet, das Risiko für eine Verletzung des Beinbizeps um 70 % reduziert. Leider zeigen Untersuchungen bei europäischen Premium-League-Mannschaften, dass nur ein Bruchteil (11 %) die empfohlenen Übungen als Standard in das Training integriert. Es gilt also wie so häufig: „Wissen, das nicht umgesetzt wird, ist gut für nichts!"

Zusätzlich ist es sinnvoll, drei weitere Übungen von C. Askling (Karolinska Institut, Stockholm) in das Präventionsprogramm aufzunehmen, nämlich Extender, Diver und Glider. Hierbei handelt es sich um exzentrische Stretch- und Kräftigungsübungen.

Nordic Hamstring Exercise

Knie dich nach dem Aufwärmen auf eine geeignete Unterlage. Ein Trainingspartner fixiert deine Knöchel. Die Zehen werden aufgesetzt. Bewege dich nun langsam und fließend mit dem Oberkörper in Richtung Boden. Bremse deine Bewegung langsam aus dem Beinbizeps ab und dange dich mit deinen Armen ab. Berühre mit der Brust den Boden und drücke dich mithilfe deiner Arme wieder hoch in die Ausgangsposition.

Die Übungsausführung schließt sich an das Aufwärmen an. Die Bewegungsausführung erfolgt langsam und kontrolliert. Die klassische isolierte Beinbizeps-Maschine im Fitnessstudio ist weniger zur Prävention oder Therapie von Beinbizeps-Verletzungen geeignet.

Extender

Der Athlet liegt auf dem Rücken und beugt seinen Oberschenkel auf einer Seite auf 90 Grad. Anschließend streckt er das Knie so weit wie möglich. Der Fuß wird im oberen Sprunggelenk entspannt gehalten.

3 Sätze mit 12 Wiederholungen täglich.

Woche	Trainingseinheiten/Woche	Sätze und Wiederholungen
1	1	2 × 5
2	2	2 × 6
3	3	32 × 6–8
4	3	3 × 8–10
5–10	3	3 Sätze, 12–10–8 Wiederholungen
10+	1	3 Sätze, 12–10–8 Wiederholungen

Tabelle 23: Empfohlenes Trainingsprotokoll für die Nordic Hamstring Exercise.

Diver

Der Athlet steht mit einer Beugung von 10–20 Grad auf dem verletzten Bein. Das angehobene Bein wird im Kniegelenk etwa 90 Grad gebeugt. Beide Arme werden beim Beugen nach vorne parallel zum Boden ausgestreckt. Langsame Ausführung der Bewegung.

3 Sätze mit 6 Wiederholungen jeden zweiten Tag.

Glider

Der Athlet hält sich mit einer Hand fest und belastet das verletzte Bein mit 90 % und 10-20 Grad Beugung im Kniegelenk. Das unverletzte Bein gleitet nach hinten und stoppt, bevor das Standbein schmerzt. Das Gewicht im vorderen Fuß liegt auf der Ferse. Mithilfe der Arme zieht sich der Sportler wieder in die Ausgangsposition. Die Progression der Übung besteht in einer Steigerung des Bewegungsumfangs und der Bewegungsgeschwindigkeit.

3 Sätze mit jeweils 4 Wiederholungen jeden dritten Tag.

Standwaage

Aus dieser Position gehst du mit geradem Rücken und zum Boden parallelen Becken in eine Standwaage. Das zuvor 90/90 gebeugte Bein wird gerade nach hinten gestreckt. Die Fußposition bleibt gleich. Dabei führst du deine Arme und den Stock im supinierten Griff nach vorne parallel zum Boden und versuchst dabei, die Arme zu strecken. Die Kopfposition bleibt neutral; Kopf und Ferse befinden sich möglichst weit auseinander. In dieser Position atmest du aus, ein und wieder aus.

Aufrichten

Aus der Standwaage richtest du dich wie zuvor mit der Einatmung auf. Du atmest aus, ein und aus.

Kreuzheben (Sumo Squat)

Ausgangsposition ist ein etwas mehr als schulterbreiter Stand, die Zehen sind leicht außenrotiert. Eine Kettlebell steht auf einer Linie mit beiden Füßen. Der Sportler nimmt diese mit beiden Händen auf, die Handrücken zeigen nach vorne. Die Knie zeigen dabei in Richtung der Zehenspitzen. Die Hüfte wird gestreckt und der Sportler richtet sich auf.

Regression

Ausführung ohne Kettlebell oder nur mit einem leichten Gewicht. Ein Band wird von hinten um die Hüfte des Sportlers gelegt und auf Spannung gebracht. Auf diese Weise muss der Sportler automatisch die Hüfte aktivieren und zuerst strecken.

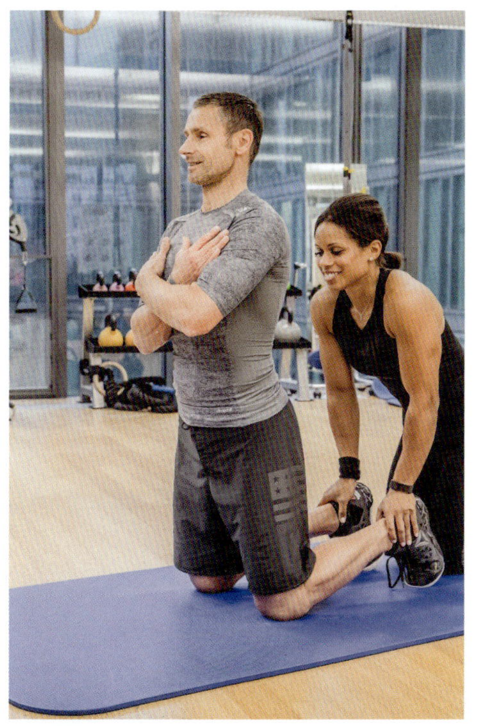

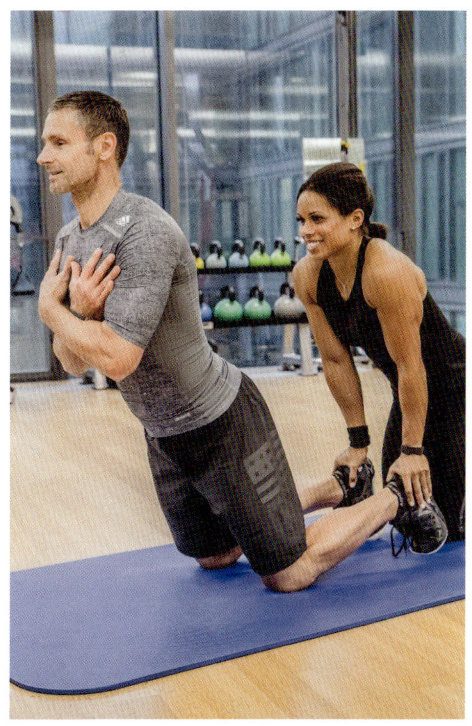

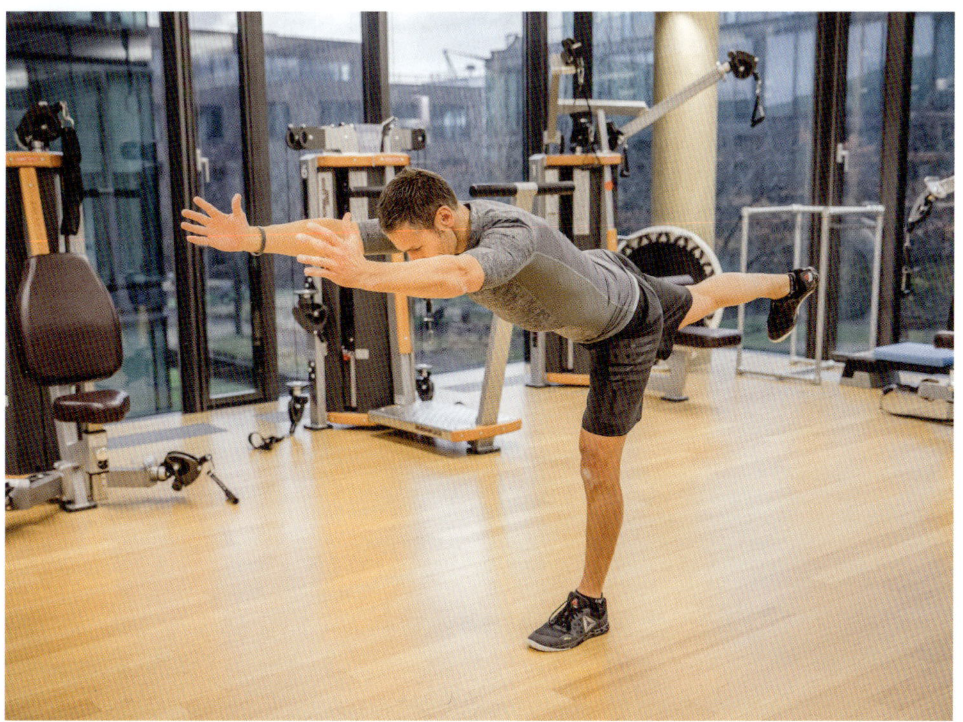

Progression

1. Die Kettlebell oder Hantel kann unmittelbar vor dem Brustbein gehalten werden, dadurch verändert sich der Hebelarm und die Anspannung im Bereich der Rumpfmuskulatur wird erhöht. Eine weitere Steigerung der Intensität für die Rumpfmuskulatur ist ein Ausstrecken der Arme mit der Kettlebell oder Hantel in der tiefen Position gerade nach vorne.
2. Einarmige Ausführung. Die andere Hand liegt hinter dem Rücken im LWS-Bereich.
3. Ausführung mit zwei Kettlebells. Dadurch ist ein insgesamt höheres Gewicht möglich.

Kreuzheben einbeinig

Einbeinig mit einer Kettlebell und mit zwei Kettlebells

Beginn im aufrechten hüftbreiten Stand. Eine Kettlebell oder eine Hantel befinden sich am hängenden Arm in der rechten Hand. Das Körpergewicht wird nach links verlagert und der Sportler führt ein einbeiniges Kreuzheben mit einer Kettlebell oder Hantel in der gegenüberliegenden Hand aus. Es ist vor allem darauf zu achten, dass das Becken und der Schultergürtel parallel zu Boden bleiben. Verglichen mit der Ausführung einer Langhantel, ist der Sportler durch die einseitige Belastung mit der Kettlebell gefordert, die dadurch entstehende Rotation auszugleichen.

Regression

1. Ohne Gewichtsbelastung können dem Sportler die Armschlaufen eines Gray-Cook-Bandes von hinten um beide Schultern gelegt werden. Die Ausführung nach vorne in die Horizontale erfolgt so gegen dosierten Widerstand.
2. Ist die einseitige Belastung zu anspruchsvoll, kann ein Stab oder als Progression eine Langhantel verwendet werden, um das Bewegungsmuster zu trainieren.

Progression

1. Zur Steigerung der Intensität können parallel zwei Kettlebells oder Hanteln eingesetzt werden.
2. Am Ende der Ausführung, wenn der Oberkörper idealerweise parallel zum Boden ist, wird eine Ruderbewegung mit der Kettlebell oder Hantel zur Brust ausgeführt.

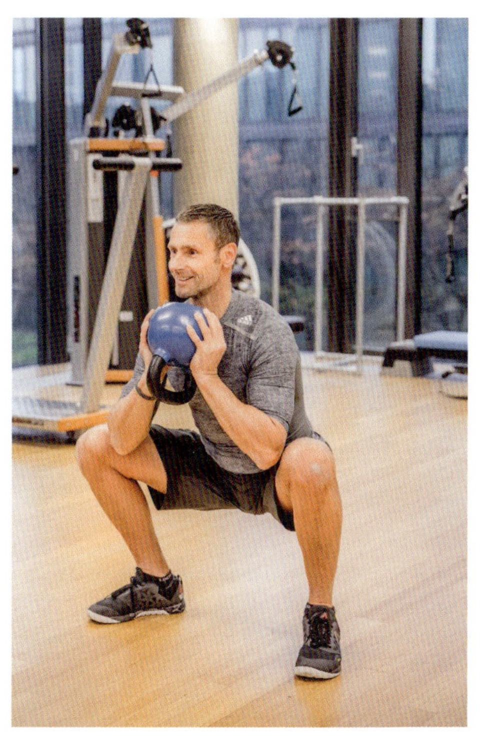

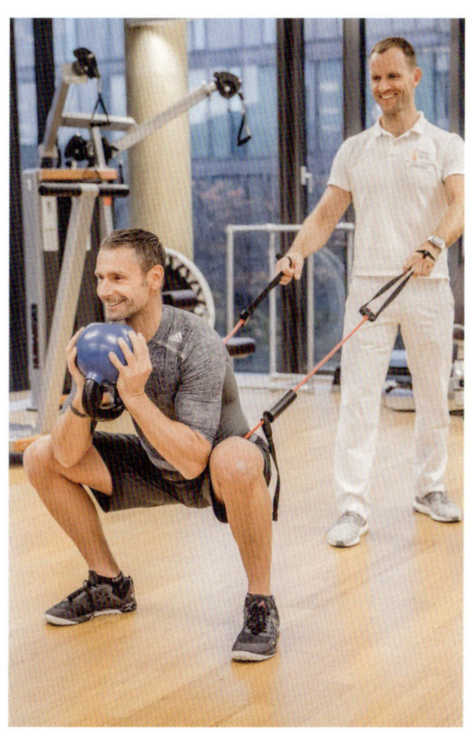

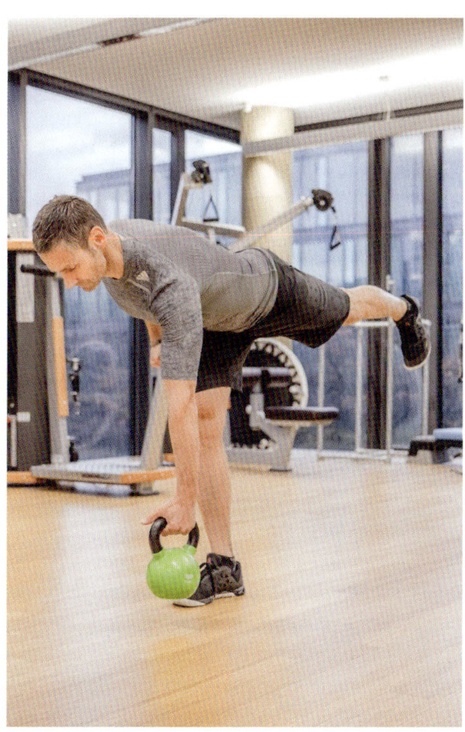

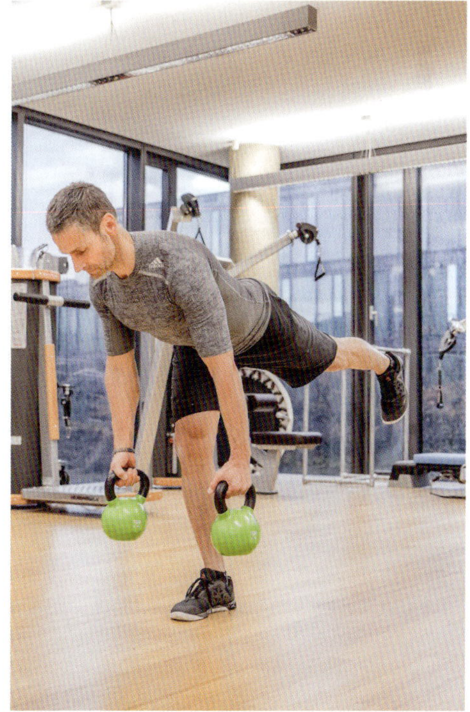

Kettlebell Swing

Der Sportler steht mehr als schulterbreit, die Kettlebell steht ca. eine Breite mittig vor den Beinen. Die Hüfte wird gebeugt und das Gewicht mit beiden gestreckten Armen aufgenommen. Mit einer kräftigen Einatmung wird das Gewicht zwischen den Beinen nach hinten durchgeschwungen. Die Oberarme sollten dabei die Rippen berühren, die Unterarme sind in etwa parallel zum Boden.

Am Punkt der maximalen Vorspannung wird die Hüfte mit der Ausatmung dynamisch gestreckt und die Füße werden fest in den Boden gepresst. Der Körper folgt der Hüftbewegung und richtet sich auf. Auf Höhe der Schultern oder etwas tiefer wird die Kettlebell nach einem kurzen Moment der Schwerelosigkeit aktiv im gleichen Bogen mit einer Beugung der Hüfte wieder nach unten zwischen die Beine gezogen. Entscheidend sind die konstante Anspannung der Bauchmuskulatur und eine kontinuierliche Anspannung im Schultergürtel.

Regression

Ausführung mit einem Handtuch. Ein kleines Handtuch wird durch den Griff der Kettlebell geführt und wenige Zentimeter daneben gegriffen. Die Ausführung ist identisch. Es ist darauf zu achten, dass das Handtuch immer unter Spannung bleibt und die Kettlebell nicht im Handtuch verrutscht.

Progression

1. Einhändige Ausführung. Bei einem einhändigen Griff muss der Körper ständig eine Rotation ausgleichen, wodurch die Übung technisch deutlich anspruchsvoller wird.
2. Zweihändige Ausführung mit zwei Kettlebells. Diese fortgeschrittene Trainingsform setzt eine sichere beidseitig einhändige Ausführung voraus und dient in erster Linie dem Kraftaufbau und der Koordination.

Miniband Hüfte

Diese Übung ist hervorragend geeignet, um die Hüftmuskulatur beidseitig zu trainieren. Aufgrund des direkten Wechsels der Beine ist die Übung zeitlich sehr effizient, da beinahe ohne Pausen trainiert werden kann. Beide Beine sind ständig unter Anspannung – das Standbein statisch und das Spielbein dynamisch. Die Beine werden im Wechsel in die verschiedenen Richtungen einer Uhr trainiert. Diese Übung ist auch sehr gut geeignet für die Phase der akuten Rehabilitation nach Fuß-, Sprunggelenk- oder Kniegelenkverletzungen. Darf zum Beispiel nach einer Fuß- oder Sprunggelenkverletzung ein Bein noch nicht vollständig belastet werden, so kann es als Spielbein bereits trainiert werden.

Beginn im aufrechten hüftbreiten Stand. Ein Miniband ist knapp oberhalb der Knie um die Oberschenkel gelegt. Zuerst wird das rechte Bein Richtung 3 Uhr im 90°-Winkel kontrolliert und so weit es geht angehoben und ebenso kontrolliert zurückgeführt. Ohne Absetzen wird die Übung bis zur muskulären Erschöpfung wiederholt.

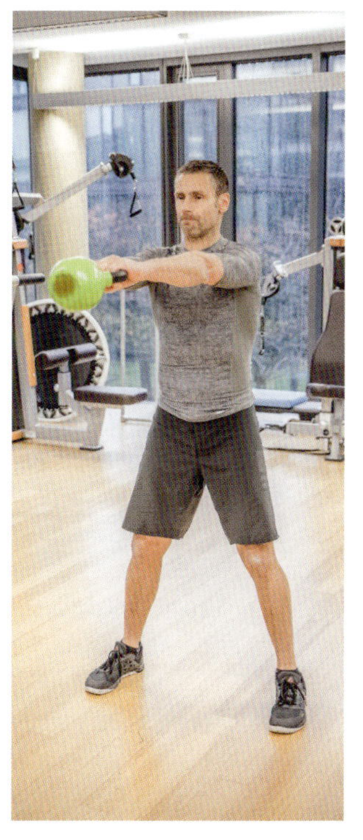

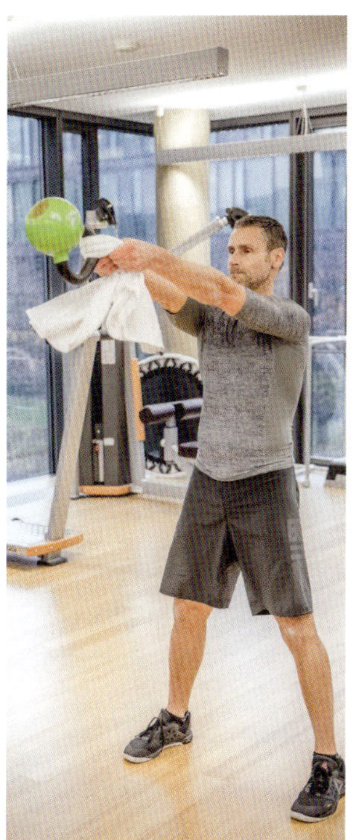

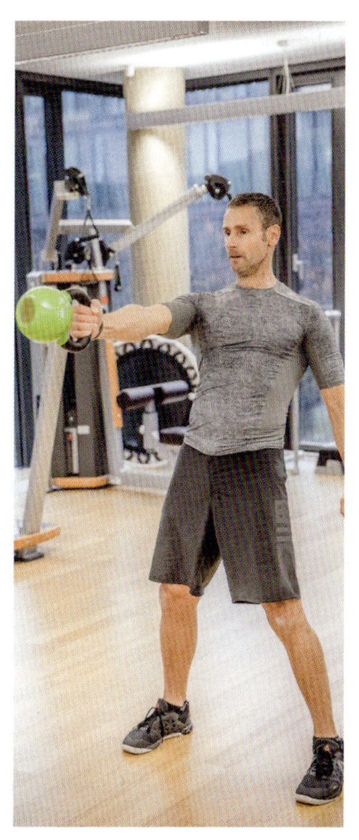

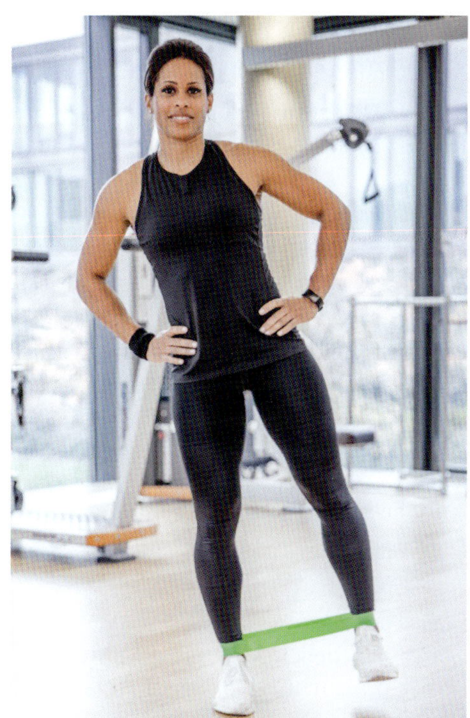

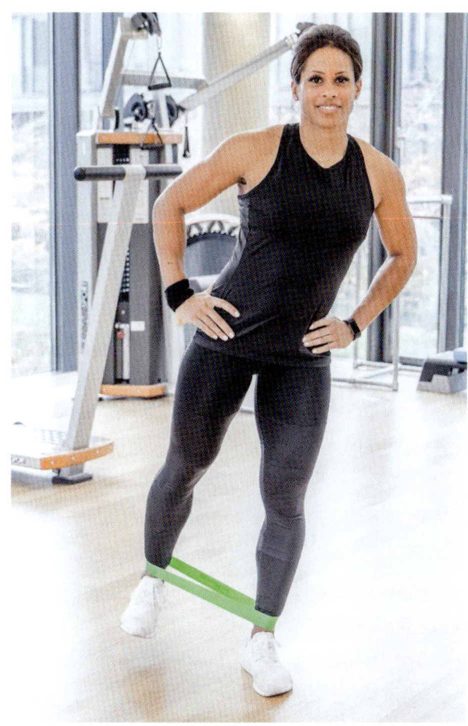

Anschließend erfolgt die Ausführung mit dem linken Bein Richtung 9 Uhr im 90°-Winkel ohne Pause zwischen den Übungen. Danach wird das rechte Bein Richtung 4 bzw. 5 Uhr angehoben und dann das linke Bein Richtung 7 bzw. 8 Uhr. Zuletzt werden beide Beine nacheinander Richtung 6 Uhr angehoben.

Regression

Ausführung ohne Band. Bei unzureichendem Gleichgewicht kann als Balancehilfe wieder ein Stab eingesetzt werden.

Progression

1. Das Miniband wird statt knapp oberhalb der Knie unmittelbar oberhalb der Sprunggelenke angesetzt. Das verändert den Hebelarm der Übung und erschwert die Ausführung bei gleichem Widerstand des Bandes. Selbstverständlich kann auch für beide Ausführungen ein Band mit stärkerem Widerstand gewählt werden. Ebenso können zwei Bänder eingesetzt werden, eines um die Knie und eines um die Sprunggelenke.
2. Die gleiche Übung kann auf einem instabilen Untergrund ausgeführt werden (Aeropad, Therapiekreisel, gefaltetes Badehandtuch et cetera).

Ausfallschritt nach hinten

Im aufrechten hüftbreiten Stand hält der Sportler eine Kettlebell oder Hantel in der rechten Hand. Das rechte Bein macht einen Ausfallschritt nach hinten und beide Knie werden gebeugt. Das linke, nach vorne stehende Knie geht etwas nach außen in Richtung des kleinen Zehs. Das hintere rechte Bein wird im Knie- und Sprunggelenk gebeugt und die Zehen werden aufgesetzt. Der Oberkörper wird gerade gehalten, die Schultern und das Becken parallel zum Boden.

Regression

Ausführung ohne Kettlebell, nur mit dem eigenen Körpergewicht.

Progression

1. Die Position der Kettlebell kann verändert werden. Bei Level 1 wird die Kettlebell am nach unten hängenden Arm gehalten, bei Level 2 wird sie auf Schulterhöhe gehalten und bei Level 3 mit gestrecktem Arm über dem Kopf.
2. Eine erhöhte Kraftbelastung wird erzielt, indem zwei Kettlebells verwendet werden. Diese können ebenfalls auf den unterschiedlichen Leveln gehalten werden.
3. Anstatt den hinteren Fuß frei aus dem Stand nach hinten zu führen, kann auch ein Wall Slide verwendet werden, um über den Boden nach hinten zu rutschen.
4. Beim Aufrichten kann das hintere Bein zur Brust gezogen werden, sodass der Sportler zwischen Einbeinstand und Ausfallschritt wechselt.

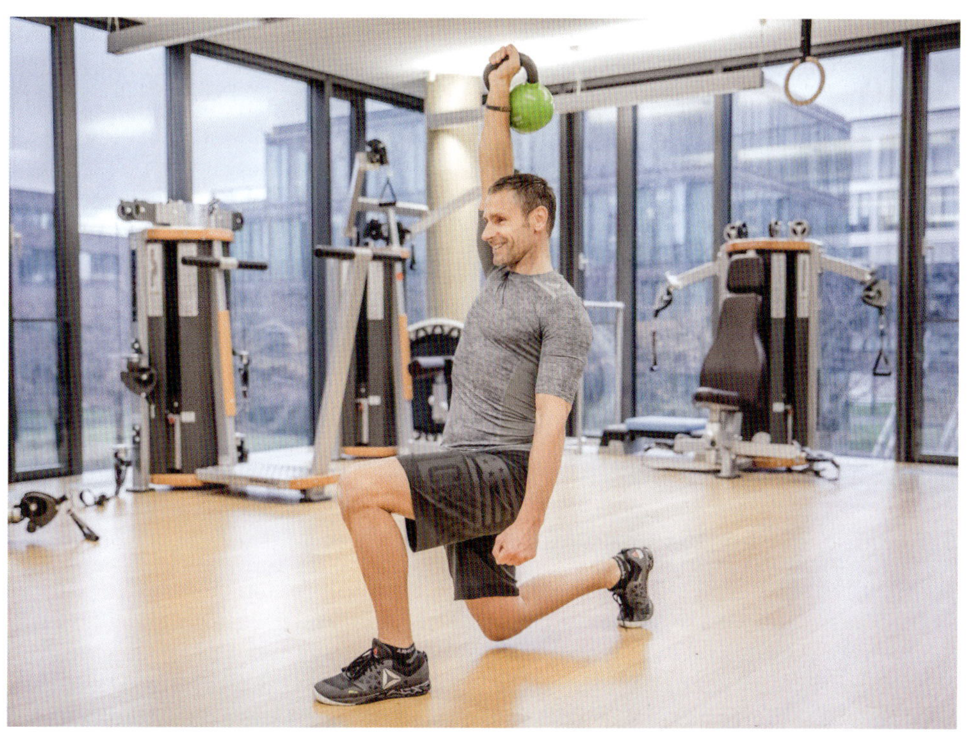

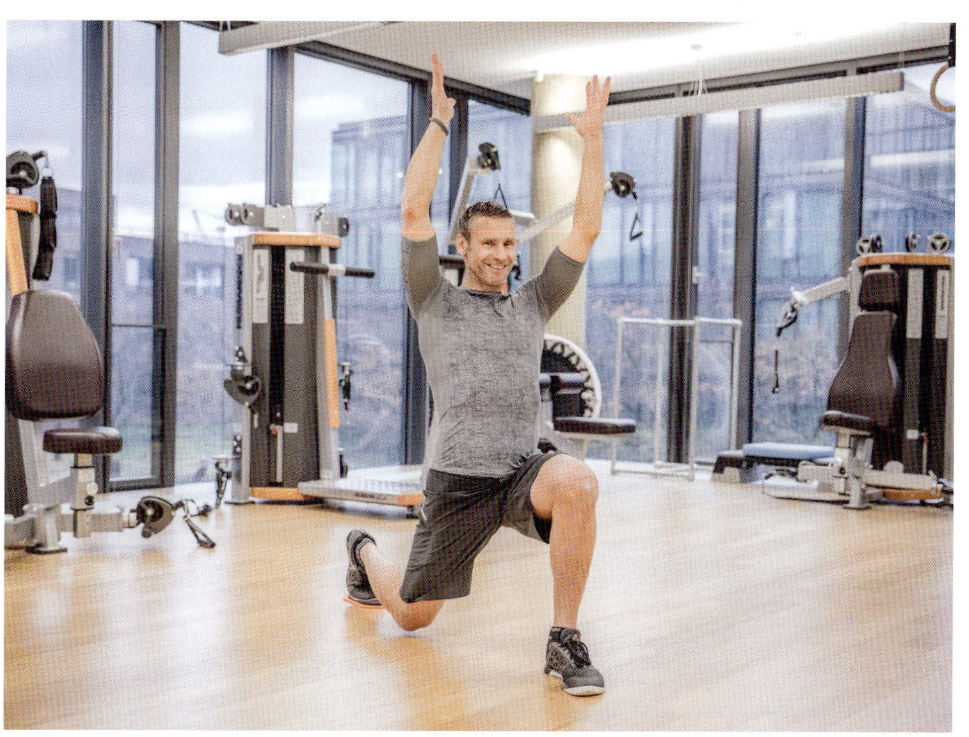

Multidirektionelle Kniebeugen

Multidirektionelle Kniebeugen lassen sich einfach und kostengünstig mit einem Schlingentrainer durchführen. Zu achten ist besonders auf die Fußposition und den Neigungswinkel des Standbeins. Die Fußposition sollte so gewählt werden, dass keine Kompensation im Kniegelenk in X- oder O-Form notwendig wird.

Regression

Eine Erleichterung der Ausführung ist durch die variable Entlastung mithilfe des Schlingentrainers möglich. Über die Arme kann das Trainingsgewicht für die Beine nach Belieben reduziert werden.

Progression

Einsatz eines Zusatzgewichtes, zum Beispiel eine Gewichtsweste oder eine Kettlebell/Hantel mit beiden Händen vor der Brust gehalten.

Sprungübungen im Quadrat

Sprungübungen stellen eine fortgeschrittene Trainingsform dar. Neben der Schnellkraft ist ein gutes Gleichgewicht unabdingbare Voraussetzung. Das bedeutet, dass der Sportler zuerst sicher auf einem Bein stehen können muss und Sprungübungen mit beiden Beinen wie im Warm-up sicher beherrscht. Das Grundprinzip dieser Übung sind Sprünge auf einem Bein in drei Richtungen. Das linke und das rechte Bein werden nacheinander trainiert. Zur Trainingssteuerung kann eine bestimmte Belastungsdauer oder eine Wiederholungszahl festgelegt werden. Es wird also versucht, in etwa 30 Sekunden möglichst häufig den vorgegebenen Bewegungsablauf zu absolvieren, die Wiederholungen werden registriert. Ein Trainingsfortschritt äußert sich dann in einer zunehmenden Anzahl an Wiederholungen im gleichen festgesetzten Zeitraum. Alternativ wird die Zeit für eine feste Anzahl an Wiederholungen (beispielsweise 20 Wiederholungen) gestoppt. Bei beiden Formen des Trainings werden Differenzen zwischen den Beinen automatisch erkannt (Evaluierung) und der Sportler kann das schwächere Bein intensiver trainieren. Der Grund für eine Dysbalance muss zuvor im Rahmen der Evaluierung abgeklärt werden.

Vorbereitung der Felder

Die Markierung der Felder kann mit einem Handtuch, Tape, Miniband, Stock oder einer geeigneten Alternative erfolgen, die kein Verletzungsrisiko darstellt (Bälle et cetera). Der Untergrund sollte nicht nass oder rutschig sein. Die Felder erhalten die Nummern 1–4 im oder gegen den Uhrzeigersinn.

Ausführung

Die Sprünge können in bis zu drei Richtungen zwischen zwei Nummern ausgeführt werden (1–3, 1–3, …) oder in einer beliebigen Reihenfolge (1–2–3–4, 1–3–2–4, …). Eine Alternative ist die Ausführung mit einem Partner oder Trainer, der eine bestimmte Kombination spontan vorgibt (1–3–1, 1–2–4, 4–3–2 …). Diese Trainingsform fordert zudem das Reaktionsvermögen des Sportlers.

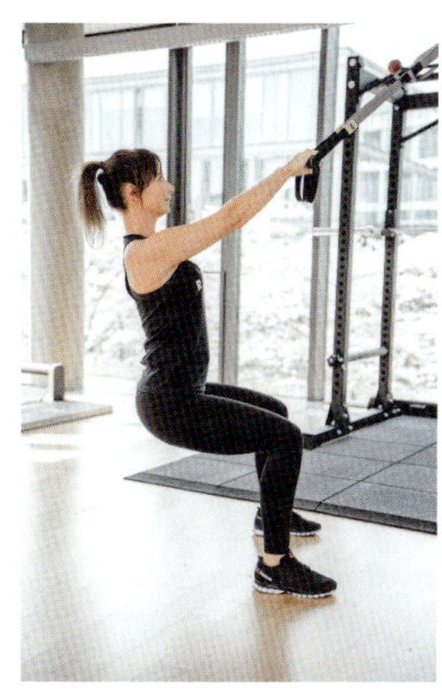

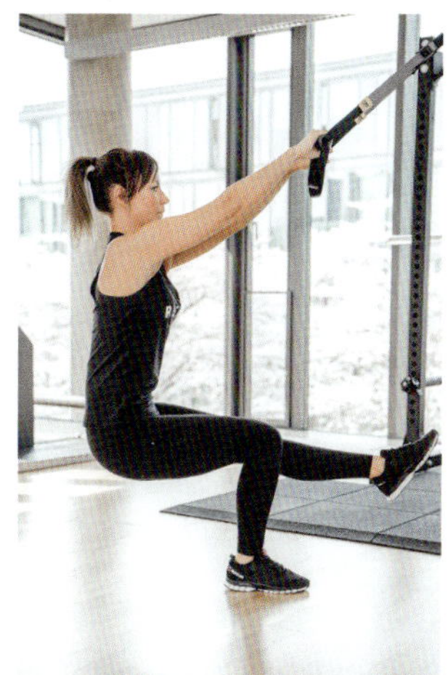

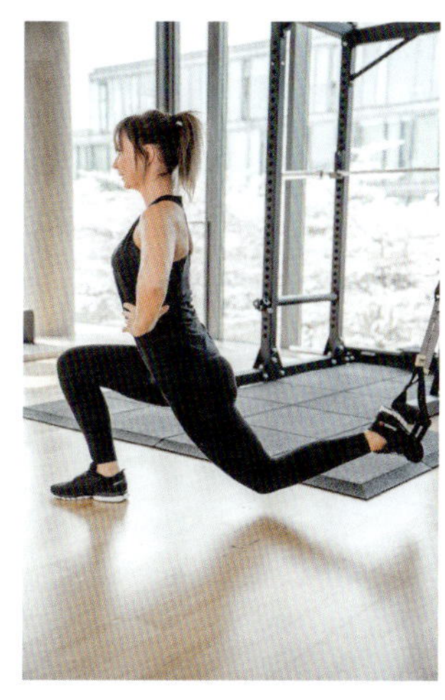

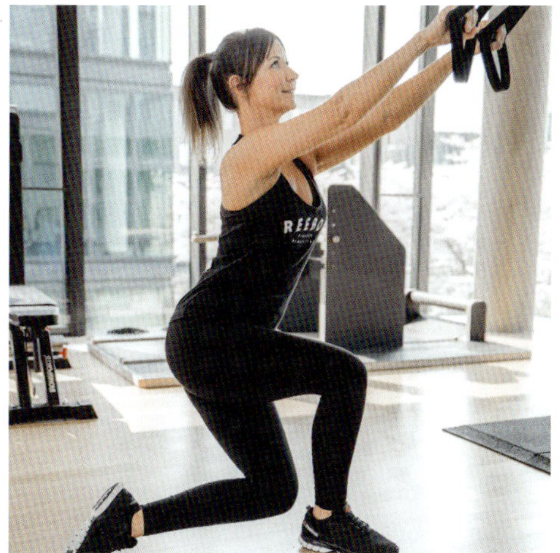
REEBOK

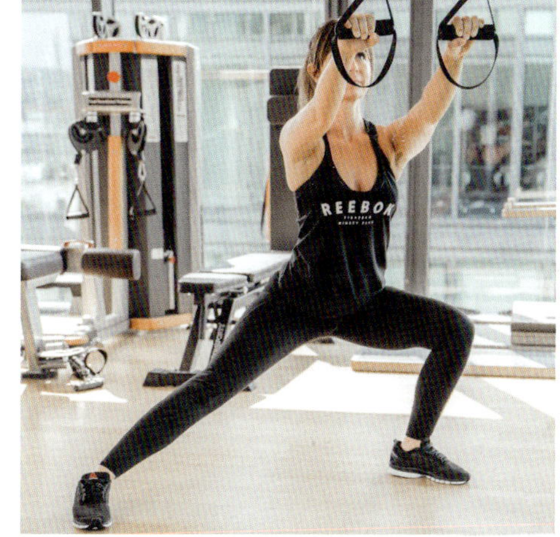
REEBOK

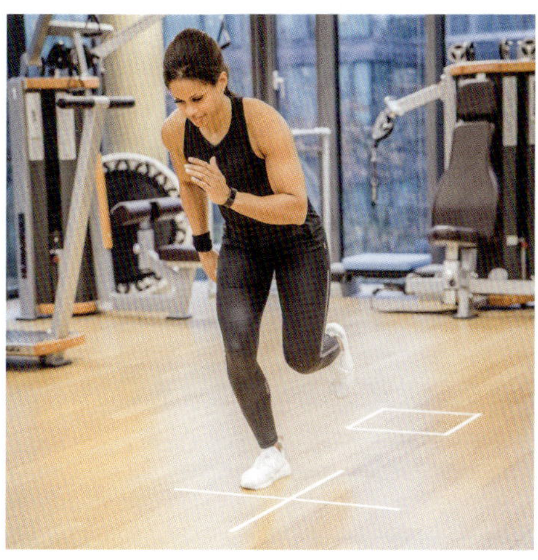

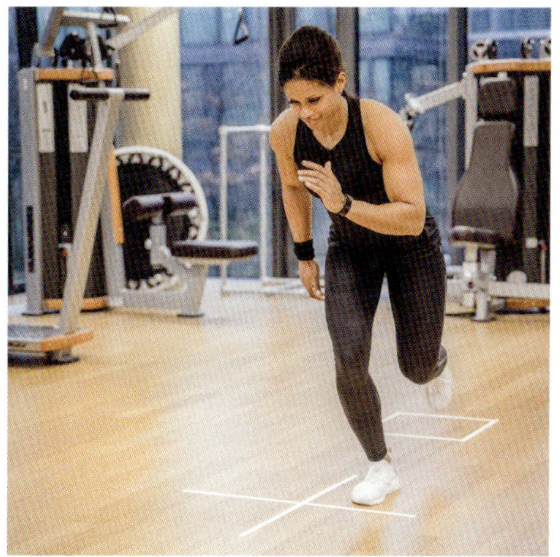

Beispiele

1–2: seitlich rechts/links
1–3: diagonal nach hinten rechts
1–4: rückwärts/vorwärts
2–1: seitlich links/rechts
2–4: diagonal nach hinten links
2–3: rückwärts/vorwärts

Core-Training auf dem Gymnastikball

Der Sportler positioniert beide Arme parallel oder in Form eines Dreiecks auf einem ausreichend aufgepumpten Gymnastikball und nimmt eine Rumpfstützposition ein. Jetzt bewegt er die Arme vor und zurück oder kreisförmig mit bzw. gegen den Uhrzeigersinn. Trainiert werden können Wiederholungen oder eine bestimmte Belastungsdauer. Zu Beginn sind 45–60 Sekunden ein guter Richtwert.

Regression

Der Einsatz eines Wheels (Handrad mit zwei Griffen) vereinfacht die Ausführung.

Progression

1. Je enger die Beine zusammenstehen, desto anspruchsvoller ist die Ausführung.
2. Die Bewegungsamplitude kann vergrößert werden.
3. Zusätzlich kann eine Gewichtsweste getragen werden.

Schulterstabilisierung in Rücklage

Diese Übung ist besonders gut geeignet, um die Zentrierung des Kopfes in der Gelenkpfanne zu trainieren (Shoulder Locking). Diese richtige Positionierung ist die Voraussetzung für eine intensive Belastung der Schulter. Der Sportler liegt auf dem Rücken und hält eine Hantel oder eine Kettlebell am gestreckten Arm gerade nach oben. Jetzt zieht er seine Schulter in den Boden und rotiert den Arm um die eigene Achse. Diese Übung kann in Rückenlage und im Stand mit der Hantel oder Kettlebell über dem Kopf ausgeführt werden.

Regression

Anstelle einer Hantel verwendet der Trainer oder Therapeut ein Tube, das mit variablem Druck den gestreckten Arm nach oben zieht. Erschwerend kann der Zug auch leicht variierend aus der Mittellinie abweichen.

Progression

Der Sportler liegt auf dem Rücken, hat den Arm mit Gewicht nach oben ausgestreckt. Er schließt die Augen, der Trainer/Therapeut bewegt den gestreckten Arm mit leichtem Druck in unterschiedliche Richtungen und der Sportler gleicht dies aus.

Schulteruhr mit Miniband

Für die Ausübung wird ein Miniband benötigt. Der Sportler lehnt in einer Stützposition an der Wand. Das Miniband ist um beide Hände oder Handgelenke gelegt. Ein Arm bleibt stabil an der Wand, während der andere dynamisch in eine oder mehrere Richtungen bewegt wird. Projiziert man gedanklich ein Ziffernblatt auf die Wand, so kann man die Bewegungsrichtung entsprechend einer Uhrzeit vorgeben. Beide Schultern werden im Wechsel trainiert.

Progression

1. Verwende ein stärkeres Band.
2. Führe die Übung mit größerer Bewegungsamplitude aus.

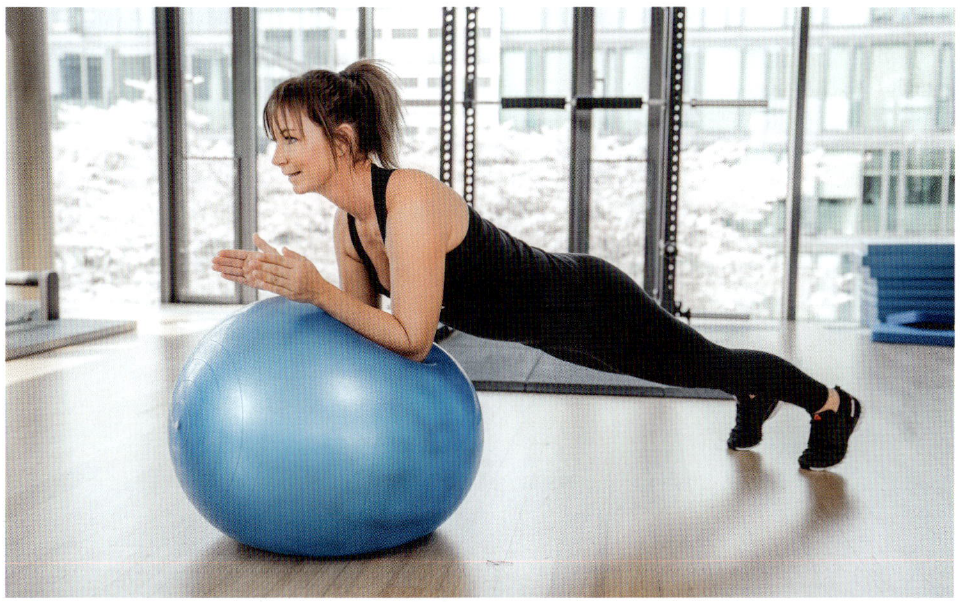

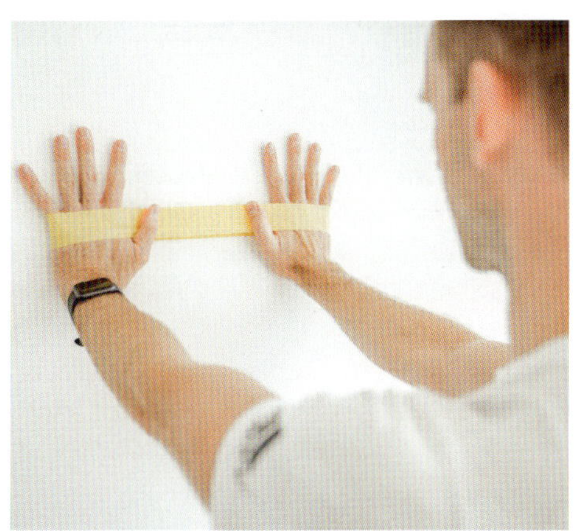

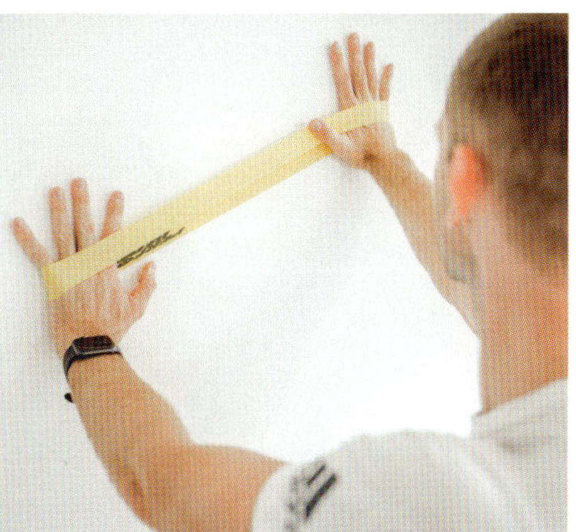

Primal Push-up

Ausgangsposition ist der Vierfüßlerstand. Die Hände sind schulterbreit aufgesetzt, die Ellenbeugen zeigen nach vorn. Die Finger sind gespreizt, die Handmuskulatur ist aktiviert, sodass sich ein kleiner Hohlraum unter der Handfläche bildet. Die Knie befinden sich unter der Hüfte und die Zehen sind aufgesetzt. Der Rücken ist gerade. Zur Kontrolle der Hüft- und Rückenmuskulatur kann eine Faszienrolle oder ein Stab auf den unteren Rücken gelegt werden. Die Knie werden wenige Zentimeter vom Boden abgehoben, sodass der Sportler nur noch auf den Zehen und den Händen steht. Jetzt wird im Wechsel mit einer Hand die gegenseitige Schulter berührt.

Regression

Die Knie können auf dem Boden abgesetzt werden, um die Übung zu vereinfachen. Alternativ kann der Sportler mit einem Gray-Cook- oder Superband um die Hüfte von oben unterstützt werden, sobald er die Knie vom Boden abhebt.

Progression

1. Die Spielhand kann das gegenüberliegende Hand-, Ellenbogen- und Schultergelenk in direkter Reihenfolge berühren. Die Anspannungszeit im haltenden Arm wird auf diese Weise verlängert und intensiviert.
2. Eine Gewichtscheibe kann kontrolliert auf den Rücken des Sportlers gelegt werden oder der Sportler trägt eine Gewichtsweste.

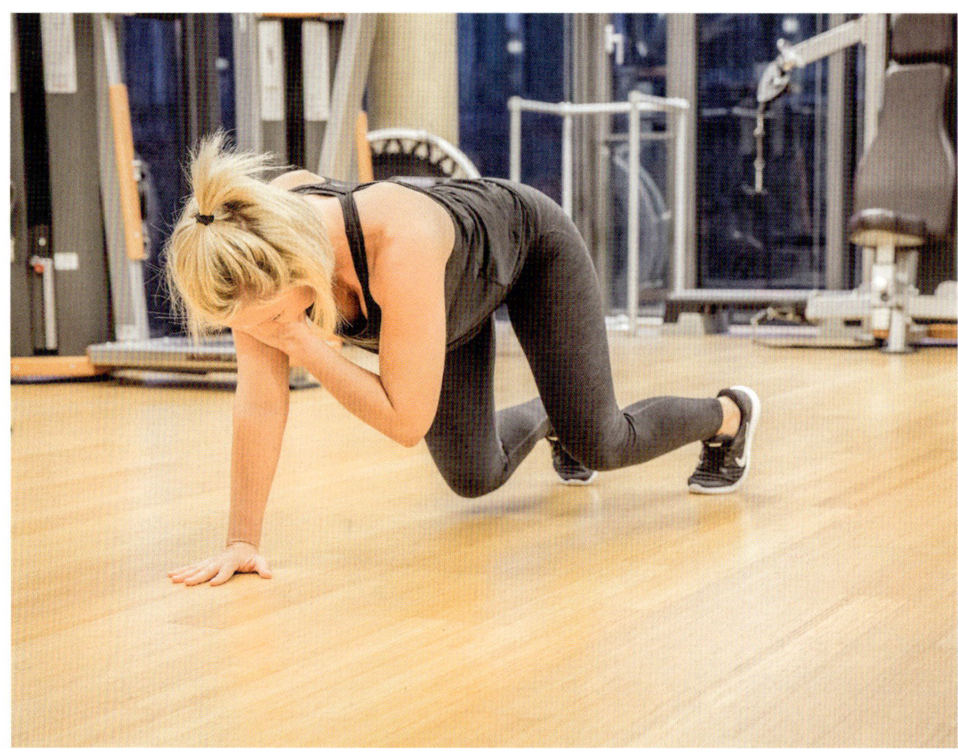

Liegestütz

Der Liegestütz ist eine der bekannten Kräftigungsübungen neben Kniebeuge und Klimmzug und ist den meisten Sportlern bekannt. Es gibt ganze Bücher und Apps, die über 100 Ausführungsvarianten darstellen. Je breiter die Stellung der Arme, desto höher ist die Belastung für die Brustmuskulatur, je enger die Arme zueinander stehen, desto stärker wird der Trizeps belastet. Wandern die Hände vor oder hinter die Schulterlinie, so wird die Ausführung anstrengender. Sind die Füße und Beine höher als der Oberkörper, so wird mehr der obere Anteil der Brust und die Schultermuskulatur angesprochen. Werden die Knie abgelegt oder der Oberkörper erhöht, so wird die Übung meistens einfacher. Die folgenden Fotos zeigen einige von mir häufig bei Patienten und Sportlern eingesetzten Varianten.

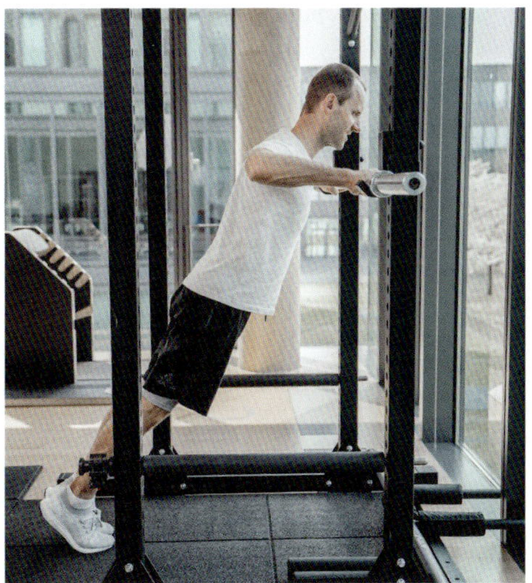

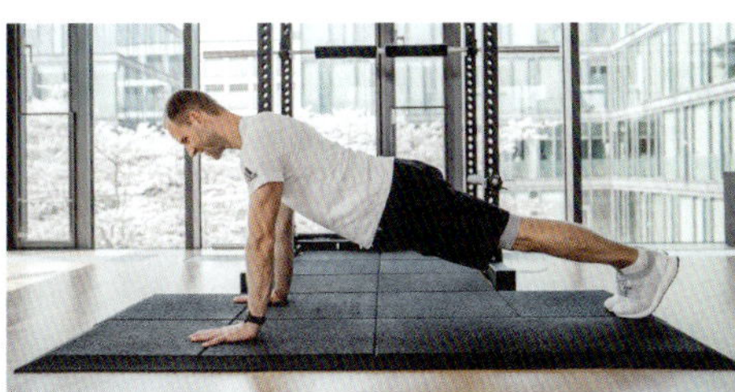

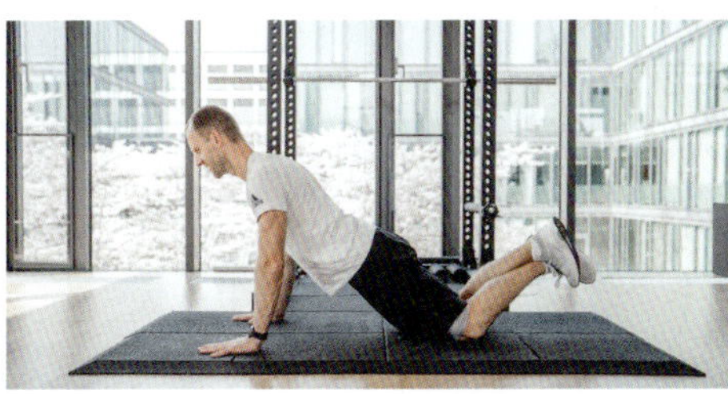

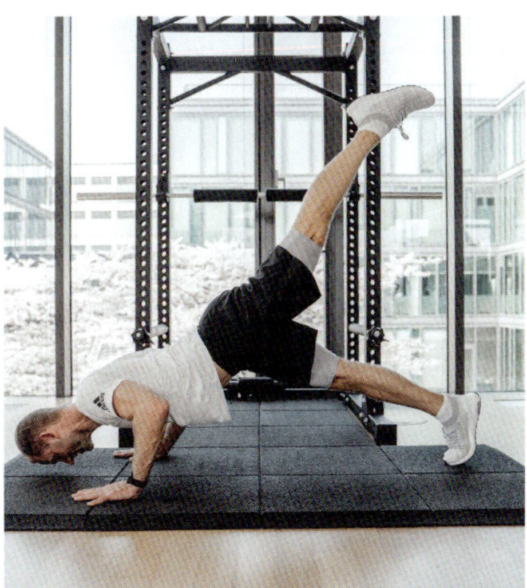

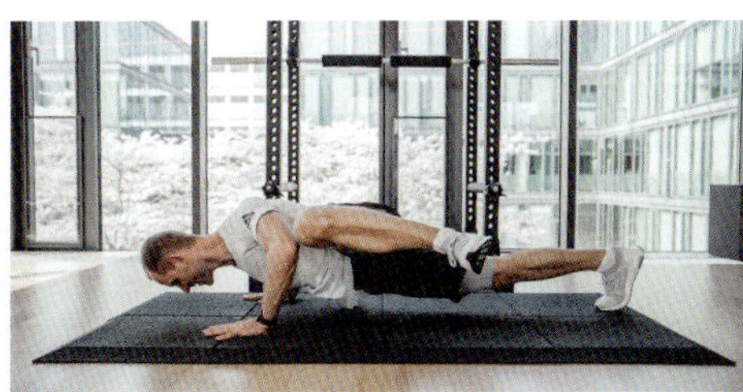

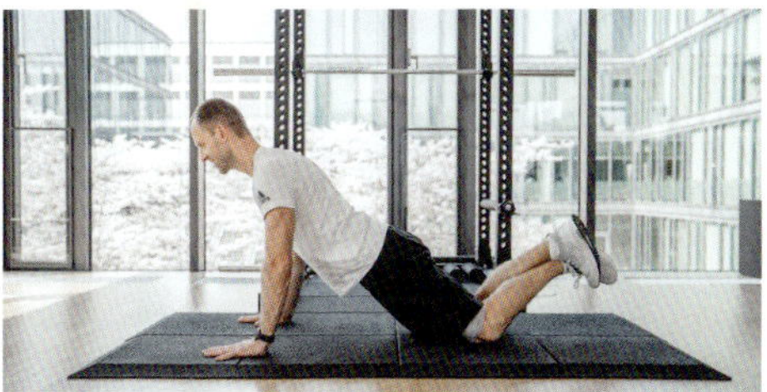

Einarmiges Rudern mit Kettlebell

Der Sportler befindet sich in der Liegestützposition, mit einer Hand auf einer Trainingsbank oder einem Kasten. Die Füße werden hüftbreit aufgesetzt. Die Hand auf der Bank drückt aktiv nach unten, die Finger sind gespreizt. Der Oberarmkopf ist im Schultergelenk fixiert (Shoulder Locking). Der Rücken befindet sich in Neutralposition in einer geraden Linie von den Schultern bis zu den Fersen. Die freie Hand greift eine Hantel oder Kettlebell und führt so lange eine einarmige Ruderbewegung durch, bis das Gewicht knapp vor der Brust ist. Die neutrale Position des Rückens wird beibehalten.

Regression

Bei relativer Schwäche im Rumpf werden beide Hände auf eine Bank oder einen Kasten gelegt und anstelle einer Ruderbewegung werden die Hände im Wechsel nach vorne ausgestreckt.

Progression

1. Erhöhung des Trainingsgewichts.
2. Die Füße werden geschlossen („Narrow the base") oder das Bein auf Seite der abstützenden Hand wird angehoben.

Klimmzug

Der Klimmzug darf natürlich genauso wenig fehlen wie Liegestütz und Kniebeugen. Vergleichbar diesen beiden Übungen gibt es unzählige Ausführungsvarianten. Entscheidend ist es, den richtigen Einsatz der am besten geeigneten Variante für den Einstieg zu finden, und anschließend die richtigen Progressionen. Ein wichtiges Hilfsmittel sind Superbänder verschiedener Stärken. Mit der richtigen Unterstützung durch ein Superband können die meisten Sportler – auch Frauen – direkt den eigentlichen Bewegungsablauf trainieren. Variiert werden sollten auch von Anfang an die Griffart und die Griffweite.

Progression

1. „Aushängen" des Körpers an einer Stange.
2. Aktivierung und Mobilisation des Schulterblatts im Aushang bei gestreckten Armen.
3. Aktivierung der Rumpfmuskulatur durch Anwinkeln der Knie im Aushang.
4. Exzentrisches Ablassen aus dem Klimmzug aus verschiedenen Positionen.
5. Isometrisches Halten im Klimmzug in verschiedenen Positionen.
6. Aktiv assistierter Klimmzug (Partner, Superband et cetera).
7. Klimmzug.
8. Zusätzliches Trainingsgewicht oder einarmige Ausführung.

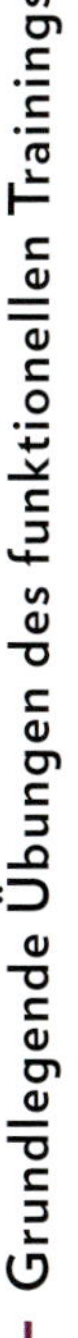

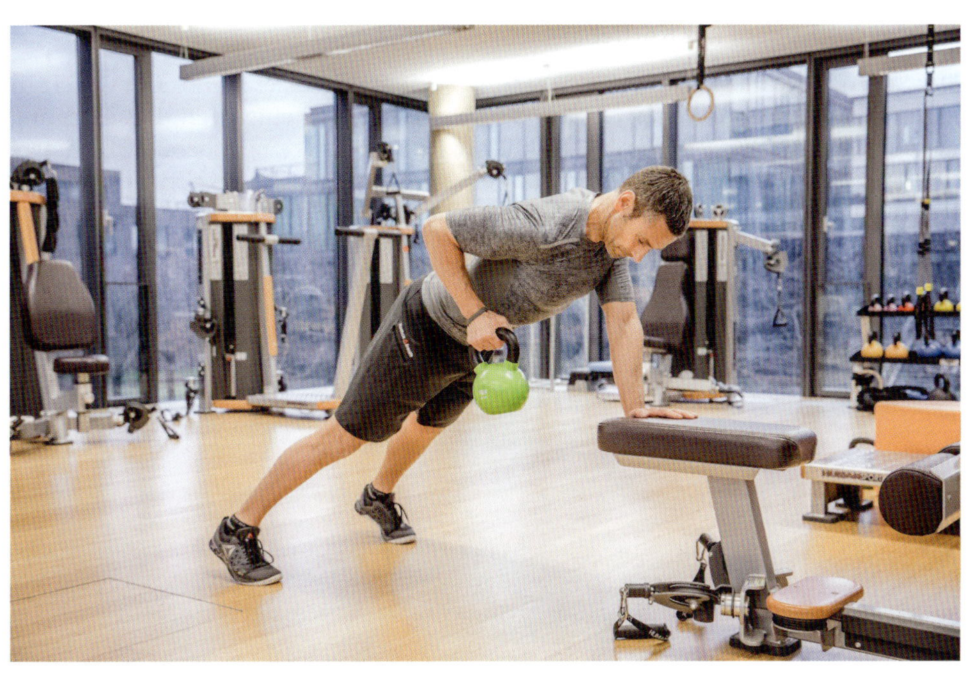

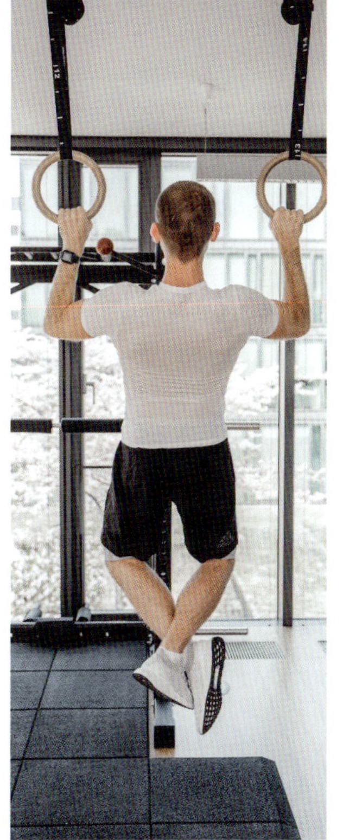

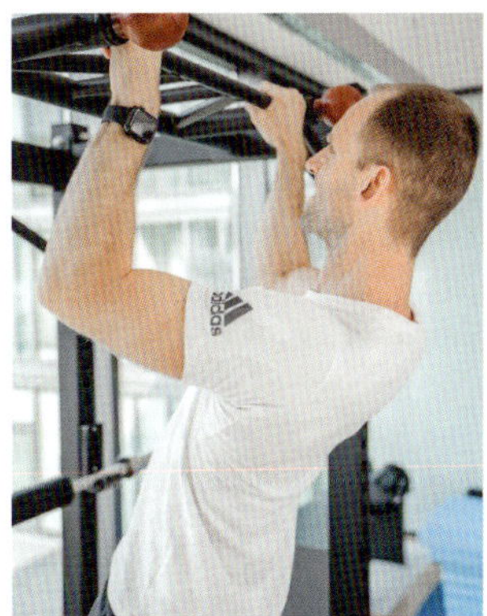

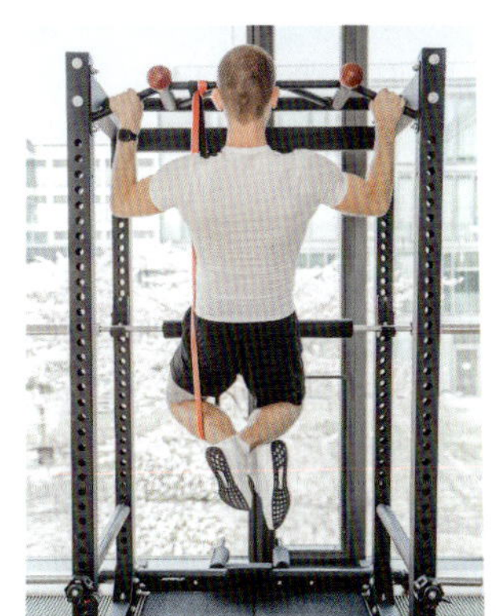

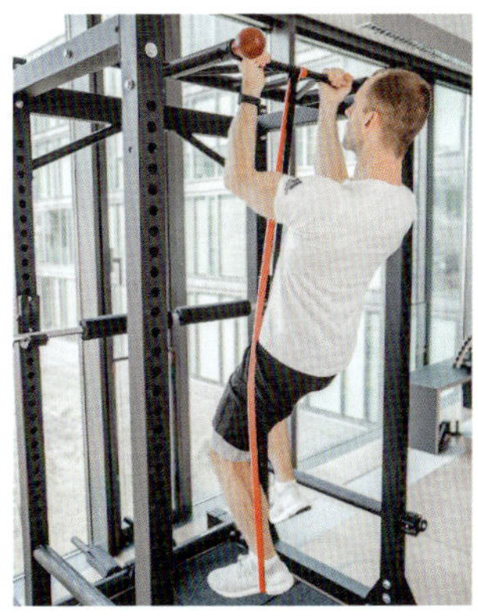

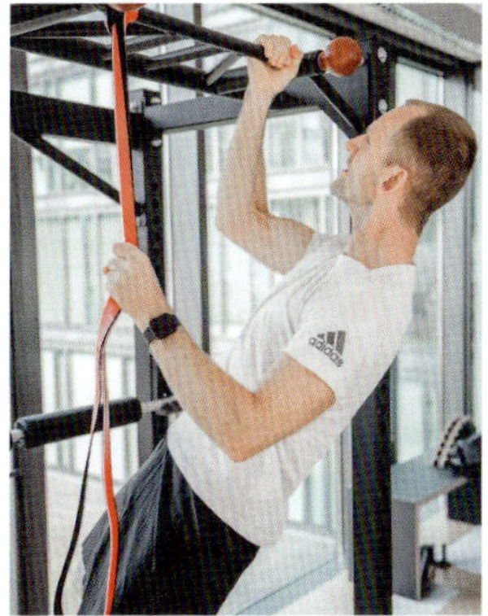

Halo

Der Sportler steht hüftbreit aufrecht und hält eine Kettlebell, eine Hantel oder einen Medizinball mit beiden Händen vor der Brust. In einer kreisförmigen Bewegung wird das Gewicht mit beiden Händen um den Kopf herum geführt. Dieser wird dabei gerade gehalten. Die Mobilität kommt aus den Schultern. Die Bewegungsrichtung kann sich nach jeder Wiederholung oder nach jedem Satz ändern.

Progression

1. Ein höheres Gewicht und ein langsameres Ausführungstempo sind die einfachsten Möglichkeiten einer Progression der Übung.
2. Ein geschlossener Stand und damit eine verkleinerte Standfläche erhöhen die Schwierigkeit der Übung.

Farmers Walk mit Kettlebell

Der Sportler hält einseitig eine Hantel oder Kettlebell in der Hand am hängenden Arm und geht eine bestimmte Strecke oder Dauer durch den Raum. Ziel ist es, dabei auf eine gerade Körperhaltung ohne Ausweichbewegungen zu achten.

Regression

Anstatt eine einseitige Belastung mit einem Gewicht aufzubauen, ist es einfacher, stattdessen zwei leichtere Gewichte auf beide Arme zu verteilen.

Progression

1. Die Hantel oder Kettlebell wird auf Schulterhöhe gehalten (Level 2) oder mit gestrecktem Arm über Kopf (Level 3).
2. Anstatt in der Ebene zu gehen, kann der Sportler Treppen laufen oder auf einen Step bzw. ein Aeropad steigen.

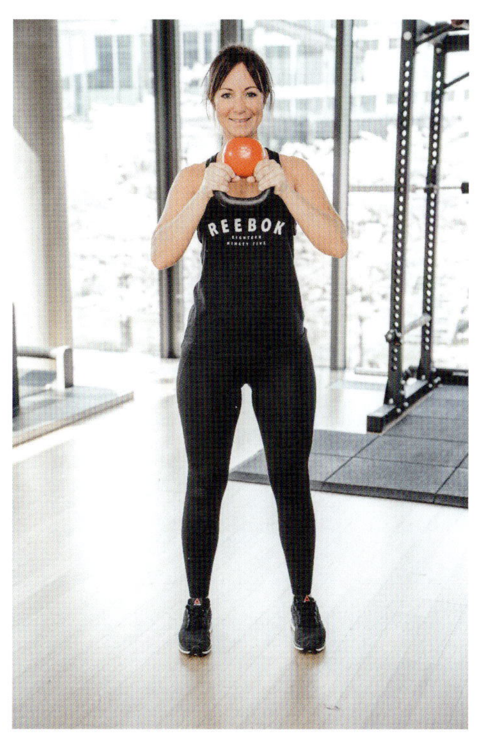
REEBOK

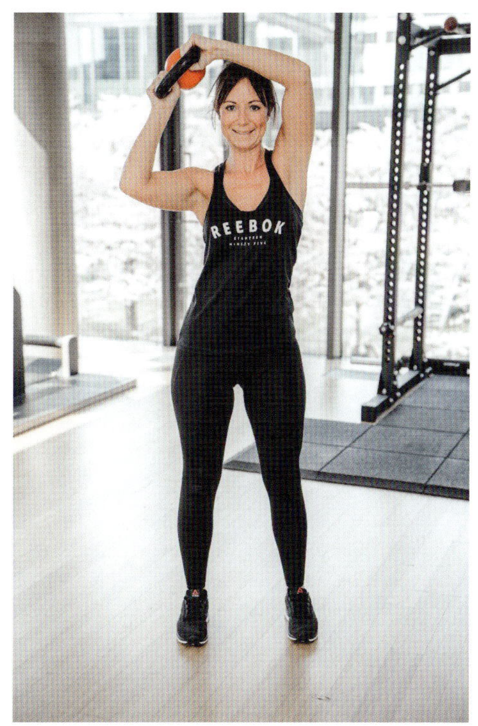
REEBOK

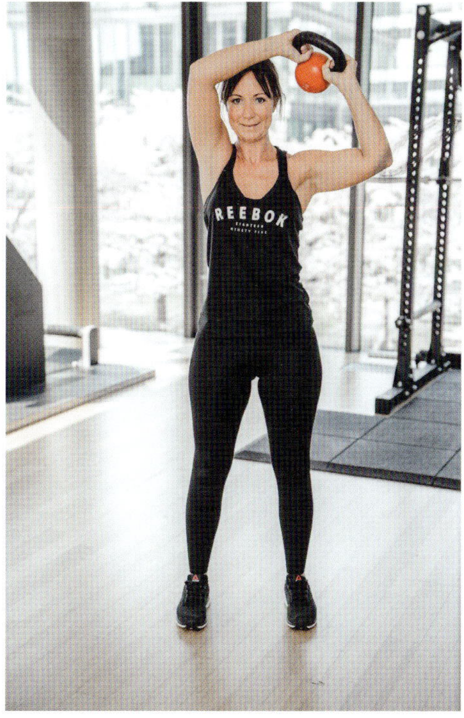
REEBOK

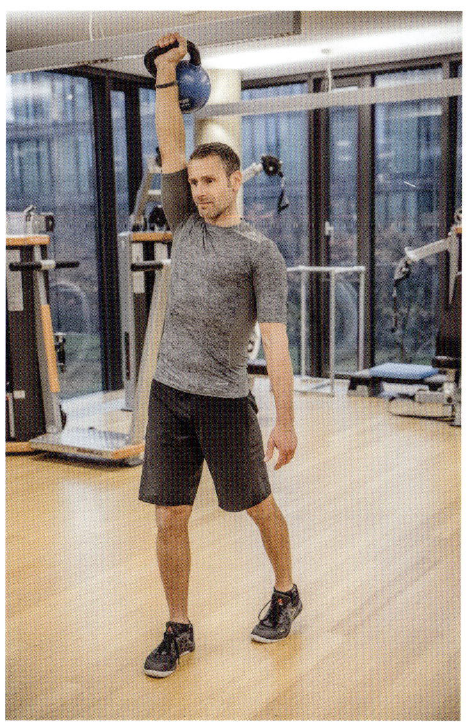

Medizinballwürfe

Gerade für Sportarten, die eine rotierende Bewegung erfordern, z. B. Tennis, sind Medizinballwürfe eine hervorragende funktionelle Übung. Der Ball kann dabei gegen eine Wand oder zu einem Partner geworfen werden. Grundsätzlich ist jede Wurfrichtung denkbar. Zu beachten ist, dass die notwendige Mobilität und Stabilität in dem erforderlichen Bewegungsrahmen gegeben sind.

Progression

1. Einsatz von schwereren Bällen.
2. Veränderte Ausgangsposition, zum Beispiel Werfen und Fangen aus dem doppelten oder einfachen Kniestand.
3. Reaktionstraining: Der Trainingspartner wirft den Ball in unterschiedliche Richtungen und der Trainierende muss den Ball fangen. Bei einer gesteigerten Variante steht der Fangende mit seinem Rücken zum Werfenden und dreht sich auf ein akustisches Signal des Werfenden zu ihm um.
4. Kombination mit weiteren Übungen wie Liegestütz oder Kniebeugen, die den Trainierenden zusätzlich ermüden.

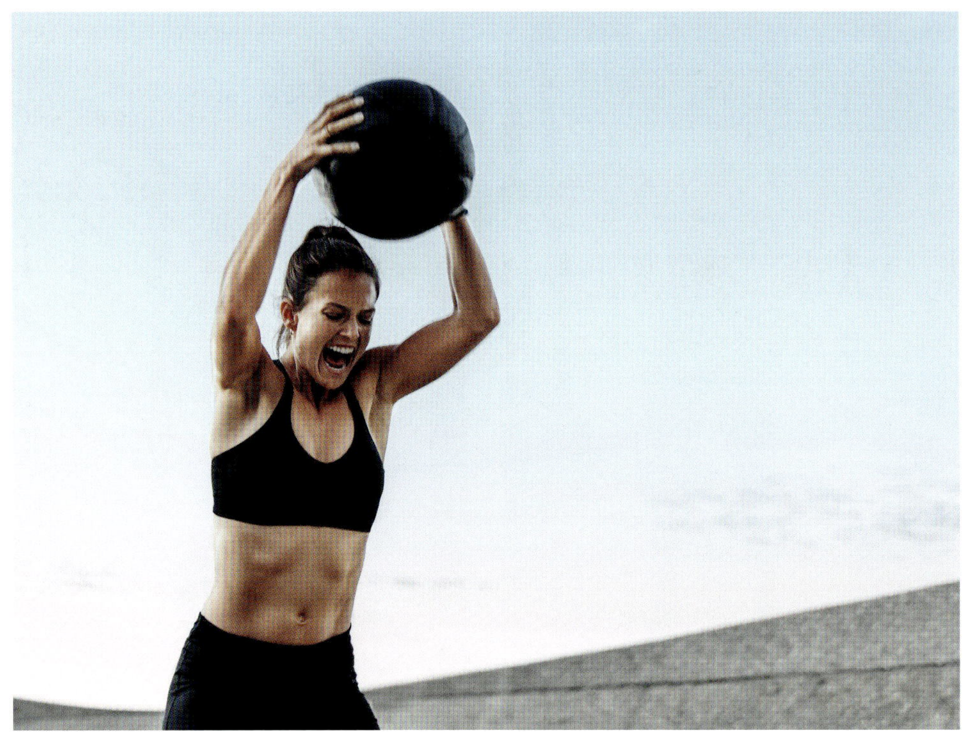

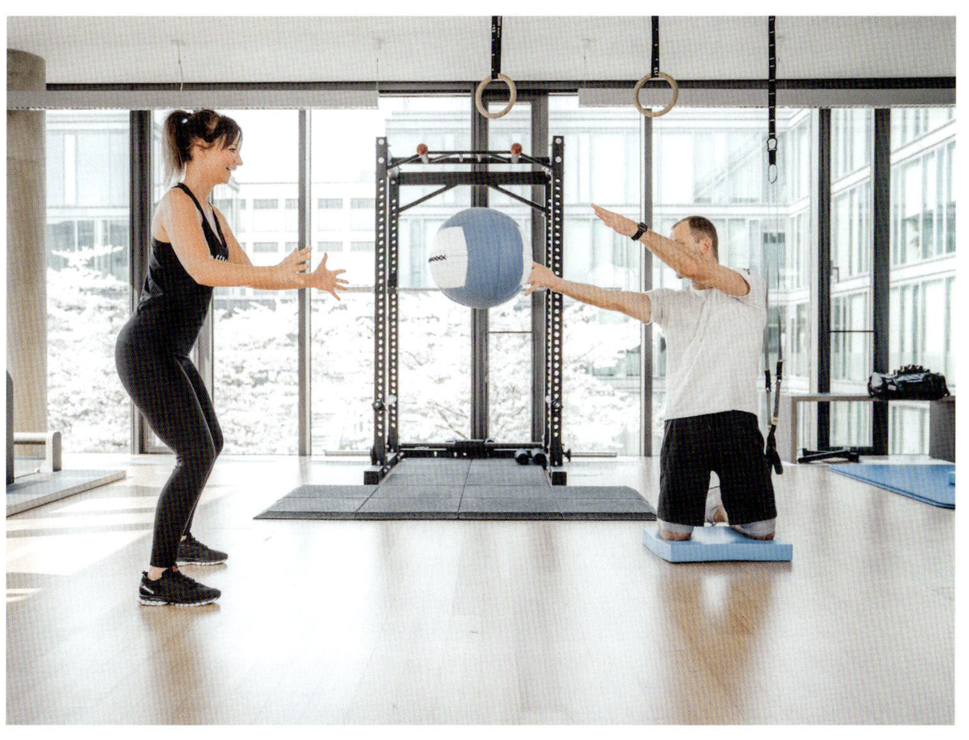

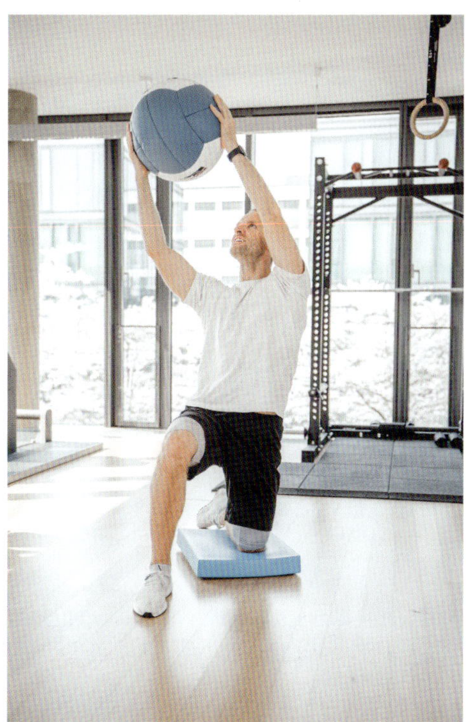

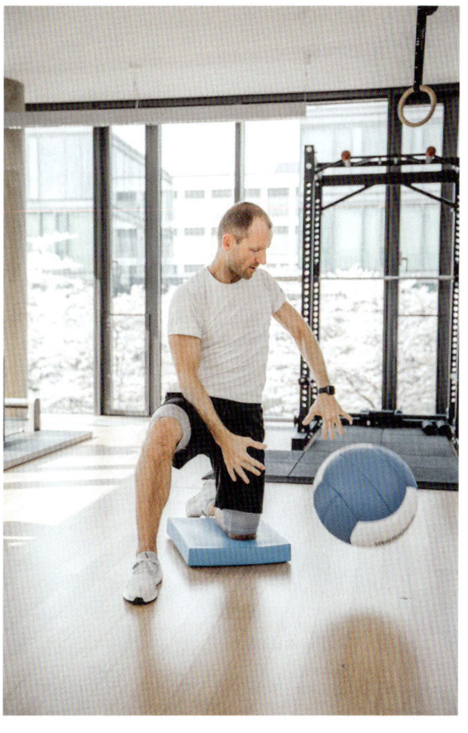

5.10 MENTALER UMGANG MIT VERLETZUNGEN

Eine Sportverletzung betrifft nicht nur den Körper, sondern auch den Geist. Die eigene Verletzlichkeit zu spüren, den eigenen Ansprüchen vielleicht nicht gerecht zu werden, ein unerwarteter Rückschlag – Sportverletzungen müssen nicht nur körperlich verarbeitet werden, sondern auch mental. Auch hier gibt es wieder die Ebenen Trainer–Sportler und Therapeut–Sportler, aber vor allem auch die Ebene der Kommunikation.

Kommunikation ist vor allem Kommunikation mit sich selbst. Das ist ein wichtiger Aspekt im Bereich der Leistungssteigerung, aber auch im Umgang mit Verletzungen. Ist der Sportler erst einmal verletzt, so lässt sich diese Verletzung nicht unmittelbar rückgängig machen. Es beginnt eine Phase der Heilung und Regeneration, bei der sich der Patient meistens in die Hände seiner behandelnden Therapeuten begibt. Ein entscheidender Aspekt der Regeneration sind neben der körperlichen Heilung auch die mentale Einstellung und der Umgang des Sportlers mit seiner Verletzung. Im Hochleistungssport werden aus diesem Grund in den letzten Jahren zunehmend Sportpsychologen zur Unterstützung der Sportler eingebunden.

Grundsätzlich kann der Sportler selbst entscheiden, wie er auf eine Verletzung reagiert und was er daraus lernt. In einer Situation, in der er im Rahmen der Behandlung häufig passiv auf externe Hilfe durch Ärzte und Physiotherapeuten angewiesen ist, verhilft diese Erkenntnis dem Patienten zu einem Perspektivenwechsel.

Die Stimme in unserem Kopf

Die Informationen über die Aktivität der sinnbildlichen „Stimme in unserem Kopf" variieren stark. Studien sprechen von Werten zwischen durchschnittlich 30.000 und 70.000 Gedanken pro Tag. Viele dieser Gedanken oder eigenen Leitsätze sind uns nur bedingt bewusst. Trotzdem prägen sie unsere Einstellung und unser Denken maßgeblich. Die Stimme im Kopf ist deshalb auch zum Teil verantwortlich für unsere Einstellung und für unseren Umgang mit Verletzungen. Sie ist Teil unserer Programmierung. Jeder Sportler kennt das Gefühl, einer bestimmten Leistung oder Zielsetzung nicht gewachsen zu sein. Ein permanent wiederholtes „Das schaffe ich nicht!" im Kopf des Athleten führt aber nur in den seltensten Fällen zum Erreichen der gesetzten Ziele. Das Gegenteil ist der Fall, denn vielmehr erhöht sich dadurch das Verletzungsrisiko. Laut Prof. Kleinert von der Abteilung für Gesundheit und Sportpsychologie der Deutschen Sporthochschule in Köln lassen sich ca. 5–10 % der Sportverletzungen gut durch psychologische Faktoren erklären, wobei die Dunkelziffer vermutlich viel höher ist.

Eine positive innere Einstellung ist umgekehrt keine Garantie für einen sportlichen Erfolg, jedoch eine wesentliche Voraussetzung. Mithilfe seiner inneren Stimme kann sich der Athlet erfolgreich programmieren. Diese Zielsetzung sorgt dafür, dass er morgens aufsteht und auch bei Regen laufen geht, sich seine Regeneration gönnt und zielgerichtet ernährt. Sie dient im Idealfall als Kompass und weist dem Athleten die richtige Richtung. Die beste Hardware in einem Computer bringt nichts ohne die richtige Software. Jeder von uns kennt eine Situation, bei der sich der Puls beschleunigt, beispielsweise, wenn wir an eine geliebte Person oder eine emotionale Situation denken. Es gibt aber auch weitaus unbewusstere Reaktionen des Körpers. Negative Gedanken und Gefühle haben eine unmittelbare physiologische Auswirkung auf den Körper. Ein gut untersuchtes Beispiel sind Zellbotenstoffe (Zytokine), die von Zellen freigesetzt werden und über Blutbahn und Lymphgefäße im gesamten Körper wirken. Auf diese Weise nehmen sie unter anderem auch Einfluss auf das Immunsystem. Optimisten produzieren weniger Stresshormone und haben im Durchschnitt einen niedrigeren Blutdruck als Pessimisten. Eine negative Einstellung beeinflusst auch direkt den Umgang des Sportlers mit einer Verletzung und verlängert die Phase der Heilung.

Negative Sätze und Gedanken, die eine schnelle Regeneration behindern, sind beispielsweise:

- Immer passiert mir das!
- Das ist nicht fair!
- Jetzt verpasse ich meinen Wettkampf!

Positive Leitgedanken, die eine Regeneration fördern können, sind:

- Ich analysiere, wie es zu meiner Verletzung gekommen ist und was ich zukünftig in meinem Training verbessern kann, damit das nicht erneut passiert!
- Ich nutze die Chance, jetzt Teilbereiche zu verbessern, die vor dem aktuellen Wettkampf nicht optimal waren (Ernährung, Mobilität et cetera)!
- Diese Situation stellt eine Herausforderung dar und ich werde sie gekräftigt bewältigen!

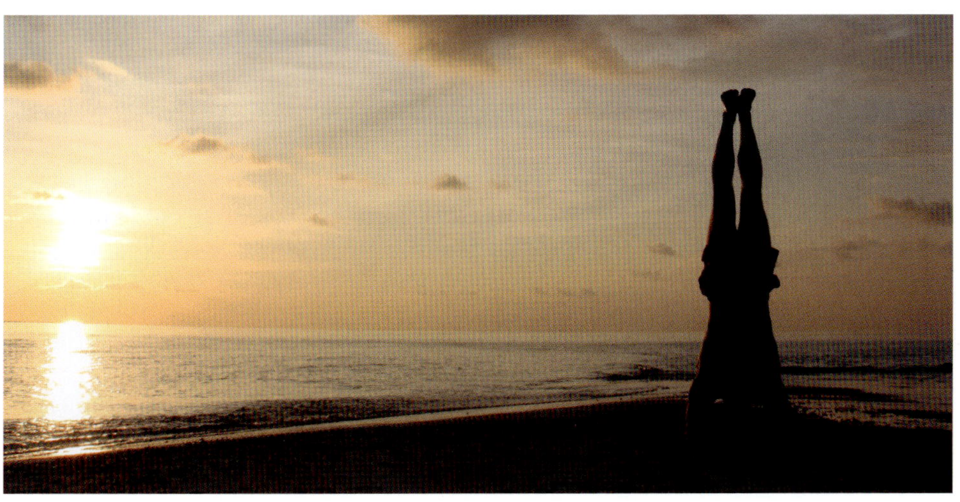

Acht Tipps zum positiven Umgang mit Sportverletzungen

1. Akzeptieren die Verletzung! Es klingt simpel, aber es ist der erste wichtige Schritt: Akzeptiere, dass du verletzt bist und entschließe sich, nach vorne zu schauen.
2. Analysiere die Verletzung! Nachdem ein Sportler eine Verletzung als solche angenommen hat, analysiert er, wie es dazu gekommen ist und welche Schritte unternommen werden können, um zukünftige Verletzungen zu vermeiden. Ist es ein technischer Fehler im Bewegungsablauf, der zu einer chronischen Überlastung geführt hat? Habe ich mich überschätzt? Habe ich eine relevante Sicherheitsregel nicht beachtet? Trainiere im Kopf! Du kannst Bewegungsabläufe auch mental trainieren. Gerade komplexe Bewegungen lassen sich auf diese Weise auch ohne körperliche Ausführung verbessern. Visualisiere deine sportliche Technik, bestimmte Wettkampfsituationen und Stresssituationen so exakt wie möglich.
3. Setze dir klare Ziele! Die erste Frage vieler Sportler nach einer Verletzung lautet oft: „Wann kann ich wieder normal trainieren und an Wettkämpfen teilnehmen?" Die realistische ärztliche Einschätzung demotiviert den Sportler anschließend, wenn es sich um einen Zeitraum von mehreren Wochen oder Monaten handelt. Setze dir deshalb Zwischenziele im Rehabilitationsverlauf. Diese sollten möglichst klar und eindeutig formuliert und messbar sein. Das Erreichen von Zwischenzielen motiviert dich und stärkt das Selbstvertrauen. Verschriftliche deine Ziele. Was willst du bis wann erreicht haben? In einer Vielzahl an Studien konnte wiederholt beleget werden, dass Ziele, die schriftlich festgehalten werden, weit häufiger erreicht werden.
4. Optimiere die Rehabilitation! Informiere dich selbst über mögliche Behandlungsmethoden und nutze alle sinnvollen angebotenen Rehabilitationsmaßnahmen, um die Regeneration zu optimieren. Berücksichtige dabei bitte, dass das Internet zwar einerseits eine unfassbare Menge an Informationen zur Verfügung stellt, es andererseits aber häufig keine Garantie für die Qualität der dort getätigten Aussagen gibt. Ein erfahrenes Team aus einem (Athletik-)Trainer, einem Physiotherapeuten und einem Sportmediziner, die sich gegenseitig und ihre Arbeit schätzen, ist die Basis für eine erfolgreiche und schnelle Regeneration. Mache das erfolgreiche Genesen zu deinem Trainingsziel.
5. Verwandle deine Schwächen in Stärken! In vielen Fällen ist ein alternatives Training unter Schonung der verletzten Region möglich. Trainieren die Schwächen und Bereiche, die du im Trainingsalltag vielleicht vernachlässigst (Core-Training, Mobilität, Gleichgewicht et cetera) und beziehe die Aspekte Ernährung und mentales Training mit ein. Vermeide ein Training „um die Verletzung herum" unter Abfälschen der Bewegungsabläufe. Nach einer Verletzung der Hardware – also der Knochen, Gelenke, Muskeln, Sehnen und Bänder – verändert sich auch immer die Software – also Bewegungssteuerung und Bewegungsmuster.
6. Aus zahlreichen Studien wissen wir, dass eine Sportverletzung bei unvollständiger Heilung der Hard- und Software der Hauptrisikofaktor für weitere Verletzungen ist. Nutze also wichtige Tools der Bewegungsanalyse (z. B. Functional Movement Screen, Y-Balance-Test, Return-to-Play-Testverfahren), um nach der Rehabilitation und vor einem Wiedereinstieg in den intensiven Sport optimal vorbereitet zu sein.

7. Soziales Netzwerk. Nutze dein soziales Netzwerk! Halte engen Kontakt zu Trainingskollegen, Therapeuten und zu deinem behandelnden Arzt. Lass dich motivieren und beteilige dich in deinem sportlichen Umfeld, um deine Motivation hochzuhalten.
8. Optimiere deine Rituale! Überdenke und optimiere deine täglichen Rituale. Sportlicher Erfolg und Regeneration beruhen auf den wesentlichen Säulen „Bewegung“, „Ernährung“ und „Schlaf“.

- Trainiere intensiv und regeneriere ausreichend.
- Iss bewusst, in Maßen und zu passenden Zeitpunkten.
- Schlafe ausreichend lange und gut.

Zusammengefasst: Versorge dich gut!

Krise oder Herausforderung – möchtest du Opfer oder Gestalter deiner Situation sein?

Der Sportler kann seine Verletzung als Krise oder als eine Chance und Herausforderung sehen – diese Entscheidung trifft er selbst!

Optimismus ist wichtig für die Prophylaxe und Therapie von Verletzungen! Form follows function – „die Form folgt der Funktion“ heißt es im Training. Wenn du deine Geschwindigkeit trainierst, so wirst du schneller. Wenn du deine Muskeln trainierst, so wirst du kräftiger. Trainiere deine Einstellung und Gedanken und du wirst insgesamt erfolgreicher. Denke an deine innere Stimme und sei nett zu dir!

„Ich wünsche mir die Kraft, die Dinge zu ändern, die ich ändern kann. Ich wünsche mir die Gelassenheit, die Dinge hinzunehmen, die ich nicht ändern kann. Ich wünsche mir die Weisheit, das Eine vom Anderen zu unterscheiden.“ (Gelassenheitsgebet)

„Champions werden nicht in Trainingshallen gemacht. Champions werden durch etwas gemacht, das sie in sich tragen: ein Verlangen, einen Traum, eine Vision. Sie brauchen außergewöhnliche Ausdauer, sie müssen ein wenig schneller sein, sie brauchen die Fähigkeiten und den Willen. Aber der Siegeswille muss stärker sein als die Fähigkeiten.“ (Muhammad Ali)

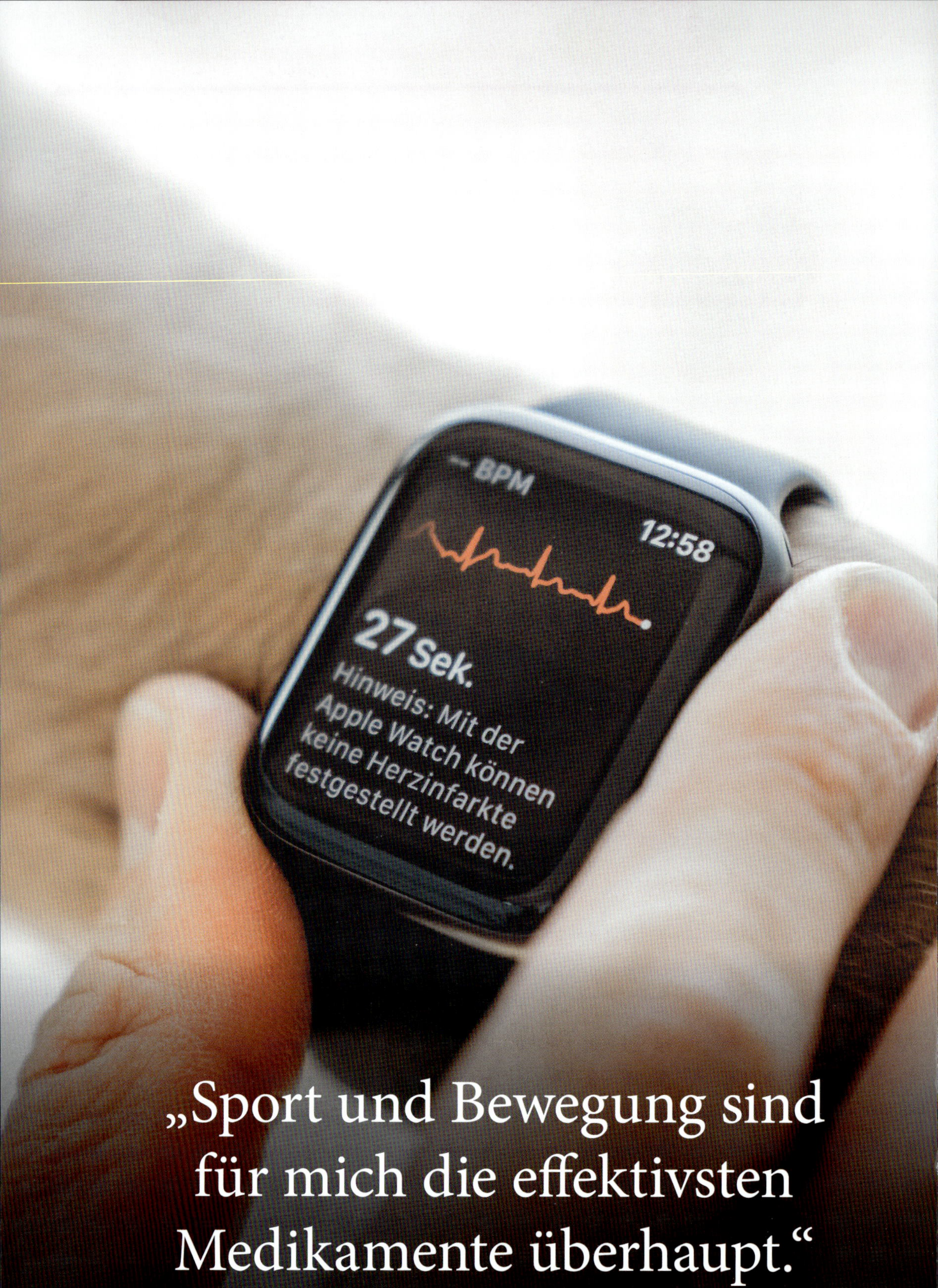

„Sport und Bewegung sind für mich die effektivsten Medikamente überhaupt.“

6. Schlussbemerkung und Ausblick

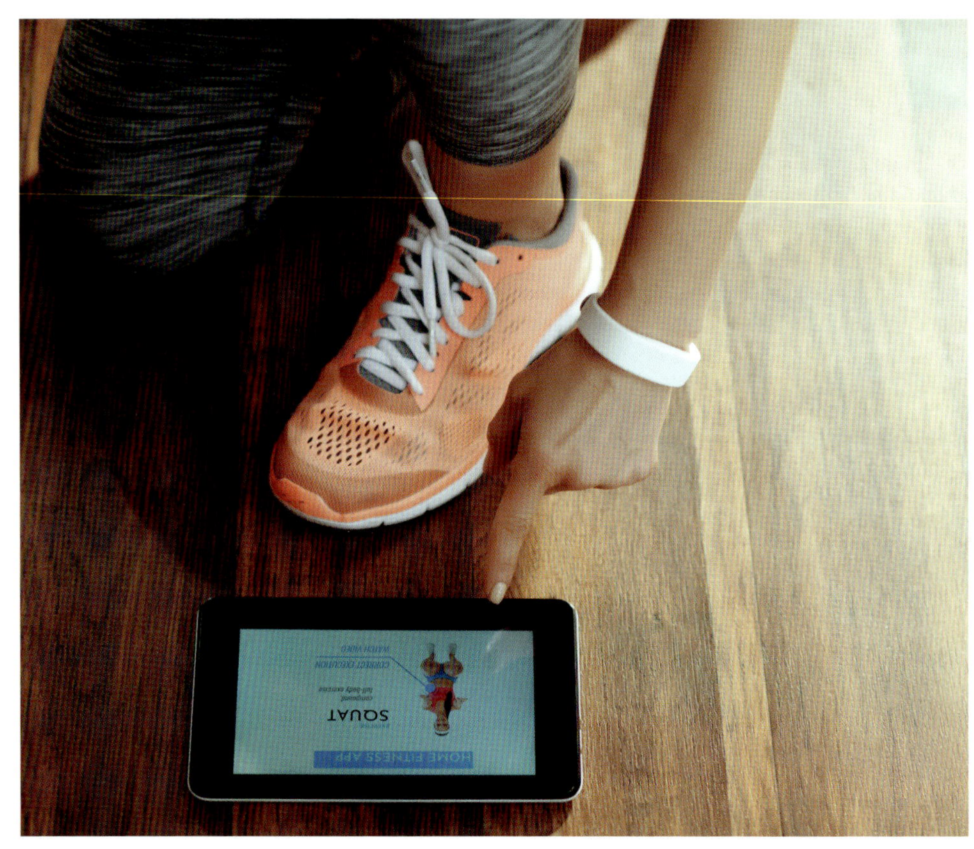

„Entscheidend ist,
was am Ende wirklich
umgesetzt wird!“

Zum Ende dieses Buches möchte ich noch einmal die aus meiner Sicht entscheidenden Punkte zusammenfassen und einen Ausblick geben.

Im Rahmen meiner universitären Ausbildung zum Thema Bewegungsapparat wurde viel Wert auf strukturelle Zusammenhänge, Klassifikationen und Behandlungstechniken gelegt. Die Aspekte der praktisch relevanten funktionellen Anatomie, das Verständnis für Bewegungsmuster und neuromuskuläre Zusammenhänge habe ich zum größten Teil erst später erlernt. Die Tätigkeit als Trainer, zahllose Gespräche mit anderen Trainern, Therapeuten und Sportlern und eine Vielzahl an Fortbildungen haben mich gelehrt, die praktische Umsetzbarkeit einer Bewegungsempfehlung nicht aus den Augen zu verlieren. Entscheidend ist, was am Ende wirklich umgesetzt wird!

Sport und Bewegung im Allgemeinen sind für mich – sinnvoll ausgeführt – Prävention und eines der effektivsten Medikamente überhaupt. Wir müssen Bewegung aber auch genauso bedacht „verschreiben" wie ein Medikament. Voraussetzung für eine individuelle Verordnung ist immer die richtige Diagnose. Deshalb muss ich mit geeigneten Untersuchungs- und Screening-Methoden zu Beginn und im Verlauf genau festlegen, was verbessert werden soll. Die Grundlage dafür ist wiederum das Warum des Sportlers und des Therapeuten. Der mentale Aspekt ist obligatorischer Bestandteil eines jeden Trainings und jeder Therapie.

Dieses Buch soll Trainer, Therapeuten und Sportler dabei unterstützen, Verletzungen durch geeignete Screening-Methoden und ein gezieltes progressives Training zu vermeiden. Außerdem werden dem Sportler Tools an die Hand gegeben, um nach einer Verletzung vollständig wiederhergestellt zum Sport zurückkehren zu können. Die von mir vorgeschlagenen Algorithmen sind nach meinem derzeitigen Wissensstand einfach durchführbar, aussagekräftig und stellen eine gute Grundlage für ein gezieltes funktionelles Training dar. Ich bin davon überzeugt, dass es viele effektive Möglichkeiten gibt, zu screenen und ich freue mich über konstruktives Feedback und abweichende Ansichten!

Die wachsenden technischen Möglichkeiten in den Bereichen Diagnostik und Trainingssteuerung werden die Bereiche Prävention und Therapie weiter verbessern.

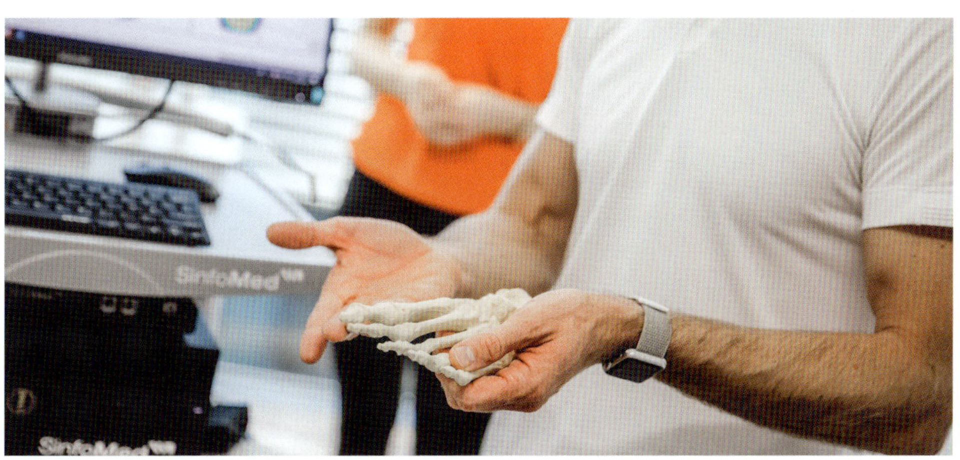

Bewegung ist Medizin!

Dr. med. Markus Klingenberg
www.markusklingenberg.de

Masterkurs Return-to-Sport

Gemeinsam mit der ARTZT Institut biete ich zu diesem Buch einen zweitägigen Masterkurs „Return-to-Sport" an. Er richtet sich an Trainer, Therapeuten und Ärzte, die Sportler mit Sportverletzungen oder Wiedereinsteiger in den Sport betreuen. Schwerpunkte sind der interdisziplinäre kollegiale Austausch und die Vermittlung aktueller Erkenntnisse zu Sportverletzungen, ihren Behandlungen und geeigneten Trainingsmethoden. Ein weiterer Schwerpunkt liegt auf der praktischen Umsetzung der in diesem Buch beschriebenen Screening-Algorithmen. Zuletzt werden praktische Fallbeispiele aus der Gruppe der Teilnehmer und die Umsetzbarkeit eines Screenings im Alltag gemeinsam besprochen.

Für interessierte Fitnessstudios, Praxen und Kliniken sind Inhouse-Schulungen möglich.

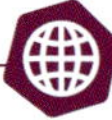

Zum zertifizierten Online-Kurs

Dieser Kurs ist auch als zertifizierter Online-Kurs verfügbar. Zudem findest du hier weitere Informationen und die Möglichkeit zur Anmeldung.

https://elopage.com/s/ARTZT/return-to-sport

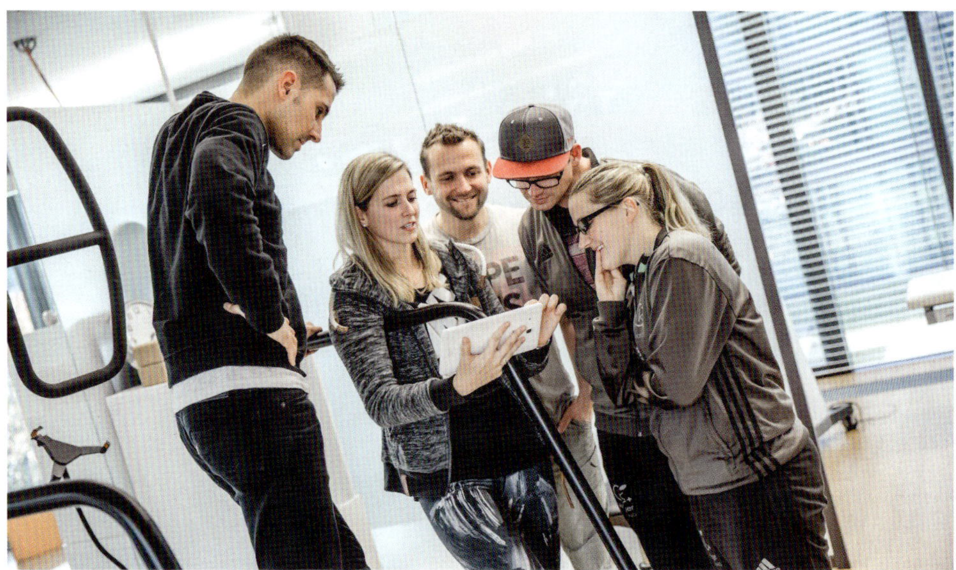

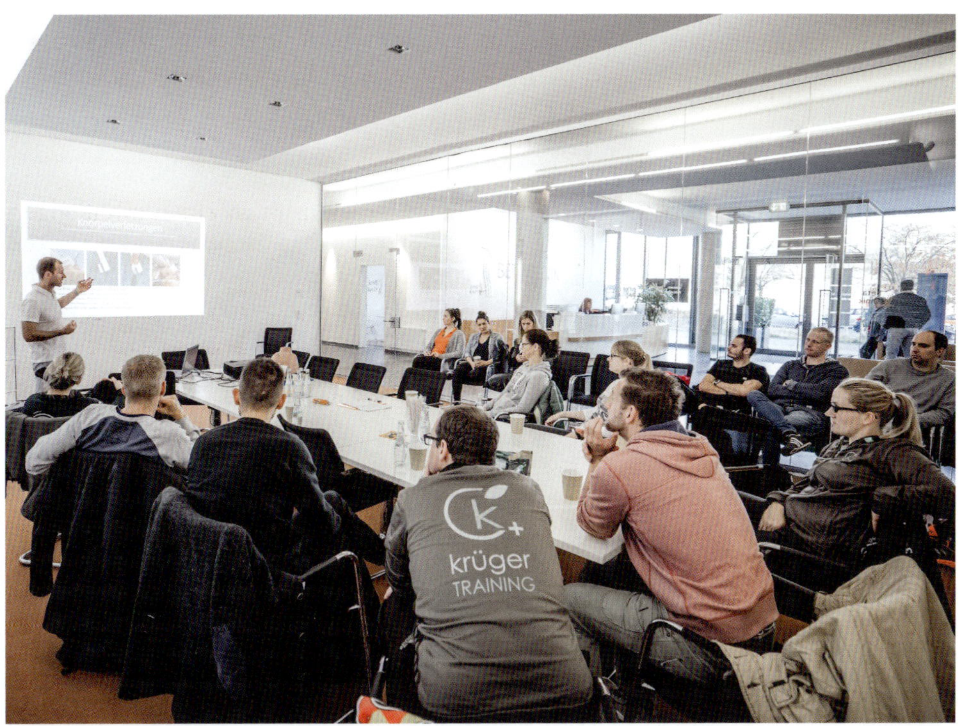
krüger
TRAINING

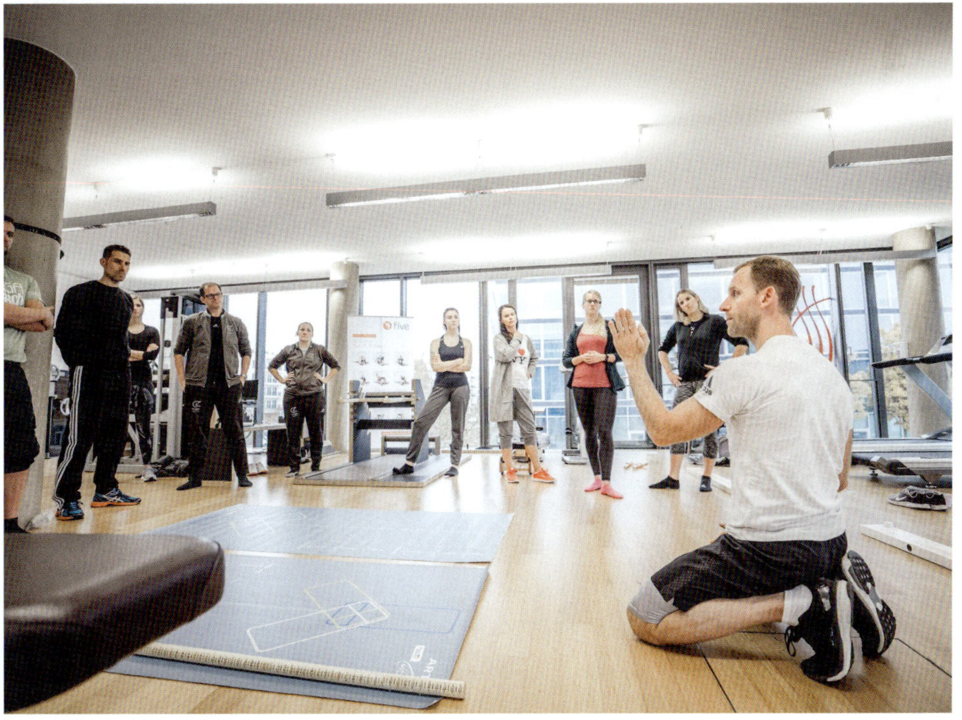

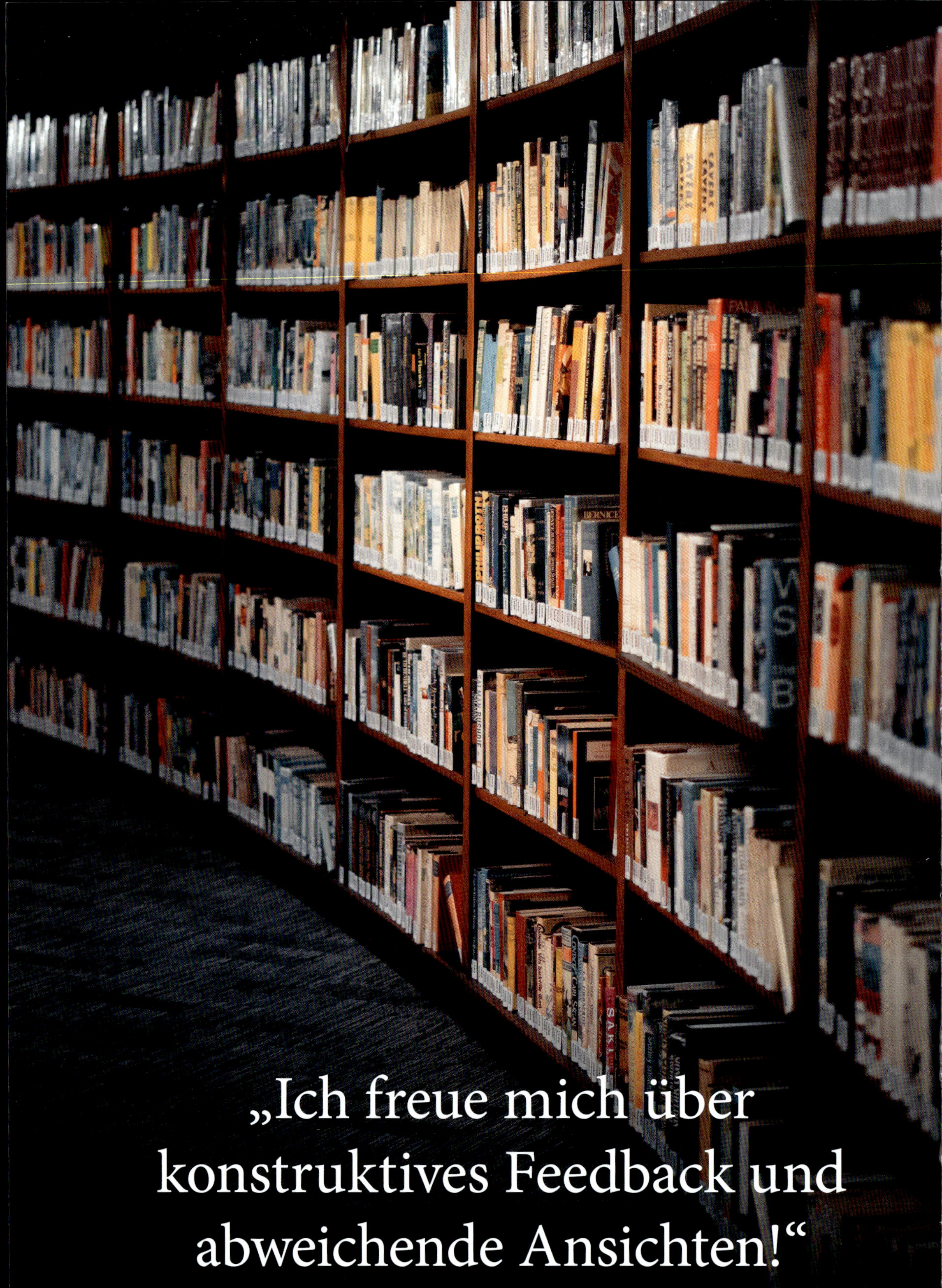
„Ich freue mich über
konstruktives Feedback und
abweichende Ansichten!“

7. Anhang

7.1 LITERATURVERZEICHNIS

[1] Alsobrook J, Clugston JR. Return to play after surgery of lumbar spine. Curr Sorts Med Rep 7 (2008): 45-48

[2] American Academy of Orthopaedic Surgeons and American Academy of Pediatrics (2010). Shin-splints. In JF Sarwark, ed., Essentials of Musculoskeletal Care, 4th ed., pp. 724-725. Rosemont, IL: American Academy of Orthopaedic Surgeons

[3] American College of Sports Medicine. ACSM's Resources for the Personal Trainer. 4th ed. Philadelphia, PA: Lippincott Williams & Wilkins; 2013

[4] Ashton-Miller JA, et al. Can proprioception really be improved by exercise? Knee Surg. Sports Traumatol, Arthrose (2001): 128-136

[5] Asking C. Types of hamstring injuries in sports. British Journal of Sports Medicine. Volume 45, Issue 2

[6] Bahr R. Preventing Hamstring Strains: A current view of the literature. Aspetar Sports Medicine Journal http://www.aspetar.com/journal/viewarticle.aspx?id=88

[7] Barroso R, et al. Maximal strength, number of repetitions, and total volume are differently affected by static-, ballistic-, and proprioceptive neuromuscular facilitation stretching. J Strength Cond Res. 2012; 26 (9): 2432-7

[8] Behm DG, Blazevich AJ, Kay AD, McHugh M. Acute effects of muscle stretching on physical performance, range of motion and injury incidence in healthy active individuals: a systematic review. Appl. Physiol Nutr Metab. 2016; 41: 1.11

[9] Body Art Extrem (BAX) Ausbildungsskript

[10] Boyle M. Bewegungsabläufe perfektionieren – Muskelgruppen stärken – individuelle Schwächen beheben. RIVA Verlag

[11] Boyle M. Fortschritte im Functional Training: Neue Trainingstechniken für Trainer und Athleten. RIVA Verlag

[12] Boyle MJ, Butler RJ, Queen RM. Functional Movement Competency and Dynamic Balance After Anterior Cruciate Ligament Reconstruction in Adolescent Patients. J Pediatr Orthop. 2016; 36 (1): 36-41

[13] Brukner P. Hamstring injuries: Prevention and treatment – an update. British Journal of Sports Medicine. Volume 49, Issue 19

[14] Brune K, Niederweis U, Krämer B. Sport und Schmerzmittel: Unheilige Allianz zum Schaden der Niere. Dtsch Arztebl. 2008; 105: A 1894-1897

[15] Bundesanstalt für Arbeitsschutz und Arbeitsmedizin. http://www.baua.de/de/Informationen-fuer-die-Praxis/Statistiken/Unfaelle/Gesamtunfallgeschehen/Gesamtunfallgeschehen.html

[16] Bundeszentrale für gesundheitliche Aufklärung Sonderheft 03: Nationale Empfehlungen für Bewegung und Bewegungsförderung. ISBN 978-3-946692-30-0

[17] Butler R, Arms J, Reiman M, et al. Sex differences in dynamic closed kinetic chain upper quarter function in collegiate swimmers. Journal of athletic training. 2014; 49 (4): 442-446

[18] Butler RJ, Lehr ME, Fink ML, Kiesel KB, Plisky PJ. Dynamic balance performance and noncontact lower extremity injury in college football players: an initial study. Sports Health. 2013; 5 (5): 417-422

[19] Butler RJ, Myers HS, Black D, et al. Bilateral differences in the upper quarter function of high school aged baseball and softball players. International journal of sports physical therapy. 2014; 9 (4): 518-524

[20] Chen CH, Ho-Chang, Huang YZ, Hung TT. Hand-grip strength is a simple and effective outcome predictor in esophageal cancer following esophagectomy with reconstruction: a prospective study. Journal of Cardiothoracic Surgery. 2011; 6: 98. doi:10.1186/1749-8090-6-98

[21] Christopher S, Tadlock BA, Veronau BJ, Harnish C, Perera NKP, Knab AM, Vallbhajosula S, Bullovk GS. Epidemiological profile of pain and non-steroid anti-inflammatory drug use in collegiate athletes in the United States. BMC Musculoskeletal Disod. 2020; 21: 561. doi:10.1186/s12891-020-03581-y

[22] Cooper RL, et al. A systemic review of the effect of proprioceptive and balance exercise on Peale with an injured or reconstructed cruciate ligament. Res Sports Med. 2005 Apr-Jun, 13 (2): 163-78

[23] Cummiskey J, et al. The four „e" pillars of exercise prescription for health: The EFSMA program. European Journal of Sports Medicine. Volume 4. Issue 1. September 2016

[24] DAK Gesundheitsreport 2015

[25] Daniel DM, Stone ML, Dobson BE, Fithian DC, Rossman DJ, Kaufman KR. (1994) Fate of the ACL-injured patient. A prospective outcome study. Am J Sports Med 22: 632-644

[26] De Vries JS, et al. Cochrane recommends neuromuscular training in chronic ankle instability. Chochrane Database Syst. Rev. 2011 Aug

[27] DGSP. Die 10 goldenen Regeln für gesundes Sporttreiben. https://www.dgsp.de/seite/3775183/Bewegung.html

[28] Eng CM, et al. The capacity of the human iliotibial band to store elastic energy during running. J Biomech. 2015; 48 (12): 3341-8

[29] Evans EV. Sherringtons's concept of proprioception. TINS February 1981

[30] Ewald S, Kohler U. Handkraft: Richtwerte bei Erwachsenen. Ergotherapie 09/1991. https://www.researchgate.net/publication/225298421

[31] Fabri S, et al. Predictive evaluations of the sprain ankle. Fifty-eight Cashs report. Journal de Traumatologie du Sport. 2009; 26 (3) 139-147

[32] Faigenbaum AD, Myer GD, Fernandez IP, et al. Feasibility and reliability of dynamic postural control measures in children in first through fifth grades. International journal of sports physical therapy. 2014; 9 (2): 140-148

[33] FIFA Präventionsprogramm: „Die 11“: http://f-marc.com/11plus/startseite/

[34] Fredericson M, Weir A. Practical management of iliotibial friktion syndrome in runners. Clin. J Sport Med. 2006; 16 (3): 261-8

[35] Garrison JC, Arnold A, Macko MJ, Conway JE. Baseball players diagnosed with ulnar collateral ligament tears demonstrate decreased balance compared to healthy controls. J Orthop Sports Phys Ther. 2013; 43 (10): 752-758

[36] Garrison JC, Bothwell JM, Wolf G, Aryal S, Thigpen CA. Y-Balance Test Anterior Reach Symmetry at Three Months Is Related to Single Leg Functional Performance at Time of Return to Sports Following Anterior Cruciate Ligament Reconstruction. International journal of sports physical therapy. 2015; 10 (5): 602-611

[37] Gesundheitsberichterstattung des Bundes. Heft 34 Doping im Freizeit- und Breitensport http://www.rki.de/DE/Content/Gesundheitsmonitoring/Gesundheitsberichterstattung/GBEDownloadsT/doping.pdf?blob=publicationFile

[38] Gesundheitsberichterstattung des Bundes. Heft 53 Rückenschmerzen. http://www.rki.de/DE/Content/Gesundheitsmonitoring/Gesundheitsberichterstattung/GBEDownloadsT/rueckenschmerzen.pdf?blob=publicationFile

[39] Gesundheitsberichterstattung des Bundes. Heft 54 Arthrose. https://www.rki.de/DE/Content/Gesundheitsmonitoring/Gesundheitsberichterstattung/GBEDownloadsT/arthrose.pdf?blob=publicationFile

[40] Gläser H, Henke T. Sportunfälle – Häufigkeit, Kosten, Prävention. ARAG Allgemeine Versicherungs AG

[41] Glaws K, Juneau CM, Becker L, Di Stasi S, Hewett T. Intra- and Inter-rater Reliability of the Standard Scoring of the Seven Fundamental Movements of the Selective Functional Movement Assessment (SFMA) in Healthy Adults. Platform Presentation. J Orthop Sports Phys Ther. 2014; 44 (1): A53

[42] Goldbeck TG, Davies GJ. Test-retest reliability of the closed kinetic chain upper extremity stability test: a clinical field test. J Sport Rehabil. 2000; 9: 35-45

[43] Gorman PP, Butler RJ, Plisky PJ, Kiesel KB. Upper Quarter Y Balance Test: reliability and performance comparison between genders in active adults. (2012) J Strength Cond Res 26: 3043-3048

[44] Gorman PP, Butler RJ, Plisky PJ, Kiesel KB. Upper Quarter Y-Balance Test: reliability and performance comparison between genders in active adults. Journal of strength and conditioning research / National Strength & Conditioning Association. 2012; 26 (11): 3043-3048

[45] Gribble PA, Hertel J, Plisky P. Using the Star Excursion Balance Test to assess dynamic postural-control deficits and outcomes in lower extremity injury: a literature and systematic review. Journal of athletic training. 2012; 47 (3): 339-357

[46] Grindem H, et al. Alarming underutilisation of rehabilitation in athletes with anterior Cruciatum ligament reconstruction: four ways to change the game. British Journal of Sports Medicine. Volume 52, Issue 18

[47] Haas CT, Schmidtbleicher D. Propriozeptives Training. medicalsports network MSN 04/2007

[48] Hannon J, Garrison JC, Conway J. Lower extremity balance is improved at time of return to throwing in baseball players after an ulnar collateral ligament reconstruction when compared to pre-operative measurements. International journal of sports physical therapy. 2014; 9 (3): 356-364

[49] Henke T, et al. Sportunfälle im Vereinssport und Deutschland. www.sicherheitimsport.de

[50] Earls J, Myers T. 2010. Fascial Release for Structural Balance. Lotus Publishing

[51] Juneau CM, Hewett T, Glaws K, Becker L, Di Stasi S. Inter- and Intra-rater Reliability of the Selective Functional Movement Assessment in a Healthy Population. Platform Presentation. J Orthop Sports Phys Ther. 2014; 44 (1): A53

[52] Keller M, et al. Interdisziplinäre Beurteilungskriterien für die Rehabilitation nach Verletzungen an der unteren Extremität: Ein funktionsbedingter Return-to-Activity Algorithmus. Phys. Med. Rehab Kuror 2016; 26: 137-148

[53] Keller M., Kurz E. Zurück zum Pre-Injury Level nach Verletzungen der unteren Extremität – eine Einteilung funktioneller Assessments. Manuelle Therapie 20 (1): 16-18

[54] Keller M, Schmidtlein O, Kurz E. (2013) Reporting on ACL deficient patients: a function-based return-to-activity algorithm. Br J Sports Med 47: e3

[55] Klingenberg M. Wearables und Trainables. LeistungsLust Ausgabe Juni 2017

[56] Kovacic J, Bergfeld J. Return to Play Issues in Upper Extremity Injuries. Clinical Journal of Sports Medicine. Vol 15. Issue 6: 448-452

[57] Krämer J, et al. Wirbelsäule und Sport. Deutscher Ärzteverlag

[58] Krankenkassen, die Sportuntersuchungen fördern: https://www.dgsp.de/seite/278044/sport%C3%A4rztliche-untersuchung.html

[59] Kuh D, et al. Grip Strength, Postural Control and Functional Leg Power in a Representative Cohort of Bristish Men and Women: Associations With Physical Activity, Health Status and Socioeconomic Conditions. J Gerontol A Biol Sci Med Sci (2005) 60 (2): 224-231

[60] Lehr ME, Plisky PJ, Butler RJ, Fink ML, Kiesel KB, Underwood FB. Field-expedient screening and injury risk algorithm categories as predictors of noncontact lower extremity injury. Scand J Med Sci Sports. 2013; 23 (4): e225-232

[61] Leite T, et al. Influence of strength and flexibility training, combined or isolated, on strength and flexibility gains. J Strength Cond Res. 2015; 29 (4): 1083-8

[62] Löllgen H, et al. Körperliche Aktivität als Medikament. Arzneiverordnung in der Praxis. Band 45. Heft 3. Juli 2018

[63] Mayer SW, Queen RM, Taylor D, et al. Functional Testing Differences in Anterior Cruciate Ligament Reconstruction Patients Released Versus Not Released to Return to Sport. Am J Sports Med. 2015; 43 (7): 1648-1655

[64] Ménétry J, et al. Return to sport after patellar dislocation of following surgery for patellofemoral instability. Knee Surg. Sports Traumatol Arthrosc 2014, 22: 2320-2326

[65] Mulligan B. Manual Therapy: NAGS, SNAGS, MWMS, etc. 2004

[66] Myer GD, Martin L, Ford KR, Paterno MV, Schmitt LC, Heidt RS, Colosimo A., Hewett TE. (2012) No association of time from surgery with functional deficits in athletes after anterior cruciate ligament reconstruction: evidence for objective return-to-sport criteria. Am J Sports Med 40: 2256-2263

[67] Myers HS, Poletti M, Butler R. Functional Performance on the Upper-Quarter Y-Balance Test Differs Between Throwing Athletes and Wrestlers. Poster presentation. J Orthop Sports Phys Ther. 2014; 44 (1): 170

[68] Narins E. 17 ways you are stretching wrong. Cosmopolitan. 2016, January 26.

[69] Nelson DS, Butterwick DJ. Guidelines for return to activity after injury. Can. Fam. Physician. Vol 35: August 1989: 1637-38,1655

[70] Petersen J, Hölmich P. Evidence based prevention of hamstring injuries in sport. British Journal of Sports Medicine. Volume 39, Issue 6

[71] Petersen W, Taheri P, Forkel P, Zantop T. „Return to play following ACL reconstruction: a systematic review about strength deficits“ Arch Orthop Trauma Surg. 2014 Oct; 134 (10): 1417-28

[72] Petersen W, Zantop T. „Return to play following ACL reconstruction: survey among experienced arthroscopic surgeons (AGA instructors)” Arch Orthop Trauma Surg (2013)

[73] Pfeifer K, et al. Wissenschaftliche Expertise „Sensomotorisches Training – Propriozeptives Training". BISp-Jahrbuch Forschungsförderung 2008/09

[74] Plisky PJ, Gorman PP, Butler RJ, Kiesel KB, Underwood FB, Elkins B. The reliability of an instrumented device for measuring components of the star excursion balance test. N Am J Sports Phys Ther. 2009; 4 (2): 92-99

[75] Plisky PJ, Rauh MJ, Kaminski TW, Underwood FB. Star Excursion Balance Test as a predictor of lower extremity injury in high school basketball players. J Orthop Sports Phys Ther. 2006; 36 (12): 911-919

[76] Rantanen T, et al. Midlife Hand Grip Strength as a Predictor of Old Age Disability. JAMA. 1999, 281 (6): 558-560

[77] Reiman P, et al. Return to Sport After Open and Microdiscetomy Surgery Versus Conservative Treatment of Lumbar Disc Herniation. A Systematic Review with Meta-Analysis. Br. J Sports Med. 2016. 50 (4): 221-230

[78] Rein P, et al. „Hand Grip Strength Significantly Predicts Cardiovascular Event Risk in Patients With Type 2 Diabetes." Circulation 132. Suppl 3 (2015): A14063-A14063

[79] Rezept für Bewegung. Sport Pro Gesundheit. https://sportprogesundheit.dosb.de

[80] Schleip R, et al. Fascia: The Tensional Network Of The Human Body. 2nd edition, Elsevier

[81] Schleip R, Bayer J. Faszien Fitness: Vital, elastisch, dynamisch in Alltag und Sport. Riva

[82] Roush JR, Kitamura J, Waits MC. (2007) Reference Values for the Closed Kinetic Chain Upper Extremity Stability Test (CKCUEST) for Collegiate Baseball Players. N Am J Sports Phys Ther 2: 159-163

[83] S3-Leitlinie der Interdisziplinären Vereinigung für Schmerztherapie: Behandlung akuter peripherer und posttraumatischen Schmerzen. Stand 04/2009

[84] Seither B. Sportverletzungen in Deutschland. Eine repräsentative zu Epidemiologie und Risikofaktoren. Dissertation. Medizinische Fakultät der Ludwig-Maximilians-Universität-München

[85] SFMA Manual Version 17

[86] Shaffer SW, Teyhen DS, Lorenson CL, et al. Y balance test: a reliability study involving multiple raters. Military medicine. 2013; 178 (11): 1264-1270

[87] Shrier I. When and whom to stretch? Gauging the benefits and drawbacks for individual patients. Phys Sportsmed. 2005; 33: 22-26

[88] Smith CA, Chimera NJ, Warren M. Association of y balance test reach asymmetry and injury in division I athletes. Medicine and science in sports and exercise. 2015; 47 (1): 136-141

[89] Spring H, et al. Theorie und Praxis der Trainingstherapie. Stuttgart: Thieme 1997

[90] McGill S. Low Back Disorder. Evidence-Based Prevention and Rehabilitation. Human Kinetics Publishers; 2. Auflage

[91] McGill S. Rücken-Reparatur. RIVA Verlag

[92] McGill S. Ultimate Back Fitness and Performance. Fourth Edition Backfitpro. Inc

[93] Suchseite für empfohlene Sportkurse: https://suche.service-sportprogesundheit.de/

[94] Sun L, Lin DE, Fan J, Gill TJ. Functional testing in the assessment of return to sports after anterior cruciate ligament reconstruction. Ann Transl Med. 2015; 3 (16): 225

[95] Taunton, JE, et al. A retrospektive case-control analysis of 2002 running Injuries. Br. J Sports Med. 2002; 95-101

[96] Testmanual zur Präventivdiagnostik für den bezahlten Sport. VGB – Ihre gesetzliche Unfallversicherung. www.vbg.de

[97] Myers TW. Anatomy Trains - Myofascial Meridians for Manual Therapists and Movement Professionals. Elsevier

[98] VBG Sportreport 2016. Analyse des Unfallgeschehens in den zwei höchsten Ligen der Männer: Basketball, Eishockey, Fußball und Handball. www.vbg.de

[99] Weber J. Sport nach spinaler Chirurgie. Dtsch. Zeitschrift für Sportmedizin. 2010: 285-290

[100] Westrick RB, Miller JM, Carow SD, Gerber JP. Exploration of the Y balance test for assessment of upper quarter closed kinetic chain performance. International journal of sports physical therapy. 2012; 7 (2): 139-147

Aktuelle Veröffentlichungen von Dr. med. Markus Klingenberg zu sportmedizinischen Themen werden regelmäßig auf seinen Webseiten, bei Facebook und auf YouTube veröffentlicht.

Webseiten
www.markusklingenberg.de
www.return-to-sport.coach

Facebook
Markus Klingenberg, Sportmedizin, Return to Sport

YouTube
www.youtube.com/user/markusklingenberg

7.2 BILDVERZEICHNIS

S. 200	jazz3311 / shutterstock.com
S. 212	vectorfusionart / shutterstock.com
S. 218	yodiyim / shutterstock.com
S. 225	Maik Kern
S. 227	Maik Kern
S. 234	novak.elcic / shutterstock.com
S. 237	Andrey Popov / shutterstock.com
	Juriah Mosin / shutterstock.com
	VK Studio / shutterstock.com
S. 240	Alliance / shutterstock.com
S. 246	Ludwig Artzt GmbH
S. 257	Sebastian Kaulitzki / shutterstock.com
S. 263	Eugene Onischenko / shutterstock.com
S. 298	wavebreakmedia / shutterstock.com
S. 299	jannoon028 / shutterstock.com
S. 301	wavebreakmedia / shutterstock.com
S. 303	Dean Drobot / shutterstock.com
S. 305	djile - stock.adobe.com
S. 307	Microgen / shutterstock.com
S. 331	Pixel-Shot - stock.adobe.com
S. 332	Bojan 656 / shutterstock.com
S. 351	Dusan Kostic - stock.adobe.com
S. 363	staras / shutterstock.com
S. 422	Jacob Lund - stock.adobe.com
S. 430	Alliance Images / shutterstock.com
S. 434	Liam.Jones / shutterstock.com

Alle weiteren Bilder: Dr. med. Markus Klingenberg